U0271244

本书受国家自然科学基金青年项目资助（项目名称：一般肾源交换机制及其应用于中国的研究。项目编号：72203176）。

经济学视角下
器官分配机制及应用

程　瑶／著

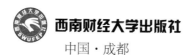

西南财经大学出版社

中国·成都

图书在版编目(CIP)数据

经济学视角下器官分配机制及应用/程瑶著.
成都:西南财经大学出版社,2024.11. --ISBN 978-7-5504-6480-3
Ⅰ. R617
中国国家版本馆 CIP 数据核字第 20248VN574 号

经济学视角下器官分配机制及应用
JINGJIXUE SHIJIAO XIA QIGUAN FENPEI JIZHI JI YINGYONG

程瑶　著

责任编辑:李思嘉
责任校对:李琼
封面设计:墨创文化
责任印制:朱曼丽

出版发行	西南财经大学出版社(四川省成都市光华村街 55 号)
网　　址	http://cbs.swufe.edu.cn
电子邮件	bookcj@swufe.edu.cn
邮政编码	610074
电　　话	028-87353785
照　　排	四川胜翔数码印务设计有限公司
印　　刷	成都市火炬印务有限公司
成品尺寸	170 mm×240 mm
印　　张	20.5
字　　数	345 千字
版　　次	2024 年 11 月第 1 版
印　　次	2024 年 11 月第 1 次印刷
书　　号	ISBN 978-7-5504-6480-3
定　　价	88.00 元

前言

　　器官移植已成为治疗各种严重和终末性疾病的重要途径之一。随着医疗技术的不断进步，越来越多的患者通过器官移植得以重获健康。但与此同时，器官来源的稀缺也为其加剧的需求带来巨大挑战。如何有效地分配这种宝贵而稀缺的医疗资源，是医疗领域当前面临的重大问题之一。"十四五"规划和2035年远景目标纲要提出，要把保障人民健康放在优先发展的战略位置，全面推进健康中国建设，坚持以预防为主的方针，为人民提供全方位全周期健康服务。在医院板块"十四五"规划论证会上，中国人体器官捐献与移植委员会主任委员黄洁夫指出器官移植是最能反映社会的文明、法制、进步的技术之一，并强调以器官移植为抓手，做好医工结合、医理结合和医文结合等交叉学科方面工作的重要性。本书将从经济学的视角出发，从以下四个方面分析器官分配的机制设计及其应用：

　　第一，对器官移植的医疗背景、现状进行概述和梳理国内外相关文献，归纳当前研究成果和存在的问题。器官分配在模型构建上仍存在优化空间。目前器官分配形式主要包括环式交换、链式交换和列表交换。大部分研究只考虑单一或部分交换形式，未将三种交换形式合并研究，因此无法全面评估器官分配机制的效率。本书构建了一个一般的肾源匹配模型，以此作为本书后续的研究基础。该模型反映了肾源交换的真实环境，包括匹配的患者-捐赠者对子、不匹配的患者-捐赠者对子、（利他的）捐赠者（活体捐赠或死体捐赠）以及等待名单上的患者。本书构建的模型的一个显著特点是允许匹配的患者-捐赠者对子和利他捐赠者参与与不匹配的患者-捐赠者对子的肾脏交换，即除了环式交换，还允许了链式交换和列表交换。这种方式，能够让接收匹配肾脏的不匹配配对患者的数量大幅增加，并且与匹配的配对供体和利他捐赠者的规模成正比，因此更多的生命可以得到拯救。

第二，受到手术室、医疗人员等资源限制，现实中肾源交换主要通过两规模，偶尔通过三规模，很少通过四规模进行。本书探索了如何在这个实际环境中设计肾源交换程序，以使得最大数量的患者能够获得匹配的肾源。本书分别推导了在交换规模为2、3和4的条件下，能够接受匹配肾源患者的最大数量。并且，在每种情况下，本书设计了交换程序，通过该交换程序进行肾源交换，可以使最大数量的患者得到匹配的肾源。

第三，本书通过数理证明发现在该一般模型下，至多进行交换规模为4的环式交换和链式交换，就足以实现获得匹配肾源的患者的最大数量。并且，一定存在这样一个获得患者最大匹配数量的分配结果，其中每个环式交换最多包含两对血型匹配的患者-捐赠者对子，以及每个链式交换最多包含一对血型匹配的患者-捐赠者对子。

第四，本书通过1993—2002年和1995—2016年的美国患者数据提供了大量的模拟实验结果。本书模拟结果说明交换规模为2的肾源交换能够获得大部分的匹配效率，交换规模为3的肾源交换能够获得一定的匹配效率，以及交换规模为4的肾源交换获得微小的匹配效率。由于本书模型允许匹配的患者-捐赠者对子与不匹配的患者-捐赠者对子进行交换，这使得能够接受匹配肾源的患者数量大大增加；当匹配的患者-捐赠者对子和利他捐赠者都可以与不匹配的患者-捐赠者对子交换肾源时，能够接受匹配肾源的患者数量将进一步显著增加。与此同时，本书模拟结果发现，当交换规模达到一定阈值时，交换产生的效率几乎不再提高。该结果具有重要的政策启示：肾脏交换可以在分散的意义上进行，即在一个人口众多的国家，可以在整个国家范围内建立几个独立的肾脏交换计划，而不仅仅是为整个国家设立一个中央计划。

程瑶

2024 年 8 月

目录

1 经济学视角下的器官分配问题

1.1 器官分配和移植的背景

器官移植是治愈各类终末病患者的最重要的途径。随着医疗技术的不断发展，越来越多的患者能够通过器官移植治疗各种严重疾病。目前器官移植主要包括肾脏移植、肝脏移植、肺脏移植、心脏移植、胰腺移植、肠道移植等。器官移植领域仍面临许多挑战，其中最主要的挑战是器官供需的严重失衡。虽然中国是世界第二大器官移植国家，但仍然面临着严峻的器官供需矛盾。我国每年约有 30 万人在器官移植等待名单中，但仅 1 万多人获得移植的机会，其供需比例仅为 1∶30。因此，探索建立扩大器官捐赠和有效分配捐赠器官的机制，以增加患者获得移植的机会是一个亟须解决的问题。"十四五"规划和 2035 年远景目标纲要提出，要把保障人民健康放在优先发展的战略位置，全面推进健康中国建设，坚持以预防为主的方针，为人民提供全方位全周期健康服务。在医院板块"十四五"规划论证会上，中国人体器官捐献与移植委员会主任委员黄洁夫指出器官移植是最能反映社会的文明、法制、进步的技术之一，并强调以器官移植为抓手，做好医工结合、医理结合和医文结合等交叉学科方面工作的重要性。

器官是一种稀缺资源，而经济学是研究如何配置稀缺资源的一门学科。因此，从经济学的角度研究如何分配器官这一稀缺资源，分析和设计相应的分配机制来提高器官分配效率，不失为一个好的方法。传统的市场往往用价格机制来匹配市场中的需求者和供给者。但不同于一般物品分配，器官分配问题具有一定的特殊性。几乎所有的国家都规定器官买卖属于非法行为。根据《中华人民共和国刑法》的相关规定："组织他人出卖人体器官的，处五年以下有期徒刑，并处罚金；情节严重的，处五年以上有期徒刑，并处罚金或者没收财产。未经本人同意摘取其器官，或者摘取不满十八周岁的人的器官，或者强迫、欺骗他人捐献器官的，依照本法第二百三十四条、第二百三十二条的规定定罪处罚。违背本人生前意愿摘取其尸体器官，或者本人生前未表示同意，违反国家规定，违背其近亲属意愿摘取其尸体器官的，依照本法第三百零二条的规定定罪处罚。"因此，器官的捐赠需要遵循完全自愿原则和完全无偿原则。这意味着利用经典的市场价格机制来分配器官是不可行的。与此同时，器官往往是一个不可分割的资源。例如，一个肾脏不能被分割成多份分别给多位患者进行移植。因此，一个肾脏只能分配给至多一位患者。患者与器官之间的分配本质上是一个匹配的过程，而经济学中匹配理论可以用来研究无价格机制下不可分割物品的分配等相关问题。因此，运用匹配理论来研究器官分配机制是一个合适的方式。

患者与器官捐赠者的分配需要满足一定的医学匹配条件。不同的器官移植要求的医学匹配是不同的。肾脏移植的患者与捐赠者之间需要满足血型（ABO）匹配和人类白细胞抗原（HLA）匹配。

一方面，人类血型一般分为 O，A，B 和 AB 型。患者与捐赠者之间血型匹配条件包括：O 型血的患者只能够匹配 O 型血的捐赠者；A 型血的患者能够匹配 O 型或 A 型血的捐赠者；B 型血的患者能够匹配 O 型或 B 型血的捐赠者；AB 型血的患者能够匹配所有四种血型 O，A，B 和 AB 型的捐赠者。由此可见，O 型血的患者最难匹配到血型匹配的患者，而 AB 型血的患者最容易匹配到血型匹配的患者。

另一方面，患者与捐赠者之间的人类白细胞抗原（HLA）匹配主要是对患者和捐赠者基因进行检测。选择与患者 HLA 匹配的捐赠者可以降低排斥反应，从而提高患者术后生存率。因此，肾脏移植要求尽可能多的 HLA 基因位点相同。目前很多国家和地区包括美国、加拿大、欧洲等 HLA 配型检测主要检测 HLA-A、-B、-C、-Bw4、-Bw6、-DRB1、-DR51/52/53、-DQA1、-DQB1、-DPA1 和-DPB1 基因位点。但随着新的医疗技术不断发展，新的免疫抑制剂使肾脏移植的近期生存率明显提高，且急性排斥反应的发生概率明显减小。这使得 HLA 匹配对于肾脏移植近期生存率的影响减弱，因此 HLA 不匹配已不是肾脏移植的主要障碍。

值得注意的是，不同器官移植的要求也不尽相同。例如，骨髓移植不要求血型匹配，但对 HLA 匹配的要求更高。目前中国骨髓 HLA 配型检测主要检测 HLA-A、-B、-C、-DRB1、-DQB1 这 5 个基因位点。由于人体两条染色体都存在 HLA 遗传区，所以总共需要检测 10 个基因位点。而骨髓移植要求患者和捐赠者之间至少满足 5 个基因位点是相同的。而与骨髓移植和肾脏移植都不同，肺脏移植只需要进行血型匹配。

根据世界卫生组织发布的数据，肾脏移植数量在器官移植数量中占重大比重。根据全球疾病负担的报告，慢性肾脏病（Chronic Kidney Disease，CKD）每年以 120 万的死亡人数成为全球第 11 大死因，在欧洲排名第 13 名。它是一种渐进性疾病，晚期肾脏疾病是最后一阶段。晚期肾脏疾病对欧洲死亡率的相对贡献正在增加，目前在欧洲占 1.58%，而 CKD 在欧洲的总疾病负担中占 1.06%。2019 年我国肾脏移植数量占据国内器官移植数量的首位（占比约 62%）。与晚期肾脏疾病的默认治疗方法透析相比，肾脏移植具有费用更低，生活质量更高的特点。因此，本书将以肾源分配问题为出发点，基于分配稀缺资源的角度，来分析器官的分配问题，并设计介绍相应的有效分配机制。尽管不同器官移植对于匹配条件的要求各有不同，但分配机制是规范稀缺器官资源配置的规则。因此，不同器官的分配机制之间存在着相似之处，彼此之间可以相互借鉴和参考。

1.2　器官分配的现状

虽然肾脏移植是治疗肾功能衰竭疾病的首选方法，但许多国家面临着来自捐赠者的肾源严重短缺的问题。根据中国血液净化病例信息登记系统的数据，我国需要透析的肾病患者在近 10 年间不断增加，仅在 2018 年共有 141 876 位新增的透析患者。与此同时，2019 年全国接受肾脏移植的患者共计 12 124 例，其中活体肾脏移植仅为 1 735 例，占比 14%。由此可见，我国肾脏移植数量远远比不上新增透析的患者数量，从而使得等待肾脏移植的患者数量持续增加（林涛，2020）。根据美国非营利性组织"器官共享联合网络"（United Network for Organ Sharing，UNOS）数据报告，2014 年有 98 956 名患者等待肾脏移植，11 594 名候选人接受了死亡供体的肾脏移植，5 082 名候选人接受了活体供体的肾脏移植。在英国，截至 2013 年 3 月底，有 5 816 名活跃或暂停的患者在等待名单上。在接下来的一年，有

2 804 名新的患者登记，但只有 2 897 名患者接受了手术。肾源短缺还导致了等待时间漫长的问题。这种长时间等待的最严重后果是，患者可能会因病情恶化而无法接受移植手术，甚至死亡。在英国，2014 年，患者接受肾脏移植的平均等待时间为 1 137 天，有 551 名患者因病情太重无法接受移植手术，有 263 名患者死亡。

由于捐赠者和患者之间需要满足医学匹配条件，因此即使有亲属捐献者愿意捐献器官给她的亲属患者（我们称之为患者-捐赠者对子），两者之间也存在着匹配失败的可能。一旦匹配失败，亲属捐赠者往往会放弃捐赠，而患者则到等候名单上等候与之匹配的肾源。这样不仅器官捐赠池中失去了一个潜在捐赠的肾源，同时增加了等候名单上的人数，延长了患者等候匹配肾源的时间。但如果亲属捐赠者能够与其他患者匹配，且他们愿意将自己的器官捐赠给其他患者以换取与其亲属患者匹配的器官时，那么这不仅能够扩大肾源的供给，即原本不捐赠的亲属捐赠者捐赠了肾脏，同时也减轻了等候的压力，即原本去等候名单上的亲属患者成功分配到了匹配的肾源，从而不用再上等候名单。

为了扩大肾源供给，肾源交换的方式被提出。肾源交换允许肾源在患者间进行配对交换，从而使更多患者获得可匹配肾源。肾源交换有诸多优点：首先，能够扩大肾脏捐赠者群体。如果没有肾源交换，不匹配对子中的捐赠者就会放弃捐赠，而那些对子中的患者需要去等候名单上等待可匹配的肾源。相较之下，肾源交换允许不匹配对子里的患者通过交换肾源来增大获得匹配肾源的概率。因此，肾源交换使原本要放弃捐赠的捐赠者（我们称之为潜在捐赠者）加入捐赠群体中，从而为更多的患者提供匹配机会。其次，能够提高患者与捐献者的匹配数量和质量。肾源交换可以使得原本不匹配对子中的患者通过交换的方式得到匹配的肾源，这将提高接受肾脏移植患者的数量。与此同时，如果不匹配对子里的患者通过交换得到匹配的肾源，这就极大地提高了那些患者的匹配质量。最后，能够减少患者等候匹配肾源的时间。由于肾源交换扩大了捐赠者群体，这增加了患者获得肾脏移植的机会，从而缩短患者的平均等待时间。

目前，肾源交换的主要形式包括环式交换、链式交换和列表交换。肾源来自利他捐赠者和患者-捐赠者对子中的捐赠者。利他捐赠者包括逝后捐赠者和利他活体捐赠者，是愿意无私捐赠肾脏给无相关患者的捐赠者。Rapaport（1986）首次提出肾脏配对捐献（KPD），即允许不匹配的患者-

捐赠者对子之间进行配对交换。KPD 是一种环式交换，广泛应用于世界各地的移植中心。例如，截至 2013 年年底，超过 2 700 名患者受益于 KPD（Gentry et al.，2011）。随着肾源交换的快速发展，链式交换和列表交换被提出。链式交换允许由利他捐赠者捐肾给一名对子中的患者，该对子中的捐赠者捐肾给下一名对子中的患者，并传递下去，直到最后对子中的捐赠者捐肾给等候名单上的患者（Delmonico et al.，2004）。列表交换允许将等候名单的优先权交易到肾源交换中，即不匹配的患者-捐赠者对子中的捐赠者通过捐赠其肾脏，交换到不匹配对子中的患者获得等候名单上的优先权（Roth et al.，2006；Ashlagi et al.，2011；Butt et al.，2009；Rees et al.，2009）。

本书用一个例子来说明肾源交换对肾脏分配效率的影响。假设目前肾源分配池中有一名利他捐赠者，一名等候名单上的患者，两对不匹配的患者-捐赠者对子（对子中患者和他的捐赠者之间不满足医学匹配条件），一对匹配的患者-捐赠者对子（对子中患者和他的捐赠者之间满足医学匹配条件）。图 1-1 显示了肾源分配池中捐赠者与患者之间的匹配信息。如果捐赠者与患者之间存在着实线或者虚线，那么意味着这名捐赠者与患者之间满足医学匹配条件。

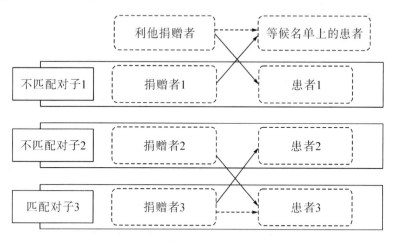

图 1-1　一般肾源交换模型提高匹配数量的例子

如果不允许肾源交换，那么最终的分配结果如图 1-1 中虚线所示，利他捐赠者直接捐赠肾脏给等候名单上与之匹配的患者，以及匹配的患者-捐赠者对子直接进行肾脏移植手术。在这种情况下，两对不匹配的患者-

捐赠者对子中的患者则无法进行肾脏移植。如果允许肾源交换，本书考虑三种机制。机制 I：允许不匹配对子之间交换肾源以及单个捐赠者捐献给单个患者；机制 II：允许不匹配对子之间交换肾源、匹配对子与不匹配对子之间交换肾源；机制 III：允许匹配或不匹配对子之间交换肾源和由利他捐赠者牵头的链式交换。在机制 I 下，该例子获得的结果与不允许肾源交换获得的结果是一样的，即只有等候名单上的患者和匹配对子中的患者能够进行肾脏移植手术。在机制 II 下，由于允许匹配的对子与不匹配的对子之间进行肾源交换，那么如图 1-1 所示，不匹配的患者-捐赠者对子 2 与匹配的患者-捐赠者对子 3 能够进行肾源交换，即对子 3 中的捐赠者捐赠肾源给对子 2 中的患者，以及对子 2 中的捐赠者捐赠肾源给对子 3 中的患者。由于机制 II 下不允许链式交换，因此利他捐赠者捐赠肾源给等候名单上与之匹配的一名患者。在机制 II 下，一共有 3 位患者获得了匹配的肾源。相比于不允许肾源交换和机制 I 下的结果，分配器官的效率有所提高。在机制 III 下，可以发现除了对子 2 与对子 3 能够进行环式交换，利他捐赠者可以将肾源捐赠给患者-捐赠者对子 1 中的患者，再由对子 1 中的捐赠者捐赠肾源给等候名单上与之匹配的患者。因此，机制 III 下分配的结果是 4 位患者都获得了匹配的肾源。相比于机制 II 下的结果，分配器官的效率进一步提高。由此可见，当允许肾源交换以及允许尽可能多的肾源交换时，能够在增加肾源捐献的同时提高肾源分配的效率。

由于肾源交换过程中没有金钱的介入，并且是出于完全自愿的原则，交换行为已受到大多数国家的认可。因此，在器官分配中引入经济学领域所研究的交换机制，理论上能够大幅度地提高器官分配的效率。目前，美国、英国等多个国家已经建立了成熟的肾源交换中心，并定期开展规模性的肾源交换工作。英国 NHS 2017 年度器官捐赠及移植报告显示，该年有 74 例肾脏移植得益于患者-捐献者对子间的环式交换，122 例肾脏移植得益于非直接关系无私活体捐献者的链式交换。美国肾脏配对捐赠联盟（Alliance for Paired Kidney Donation，APKD）建立了全球肾源交换项目，有 83 家移植中心参与，并通过环式交换和链式交换来帮助国际患者和美国患者（Wallis et al.，2011）。其他肾源交换项目包括新加坡活体配对肾脏交换移植计划（Living Paired Kidney Exchange Transplant）、英国活体肾源分享计划（UK Living Kidney Sharing Scheme）等。

相较于部分西方国家，我国开展规模性的肾源交换工作还处于起步阶段。2008 年我国卫生部人体器官移植技术临床应用委员会（OTC）认证了患者亲属间交叉供肾的合法性，并将此决定下发给 164 家获准开展器官移植手术的医院。2018 年国家卫生健康委员会发布了《中国人体器官分配与共享基本原则和核心政策》，并组织研发了人体器官分配与共享系统。这些为我国合法开展规模性的肾源交换项目提供了法律依据。因此，我国实质上具备了开展肾源交换的基础条件。我国开展了几例 KPD 手术，其中 2007 年湖南两例尿毒症患者"交叉换肾"的移植手术在海南顺利完成。由于我国活体捐赠器官的意愿还不足，目前没有实现大规模的肾源交换。

一方面，各个国家对于器官移植的立法有所不同，因此肾源交换项目（Kidney Exchange Program）的设计和发展在各个国家存在差异性。例如，芬兰、德国等国家法律禁止向没有密切关系的接受者捐赠活体器官，我国只允许亲属或者有长期帮扶关系的捐赠者给患者捐赠活体器官，而一些国家如法国和瑞士，无私的捐赠在法律上是不被允许的（Biró et al., 2019）。另一方面，监管方式的不同，肾源分配机制也会有所不同。比如，在捷克和斯洛伐克，肾源交换中心是分散管理的。UNOS 是与联邦政府签订合同管理国家器官移植系统的组织。在美国的 250 个活体器官捐赠中心中，不到一半参与了 UNOS 管理的全国性肾源交换项目。与之不同的是，由于英国全国公共卫生系统 NHS 的出现，肾源交换项目自然而然地成为了一个全国性的交换平台（Biró et al., 2019）。

1.3 本书研究重点和主要内容

本书将利用机制设计理论和模拟实验两种方法，构建一般肾源分配模型，深入研究如何提高肾源匹配机制的效率，希望对我国的器官移植的发展有所助益。本书研究重点和主要内容如下：

第 1 章经济学视角下的器官分配问题。这部分主要介绍器官分配的背景和移植的相关医学条件。在经济学视角下，器官分配问题的概述，以及目前国内外器官分配的现状。

第 2 章器官分配机制综述。这部分是目前国内外研究器官分配机制的文献综述，主要从理论研究和实证研究两方面对国内外研究器官分配机制的文献进行梳理和介绍，并进行总结。

第3章器官分配模型。基于前文分析，设计一个肾源分配模型，尽可能兼顾多种分配制度，能够为肾源分配机制提供一个更加普适的环境，这具有重要的现实意义。因此，本书介绍了一个普适的肾源交换模型（简称为一般肾源交换模型）。一般肾源交换模型考虑所有捐赠者和患者之间进行匹配，即允许不匹配和匹配对子间的肾源交换（环式交换）；利他捐赠者和匹配对子与不匹配对子间的肾源交换（链式交换）；不匹配对子和等候名单上的优先权交换（列表交换）。

第4章模拟实验构建。本部分主要介绍模拟实验中数据的构建、患者-捐赠者对子和利他捐赠者池的构建，以及患者与捐赠者之间医学匹配的构建。在后面章节中，评估不同约束条件下的器官分配机制提供模拟实验框架，以分析理论模型在现实中的表现。

第5章主要介绍在交换规模为2的限制下，有效的器官分配机制。本部分介绍交换规模为2的定义及其相关可能的交换形式。在此基础上，基于一般肾源交换模型，设计有效的器官分配机制。本部分采用现实中的数据，对该机制进行了模拟实验，并对结果进行相应的分析，并提出政策建议。

第6章主要介绍在交换规模为3的限制下，有效的器官分配机制。本部分介绍交换规模为3的具体定义及其相关可能的交换形式。在此基础上，基于一般肾源交换模型，设计有效的器官分配机制。本部分采用现实中的数据，对该机制进行了模拟实验，并对结果进行相应的分析，并提出政策建议。

第7章主要介绍在交换规模为4的限制下，有效的器官分配机制。本部分介绍交换规模为4的定义及其相关可能的交换形式。在此基础上，基于一般肾源交换模型，设计有效的器官分配机制。本部分采用现实中的数据，对该机制进行了模拟实验，并对结果进行相应的分析，并提出政策建议。

第8章主要介绍无交换规模限制下的器官分配机制。本部分主要介绍了无交换规模下模型中产生的环与链，并证明了肾源交换机制之间的等价原理。本部分基于模拟实验的结果，对无规模限制下的器官分配机制的效率进行分析，并提出政策建议。

第9章是总结与展望。本部分主要介绍了本书的主要研究内容、研究模型的局限性，并在此基础上介绍未来可能的研究和发展方向。

2 器官分配机制综述

肾源的匹配机制是肾源交换的核心问题。如何最大限度地增加捐赠者数量？如何保证肾源分配的可行性？如何定义肾源分配的有效性？如何激励活体捐赠者加入交换项目？这些问题都需要在机制设计过程中进行探讨。目前已有大量研究肾源交换机制的文献。

2.1 理论研究

为了尽可能扩大肾源以及提高患者匹配率和匹配质量，早期科研人员从医学、道德以及法律的视角研究肾源交换项目。这部分主要可以参考 Rapaport（1986）、Ross 等（1997）、Terasaki 等（1998）、ORGAN（2000）、Ross 和 Woodle（2000）等的相关文献。随着肾源交换的理念被认为是道德可接受的，Roth 等（2004）首次运用经济学中机制设计的方法来研究肾源配对法则。他们建立了一个肾源交换模型，其中允许患者-捐赠者对子间进行交换，同时允许对子中的患者通过让他对子里的捐赠者捐赠肾源给等候名单上的患者来换取等候名单上的优先权，并运用 Shapley 和 Scarf（1974）以及 Abdulkadiroglu 和 Sönmez（1999）中的首位交易循环（Top Trading Cycles，TTC）机制优化了肾脏配对捐赠的配置法则。同时通过模拟实验定量验证了大规模的肾源交换既能够提高肾脏移植数量，也可以提高肾脏移植质量。这开创了运用经济学的方法来优化肾源分配制度的研究。自此以后，涌现了不少围绕肾源交换机制的经济学理论研究和实验研究。在理论研究方面，现有文献主要对以下三类问题进行了相关研究：

2.1.1　肾源交换方式

肾源交换方式的研究还处于早期研究阶段。目前主要的肾源交换方式有三种，即环式交换、链式交换以及列表交换。Rapaport（1986）首次提出肾脏配对捐献（kidney paired donation，KPD），即允许在两个不匹配的患者-捐赠者对子之间进行配对交换。肾脏配对捐献是一种最常见的环式交换，并拓展至多个患者-捐赠者对子间环式交换。除了环式交换，链式交换和列表交换相继被提出。链式交换允许由利他捐赠者捐肾给一名对子中的患者，该对子中的捐赠者捐肾给下一名对子中的患者，并传递下去，直到最后对子中的捐献者捐肾给等候名单上的患者。可以参考 Delmonico 等（2004）的相关文献。列表交换允许将等候名单的优先权交易到肾源交换中，即不匹配的患者-捐赠者对子中的捐赠者通过捐赠其肾脏，交换到不匹配对子中的患者获得等候名单上的优先权。可以参考 Roth 等（2006）、Montogomery 等（2006）、Ashlagi 等（2011）、Butt 等（2009）、Rees 等（2009）的相关文献。在其他器官研究方面，Ergin 等（2017）提出了肝脏或者肺脏交换机制。其与换肾不同的地方主要在于医学条件以及一个肝脏或肺脏移植存在两名捐赠者。

2.1.2　肾源交换机制

这部分研究通常假设在既定肾源交换方式下进行。大部分文献主要进行允许环式交换下的机制研究。环式交换包括了两对间环式交换（pairwise exchange）以及多对间环式交换（multi-way exchange）。Roth 等（2005）针对至多两个患者-捐献者对子间环式交换的模型分别设计了有效的和防策略操纵的确定性机制和随机性机制。Roth 等（2007）研究了二分偏好下不匹配的患者-捐赠者对子间的环式交换对肾源匹配效率的影响。他们的研究表明，两个对子间的环式交换或者三个对子间的环式交换能够显著提高肾脏移植的效率，并且至多四个对子间进行环式交换能够达到肾源交换效率最大化。Ünver（2010）研究了当患者动态进入肾源交换项目下，允许进行环式交换的有效机制。Sönmez 和 Ünver（2014）考虑可匹配的患者-捐赠者对子加入肾源交换，并表明所有帕累托最优的分配有相同的肾脏移植数量。Nicolo 和 Rodrigue-Alvarez（2017）研究了基于不同年龄的患者偏好，如何构建符合有效、个人理性、抗策略性的环式交换机制。Cheng 和

Yang（2021）建立了允许利他捐赠者，匹配的患者-捐赠者对子，不匹配的患者-捐赠者对子以及等候名单上的患者一起进行肾源交换的模型，即允许环式交换和链式交换的肾源交换模型。提出了在不同规模下有效的肾源交换机制。Andersson 和 Kratz（2019）将跨血型肾脏移植的技术概念引入两两配对的肾源交换（pairwise kidney exchange）中，重新定义了血型匹配的结构，并指出跨血型肾脏移植技术对匹配率存在正面影响。允许环式交换和链式交换的机制，Yilmaz（2011）针对至多两个患者-捐献者对子间的环式交换和链式交换的模型提出了一个平等交换机制。

2.1.3 肾源交换的激励问题

肾源交换项目中的激励问题主要包括捐赠者激励问题、医院激励问题等。由于买卖肾源是违法的，为了防止道德风险，通常每个肾源交换里的所有参与者，包括患者和捐赠者，都同时进行移植手术。对此，Ausubel 和 Morrill（2014）指出针对患者-捐赠者对子的防策略操纵的条件，即对子中的捐献者捐献肾脏发生于其患者接受肾源之前。肾源交换项目离不开医院的合作。Ashlagi 和 Roth（2014）指出了多医院合作的肾源交换项目，存在着医院仅上报难以匹配的患者-捐赠者对子进入交换项目，而那些容易匹配的患者-捐赠者对子则在医院内部进行交换。他们提出允许两对或三对间环式交换情况下的有效机制，并且该机制能够激励项目中的医院如实上报所有患者-捐赠者对子。匹配的患者-捐赠者对子能够直接进行肾脏移植手术。如果匹配对子能够进入肾源交换项目，无疑能够提高项目里的匹配效率。然而，匹配对子缺乏进入交换项目的激励。Sönmez 等（2020）研究了为匹配的患者-捐赠者对子提供加入激励的动态连续模型。

2.2 实证研究

Roth 等（2004）通过数据模拟实验来评估链式交换方式协同环式交换方式的潜在效用。Segev 等（2005）通过模拟实验指出患者-捐献者对子间的交换能够显著提高肾脏移植的数量，但是可能增加特定血型、种族或其他限制的患者-捐献者对子的匹配时间。Segev 等（2005）利用模拟实验对现实生活中的肾脏移植机制进行对比分析，并指出全国规模的换肾中心能够比区域性的换肾中心有更高的效率和更好的质量。Gentry 等（2007）定量分析了可匹配的患者-捐献者对子加入交换机制的效用。Saidman 等（2006）通过模拟实验指出至多三个患者-捐献者对子间的交换已经足够。Beccuti 等（2011）模拟动态的肾源交换项目，其中患者-捐赠者对子的特性来自于现实数据的分布并且动态地进入肾源交换项目。他们通过模拟实验来定量分析各种匹配政策。Santos 等（2017）建立 KEP 模拟器，来模拟包括不匹配对子、利他捐赠者和匹配对子的肾源交换池，从而对不同政策进行定量分析和预测。他们发现缩短项目运行时间将同时提高有效移植数量以及患者等候时间。并且，将匹配对子引入交换中对匹配交换有好处，尤其对患者-捐赠者对子中的 O 型血患者。

2.3　国内研究现状

我国关于肾源交换的研究仍主要集中在器官移植现状、管理、临床和伦理等方面。杜然然等（2011）阐述了中国器官移植的现状，相较于世界先进水平差距的成因，以及器官移植的伦理问题。张艳等（2008）指出应用现代信息技术和数据库技术进行肾脏移植资料数据库的管理是临床医学信息化、现代化的必然发展趋势。寻辉和王毅（2015）指出 ABO 血型不相容肾移脏植可以被更广泛地应用，从而扩大肾源匹配范围和减少等待肾脏移植的时间等。程东瑞等（2014）综述了肾脏配对捐献的历史，理念以及发展模式。在其他器官移植方面，王湛和韩架鑫（2019）研究带有初始禀赋的公共社会资源分配机制，并对当前骨髓移植匹配机制进行了优化。王湛和程瑶（2020）发现动态环境中首位交易循环机制不同时满足个人理性、有效性和抗策略性，并提出动态环境下有效的骨髓分配机制。在实践方面，我国允许以肾源交换方式获得匹配的肾源。例如，2006 年 4 月中国进行了首例夫妻间配对交换捐肾的肾脏移植手术，且手术均顺利完成（朱兰 等，2012）。

2.4　文献小结

虽然很多文献从不同角度对肾源交换项目进行了研究，但是依然存在不足。首先，绝大多数已有的研究对肾源交换形式进行了限制，即只考虑环式交换、链式交换和列表交换中某一种或某两种特定的交换形式。在这种限制下，即使是有效的机制，其交换也是不充分的，从而对分配机制的有效性产生严重影响。因此，将三种肾源交换形式放在一起进行研究是很有必要的。其次，大部分的文献研究患者-捐赠者对子中患者的福利，包括是否存在能够最大匹配对子中患者的机制、是否能为对子加入交换提供激励、是否存在公平的交换机制等问题，而研究等候名单上的患者的福利则比较少。如果仅仅允许对子间的环式交换，那么对等候名单上的患者没有影响。一旦将链式交换和列表交换加入到交换项目中，势必需要考虑交换将对两类患者产生的影响。换句话说，在实施交换过程中，链式交换和列表交换都将对等候名单上的患者的福利造成影响。不匹配的患者-捐赠者对子通常存在患者血型难匹配，而捐赠者血型捐赠面不广的现象。例如，(O, AB) 类型的患者-捐赠者对子，其中患者血型是 O 型，他只能接受 O 型血的捐赠者；而捐赠者血型是 AB 型，他只能捐赠给 AB 型血的患者。虽然在链式交换或者列表交换中，对子中的患者可以用捐献其捐赠者肾源的方式来交换利他捐赠者肾源或者等候名单上的优先权，但是这将导致血型难匹配的等候名单上的患者（如 O 型血患者）变得更难匹配。这部分更详细的讨论，请参看 Zenios 等（2001）、Segev 等（2005）以及 Gentry 等（2011）。因此，允许环式交换、链式交换和列表交换的肾源交换机制不仅需要分析机制对患者-捐赠者对子的福利，更需要分析机制对等候名单上患者的福利影响。

3 器官分配模型

　　本书构建了一个一般的且实用的肾脏交换模型。该模型包括匹配的患者-捐赠者对子、不匹配的患者-捐赠者对子、（利他的）捐赠者（过世或活着）和等待名单上的患者。本书的目的是探索在一定的医疗、激励和交换规模限制下，最多可以安排多少肾脏移植手术。移植手术可以在患者与捐赠者之间进行，一个基本条件就是医学匹配条件。

　　本书所构建的模型是 Roth 等（2007）中模型的一般性拓展。在他们的模型中，只有不匹配的患者-捐赠者对子之间才会进行交换。而本书构建的模型允许匹配的患者-捐赠者对子参与与不匹配的患者-捐赠者对子之间的交换，以便让更多的患者接受移植，从而挽救更多的生命。让我们举一个恰当的例子，假设有三对血型不匹配的患者-捐赠者对子 (O, AB)，两对匹配的患者-捐赠者对子 $(AB, O)^c$，和一对 HLA 不匹配的患者-捐赠者对子 $(AB, O)^i$。对于每对配对组合，第一个部分表示患者的血型，第二个部分表示捐献者的血型，上标 c 和 i 分别代表组织匹配型和 HLA 不匹配。如果匹配的患者-捐赠者对子不与不匹配的患者-捐赠者对子交换，那么只有 4 位患者将接受肾脏移植，即两对匹配的患者-捐赠者对子 $(AB, O)^c$ 直接进行肾脏移植手术和一个规模为 2 的肾源交换 $(O, AB) - (AB, O)^i$，从而使 2 位对子中的患者获得了肾脏移植手术。如果我们允许匹配的患者-捐赠者对子与不匹配的患者-捐赠者对子交换，那么将有 6 位患者接受肾脏移植，即存在三个规模为 2 的肾源交换 $(O, AB) - (AB, O)^i$，$(O, AB) - (AB, O)^c$ 和 $(O, AB) - (AB, O)^c$。相较而言，允许匹配的患者-捐赠者对子与不匹配的患者-捐赠者对子交换能够挽救更多生命。

3.1 模型构建

由于本书的基本模型是非常实用和通用的，本书分析将不可避免地变得更加复杂和困难，因为由于存在匹配或不匹配的患者－捐赠者对子，利他捐赠者和等待名单上的患者而导致的大量组合病例。具体的模型如下：

肾脏交换涉及患者和捐赠者。如果捐赠者的肾脏在血型和组织型上与患者匹配，那么可以将肾脏从愿意捐赠的捐赠者移植给患者。肾源匹配要求患者与捐赠者满足血型匹配和人类白细胞抗原（HLA）匹配。在血型匹配方面，人类血型主要包括四种，分别为 A、B、AB 和 O 型。如图 3-1 所示，O 型患者只能接受 O 型捐赠者的肾脏，A 型患者可以接受 A 型或 O 型捐赠者的肾脏，B 型患者可以接受 B 型或 O 型捐赠者的肾脏，而 AB 型患者可以接受任何血型的捐赠者肾脏。在 HLA 匹配方面，HLA 匹配主要由六种人类白细胞抗原蛋白确定，其中三种来自父亲，而另外三种来自母亲。一般而言，如果患者与捐赠者之间的交叉实验为阳性，即该患者对捐赠者的肾脏中 HLA 显示抗体，那么捐赠者的肾脏不能移植给患者。与血型匹配性不同，HLA 匹配不要求患者和捐赠者之间的 HLA 完全匹配。此外，在现实实践中，HLA 不匹配的百分比也非常低（Zenios et al.，2001）

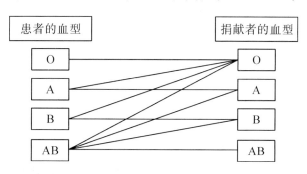

图 3-1　患者和捐赠者之间的血型匹配性

考虑一个肾源分配问题。令 D^S 表示利他捐赠者的有限集合，P^W 表示等候名单上（TWL）患者的有限集合，以及 PD 表示患者-捐赠者对子的有限集合。利他捐赠者也可以成为非定向捐赠者，可以是死体捐赠者也可以是活体捐赠者。患者-捐赠者对子是指一名患者和一名愿意为该患者捐献肾脏或愿意通过交换其肾脏以换取该患者匹配的肾脏。患者-捐赠者对子中的患者或捐赠者也称为对子中的患者或捐赠者。本书假设每位患者在与之匹配的捐赠者肾源之间没有严格偏好，在与之不匹配的捐赠者肾源之间没有严格偏好，但每位患者严格偏好匹配的肾源好于不匹配的肾源。在现实中，等待名单上的患者群体是庞大的。因此，本书假设给定任何的肾源，我们总能在等候名单上的患者集合中找到与之匹配的患者。本书的主要目标是使尽可能多的患者接受到匹配的肾源，即在患者和捐赠者之间实现最大数量的可行肾脏移植。

通过前文的介绍和分析，本书构建的模型允许匹配的患者-捐赠者对子和利他捐赠者与不匹配的患者-捐赠者对子进行交换，从而使更多的患者可以从交换中受益。实际上，利他捐赠者在实践中发挥着重要的作用。例如，英国国家卫生服务体系（NHS）2014 年的器官捐赠和移植活动报告显示，2013—2014 年，英国的活体捐赠者人数为 1 114 人，与此同时，根据 OPTN/SRTR 2012 年年度数据报告，美国的总肾脏捐赠者人数为 16 526 人，其中包括 11 195 名死体捐赠者和 5 331 名活体捐赠者。

令符号 (X,Y) 表示一个患者-捐赠者对子，其中患者拥有血型 X 和捐赠者拥有血型 Y；而令 $(X,Y)^i$ 和 $(X,Y)^c$ 分别表示 HLA 不匹配和 HLA 匹配的患者-捐赠者对子. 此外，我们使用 $\#X^d$ 表示具有血型 X 的利他捐赠者的数量，$\#Y^p$ 表示等待名单上具有血型 Y 的患者数量，以及 $\#(X,Y)$ 表示患者血型为 X，捐赠者血型为 Y 的患者-捐赠者对子的数量。对于任意实数 k，$\lfloor k \rfloor$ 表示不大于 k 的最大整数。

肾脏交换问题的一种结果是将肾源（捐赠者）/等待名单选项与患者进行匹配，使得每位对子中的患者要么被分配到一个匹配的肾源（捐赠者），要么与其对子中的捐赠者一起；每位等待名单上的患者要么被分配一个匹配的肾源（捐赠者），要么继续在等候名单上；并且，每个肾源（捐赠者）至多分配给一位患者。令 $\mathcal{M}$ 表示所有匹配集合。一个匹配结果 $\mu \in \mathcal{M}$ 是有效的或最大的，如果不存在其他匹配 $\nu \in \mathcal{M}$ 使得 $|\nu| > |\mu|$，其中 $|\mu|$ 是匹配 μ 下肾脏移植的数量。

患者和捐献者之间可以通过多种方式进行配型。

首先，患者和捐赠者可以进行环式交换。一个规模为 2 的环式交换涉及两个患者-捐赠者对子，其中每个患者与另一个患者的捐赠者匹配。例如，我们有两个患者-捐赠者对子 (A,B) 和 (B,A)，本书使用 $(A,B)-$

(B,A) 表示一个规模为 2 的环式交换，其中第一个对子中的血型 A 患者从第二个对子中的血型 A 捐赠者接受肾源，而第二个对子中的血型 B 患者可以从第一个对子中的血型 B 捐赠者接受肾源。一个规模为 3 的环式交换则涉及三个患者–捐赠者对子，其中第一个对子中的患者与第二个对子中的捐赠者匹配，第二对子中的患者与第三对子中的捐赠者匹配，第三对子中的患者与第一个对子中的捐赠者匹配。例如，三个患者–捐赠者对子 (X,Z)，(Z,Y)，和 (Y,X)，那么规模为 3 的环式交换可以由 (X,Z) – (Z,Y) – (Y,X) 给出，其中每个患者都接受到了匹配的肾源。类似地，我们可以定义一个规模为 "4，5，…" 的环式交换。

其次，患者和捐赠者可以进行链式交换。链式交换是由一个利他捐赠者捐赠肾源给对子中的患者，其对子中的捐赠者继续捐赠肾源给下一个对子中的患者，以此类推，直到最后一个对子中的捐赠者捐赠肾源给等候名单上的患者。一条单规模的链式交换涉及一个利他捐赠者，用 X^d 表示，和等待名单上的一个匹配的患者，用 Y^p 表示，我们将这样的链式交换写成 X^d – Y^p。一条规模为 2 的链式交换可以表示为 X^d – (X,Y) – Y^p，其中血型 X 的利他捐赠者 X^d 捐赠其肾源给对子中血型 X 的患者，其对子中血型 Y 的捐赠者捐赠其肾源给等候名单上的患者 Y^p。一条规模为 3 的链式交换可以表示为 X^d – (X,Y) – (Y,Z) – Z^p，其中血型 X 的利他捐赠者 X^d 将其肾源捐赠给第一个对子中血型 X 的患者，第一个对子中血型 Y 的捐赠者捐赠肾源给第二个对子中血型 Y 的患者，第二个对子中的血型 Z 捐赠者捐赠肾源给等候名单上血型 Z 的患者。类似地，我们可以定义规模为 "4，5，…" 的链式交换。

对于给定的正整数 k，令 $\mathcal{M}^k$ 表示所有满足肾源交换的规模最大不超过 k 下的匹配集合。我们称一个匹配 $\mu \in \mathcal{M}^k$ 是 k-有效的，如果不存在其他匹配 $\nu \in \mathcal{M}^k$ 使得 $|\nu| > |\mu|$。在下文中，当我们说 k-交换时，它可以是一个任意 $1 \leq l \leq k$ 的 l-规模的环式交换或链式交换。

3.2 假设条件

为了推导出整个肾脏交换库中最大可行移植数量的分析表达式，本部分提出以下三个基本假设：

假设 3.1（上限假设）：等待名单上的每个患者与每个血型匹配的捐赠者都 HLA 匹配，每个配对患者与任何其他配对患者的血型匹配的利他捐赠者或对子中的捐赠者是 HLA 匹配的。

假设 3.1 意味着每位等候名单上的患者与捐赠者之间的匹配只需要关注血型匹配，与此同时，每个对子中的患者与除其对子外的其他患者之间的匹配只需要关注血型匹配。值得注意的是，对子中的患者和其对子中的捐赠者可能存在 HLA 不匹配的情况。这个假设可以看作是等（2007）的假设 1 的概括。随着医疗技术的不断发展，新的免疫抑制剂使肾脏移植的急性排斥反应发生的概率明显降低，因此 HLA 匹配的重要性在不断减弱（Su et al., 2004）。基于此，为了便于分析，将 HLA 匹配条件弱化是可行的。本书在模拟实验部分将进一步分析检验仅仅检验患者和捐赠者之间的血型匹配和同时检验患者和捐赠者之间的血型匹配和 HLAl 匹配，所获得结果上的差异。

假设 3.2：$\#(A,B) > \#(B,A)$。

该假设来源于现实中的数据。Terasaki 等（1998）以及 2012 年 OPTN & SRTR 年度数据报告为这个假设提供了统计证据，即血型配对 (B,A) 的数量。这个假设在 Roth 等（2007）中被用作假设 3。

假设 3.3：令 (X,Y) 表示 (A,A)，(B,B)，(AB,AB)，(O,O)，(A,O)，(B,O)，(AB,O)，(AB,A) 和 (AB,B) 中的一种类型患者-捐赠者对子。对于任意一种 (X,Y) 类型患者-捐赠者对子，满足不存在 (X,Y) 类型的患者-捐赠者对子，或至少存在一个 HLA 匹配的 (X,Y) 类型的患者-捐赠者对子。

对于 (A,A)，(B,B)，(AB,AB)，(O,O)，(A,O)，(B,O)，(AB,O)，(AB,A) 和 (AB,B) 中任意一种 (X,Y) 类型患者-捐赠者对子，该对子中的患者血型与该对子中的捐赠者血型相匹配。结合假设 3.3 和假设 3.1，所有 (X,Y) 类型患者-捐赠者对子可以在内部被匹配。以 (A,A) 类型的不匹配的患者-捐赠者对子为例，一个规模为 2 的环式交换可以形成 (A,A) - (A,A) 来让其中两对不匹配对子患者匹配的肾源通过规模为 2 的环式交换，要么所有 (A,A) 类型的不匹配对子可以获得匹配的肾源，要么有一个 (A,A) 类型的不匹配对子剩下。基于假设 3.3，如果有一个 (A,A) 类型的不匹配对子剩下，那么该对子可以与 (A,A) 类型的匹配对子进行环式交换。由此，所有 (A,A) 类型的不匹配对子可以被内部匹配。我们可以对

(B,B)，(AB,AB)，(O,O)，(A,O)，(B,O)，(AB,O)，(AB,A) 和 (AB,B) 类型对子做同样的操作。该假设是自然的，因为在人口数量较大时该条件很容易满足，它是 Roth 等（2007）假设 4 的推广。

对于相对比较大的人口规模而言，根据血型匹配条件，对血型 O 的肾源需求可能比对血型 A 或血型 B 的肾源需求更高。类似地，对血型 A 或血型 B 的肾源需求可能比对血型 AB 的肾源需求更高。因此，考虑对子类型 (O,A)，该对子中的患者需要需求量较高的 O 型血的捐赠者，而其对子中的捐赠者的被需求量相较于该对子中患者所需求的捐赠者类型而言是较少的。相类似的对子类型还包括 (O,B)，(O,AB)，(A,AB) 和 (B,AB)。因此，这些对子类型处于长侧，即数量较大，因此这些对子中的患者将不得不等待更长时间才能进行可行的交换。而其相反的血型匹配但组织匹配性不匹配的配对则处于短侧。这在 Roth 等（2007）的假设 2 中被用作他们的假设。我们的模型将免除这一假设，并能处理违反或满足这一假设的情况。

基于本章的模型构建，本书将在第 5 章、第 6 章和第 7 章中分别推导交换规模 $k = 2$，3，4 的限制下，可行肾脏移植数量的严格上限，即提供了明确的计算公式，并设计了一个顺序匹配程序来实现这个上限。更进一步，本书在第 8 章证明了一个重要的等价理论，即最多交换规模为 4 的环式交换和链式交换就足以实现全部潜在的交换收益。

4 模拟实验构建

为了测试理论并探讨其政策含义，本书将提供大量的模拟结果。模拟是基于两个美国国家患者和捐赠者特征的真实数据集进行的，时间跨度分别为 1993—2002 年和 1995—2016 年。第一个时间段从 1993 年到 2002 年与 Roth 等（2007）和 Saidman 等（2006）所使用的时间段相同，只是在我们的新数据集中，我们添加了更多相关信息，包括匹配患者–捐赠者对子和利他捐赠者的分布，而这些在他们的模型中没有使用。与第一个时间段的数据相比，1995—2016 年的第二个时间段的数据包含有关组织类型不匹配性的更准确信息。基于 1993—2002 年数据集和 1995—2016 年数据集，我们对 25、50、100、150 和 200 对不匹配的患者–捐赠者进行了 5 000 次随机人口构建的 Monte-Carlo 模拟，并对 300 和 400 对不匹配的患者–捐赠者进行了 500 次随机人口构建的蒙特卡洛模拟，分别包括它们相应的匹配的患者–捐赠者对子和利他捐赠者（以及无须模拟的等待列表上的患者，因为他们是普遍的）。

在本书后面几个章节中，我们将通过模拟实验比较多种机制。第一个机制称为非包容交换机制，该机制仅允许不匹配患者–捐赠者对子之间的环式交换，不允许匹配的患者–捐赠者对子和利他捐赠者加入到交换中。第二个机制称为一级包容交换机制，该机制允许匹配的患者–捐赠者对子与不匹配的患者–捐赠者对子之间的环式交换。第三个机制称为二级包容交换机制，该机制不仅允许匹配的患者–捐赠者对子与不匹配的患者–捐赠者对子之间的环式交换，还允许利他捐赠者加入肾源交换中。具体的模拟实验设置如下。

4.1 数据构建

在这一部分，我们使用了来自美国器官获取与移植网络（OPTN）和器官移植受者科学登记处（SRTR）的两个数据集，分别涵盖了 1993—2002 年和 1995—2016 年①两个时间段。本书通过这些数据生成模拟数据，以反映参与人口的特征，并测试我们的理论结果能够多大程度上进行预测。表 4-1 显示了第一个时间段 1993—2002 年的数据，表 4-2 显示了第二个时间段 1995—2016 年的数据。值得指出的是，第一个时间段的数据，与 Roth 等（2007）和 Saidman 等（2006）使用的数据基本相似，而第二个时间段的数据是新的数据，其中包括了更多新的信息，例如匹配患者–捐赠者对和利他捐赠者的分布，Rot 等（2007）以及 Saidman 等（2006）未涉及这些信息。

4.1.1 患者–捐赠者对子和利他捐赠者构建

为了避免遗传对免疫不匹配性的潜在影响，我们在所有样本中排除了所有血缘关系上不匹配的患者–捐赠者对子。与 1993—2002 年的数据集相比，1995—2016 年的第二个时间段的数据包含了更详细的人口特征信息。相对于第一个时间段数据中患者百分比反应抗体（PRA）的三个水平，第二个时间段的数据提供了称为 CPRA（计算百分比反应抗体）的五个水平。第二个时间段的数据还包括了匹配的患者–捐赠者对子中患者性别、匹配对子中患者 CPRA 类型以及不匹配对子中捐赠者的血型信息，详细数据可以参见表 4-2。需要强调的是，在 OPTN 和 SRTR 年度报告中，并没有关于不匹配的患者–捐赠者对子数量的明确信息。因此，本书将每年新添加的等待名单上的患者视为近似不匹配的对子患者数，将已经移植肾脏的捐赠者的血型分布视为不匹配对子的捐赠者的血型分布。数据中有关利他捐赠者的信息是从每年死体捐赠者的数据中收集的。由于等待名单上存在大量患者，我们总是能够找到与任何给定肾脏匹配的患者。因此，我们无须为等待名单上的患者模拟任何数据。

---

① 它们来自 http://optn.transplant.hrsa.gov/data/view-data-reports/national-data。

4.1.2 组织匹配性

肾脏移植的第二个医学匹配条件是 HLA 匹配。

对于第一个时间段（1993—2002 年）的模拟，本书参考了 Roth 等（2007）的做法，患者被分为三组。在第一组中，称为低 PRA 组，患者与不到总人口的 10% 存在组织匹配性不匹配。第二组称为中等 PRA，包括了与总人口的 10%～80% 存在组织匹配性不匹配的患者。第三组称为高 PRA，其中的患者与超过总人口的 80% 存在组织匹配性问题，显示如下：

（1）在低 PRA 组中，每个患者与总人口的 5% 存在组织匹配性不匹配。

（2）在中等 PRA 组中，每个患者与总人口的 45% 存在组织匹配性不匹配。

（3）在高 PRA 组中，每个患者与总人口的 90% 存在组织匹配性不匹配。

对于第二个时间段（1995—2016 年）的模拟，根据 OPTN 和 SRTR 数据报告，我们使用了 CPRA 指数来检查患者是否对捐赠者敏感这一数据。CPRA 指数被分为 0、1～19、20～79、80～97 和 98～100 五个水平。如果患者的 CPRA 等于 0，表示患者与潜在捐赠者没有免疫问题；1～19 表示患者在 1% 到 19% 的范围内可能存在问题，依此类推。在这次模拟中，我们根据与随机捐赠者的组织匹配性的难度级别将患者分为五个组。根据 CPRA 数据，在模拟实验中本书在第二个时间段使用以下五个组：

（1）在 0 CPRA 组中，每对患者与总人口的 0% 存在组织匹配性不匹配；

（2）在 1～19 CPRA 组中，每对患者与总人口的 9.5% 存在组织匹配性不匹配；

（3）在 20～79 CPRA 组中，每对患者与总人口的 50% 存在组织匹配性不匹配；

（4）在 80～97 CPRA 组中，每对患者与总人口的 88% 存在组织匹配性不匹配；

（5）在 98～100 CPRA 组中，每对患者与总人口的 99% 存在组织匹配性不匹配。

由于 1995—2016 年的数据包含了关于患者和捐赠者组织匹配性的更详

细信息，相较于第一个时间段的数据，提供了更准确的信息。这意味着在第二个时间段的数据下，患者与捐赠者之间 HLA 匹配将会更加精确，从而提高匹配质量。与此同时，根据 Zenios 等（2001）的研究，女性患者更有可能与丈夫产生阳性的交叉配对。例如，当随机配对的阳性交叉概率为11.1%时，女性患者与她们的丈夫的阳性交叉概率变为33.3%。因此，当患者为女性，她的潜在捐赠者是她的丈夫时，我们通过以下公式调整其之间的组织匹配性的概率：

$$PRA^* = 100 - 0.75(100 - PRA) \qquad CPRA^* = 100 - 0.75(100 - CPRA).$$

4.2　模拟设置

本书基于不匹配的患者-捐赠者对子数量，构建了五个不同人口规模的肾源分配问题，即不匹配的患者-捐赠者对子数量分别为25、50、100、150和200，以及其相应的匹配的患者-捐赠者对子和利他捐赠者。这些数据构建是基于表 4-1 中 1993—2002 年的患者和捐赠者相关数据，以及表 4-2 中 1995—2016 年的患者和捐赠者相关数据。对于这五个较小规模的肾源分配问题，本书对每个规模问题进行了 5 000 次蒙特卡洛（Monte-Carlo）模拟。类似地，本书还构建了两个较大的人口规模试验，即不匹配的患者-捐赠者对子数量分别为 300 和 400，以及其相应的匹配的患者-捐赠者对子和利他捐赠者。对于这两个较大规模的肾源分配问题，本书对每个规模问题进行了 500 次蒙特卡洛（Monte-Carlo）模拟，以节省时间，因为这涉及一个相对较大且计算上复杂的整数规划问题。

在模拟试验部分，本书使用 Kuhn-Munkres 算法（Kuhn, 1955）分别计算不包容交换机制，一级包容交换机制和二级包容交换机制下，可以接受匹配肾源最大的患者数量。我们用"模拟"来代表这些实际匹配数据下计算出的最大匹配数。本书将对比"模拟"数值与本书理论部分推导出的公式预测出的最大匹配数量（如题 5.4），以了解基于理论命题（如命题 5.4）中公式预测的最大匹配数与实际最大匹配的肾脏移植数量之间的接近程度。本书将在第 6 章、第 7 章和第 8 章模拟部分具体介绍相应的模拟试验设置。

表 4-1　基于 OPTN 和 SRTR 数据库（1993—2002 年），
患者-捐赠者对子和利他捐赠者的分布

患者/捐赠者类别及特征指数	指标类型	百分比
不匹配对子患者血型	O	48.14
	A	33.73
	B	14.28
	AB	3.85
不匹配对子患者性别	女性	40.90
	男性	59.10
对子患者和其捐赠者关系	配偶	48.97
	其他	51.03
患者 PRA 类型	低 PRA	70.19
	中 PRA	20.00
	高 PRA	9.81
匹配对子患者血型	O	45.12
	A	38.54
	B	12.64
	AB	3.70
匹配对子捐赠者血型	O	63.74
	A	27.12
	B	8.08
	AB	1.06
利他捐赠者血型	O	47.31
	A	38.14
	B	11.16
	AB	3.39
按照供体类型划分的移植比例	利他捐赠者	39.83
	配对供体	22.77

数据来源：https://optn.transplant.hrsa.gov/data/view-data-reports/national-data。

表 4-2 基于 OPTN 和 SRTR 数据库（1995—2016 年），
患者-捐赠者对子和利他捐赠者分布

患者/捐赠者类别及特征指数	指标类型	百分比	标准差
不匹配的对子患者血型	O	48.46	0.003 2
	A	33.22	0.004 7
	B	14.48	0.002 8
	AB	3.84	0.001 1
不匹配对子患者性别	女性	40.1	0.011 7
	男性	59.9	0.011 7
不匹配对子患者 CPRA 类型	O	89.24	0.014 5
	1~19	2.79	0.007 1
	20~79	4.64	0.005
	80~97	2.03	0.001
	98~100	1.3	0.002
匹配对子患者血型	O	44.71	0.009 2
	A	38.47	0.007 5
	B	12.99	0.004 4
	AB	3.83	0.002 9
匹配对子患者性别	女性	39.95	0.020 4
	男性	60.05	0.020 4
对子患者和其捐赠者关系	配偶	35.8	0.120 1
	其他	64.2	0.120 1
匹配对子患者 CPRA 类型	O	73.11	0.024 1
	1~19	9.43	0.015 4
	20~79	12.82	0.008 4
	80~97	3.38	0.004 1
	98~100	1.26	0.002 5
不匹配对子捐赠者血型	O	55.3	0.012 2
	A	32.46	0.008 1
	B	9.9	0.004 1
	AB	2.34	0.002 2
匹配对子捐赠者血型	O	64.66	0.011
	A	26.45	0.007 4
	B	7.91	0.004 4
	AB	0.98	0.002 1
利他捐赠者血型	O	47.59	0.006 8
	A	37.41	0.008 4
	B	11.57	0.005 5
	AB	3.43	0.002 6
按捐赠者类型划分的移植比例	利他捐赠者	36.02	0.039 8
	配对供体	19.9	0.039

数据来源：https://optn.transplant.hrsa.gov/data/view-data-reports/national-data。

5 交换规模 $k = 2$ 的器官分配机制

回顾第 3 章，规模为 2 的环式交换是指两个患者-捐赠者对子之间的交换，规模为 2 的链式交换是指由一位利他捐赠者捐赠给一个患者-捐赠者对子中的患者，其对子的捐赠者捐赠其肾源给一位等候名单上的患者。这部分我们将介绍交换规模为 2 的限制下，能够获得匹配肾源的患者的最大数量，以及能够获得最大匹配数量的有效器官分配机制。

5.1 交换规模 $k = 2$ 的交换组合

回顾第 3 章的模型，为了区分血型匹配但 HLA 不匹配的患者-捐赠者对子和血型和 HLA 都匹配的患者-捐赠者对子，我们使用 $(X,Y)^i$ 表示前者，而 $(X,Y)^c$ 表示后者。显然，我们有 $\#(X,Y) = \#(X,Y)^i + \#(X,Y)^c$。在假设 3.1 下，患者-捐赠者对子的类型可以通过患者和捐赠者血型，以及对子中患者是否与其捐赠者 HLA 匹配来表示。也就是说，患者-捐赠者对子的类型包括：血型匹配的患者-捐赠者对子类型 $(A,A)^i$ / $(A,A)^c$，$(B,B)^i$ / $(B,B)^c$，$(AB,AB)^i$ / $(AB,AB)^c$，$(O,O)^i$ / $(O,O)^c$，$(A,O)^i$ / $(A,O)^c$，$(B,O)^i$ / $(B,O)^c$，$(AB,O)^i$ / $(AB,O)^c$，$(AB,A)^i$ / $(AB,A)^c$ 和 $(AB,B)^i$ / $(AB,B)^c$；以及血型不匹配的患者-捐赠者对子类型 (O,A)，(O,B)，(O,AB)，(A,AB)，(B,AB)，(A,B) 和 (B,A)。由于血型不匹配的患者-捐赠者对子无论对子中患者和捐赠者 HLA 是否匹配都无法进行移植，对于血型不匹配的患者-捐赠者对子本书不再进行 HLA 匹配信息的标注。为了便于分析，本书用符号 $(A,B) - (C, D)/(X,Y)$ 表示 $(A,B) -$ (C, D) 和/或 $(A,B) - (X,Y)$ 而 $(A,B)/(C, D) - (X,Y)$ 表示 $(A,B) -$

(X,Y) 和/或 $(C,D)-(X,Y)$。与此同时，我们也可以通过血型特征来代表利他捐赠者和等候名单上的患者的类型。也就是说，利他捐赠者的类型包括：A^d，B^d，O^d 和 AB^d；等候名单上患者的类型包括 A^p，B^p，O^p 和 AB^p。

对于任意的血型和 HLA 都匹配的患者-捐赠者对子 $(X,Y)^c \in \{(A,O)^c, (B,O)^c, (AB,O)^c, (AB,A)^c, (AB,B)^c, (A,A)^c, (B,B)^c, (O,O)^c, (AB,AB)^c\}$，他们即使不参与任何交换，也可以直接进行移植手术。图 5-1（a）展示了所有除了患者-捐赠者对子类型为 $(X,X)^i/(X,X)^c$ 的所有其他可能的对子类型。其中，虚线上方的右侧部分显示的患者-捐赠者对子满足患者与捐赠者之间血型匹配的对子，而其他则是患者-捐赠者对子不满足血型匹配的类型。基于本书第 3 章所介绍的假设 3.1 和 3.3，任意右侧部分的患者-捐赠者对子 $(X,Y)^i \in \{(A,O)^i, (B,O)^i, (AB,O)^i, (AB,A)^i, (AB,B)^i\}$ 可以通过规模为 2 的环式交换，即 $(X,Y)^i-(X,Y)^i$ 或 $(X,Y)^i-(X,Y)^c$ 来获得匹配的肾源。基于本书第 3 章所介绍的假设 3.2，所有的患者-捐赠者对子 $(B,A)^i$ 可以通过规模为 2 的环式交换 $(A,B)-(B,A)$ 来获得匹配的肾源。

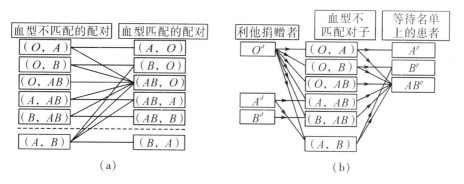

图 5-1　规模为 2 的环式交换（a）和链式交换（b）

然而，对于任意血型不匹配的患者-捐赠者对子 $(X,Y) \in \{(O,A), (O,B), (O,AB), (A,AB), (B,AB), (A,B)\}$，$(X,Y)$ 无法与任意属于其他血型不匹配的患者-捐赠者对子 $(C,D) \in \{(O,A),(O,B),(O,AB), (A,AB), (B,AB), (A,B)\}$ 进行规模为 2 的环式交换。因此，当交换规模为 2 时，最大匹配问题等价于如何充分利用血型匹配的患者-捐赠者对子和利他捐赠者，与血型不匹配的患者-捐赠者对子进行交换，使得血型不匹配的患者-捐赠者对子 $(O,A),(O,B),(O,AB),(A,AB),(B,AB)$，

(A,B) 获得最大的匹配数量。

图 5-1 显示了除去 (A,A)，(B,B)，(O,O)，(AB,AB) 类型的患者-捐赠者对子间的交换，能够与血型不匹配的患者-捐赠者对子进行规模为 2 的所有可能产生的环式交换和链式交换。图 5-1(a) 中左列中的一个单元格与右列中的一个单元格连接表示一个规模为 2 的环式交换。例如，$(O,A)-(AB,O)$ 表示患者-捐赠者对子 (O,A) 与患者-捐赠者对子 (AB,O) 组成一个规模为 2 的环式交换。在图 5-1（b）中，左列中的一个单元格与中列中的一个单元格连接，再与右列中的一个单元格连接，表示一个规模为 2 的链式交换。例如，$O^d-(O,A)-A^p$ 表示利他捐赠者 O^d 可以捐赠肾源给患者-捐赠者对子 (O,A) 中的患者，对子 (O,A) 中的捐赠者可以捐赠肾源给等候名单上患者 A^p。

命题 5.1：如果一个肾脏交换问题遵循假设 3.1、假设 3.2 和假设 3.3，那么允许规模为 2 的环式交换或链式交换方式能够获得的可移植最大数量是：

$\#(A,O)+\#(B,O)+\#(AB,O)+\#(AB,A)+\#(AB,B)+\#(B,A)$

$+\#(A,A)+\#(B,B)+\#(O,O)+\#(AB,AB)$

$+\#A^d+\#B^d+\#AB^d+\#O^d$

$+\min\{N_1,N_2,N_3,N_4,N_5,N_6,N_7,N_8,N_9,N_{10},N_{11},N_{12},N_{13},N_{14},N_{15},N_{16},N_{17}\}$

其中

$N_1=\#(O,A)+\#(O,B)+\#(O,AB)+\#(A,AB)+\#(A,B)+\#(B,AB)$

$N_2=\#(O,A)+\#(O,B)+\#O^d+\#(AB,O)+\#A^d+\#(AB,A)+\#(B,AB)+\#(A,B)$

$N_3=\#(O,A)+\#(O,B)+\#O^d+\#(AB,O)+\#(A,AB)+\#(A,B)+\#(B,AB)$

$N_4=\#(O,A)+\#(O,B)+\#O^d+\#(AB,O)+\#A^d+\#(AB,A)+\#B^d+\#(AB,B)+\#(A,B)$

$N_5=\#(O,A)+\#(O,B)+\#O^d+\#(AB,O)+\#(A,AB)+\#(A,B)+\#B^d+\#(AB,B)$

$N_6=\#(A,O)+\#(O,B)+\#O^d+\#(AB,O)+\#A^d+\#(AB,A)+\#(B,AB)+\#(A,B)$

$N_7=\#(A,O)+\#(O,B)+\#O^d+\#(AB,O)+\#(A,AB)+\#(A,B)+\#(B,AB)$

$N_8=\#(A,O)+\#(O,B)+\#O^d+\#(AB,O)+\#A^d+\#(AB,A)+\#B^d+\#(AB,B)+\#(A,B)$

$N_9=\#(A,O)+\#(O,B)+\#O^d+\#(AB,O)+\#(A,AB)+\#(A,B)+\#B^d+\#(AB,B)$

$$N_{10} = \#(O,A) + \#(B,O) + \#O^d + \#(AB,O) + \#A^d + \#(AB,A) + \#(B,AB) + \#(B,A)$$

$$N_{11} = \#(O,A) + \#(B,O) + \#O^d + \#(AB,O) + \#(A,AB) + \#(A,B) + \#(B,AB)$$

$$N_{12} = \#(O,A) + \#(B,O) + \#O^d + \#(AB,O) + \#A^d + \#(AB,A) + \#B^d + \#(AB,B) + \#(B,A)$$

$$N_{13} = \#(O,A) + \#(B,O) + \#O^d + \#(AB,O) + \#(A,AB) + \#(A,B) + \#B^d + \#(AB,B)$$

$$N_{14} = \#(A,O) + \#(B,O) + \#O^d + \#(AB,O) + \#A^d + \#(AB,A) + \#(B,AB) + \#(B,A)$$

$$N_{15} = \#(A,O) + \#(B,O) + \#O^d + \#(AB,O) + \#(A,AB) + \#(A,B) + \#(B,AB)$$

$$N_{16} = \#(A,O) + \#(B,O) + \#O^d + \#(AB,O) + \#A^d + \#(AB,A) + \#B^d + \#(AB,B) + \#(B,A)$$

$$N_{17} = \#(A,O) + \#(B,O) + \#O^d + \#(AB,O) + \#(A,AB) + \#(A,B) + \#B^d + \#(AB,B)$$

证明： 在假设 3.1 和假设 3.3 下，所有血型匹配但 HLA 不匹配的患者-捐赠者对子，以及类型为 (B,A) 的对子都可以通过规模为 2 的环式交换获得匹配的肾源。与此同时，所有匹配的患者-捐赠者对子都可以直接匹配，因为即使匹配的患者-捐赠者对子中的患者未参与交换，他们也可以接受他们自己对子中的捐赠者。其次，所有类型为 (A,A)，(B,B)，(O,O)，(AB,AB) 的患者-捐赠者对子可以通过规模为 2 的环式交换获得匹配的肾源。最后，由于等候名单上的患者数量足够庞大，给定任何的肾源，我们总能找到一个与之匹配的等候名单上的患者。因此，针对等候名单上的患者，血型匹配的患者-捐赠者对子中的患者，和对子类型为 (B,A) 的对子中的患者，其能够获得的最大可移植匹配数量是：

$$\#(A,O) + \#(B,O) + \#(AB,O) + \#(AB,A) + \#(AB,B)$$
$$+ \#(B,A) + \#(A,A) + \#(B,B) + \#(AB,AB) + \#(O,O)$$
$$+ \#A^d + \#B^d + \#AB^d + \#O^d$$

接下来，令 N 表示如下血型不匹配对子中的患者可以获得的最大移植数量：(O,A)，(O,B)，(O,AB)，(A,AB)，(B,AB)，(A,B)。基于假设 3.2，规模为 2 的环式交换 $(A,B) - (B,A)$ 的数量上界是 $\#(B,A)$。规模为 2 的环式交换 $(O,A) - (A,O)$ 的数量上界是 $\min\{\#(O,A), \#(A,O)\}$. 同样，规模为 2 的环式交换 $(O,B) - (B,O)$ 的数量上界是 $\min\{\#(O,B), \#(B,O)\}$；规模为 2 的环式交换和链式交换 $(AB,A) - (A,AB)$，$A^d - (A,AB) - Y^w$ 的数量上界是 $\min\{\#A^d + \#(AB,A), \#(A,AB)\}$；规模为 2 的环式交换和链式交换 $(AB,A) - (A,B)$，$A^d - (A,B) - Y^w$，$(B,O) - (A,B)$ 的数量上界是 $\min\{\#A^d + \#(AB,A) - \min\{\#A^d + \#(AB,A), \#(A,AB)\} +$

$\#(B,O) - \min\{\#(O,B), \#(B,O)\}$，$\#(A,B) - \#(B,A)\}$；规模为 2 的环式交换和链式交换 $(AB,B) - (B,AB)$，$B^d - (B,AB) - Y^w$ 的数量上界是 $\min\{\#B^d + \#(AB,B), \#(B,AB)\}$；规模为 2 的环式交换和链式交换 $(AB,O) - (O,A)/(O,B)/(O,AB)/(A,B)/(A,AB)/(B,AB)$，和 $O^d - (O,A)/(O,B)/(O,AB)/(A,B)/(A,AB)/(B,AB) - Y^w$ 的数量上界要么是 $\#O^d + \#(AB,O)$，或者所有血型不匹配对子中的患者都得到匹配的肾源。

因此，我们有

$$N \leq \#(B,A) + \min\{\#(O,A), \#(A,O)\} + \min\{\#(O,B), \#(B,O)\} +$$
$$\min\{\#A^d + \#(AB,A), \#(A,AB)\} +$$
$$\min\{\#A^d + \#(AB,A) - \min\{\#A^d + \#(AB,A), \#(A,AB)\}$$
$$+ \#(B,O) - \min\{\#(O,B), \#(B,O)\}, \#(A,B) - \#(B,A)\} +$$
$$\min\{\#B^d + \#(AB,B), \#(B,AB)\} +$$
$$\min\{\#B^d + \#(AB,B), \#(B,AB)\} + \#O^d + \#(AB,O)$$

或

$$N \leq \#(O,A) + \#(O,B) + \#(O,AB) + \#(A,AB) + \#(A,B) + \#(B,AB)$$

这些表达式可以被重写为如下形式：

$$N \leq \min\{N_1, N_2, N_3, N_4, N_5, N_6, N_7, N_8, N_9, N_{10}, N_{11}, N_{12},$$
$$N_{13}, N_{14}, N_{15}, N_{16}, N_{17}\}。$$

因此，最大移植数量可以达到的是：

$$N = \min\{N_1, N_2, N_3, N_4, N_5, N_6, N_7, N_8, N_9, N_{10}, N_{11}, N_{12},$$
$$N_{13}, N_{14}, N_{15}, N_{16}, N_{17}\}.$$

5.2 有效的分配机制

基于所有可能规模为 2 的环式交换和链式交换的排列组合，本书提出了一个顺序匹配过程，能够找到在最多使用规模为 2 的环式交换或链式交换的情况下的最大可行的移植数量。我们称这样的匹配过程为规模 $k = 2$ 的顺序匹配算法。值得注意的是，在该算法中，每当要进行环式交换或链式交换时，不匹配的患者-捐赠者对子是被优先考虑的。具体的算法过程如下：

规摸 $k = 2$ 顺序匹配算法

步骤 1：对患者-捐赠者对子类型 $(A,A)^i$，进行最大数量的规模为 2

的环式交换 $(A,A)^i$ – $(A,A)^i$。如果还存在剩余的患者-捐赠者对子 $(A,A)^i$，那么进行最大数量的规模为 2 的环式交换 $(A,A)^i$ – $(A,A)^c$。对于剩余的血型和 HLA 匹配的对子 $(A,A)^c$ 直接进行移植。类似地，分别对每种患者-捐赠者对子类型 (B,B)，(O,O)，(AB,AB) 重复相同过程。

步骤 2：针对如下规模为 2 的环式交换形式，分别寻求最大数量的交换 (O,A) – $(A,O)^i$，(O,B) – $(B,O)^i$，(O,AB) – $(AB,O)^i$，(A,AB) – $(AB,A)^i$，(B,AB) – $(AB,B)^i$ 以及 (A,B) – (B,A)。

步骤 3：针对如下规模为 2 的环式交换形式或链式交换，分别寻求最大数量的交换 (O,A) – $(A,O)^c$，(O,B) – $(B,O)^c$，(A,AB) – $(AB,A)^c$，(B,AB) – $(AB,B)^c$，A^d – (A,B) – AB^p/B^p，A^d – (A,AB) – AB^p，和 B^d – (B,AB) – AB^p。接着，匹配最大数量的规模为 2 的环式交换 $(B,O)^c$ – (A,B)，$(AB,A)^c$ – (A,B)，$(B,O)^i$ – (A,B)，$(AB,A)^i$ – (A,B) 以及规模为 2 的链式交换 A^d – (A,B) – B^p/AB^p。

步骤 4：针对如下规模为 2 的环式交换，寻求最大数量的交换

$(AB,O)^c/(AB,O)^i$ – $(O,A)/(O,B)/(O,AB)/(A,AB)/(B,AB)/(A,B)$

然后匹配最大数量的利他捐赠者 O^d 与剩余的配对 $(O,A)/(O,B)/(O,AB)/(A,AB)/(B,AB)/(A,B)$。

步骤 5：匹配最大数量的剩余利他捐赠者 O^d，A^d，B^d，AB^d 与剩余的等候名单上的患者 O^p，A^p，B^p，AB^p。接下来，匹配最大数量的规模为 2 的环式交换 $(A,O)^i$ – $(A,O)^i$。如果还有剩余的患者-捐赠者对子 $(A,O)^i$，进行最大数量的环式交换 $(A,O)^i$ – $(A,O)^c$。类似地，对于每种患者-捐赠者对子类型 $(B,O)^i$，$(AB,O)^i$，$(AB,A)^i$，$(AB,B)^i$ 重复相同的过程。最后，匹配任何剩余的血型和 HLA 匹配的患者-捐赠者对子，即对子中的患者直接分配其对子中的捐赠者。

为了更加直观地理解规模 $k = 2$ 的顺序匹配算法，本书用以下例子来展示算法的匹配如何为患者分配到匹配的肾源，以及在允许环式交换和链式交换的情况下效率是如何提高的。

例 5.2：存在 32 个不匹配的患者-捐赠者对子，包括三对 $(AB,AB)^i$ 类型的不匹配的患者-捐赠者对子，五对 (O,A) 类型的血型不匹配的患者-捐赠者对子，一对 (O,B) 类型的患者-捐赠者对子，一对 (O,AB) 类型对子，两对 (A,AB) 类型对子，七对 (B,AB) 类型对子，七对 (A,B) 类型对子，每种类型 $(A,O)^i$，$(B,O)^i$，$(AB,O)^i$，$(AB,A)^i$，$(AB,B)^i$ 和 $(B,A)^i$

各有一对不匹配的对子；三对匹配的患者-捐赠者配对，包括 $(AB,AB)^c$，$(AB,O)^c$ 和 $(A,O)^c$ 三种类型各一对；以及五名利他捐赠者，包括三名 A^d 类型的利他捐赠者、一名 B^d 类型的利他捐赠者和一名 AB^d 类型的利他捐赠者，还有大量的等候名单上的患者。

值得注意的是，在该例子中总共有 35 对患者-捐赠者对子，包括 32 对不匹配的患者-捐赠者对子和三对匹配的患者-捐赠者对子以及许多的等候名单上的患者。表 5-1 展示了规模 $k=2$ 的顺序匹配算法在该例子下的匹配过程。可以看到，共有 24 名对子中的患者和五名等候名单上的患者可以接受肾脏移植。所有三对匹配的患者捐赠者对子都参与了与不匹配的患者捐赠者对子的交换。四对患者-捐赠者对子 (B,AB)，三对患者-捐赠者对子 (O,A) 和四对患者-捐赠者对子 $(A,B)/(A,AB)$ 无法进行交换来获得匹配的肾源。

表 5-1　规模 $k=2$ 顺序匹配算法的示例

步骤	循环或链的数量	循环或链	剩余配对和捐赠者的数量
步骤 1	2	$(AB,AB)^i - (AB,AB)^i$	
		$(AB,AB)^i - (AB,AB)^c$	
步骤 2	1	$(O,A) - (A,O)^i$	$4(O,A)$
	1	$(O,B) - (B,O)^i$	
	1	$(O,AB) - (AB,O)^i$	
	1	$(A,AB) - (AB,A)^i$	(A,AB)
	1	$(B,AB) - (AB,B)^i$	$6(B,AB)$
	1	$(A,B) - (B,A)$	$6(A,B)$
步骤 3	1	$(O,A) - (A,O)^c$	$3(O,A)$
	1	$A^d - (A,AB) - AB^p$	$2A^d$
	1	$B^d - (B,AB) - AB^p$	$5(B,AB)$
	2	$A^d - (A,B) - B^p/AB^p$	$4(A,B)$
步骤 4	1	$(AB,O)^c - (B,AB)$	$4(B,AB)$
步骤 5（end）	1	$AB^d - AB^p$	

注：值得注意的是，在步骤 4 中，我们可以从循环 $(AB,O)^c - (O,A)/(O,B)/(B,AB)$ 和链条 $O^d - (O,A)/(O,B)/(B,AB) - Y^p$ 中随机选择肾脏交换。

由于匹配的患者-捐赠者对子可以直接进行肾脏移植，因此在保证最大可移植匹配数量的同时，更少的匹配对子加入到交换中的算法是更令人满意的。基于本部分介绍的算法，我们显然有以下观察。

引理5.3： 在所有满足假设 3.1 和假设 3.3 的肾源分配问题中，如果 μ 是一个 2-有效的匹配，那么在匹配 μ 中，每个环式交换最多包含两对血型匹配的患者-捐赠者对子，每个链式交换链最多包含一对血型匹配的患者-捐赠者对子。

命题5.4： 如果一个肾脏交换问题遵循假设 3.1、假设 3.2 和假设 3.3，那么规模 $k = 2$ 顺序匹配算法得到的匹配 μ 是 2-有效的。

证明： 我们将证明规模 $k = 2$ 的顺序匹配算法实现了最大数量的肾脏移植。由于对于每个单个链式交换或规模为 2 的链式交换，我们总能够找到一个与之匹配的等候名单上的患者，因此等候名单患者的移植数量等于 $\#A^d + \#B^d + \#AB^d + \#O^d$。

根据假设 3.3，所有类型为 $(A,A)^i$、$(B,B)^i$、$(O,O)^i$、$(AB,AB)^i$ 的对子中的患者可以通过算法第一步的环式交换获得匹配的肾源。同样，根据假设 3.3，所有剩余的血型匹配但 HLA 不匹配的患者-捐赠者对子 $(A,O)^i$、$(B,O)^i$、$(AB,O)^i$、$(AB,A)^i$、$(AB,B)^i$ 中的患者可以通过算法第五步的环式交换获得匹配的肾源。所有匹配的患者-捐赠者对子 $(A,O)^c$、$(B,O)^c$、$(AB,O)^c$、$(AB,A)^c$、$(AB,B)^c$、$(A,A)^c$、$(B,B)^c$、$(O,O)^c$、$(AB,AB)^c$ 都可以通过规模为 2 的环式交换或与其自身的捐赠者进行移植来获得匹配的肾源。此外，根据假设 3.2，所有对子类型为 (B,A) 的对子患者都可以通过算法第二步的环式交换 $(A,B) - (B,A)$ 获得匹配的肾源，从而类型为 (A,B) 的对子剩余数量为 $\#(A,B) - \#(B,A)$。因此，在该算法中，匹配的患者-捐赠者对子、血型匹配的患者-捐赠者对子，和类型为 (B,A) 的患者-捐赠者对子的移植数量为

$$\#(A,O) + \#(B,O) + \#(AB,O) + \#(AB,A) + \#(AB,B)$$
$$+ \#(B,A) + \#(A,A) + \#(B,B) + \#(AB,AB) + \#(O,O)$$

接下来，我们证明在该算法中，对子类型为 (O,A)，(O,B)，(O,AB)，(A,AB)，(B,AB)，(A,B) 中的对子患者能够获得最大移植数量。

令 X_1 表示在算法第二步中血型不匹配对子类型 (O,A)，(O,B)，(O,AB)，(A,AB)，(B,AB)，(A,B) 中的对子患者获得匹配肾源的数量。根据算法第二步，我们有

$$X_1 = \#(B,A) + e_1 + e_2 + e_3 + e_4 + e_5$$

其中

$e_1 = \min\{\#(O,A),\ \#(A,O)^i\}$

$e_2 = \min\{\#(O,B),\ \#(B,O)^i\}$

$e_3 = \min\{\#(O,AB),\ \#(AB,O)^i\}$

$e_4 = \min\{\#(A,AB),\ \#(AB,A)^i\}$

$e_5 = \min\{\#(B,AB),\ \#(AB,B)^i\}$

令 X_2 表示在算法第三步中血型不匹配对子类型 (O,A)，(O,B)，(O,AB)，(A,AB)，(B,AB)，(A,B) 中的对子患者获得匹配肾源的数量。根据算法第三步，我们有

$$X_2 = a_1 + a_2 + b_1 + b_2 + b_3$$

其中

$a_1 = \min\{\#(O,A) - e_1,\ \#(A,O)^c\}$

$a_2 = \min\{\#(O,B) - e_2,\ \#(B,O)^c\}$

$b_1 = \min\{\#A^d + \#(AB,A)^c,\ \#(A,AB) - e_4\}$

$b_2 = \min\{\#B^d + \#(AB,B)^c,\ \#(B,AB) - e_5\}$

$b_3 = \min\{\#A^d + \#(AB,A)^c + \#(AB,A)^i - e_4 - b_1 + \#(B,O)^c$

$\qquad + \#(B,O)^i - e_2 - b_2,\ \#(A,B) - \#(B,A)\}$

令 X_3 表示在算法第四步中血型不匹配对子类型 (O,A)，(O,B)，(O,AB)，(A,AB)，(B,AB)，(A,B) 中的对子患者获得匹配肾源的数量。根据算法第四步，我们有

$X_3 = \min\{\#O^d + \#(AB,O)^c + \#(AB,O)^i - e_3,\ \#(O,A) - e_1 - a_1$

$\qquad + \#(O,B) - e_2 - a_2 + \#(O,AB) - e_3 + \#(A,AB) - e_4 - b_1$

$\qquad + \#(B,AB) - e_5 - b_2 + \#(A,B) - \#(B,A) - b_3\}$

总结而言，在算法过程中，对子类型为 (O,A)，(O,B)，(O,AB)，(A,AB)，(B,AB)，(A,B) 中的对子患者获得的匹配移植数量为 $X = X_1 + X_2 + X_3$。参见附录 A 中的表格，此方程可被重写为

$X = \min\{N_1, N_2, N_3, N_4, N_5, N_6, N_7, N_8, N_9, N_{10}, N_{11}, N_{12}, N_{13}, N_{14}, N_{15}, N_{16}, N_{17}\}$

因此，在规模 $k = 2$ 顺序匹配算法中可以实现的移植总数是：

$\#(A,O) + \#(B,O) + \#(AB,O) + \#(AB,A) + \#(AB,B)$

$+ \#(B,A) + \#(A,A) + \#(B,B) + \#(AB,AB) + \#(O,O)$

$+\ \#A^d\ +\ \#B^d\ +\ \#AB^d\ +\ \#O^d$

$+\ \min\{N_1,\ N_2,\ N_3,\ N_4,\ N_5,\ N_6,\ N_7,\ N_8,\ N_9,\ N_{10},\ N_{11},\ N_{12},\ N_{13},\ N_{14},$
$N_{15},\ N_{16},\ N_{17}\}$

由此，我们证明了该算法产生的每个匹配都实现了交换池中的最大移植数量，因此规模 $k=2$ 顺序匹配算法是 2-有效的。

考虑第 4 章提到的不包容的机制，即不允许匹配的患者-捐赠者对子和利他捐赠者与不匹配的患者-捐赠者对子进行交换。本书将比较命题 5.4 中获得匹配移植数量与不包容机制下获得的匹配移植数量。我们考虑最常见的情况，即每种血型不匹配对子的数量：$\#(O,A)$，$\#(O,B)$，$\#(O,AB)$，$\#(A,AB)$，和 $\#(B,AB)$，至少与其相对的血型匹配但 HLA 不匹配对子的数量一样多：$\#(A,O)^i$，$\#(B,O)^i$，$\#(AB,O)^i$，$\#(AB,A)^i$，和 $\#(AB,B)^i$。

因此，不包容机制下，不匹配的患者-捐赠者对子中患者能够在规模为 2 的交换中能够获得的对可行移植的最大数量为

$$2(\#(A,O)^i + \#(B,O)^i + \#(AB,O)^i + \#(AB,A)^i + \#(AB,B)^i)$$
$$+\ 2\#(B,A)\ +\ 2(\lfloor \frac{\#(A,A)^i}{2} \rfloor + \lfloor \frac{\#(B,B)^i}{2} \rfloor + \lfloor \frac{\#(AB,AB)^i}{2} \rfloor +$$
$$\lfloor \frac{\#(O,O)^i}{2} \rfloor)$$

由于等待名单上的患者数量超过了利他捐赠者的数量，利他捐赠者总能找到一个与之匹配的等待名单上的患者来捐赠。因此，等待名单上的患者在链式交换中的最大移植数量等于 $(\#A^d + \#B^d + \#AB^d + \#O^d)$。与此同时，匹配的患者-捐赠者对子中患者的最大移植数量等于 $\#(A,O)^c + \#(B,O)^c + \#(AB,O)^c + \#(AB,A)^c + \#(AB,B)^c + \#(A,A)^c + \#(B,B)^c + \#(O,O)^c + \#(AB,AB)^c$。

根据任何血型匹配的类型为 (X,Y) 的患者-捐赠者对子，我们有 $\#(X,Y)=\#(X,Y)^i + \#(X,Y)^c$，整个交换池在不包容机制下，能够获得的最大移植数量为

$$\#(A,O) + \#(B,O) + \#(AB,O) + \#(AB,A) + \#(AB,B)$$
$$+\ \#(A,O)^i + \#(B,O)^i + \#(AB,O)^i + \#(AB,A)^i + \#(AB,B)^i$$
$$+\ 2\#(B,A)\ +\ 2(\lfloor \frac{\#(A,A)^i}{2} \rfloor + \lfloor \frac{\#(B,B)^i}{2} \rfloor + \lfloor \frac{\#(AB,AB)^i}{2} \rfloor +$$

$$\lfloor \frac{\#(O,O)^i}{2} \rfloor)$$

$$+ \#(A,A)^c + \#(B,B)^c + \#(AB,AB)^c + \#(O,O)^c$$

$$+ \#A^d + \#B^d + \#AB^d + \#O^d$$

通过将上述数量与命题 5.4 中的数量下限进行比较，我们可以得到

$$\min\{N_1, N_2, N_3, N_4, N_5, N_6, N_7, N_8, N_9, N_{10}, N_{11}, N_{12}, N_{13},$$
$$N_{14}, N_{15}, N_{16}, N_{17}\}$$

$$- (\#(A,O)^i + \#(B,O)^i + \#(AB,O)^i + \#(AB,A)^i + \#(AB,B)^i)$$

$$+ \#(A,A) + \#(B,B) + \#(AB,AB) + \#(O,O)$$

$$- (\#(A,A)^c + \#(B,B)^c + \#(AB,AB)^c + \#(O,O)^c)$$

$$- 2(\lfloor \frac{\#(A,A)^i}{2} \rfloor + \lfloor \frac{\#(B,B)^i}{2} \rfloor + \lfloor \frac{\#(AB,AB)^i}{2} \rfloor + \lfloor \frac{\#(O,O)^i}{2} \rfloor)$$

$$\geqslant 0$$

这表明允许匹配的患者-捐赠者对子和利他捐赠者与不匹配的对子交换，能够提高器官分配的效率，即增加可行移植的数量。

5.3 模拟实验及应用

5.3.1 规模 $k = 2$ 机制的模拟设置

本部分根据表 4-1 给出的 1993—2002 年的人口分布和表 4-2 给出的 1995—2016 年的人口分布，构建了随机的不匹配的患者-捐赠者对子，以及相应的匹配的患者-捐赠者对子和利他捐赠者。对于五个不同的人口规模（25、50、100、150 和 200），我们进行了 5 000 次的蒙特卡洛（Monte-Carlo）模拟试验；并且，对于两个较大的人口规模（300 和 400），我们进行了 500 次的蒙特卡洛模拟。需要注意的是，对于这些较大的人口规模，我们只生成了 500 次而不是 5 000 次随机的人口构建，以节省时间，因为这涉及一个相对较大且计算上复杂的整数规划问题。

本部分考虑交换规模为 2 条件下的不包容机制，一级包容机制和二级包容机制。在我们的模拟中，我们使用 Kuhn-Munkres 算法（Kuhn, 1955）来找到当分别应用不包容机制、一级包容性机制和二级包容性机制时，实际上可以接收匹配肾源的最大数量的不匹配患者。这个最大数量简称为

"模拟"数值。我们将"模拟"数值与命题 5.1 给出的公式预测的数字进行比较，以了解基于命题 5.4 中的公式的预测数字与实际最大肾脏移植数量（"模拟"数值）之间的接近程度。本书使用两种类型的匹配数量的上界。

上界 1：这是根据命题 5.1 中的公式给出的数字，针对模拟人口样本的规模，包括 25、50、100、150、200、300 和 400 对不匹配的患者-捐赠者。

上界 2：对于每个模拟人口样本，可能存在一些患者在模拟人口中找不到匹配的捐赠者。我们从样本中排除这些无望的患者，并计算剩余人口中根据命题 5.1 中的公式得出的数字。这个数字被称为上界 2，明显提供了可以实现的可行移植数量的更准确上限。

对于每个不匹配的患者-捐赠者对子的规模为 25、50、100、150 和 200，我们生成 5 000 个随机样本，并计算所有 5 000 次模拟上界 1 和上界 2 的平均值。对于每个不匹配的患者-捐赠者对子的规模为 300 和 400，我们生成 500 个随机样本，并计算所有 500 次模拟上界 1 和上界 2 的平均值。分别对应 1993—2002 年和 1995—2016 年的所有的结果都汇总在表 5-2 和表 5-3 中。

5.3.2 规模 $k = 2$ 下模拟结果的讨论

根据第 4 章的介绍，表 5-2、表 5-3、表 5-4、表 5-5 和表 5-6 展示了在交换规模为 2 的交换形式下，不包容机制、一级包容机制和二级包容机制在效率和生存率上的表现。表中的模拟结果表明：

（1）模拟结果与命题 5.4 中的公式预测的理论上界非常接近。值得注意的是，本书中的模拟人口样本都包含 HLA 的匹配要求，而命题 5.4 基本上忽略了 HLA 不匹配的问题。

（2）当匹配的患者-捐赠者对子和利他捐赠者都参与肾源交换时，交换的效率显著提高。

（3）增加人口规模可以帮助理论更好地进行预测。

（4）规模为 2 的交换可以实现大部分潜在的交换收益，特别是当人口规模较大时。

（5）当不匹配的患者-捐赠者对的数量超过一定阈值，比如 100 对不匹配的对子规模时，交换的效率几乎成为一个常数。这强烈表明，在人口规模相对较大的许多地方可以分散进行肾脏交换。

（6）更准确的信息虽然可以提高移植的匹配质量，但会时降低匹配率。

本书在详细解释上述观点之前，我们先介绍两个指标。

首先，我们定义每次模拟结果与上界 1 和上界 2 的偏差：

$$\frac{\text{上界}\,i - \text{模拟值}}{\text{上界}\,i}, \quad i = 1,\ 2$$

所有的偏差数据都在表 5-4 中给出。显然，随着人口规模的增加，偏差变小。

其次，我们为每种可行移植情况定义匹配率，即在每种交换机制下，对于不匹配的患者-捐赠者对子的可行移植数量，匹配率为

$$\frac{\text{不匹配的患者 - 捐赠者对的可行移植数量}}{\text{所有不匹配的患者 - 捐赠者对的数量}}$$

所有的匹配率都汇总在表 5-2 中，并在图 5-2 中显示。显然，随着人口规模的增加，匹配率也在增加。表 5-4 中数据可以看出总结的第 1 点和第 3 点。对于两个时期的数据，可以看到随着人口规模的增加，偏差变得更小，而二级包容机制表现比一级包容机制更好，而一级包容机制又优于不包容交换机制。例如，从 1993—2002 年数据模拟结果来看，当不匹配的患者-捐赠者对子规模为 25 时，在不包容交换机制、一级包容机制和二级包容机制下，匹配数量的上界 1 的偏差分别为 27%，19% 和 10%，相应的匹配数量上界 2 的偏差分别为 7%，8% 和 6%；当不匹配的患者-捐赠者对子规模为 100 时，在不包容交换机制、一级包容机制和二级包容机制下，匹配数量的上界 1 的偏差分别为 12%、6% 和 2%，相应的匹配数量的上界 2 的偏差分别为 6%、4% 和 2%；当不匹配的患者-捐赠者对子规模为 200 时，在不包容交换机制、一级包容机制和二级包容机制下，匹配数量的上界 1 的偏差分别为 6%、2% 和 0.7%。这表明增加人口规模可以使理论的预测更为准确。这些观察结果也适用于 1995—2016 年的数据模拟结果。

如果将我们的表 5-2 与 Roth 等（2007）的表 2 进行比较，对于 1993—2002 年相同时期的数据，第 2 和第 4 点就变得非常明显。例如，在他们的表 4-2 中，当不匹配的患者-捐赠者对子规模为 25 时，在允许规模为 2、规模为 3、无限制的交换形式下，他们的机制（不包容机制）给出了 11.992 例可行的移植，而我们的表 5-4 显示，仅仅在规模为 2 的交换形式下，我们的一级包容机制给出了 12.838 例可行的移植，二级包容机制更给出了 19.59 例可行的移植。

最后，我们分析第5点。图5-2显示，总体而言，匹配率的斜率是上升的，当不匹配的患者-捐赠者对子的数量小于100时，斜率相对较陡，而在100之后，斜率尽管是上升的，但几乎变得平坦，即交换的效率几乎是一个常数。这可能有重要的政策意义：肾脏交换可以进行分散。像美国这样人口众多的国家可以在全国范围内设置几个独立的肾脏交换项目，每个项目覆盖足够数量的患者和捐赠者，例如，不少于100对不匹配的患者-捐赠者。这在实践中可能非常重要，因为从已故捐赠者获得的肾脏的存活时间很短，缩短行程时间可能极为有助于提高手术的成功率。

表5-2 基于1993—2002年数据，规模为2的交换形式下，
不匹配对子患者可移植数量

不匹配对子规模	方法	可移植的不匹配对子患者数量		
		不包容交换机制	一级包容交换机制	二级包容交换机制
$n = 25$	模拟	8.999 2 (3.346 5)	12.838 8 (3.367 36)	19.590 4 (3.196 6)
	上界1	12.444 4 (3.623 19)	15.878 2 (3.554 02)	21.919 (3.003 9)
	上界2	9.701 2 (3.696 14)	14.078 2 (3.593 81)	20.964 (3.026 84)
$n = 50$	模拟	21.787 2 (5.047 59)	29.599 (5.173 04)	42.813 4 (4.772 75)
	上界1	27.040 8 (5.160 82)	33.567 6 (5.318 18)	45.413 (4.458 21)
	上界2	23.765 6 (5.473 78)	31.919 2 (5.418 2)	44.848 6 (4.416 78)
$n = 100$	模拟	49.877 2 (7.369 65)	64.216 4 (7.447 3)	89.886 2 (6.954 2)
	上界1	56.710 4 (7.360 69)	68.614 (7.589 03)	92.201 4 (6.595 51)
	上界2	53.484 4 (7.703 27)	67.458 4 (7.694 5)	92.074 6 (6.575 35)
$n = 150$	模拟	78.925 6 (9.299 92)	100.014 (9.428 42)	137.567 (8.638 15)
	上界1	86.692 (9.103 5)	104.442 (9.488 98)	139.417 (8.332 99)
	上界2	83.670 4 (9.545 97)	103.647 (9.582 59)	139.383 (8.319 55)

表5-2(续)

不匹配对子规模	方法	可移植的不匹配对子患者数量		
		不包容交换机制	一级包容交换机制	二级包容交换机制
n=200	模拟	108.716 (10.776 4)	135.571 (10.958 8)	184.819 (10.335 7)
	上界1	116.799 (10.568 8)	139.742 (11.030 6)	186.254 (10.156 9)
	上界2	114.232 (10.959 1)	139.168 (11.096 5)	186.245 (10.154 6)
n=300	模拟	170.54 (13.831 7)	208.974 (13.869 8)	280.91 (13.434 7)
	上界1	178.668 (13.616 3)	212.676 (14.019 7)	281.688 (13.406 2)
	上界2	176.948 (13.902 8)	212.404 (14.037 9)	281.688 (13.406 2)
n=400	模拟	231.628 (15.109 9)	281.492 (15.139 8)	375.198 (15.247 4)
	上界1	239.524 (14.592)	284.636 (15.067 4)	375.65 (15.217 6)
	上界2	238.36 (14.826 7)	284.466 (15.115 5)	375.65 (15.217 6)

表5-3 基于1995—2016年数据,规模为2的交换形式下,
不匹配对子患者可移植数量

不匹配对子规模	方法	可移植的不匹配对子患者数量		
		不包容交换机制	一级包容交换机制	二级包容交换机制
n=25	模拟	6.684 4 (3.023 08)	9.672 2 (3.168 84)	16.175 6 (3.390 85)
	上界1	8.377 2 (3.299 44)	11.309 4 (3.413 5)	17.696 4 (3.554 37)
	上界2	6.832 (3.120 92)	10.049 4 (3.308 25)	16.729 8 (3.508 51)
n=50	模拟	15.008 (4.539 4)	21.573 4 (4.715 49)	33.848 2 (4.981 9)
	上界1	18.598 4 (4.795 34)	24.195 6 (4.952 2)	36.145 6 (5.190 7)
	上界2	16.018 8 (4.750 09)	22.336 4 (4.881 35)	34.795 6 (5.139 1)

表5-3(续)

不匹配对子规模	方法	可移植的不匹配对子患者数量		
		不包容交换机制	一级包容交换机制	二级包容交换机制
$n=100$	模拟	34.496 (6.810 7)	46.327 2 (7.059 24)	69.706 8 (7.422 42)
	上界1	39.683 2 (6.961 65)	50.257 2 (7.275 33)	73.011 8 (7.627 22)
	上界2	35.842 8 (7.018 17)	47.653 2 (7.222 53)	71.159 4 (7.555 84)
$n=150$	模拟	54.263 2 (8.654 07)	71.534 8 (8.977 8)	105.994 (9.248 28)
	上界1	60.934 (8.822 25)	76.378 4 (9.168 27)	110.046 (9.444 9)
	上界2	56.260 8 (8.894 26)	73.313 (9.173 26)	107.991 (9.445 35)
$n=200$	模拟	74.134 (10.077 1)	96.647 2 (10.424 5)	142.411 (10.629 7)
	上界1	81.859 6 (10.176 8)	102.143 (10.691)	146.966 (10.852 5)
	上界2	76.583 2 (10.213 2)	98.770 8 (10.659)	144.941 (10.854 9)
$n=300$	模拟	114.904 (11.869 6)	147.89 (12.412 7)	215.976 (13.087 6)
	上界1	124.292 (11.925 7)	154.37 (12.606 3)	221.19 (13.282)
	上界2	118.272 (12.039 6)	150.724 (112.681 9)	219.358 (13.316 2)
$n=400$	模拟	155.572 (13.846)	198.49 (14.165 4)	288.54 (14.404 8)
	上界1	166.024 (13.812 3)	205.776 (14.416 8)	294.304 (14.739 7)
	上界2	159.384 (13.855 4)	202.008 (14.397 6)	292.802 (14.734 3)

表 5-4　1993—2002 年和 1995—2016 年，规模为 2 的交换形式下模拟值与上界 1，
上界 2 的偏差值

1993—2002 年的数据				
不匹配对子规模	方法	偏差值		
		不包容交换机制	一级包容交换机制	二级包容交换机制
$n = 25$	上界 1	0.276 8	0.191 4	0.106 2
	上界 2	0.072 4	0.088	0.065 5
$n = 50$	上界 1	0.194 3	0.118 2	0.057 2
	上界 2	0.083 2	0.072 7	0.045 38
$n = 100$	上界 1	0.120 5	0.064 1	0.025 1
	上界 2	0.067 4	0.048 1	0.023 8
$n = 150$	上界 1	0.089 6	0.042 4	0.013 3
	上界 2	0.056 7	0.035 1	0.013
$n = 200$	上界 1	0.069 2	0.029 9	0.007 7
	上界 2	0.048 3	0.025 8	0.007 66
$n = 300$	上界 1	0.045 49	0.017 4	0.002 76
	上界 2	0.036 21	0.016 15	0.002 76
$n = 400$	上界 1	0.032 96	0.011	0.001 2
	上界 2	0.028 24	0.010 4	0.001 2
1995—2016 年的数据				
不匹配对子规模	方法	偏差值		
		不包容交换机制	一级包容交换机制	二级包容交换机制
$n = 25$	上界 1	0.202 1	0.144 8	0.085 9
	上界 2	0.021 6	0.037 5	0.033 12
$n = 50$	上界 1	0.166 5	0.108 375	0.063 56
	上界 2	0.032 337	0.034 16	0.027 23
$n = 100$	上界 1	0.130 7	0.078 19	0.045 26
	上界 2	0.037 575	0.028 622	0.020 41

表5-4（续）

1995—2016 年的数据				
不匹配对子规模	方法	偏差值		
		不包容交换机制	一级包容交换机制	二级包容交换机制
n＝150	上界1	0.109 4	0.063 415	0.036 82
	上界2	0.035 5	0.024 25	0.018 49
n＝200	上界1	0.094 37	0.053 8	0.030 99
	上界2	0.031 98	0.021 5	0.017 45
n＝300	上界1	0.075 532	0.041 977	0.023 57
	上界2	0.028 476 7	0.018 8	0.015 418
n＝400	上界1	0.062 954	0.035 41	0.019 58
	上界2	0.023 91	0.017 415	0.014 55

表 5-5　规模为 2 的交换形式下，1993—2002 年不匹配对子患者匹配率

不匹配对子规模	方法	匹配率		
		不包容交换机制	一级包容交换机制	二级包容交换机制
n＝25	模拟	0.359 97	0.513 55	0.783 62
	上界1	0.497 78	0.635 13	0.876 76
	上界2	0.388 05	0.563 13	0.838 56
n＝50	模拟	0.435 74	0.591 98	0.856 27
	上界1	0.540 96	0.671 35	0.908 26
	上界2	0.475 31	0.638 38	0.896 97
n＝100	模拟	0.498 77	0.642 16	0.898 86
	上界1	0.567 1	0.686 14	0.922 01
	上界2	0.534 84	0.674 58	0.920 75
n＝150	模拟	0.526 17	0.666 76	0.917 11
	上界1	0.577 95	0.696 28	0.929 45
	上界2	0.557 8	0.690 98	0.929 45

表5-5(续)

不匹配对子规模	方法	匹配率		
		不包容交换机制	一级包容交换机制	二级包容交换机制
$n=200$	模拟	0.543 58	0.677 86	0.924 1
	上界1	0.584	0.698 71	0.931 27
	上界2	0.571 16	0.695 84	0.931 22
$n=300$	模拟	0.568 5	0.696 58	0.936
	上界1	0.595 56	0.708 92	0.938 96
	上界2	0.589 8	0.708	0.938 96
$n=400$	模拟	0.579 07	0.703 73	0.937 99
	上界1	0.598 81	0.711 59	0.939 1
	上界2	0.595 9	0.711 6	0.939 1

表 5-6　规模为 2 的交换形式下，1995—2016 年不匹配对子患者匹配率

不匹配对子规模	方法	匹配率		
		不包容交换机制	一级包容交换机制	二级包容交换机制
$n=25$	模拟	0.267 376	0.386 888	0.647 024
	上界1	0.335 088	0.452 376	0.707 856
	上界2	0.273 28	0.401 976	0.669 192
$n=50$	模拟	0.310 016	0.431 468	0.676 964
	上界1	0.371 968	0.483 912	0.722 912
	上界2	0.320 376	0.446 728	0.695 912
$n=100$	模拟	0.344 96	0.463 272	0.697 068
	上界1	0.396 832	0.502 572	0.730 118
	上界2	0.358 428	0.476 532	0.711 594
$n=150$	模拟	0.361 75	0.476 869	0.706 6
	上界1	0.406 226	0.509 189	0.733 64
	上界2	0.375 072	0.488 75	0.719 94

表5-6(续)

不匹配对子规模	方法	匹配率		
		不包容交换机制	一级包容交换机制	二级包容交换机制
$n = 200$	模拟	0.370 67	0.483 236	0.712 055
	上界1	0.409 298	0.510 715	0.734 83
	上界2	0.382 916	0.493 854	0.724 705
$n = 300$	模拟	0.383	0.492 96	0.719 92
	上界1	0.414 3	0.514 56	0.737 3
	上界2	0.394 24	0.502 4	0.731 19
$n = 400$	模拟	0.388 93	0.496 225	0.721 35
	上界1	0.415 06	0.514 44	0.735 76
	上界2	0.398 46	0.505 02	0.732 0

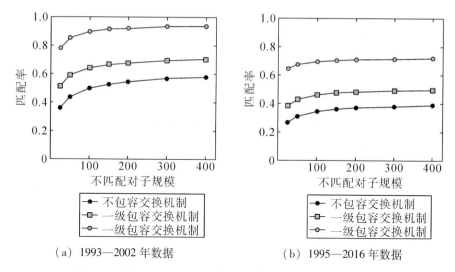

(a) 1993—2002 年数据　　　　　(b) 1995—2016 年数据

图 5-2　基于 1993—2002 年的数据和 1995—2016 年的数据下
不匹配对子匹配率

5.3.3 第二数据集的匹配率解释

本部分解释了为什么 1995—2016 年数据集（第二个时间段）中的匹配率低于 1993—2002 年数据集（第一个时间段）。在我们的模拟中，我们首先从样本中抽取了一个包含 n 个不匹配的配对的群体。每个不匹配的配对要么是血型不匹配，要么是 HLA 不匹配，或者两者兼而有之。当抽取到一个匹配的配对时，我们将其放回样本，并继续从样本中抽取配对，直到生成了包含 n 个不匹配的患者-捐赠者对子群体。

通过表 4-1 和表 4-2 中提供的信息，我们可以计算样本中不匹配配对的百分比。这里我们通过一个例子来进行说明。在第二个时间段，有 89.24% 的患者没有组织类型问题（CPRA=0），而在第一个时间段，有 70.19% 的患者的 PRA 值为 5%。因此，从该组中抽取不匹配配对的百分比分别如下：

（Low PRA）：5% + 95% * (7/16) = 0.05 + 0.415 625 = 0.465 625

（0）：(7/16) = 0.437 5

当一个不匹配的患者-捐赠者对子中的患者与其对子中的捐赠者是 HLA 匹配时，这意味着该患者在血型上与其对子中的捐赠者是不匹配的。因此，我们有七种类型的血型不匹配配对：(O,A)、(O,B)、(O,AB)、(A,B)、(B,A)、(A,AB) 和 (B,AB)。从理论部分可以看出，血型不匹配对子中患者相比于血型匹配对子中的患者更难获得匹配的肾源。从表 5-7 中可以看出，第一个时间段（1992—2003 年）血型不匹配的对子数量占总不匹配对子数量的 61.729（0.344 14/0.557 5）%。而在第二个时间段（1995—2016 年），血型不匹配的对子数量占到了总不匹配对子数量的 87.942 3（0.412 74/0.469 33）%，比第一个时间段高出了 26.213 3%。这意味着第二个时间段血型不匹配的配对数量比第一个时间段多。

表 5-7　数据样本中不匹配对子百分比　　　　　　单位:%

1992—2003 年	HLA 不匹配对子比例	血型不匹配但 HLA 匹配对子比例	不匹配对子比例
Low PRA	0.05	0.415 625	0.465 625
Medium PRA	0.45	0.240 625	0.690 625
High PRA	0.9	0.043 75	0.943 75
Average	0.213 385	0.344 14	0.557 5

表5-7(续)

1995—2016	HLA 不匹配对子比例	血型不匹配但 HLA 匹配对子比例	不匹配对子比例
0	0	0.437 5	0.437 5
1～19	0.095	0.395 93	0.490 93
20～79	0.5	0.218 75	0.718 75
80～97	0.88	0.052 5	0.932 5
98～100	0.99	0.004 375	0.994 375
Average	0.056 58	0.412 74	0.469 33

　　基于前面的分析，第二个时间段数据集的匹配率较低的发现不难推广到规模为 3 和规模为 4 的情况中。因此，本书第 6 章和第 7 章不再就这一发现进行重复的解释和说明。

6 交换规模 $k = 3$ 的器官分配机制

回顾第 3 章，规模为 3 的环式交换是指三个患者-捐赠者对子之间的交换，规模为 3 的链式交换是指由一位利他捐赠者捐赠肾源给第一对患者-捐赠者对子中的患者，其对子的捐赠者捐赠肾源给第二个对子中的患者，第二个对子中的捐赠者捐赠肾源给一位等候名单上的患者。为了提高交换潜在收益，本部分探索在允许规模为 2 和规模为 3 的环式交换和链式交换情况下，能够获得匹配肾源患者的最大数量，以及能够获得最大匹配数量的有效器官分配机制。

6.1 交换规模 $k = 3$ 的交换组合

基于第 5.1 节的分析，我们可以知道所有血型匹配的患者-捐赠者对子可以在规模为 2 的环式交换下获得匹配的肾源。为了简化叙述，本书后面所说的规模为 3 的交换意味着允许直接匹配规模为 2 和规模为 3 的交换。因此，在交换规模为 $k = 3$ 的情况下，最大匹配问题等价于如何充分利用血型匹配的患者-捐赠者对子和利他捐赠者，与血型不匹配的患者-捐赠者对子进行规模为 2 或者 3 的环式交换或者链式交换，使得血型不匹配的患者-捐赠者对子 (O,A)，(O,B)，(O,AB)，(A,AB)，(B,AB)，(A,B) 获得最大的匹配数量。

图 6-1 和图 6-2 显示了在假设 3.1、假设 3.2、假设 3.3 下所有可能的能够让更多不匹配血型对子加入交换中的规模为 3 的环式交换和链式交换。值得注意的是，这些图中没有包括在第 5 章所分析的规模为 2 的环式交换和链式交换。回顾第 5 章的分析，血型匹配的患者-捐赠者对子总是可以

获得匹配的肾源，因此为了获得更多的移植，我们需要充分利用每个血型匹配的配对，尽可能多地与血型不匹配的对子匹配。因此，相比于只允许规模为 2 的交换规则，允许规模为 3 的环式交换和链式交换能够产生更多的交换可能。

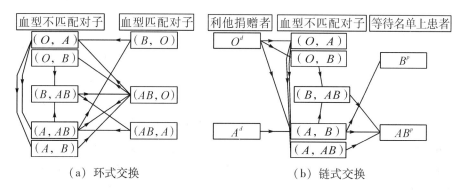

（a）环式交换　　　　　　　（b）链式交换

图 6-1　包含两对血型不匹配对子的规模为 3 的环式交换和链式交换

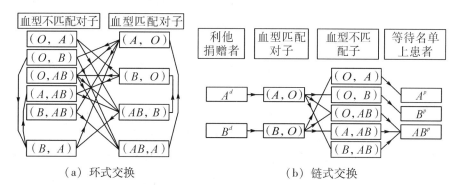

（a）环式交换　　　　　　　（b）链式交换

图 6-2　包含两对血型不匹配对子的规模为 3 的环式交换和链式交换

如何在交换中尽可能多地包含血型不匹配对子是一个关键问题。如第 5 章分析所示，血型不匹配对子类型 (O,A)，(O,B)，(O,AB)，(A,AB)，(B,AB) 无法彼此之间进行规模为 2 的环式交换，因此在交换规模为 2 的情况下，这些血型不匹配对子只能通过与一个血型匹配的对子进行规模为 2 的环式交换来获得匹配的肾源。而与规模为 2 的交换不同，规模为 3 的交换形式为一个交换中加入更多的血型不匹配对子提供了机会。

图 6-1（a）展示了那些能够包含两对血型不匹配对子的规模为 3 的环式交换。第一，血型匹配对子 (AB,O) 可以通过四种规模为 3 的环式交换 $(AB,O) - (O,A) - (A,AB)$，$(AB,O) - (O,A) - (A,B)$，$(AB,O) - (A,B) -$

(B,AB) 和 $(AB,O) - (O,B) - (B,AB)$ 与两个血型不匹配的对子进行交换。第二，血型匹配对子 (B,O) 可以通过一种规模为 3 的环式交换 $(B,O) - (O,A) - (A,B)$ 与两个血型不匹配的对子进行交换。第三，血型匹配对子 (AB,A) 可以通过一种规模为 3 的环式交换 $(AB,A) - (A,B) - (B,AB)$ 让两个血型不匹配对子获得匹配肾源。

类似地，我们可以利用规模为 3 的链式交换来让两对血型不匹配的对子获得匹配肾源，即由一名利他捐赠者捐赠肾源给第一对血型不匹配对子中的患者，其对子中的捐赠者捐赠肾源给第二对血型不匹配对子中的患者，第二个对子中的捐赠者捐赠肾源给一名等候名单上的患者。显而易见，单个规模和规模为 2 的链式交换，每个利他捐赠者最多可以包含一个血型不匹配的对子。因此，理论上规模为 3 的链式交换能够提高匹配效率。图 6-1（b）展示了那些能够包含两对血型不匹配对子的规模为 3 的链式交换。第一，血型 O 的利他捐赠者可以通过四种规模为 3 的链式交换 $O^d - (O,A) - (A,AB) - AB^p$，$O^d - (O,A) - (A,B) - B^p$，$O^d - (A,B) - (B,AB) - AB^p$ 和 $O^d - (O,B) - (B,AB) - AB^p$ 让两对血型不匹配对子获得匹配肾源。第二，如果存在剩余的对子类型 (A,B)，(A,B) 可以通过一种规模为 3 的链式交换 $A^d - (A,B) - (B,AB) - AB^p$ 使得两对包括 (A,B) 对子的血型不匹配对子中的患者获得匹配的肾源。

图 6-2（a）展示了包含血型不匹配对子 (B,A) 的规模为 3 的环式交换。值得注意的是，基于现实数据的假设 3.2，相较于血型不匹配对子 (A,B)，对子类型 (B,A) 处于相对短缺的状态。因此，在规模为 2 的交换组合中，血型不匹配对子 (B,A) 能够通过规模为 2 的环式交换 $(B,A) - (A,B)$ 全部获得匹配的肾源。然而，当考虑规模为 3 的交换组合时，对子 (B,A) 能够产生更有效的匹配形式。第一，对于一些类型的患者-捐赠者对子或利他捐赠者，如 (A,O)，(O,B)，$A^d/(AB,A)$ 和 (B,AB)，我们无法通过规模为 2 的交换组合中与血型不匹配的对子类型 (O,B) 和 (B,AB) 进行交换。但是，我们可以通过打破规模为 2 的环式交换 $(A,B) - (B,A)$，来产生规模为 3 的环式交换 $(A,O) - (O,B) - (B,A)$ 和 $(AB,A) - (A,B) - (B,AB)$ 从而增加移植数量。类似地，规模为 3 的环式交换 $(A,O) - (O,B) - (B,A)$ 和链式交换 $A^d - (A,B) - (B,AB) - AB^p$ 可以产生更多的可移植匹配数量。第二，对于一些类型的患者-捐赠者对子或利他捐赠者，如 (A,AB)，(B,O)，$B^d/(AB,B)$，和 (O,A)，我们无法通过规模

为 2 的交换组合中与血型不匹配的对子类型 (O,A) 和 (A,AB) 进行交换。但是，我们可以制造规模为 3 的环式交换 (B,O) – (O,A) – (A,B) 和 (AB,B) – (B,A) – (A,AB) 来增加可移植的匹配数量。类似地，规模为 3 的环式交换 (B,O) – (O,A) – (A,B) 和链式交换 B^d – (B,A) – (A,AB) – AB^p 可以带来更多的可移植匹配数。

此外，很容易看出交换 (AB,A) – (A,O) 和 (AB,B) – (B,O) 可以与任何对子类型 (X,Y) 形成规模为 3 的环式交换，因为 AB 类型的患者可以接受所有血型类型的捐赠者，而 O 类型的捐赠者可以捐赠给所有血型类型的患者。同理，如图 6-2（b）所示，以 A^d – (A,O) 和 B^d – (B,O) 开头的交换能够与任意的患者-捐赠者对子类型 (X,Y) 形成规模为 3 的链式交换。尤其对于较难匹配的患者-捐赠者对子类型 (B,AB)，(O,B) 和 (O,AB)，我们很容易通过规模为 3 的环式交换 (AB,A) – (A,O) – (B,AB)/(O,B)/(O,AB) 使这些对子类型中的患者获得匹配的肾源。类似地，我们可以通过规模为 3 的链式交换 A^d – (A,O) – (B,AB)/(O,B)/(O,AB) – X^p，(AB,B) – (B,O) – (A,AB)/(O,A)/(O,AB) 和 B^d – (B,O) – (A,AB)/(O,A)/(O,AB) – X^p 使这些对子类型中的患者获得匹配的肾源。

命题 6.1：如果一个肾脏交换问题遵循假设 3.1、假设 3.2 和假设 3.3，那么允许规模为 3 的环式交换或链式交换方式能够获得的可移植最大数量是：

$\#(A,O)+\#(B,O)+\#(AB,O)+\#(AB,A)+\#(AB,B)+\#(B,A)$

$+\#(A,A)+\#(B,B)+\#(O,O)+\#(AB,AB)$

$+\#A^d+\#B^d+\#AB^d+\#O^d$

$+\min\{N_1,N_2,N_3,N_4,N_5,N_6,N_7,N_8,N_9,N_{10},N_{11},N_{12},N_{13},N_{14},N_{15},N_{16},N_{17}\}$

其中

$N_1=\#(O,A)+\#(O,B)+\#(O,AB)+\#(A,AB)+\#(A,B)+\#(B,AB)$

$N_2=\#(O,A)+\#(O,B)+\#O^d+\#(AB,O)+\#(A,AB)+\#(A,B)+\#(B,AB)$
$\quad+\#B^d+\#(AB,B)+\#(A,O)$

$N_3=\#(O,A)+\#(O,B)+\#O^d+\#(AB,O)+\#A^d+\#(AB,A)+\#(A,B)$
$\quad+\#B^d+\#(AB,B)$

$N_4=\#(A,O)+\#(O,B)+2\#O^d+2\#(AB,O)+\#A^d+\#(AB,A)+2\#(A,B)$
$\quad+2\#B^d+2\#(AB,B)-\#(B,A)$

$$N_5 = \#(A,O) + \#(O,B) + 2\#O^d + 2\#(AB,O) + \#A^d + \#(AB,A) + 2\#(A,B)$$
$$+ \#B^d + \#(AB,B)$$

$$N_6 = \#(A,O) + \#(O,B) + \#O^d + \#(AB,O) + \#A^d + \#(AB,A) + \#(A,B)$$
$$+ \#B^d + \#(AB,B) + \#(A,AB) + \#(B,O)$$

$$N_7 = \#(A,O) + \#(O,B) + \#O^d + \#(AB,O) + \#(A,AB) + 2\#(A,B)$$
$$+ \#B^d + \#(AB,B) - \#(B,A)$$

$$N_8 = \#(O,A) + \#(B,O) + 2\#O^d + 2\#(AB,O) + 2\#A^d + 2\#(AB,A)$$
$$+ \#B^d + \#(AB,B) + \#(B,A)$$

$$N_9 = \#(O,A) + \#(B,O) + 2\#O^d + 2\#(AB,O) + \#A^d + \#(AB,A) + \#(A,B)$$
$$+ \#B^d + \#(AB,B) + \#(B,A)$$

$$N_{10} = \#(O,A) + \#(B,O) + \#O^d + \#(AB,O) + \#A^d + \#(AB,A) + \#(B,AB)$$
$$+ \#(B,A)$$

$$N_{11} = \#(A,O) + 2\#(B,O) + 2\#O^d + 2\#(AB,O) + \#A^d + \#(AB,A) + \#(B,AB)$$
$$+ \#(B,A)$$

$$N_{12} = \#(A,O) + 2\#(B,O) + 2\#O^d + 2\#(AB,O) + 2\#A^d + 2\#(AB,A) + \#(AB,B)$$
$$+ \#B^d + \#(B,A)$$

$$N_{13} = \#(A,O) + \#(B,O) + 2\#O^d + 2\#(AB,O) + \#A^d + \#(AB,A) + \#(A,B)$$
$$+ \#(B,AB) + \#(B,A)$$

$$N_{14} = 2\#(A,O) + \#(B,O) + 2\#O^d + 2\#(AB,O) + \#(A,AB) + 2\#(A,B)$$
$$+ \#(AB,B) + \#B^d - \#(B,A)$$

$$N_{15} = \#(A,O) + \#(B,O) + 2\#O^d + 2\#(AB,O) + \#A^d + \#(AB,A) + \#(A,B)$$
$$+ \#B^d + \#(AB,B)$$

$$N_{16} = \#(A,O) + \#(B,O) + 2\#O^d + 2\#(AB,O) + \#(A,AB) + 2\#(A,B)$$
$$+ \#B^d + \#(AB,B)$$

$$N_{17} = \#(A,O) + \#(B,O) + \#O^d + \#(AB,O) + \#(A,AB) + \#(A,B) + \#(B,AB)$$

证明：基于假设 3.1 和假设 3.2 ，所有血型匹配但 HLA 不匹配的患者-捐赠者对子 (A,A) ，(B,B) ，(AB,AB) ，(O,O) ，(A,O) ，(B,O) ，(AB,O) ，(AB,A) ，(AB,B) 可以通过规模为 2 和规模为 3 的环式交换来获得匹配的肾源。基于假设 3.1 和假设 3.2，所有类型为 (B,A) 的患者-捐赠者对子可以通过规模为 2 的环式交换来获得匹配的肾源。此外，所有血型和 HLA 匹配的患者-捐赠者对子，即使没有参与任何的交换，对子中的患者可以直接与其对子中的捐赠者移植。由于等候名单上有大量的患者，因此给定任意的捐赠者，我们总能够找到与之匹配的等候名单上的患者。因此，对于等候名单上的患者，血型匹配的患者-捐赠者对子集合，以及类型为 (B,A) 的对子集合，他们能够获得的最大可移植数量为

$$\#(A,O) + \#(B,O) + \#(AB,O) + \#(AB,A) + \#(AB,B)$$
$$+ \#(B,A) + \#(A,A) + \#(B,B) + \#(AB,AB) + \#(O,O)$$
$$+ \#A^d + \#B^d + \#AB^d + \#O^d$$

设 N 是类型为 (O,A)，(O,B)，(O,AB)，(A,AB)，(B,AB)，(A,B) 的血型不匹配对子患者的能够获得的最大移植数量。

首先，我们考虑包含两个血型不匹配对子规模为 3 的环式交换。值得注意的是，对子类型 (AB,O) 或利他捐赠者 O^d 可以与任何患者匹配，因此我们将在最后考虑以 (AB,O) 对子开始的规模为 3 的环式交换，以及利他捐赠者 O^d 开始的规模为 3 的链式交换。

现在我们考虑环式交换 $(AB,A) - (A,B) - (B,AB)$，$(B,O) - (O,A) - (A,B)$ 和链式交换 $A^d - (A,B) - (B,AB)$。根据假设 3.2，任何 (B,A) 对子都可以与一个 (A,B) 对子匹配。因此，$(A,B) - (B-A)$ 环式交换后剩余的 (A,B) 对子的数量为 $\#(A,B) - \#(B,A)$。为了充分利用这些包含两个血型不匹配对子的规模为 3 的环式交换和链式交换，我们要避免过度匹配的问题。例如，考虑如下匹配过程：最大化环式交换 $(AB,A) - (A,B) - (B,AB)$ 的数量，然后最大化环式交换 $(B,O) - (O,A) - (A,B)$ 的数量。如果所有的 (A,B) 对子在环式交换 $(AB,A) - (A,B) - (B,AB)$ 中都被匹配，那么当有足够的 (B,O) 对子可以形成环式交换 $(B,O) - (O,B)$ 但是却没有足够数量的 (AB,A) 对子可以形成环式交换 $(AB,A) - (A,AB)$ 时，我们将失去效率。为了防止过度匹配的问题，本书采取的方法是通过 $\#A^d + \#(AB,A) - \min\{\#A^d + \#(AB,A), \#(A,AB)\}$ 限制环式交换 $(AB,A) - (A, B) - (B,AB)$ 的数量，然后放松这一限制。在受数量限制的情况下匹配环式交换 $(AB,A) - (A,B) - (B,AB)$ 后，如果我们不加限制地匹配环式交换 $(B,O) - (O,A) - (A,B)$，当仍有剩余的 (A,O) 对子，(B,AB) 对子，(AB,A) 对子和 (O,B) 对子时，我们将失去效率。原因是环式交换 $(B,O) - (O,A) - (A,B)$ 可以通过改变匹配方案，即匹配规模为 2 的环式交换 $(B,O) - (O,B)$，$(A,O) - (O,A)$ 和规模为 3 的环式交换 $(AB,A) - (A, B) - (B,AB)$ 来获得一个额外的移植数量。因此，解决该问题的一个方法是通过 $\#(O,A) - \min\{\#(A,O), \#(O,A)\}$ 限制环式交换 $(B,O) - (O,A) -$

(A,B) 的数量，然后放松这一限制。

综上所述，能够充分利用规模为 3 的环式交换 (AB,A) - (A,B) - (B,AB)，(B,O) - (O,A) - (A,B) 的匹配过程如下：

过程 1：此过程中的配对 (A,B) 数量不应超过 #(A,B) - #(B,A)。匹配最大数量的环式交换 (AB,A) - (A,B) - (B,AB) 和链式交换 A^d - (A,B) - (B,AB)，其中对子 (AB,A) 和利他捐赠者 A^d 可用的数量是 $\min\{$#A^d + #(AB,A)，#$(A,AB)\}$。匹配最大数量的环式交换 (B,O) - (O,A) - (A,B)，其中对子 (O,A) 的可用数量是 $\min\{$#(A,O)，#$(O,A)\}$。

过程 2：匹配最大数量的环式交换 (AB,A) - (A,B) - (B,AB) 和链式交换 A^d - (A,B) - (B,AB) 匹配最大数量的环式交换 (B,O) - (O,A) - (A,B)。

在该过程中，类型为 (O,A)，(O,B)，(O,AB)，(A,AB)，(B,AB)，(A,B) 的血型不匹配对子中患者获得移植数量为 $2*g_1 + 2*g_2 + 2*g_3 + 2*g_4$，其中

$$g_1 = \min\{$$ #A^d + #(AB,A) - $\min\{$#A^d + #(AB,A), #$(A,AB)\}$, #(A,B) - #(B,A), #$(B,AB)\}$

$$g_2 = \min\{$$ #(B,O), #(O,A) - $\min\{$#(A,O), #$(O,A)\}$, #(A,B) - #(B,A) - $g_1\}$

$$g_3 = \min\{$$ #A^d + #(AB,A) - g_1, #(A,B) - #(B,A) - g_1 - g_2, #(B,AB) - $b_1\}$

$$g_4 = \min\{$$ #(B,O) - g_2, #(O,A) - g_2, #(A,B) - #(B,A) - g_1 - g_2 - $g_3\}$

该过程后，当我们将剩余的 (O,A) 对子与 (A,O) 匹配，剩余的 (O,B) 与 (B,O) 匹配，对子 (A,AB) 与剩余 (AB,A) 和利他捐赠者 A^d 匹配，剩余 (B,AB) 对子与 (AB,B) 和利他捐赠者 B^d 匹配时，我们一共有 16 种情况。

情况（1）：当 (O,A)，(O,B)，(A,AB)，(B,AB) 存在剩余，我们有 $\min\{$#(A,O)，#$(O,A)\}$ = #(A,O)，g_1 = #A^d + #(AB,A) - $\min\{$#A^d + #(AB,A)，#$(A,AB)\}$，g_2 = $\min\{$#(B,O)，#(A,B) - #(B,A) - $g_1\}$，g_3 = $\min\{$#A^d + #(AB,A) - g_1，#(A,B) - #(B,A) - g_1 - $g_2\}$ 和 g_4 = 0。由于所有血型匹配的配对都已匹配，因此包含一个 (B,A) 对子或包含一个血型不匹配对子的规模为 3 的交换形式无法获得收益。因此，我们首先充分利用以利他捐赠者 O^d 开头的，或包含 (AB,O) 对子的规模 3 的环式交换和链式交换，然后再利用利他捐赠者 O^d 和 (AB,O) 对子与剩余的对子进行匹配。在情况（1）中获得的最大移植数量为

$$N = 2 * g_1 + 2 * g_2 + 2 * g_3 + w_1 + w_2 + w_3 + w_4 + 2 * g_5 + 2 * g_6 + 2 * g_7 + 2 * g_8 + w_5$$

其中

$$w_1 = \#(A, O)$$

$$w_2 = \#B^d + \#(AB, B)$$

$$w_3 = \#A^d + \#(AB, A) - g_1 - g_3$$

$$w_4 = \#(B, O) - g_2$$

$$g_5 = \min\{\#O^d + \#(AB, O), \#(O, A) - g_2 - w_1, \#(A, AB) - w_3\}$$

$$g_6 = \min\{\#O^d + \#(AB, O) - g_5, \#(O, B) - w_4, \#(B, AB) - g_1 - g_3 - w_2\}$$

$$g_7 = \min\{\#O^d + \#(AB, O) - g_5 - g_6, \#(O, A) - g_2 - w_1 - g_5, \#(A, B) - \#(B, A) - g_1 - g_2 - g_3\}$$

$$g_8 = \min\{\#O^d + \#(AB, O) - g_5 - g_6 - g_7, \#(A, B) - \#(B, A) - g_1 - g_2 - g_3 - g_7,$$
$$\#(B, AB) - g_1 - g_3 - w_2 - g_6\}$$

$$w_5 = \min\{\#O^d + \#(AB, O) - g_5 - g_6 - g_7 - g_8, \#(O, A) + \#(O, B) + \#(O, AB)$$
$$+ \#(A, AB) + \#(A, B) - \#(B, A) + \#(B, AB) - 2 * g_1 - 2 * g_2 - 2 * g_3$$
$$- w_1 - w_2 - w_3 - w_4 - g_5 - g_6 - g_7 - g_8\}$$

参考本书附录 B 中附表格 B1,该可移植最大数量 N 可以被重写为

$$N = 2 * g_1 + 2 * g_2 + 2 * g_3 + w_1 + w_2 + w_3 + w_4 + 2 * g_5 + 2 * g_6 + 2 * g_7 + 2 * g_8 + w_5$$
$$= \min\{N_1, N_3, N_6, N_7, N_{10}, N_{12}, N_{15}, N_{17}\}.$$

情况（2）：当 (A, O)，(B, O)，(A, AB)，(B, AB) 存在剩余时，我们有 $g_1 = \#A^d + \#(AB, A) - \min\{\#A^d + \#(AB, A), \#(A, AB)\}$，$g_2 = \#(O, A) - \min\{\#(A, O), \#(O, A)\}$，$g_3 = \min\{\#A^d + \#(AB, A) - g_1, \#(A, B) - \#(B, A) - g_1 - g_2\}$，$g_4 = \min\{\#(O, A) - g_2, \#(A, B) - \#(B, A) - g_1 - g_2 - g_3\}$。由于没有剩余的 (O, B) 对子、(AB, B) 对子和利他捐赠者 B^d，因此无法从包含 (B, A) 对子的环式交换 $(A, O) - (O, B) - (B, A)$，$(AB, B) - (B, A) - (A, AB)$ 和链式交换 $B^d - (B, A) - (A, AB)$ 中获得潜在收益。并且，由于没有剩余 (AB, A) 对子、(AB, B) 对子，利他 (O, A) 捐赠者 A^d 和利他捐赠者 B^d，因此无法从组合 $(AB, A) - (A, O)$，$(AB, B) - (B, O)$，$A^d - (A, O)$ 和 $B^d - (B, O)$ 中获得潜在收益。由于存在剩余的 (B, O) 对子，我们可以将剩余的 (A, B) 与 (B, O) 匹配,然后进行与情况（1）相同的匹配过程。由于没有剩余的 (O, A) 和 (O, B)，因此我们有 $g_5 = g_6 = g_7 = 0$，从而最大移植数量是:

$$N = 2 * g_1 + 2 * g_2 + 2 * g_3 + 2 * g_4 + w_1 + w_2 + w_3 + w_4 + s_1 + 2 * g_8 + w_5$$

其中

$$s_1=\min\{\#(B,O)-g_2-g_4-w_4,\#(A,B)-\#(B,A)-g_1-g_2-g_3-g_4\}$$

$$g_8=\min\{\#O^d+\#(AB,O),\#(A,B)-\#(B,A)-g_1-g_2-g_3-g_4-s_1,$$
$$\#(B,AB)-g_1-g_3-w_2\}$$

$$w_5=\min\{\#O^d+\#(AB,O)-g_8,\#(O,A)+\#(O,B)+\#(O,AB)+\#(A,AB)$$
$$+\#(A,B)-\#(B,A)+\#(B,AB)-2*g_1-2*g_2-2*g_3-2*g_4-w_1$$
$$-w_2-w_3-w_4-s_1-g_8\}$$

参考本书附录 B 中附表 B2，最大移植数量 N 可以被重写为

$$N=2*g_1+2*g_2+2*g_3+2*g_4+w_1+w_2+w_3+w_4+s_1+2*g_8+w_5$$
$$=\min\{N_1,N_3,N_8,N_{10}\}$$

情况（3）：当 (O,A)，(O,B)，$A^d/(AB,A)$，$B^d/(AB,B)$ 仍然剩余时，我们有 $\min\{\#A^d+\#(AB,A),\#(A,AB)\}=\#(A,AB)\}$，$\min\{\#(A,O),\#(O,A)\}=\#(A,O)$，$g_1=\min\{\#(A,B)-\#(B,A),\#(B,AB)\}$，$g_2=\min\{\#(B,O),\#(A,B)-\#(B,A)-g_1\}$，$g_3=0$ 和 $g_4=0$。由于没有剩余 (A,O) 和 (A,AB)，因此无法从包含 (B,A) 对子的环式交换 $(A,O)-(O,B)-(B,A)$，$(AB,B)-(B,A)-(A,AB)$ 和链式交换 $B^d-(B,A)-(A,AB)$ 中获得潜在收益。由于没有剩余的 (A,O) 和 (B,O)，因此无法从组合 $(AB,A)-(A,O)$，$(AB,B)-(B,O)$，$A^d-(A,O)$ 和 $B^d-(B,O)$ 中获得潜在收益。由于没有剩余的 (A,AB) 和 (B,AB)，我们有 $g_5=g_6=g_8=0$。由于存在剩余的 (AB,A) 对子和利他捐赠者 A^d，我们首先将剩余的 (A,B) 与 (AB,A) 对子和利他捐赠者 A^d 匹配，然后进行与情况（1）相同的过程，从而移植数量 N 为

$$N=2*g_1+2*g_2+w_1+w_2+w_3+w_4+s_1+2*g_7+w_5$$

其中

$$s_1=\min\{\#A^d+\#(AB,A)-g_1-w_3,\#(A,B)-\#(B,A)-g_1-g_2\}$$

$$g_7=\min\{\#O^d+\#(AB,O),\#(O,A)-g_2-w_1,\#(A,B)-\#(B,A)-g_1-g_2-s_1\}$$

$$w_5=\min\{\#O^d+\#(AB,O)-g_7,\#(O,A)+\#(O,B)+\#(O,AB)+\#(A,AB)+\#(A,B)-\#(B,A)$$
$$+\#(B,AB)-2*g_1-2*g_2-w_1-w_2-w_3-w_4-g_7-s_1\}$$

参考本书附录 B 中附表 B3，最大移植数量 N 可以被重写为

$$N=2*g_1+2*g_2+w_1+w_2+w_3+w_4+s_1+2*g_7+w_5$$
$$=\min\{N_1,N_{10},N_{11},N_{17}\}$$

情况（4）：当 (A,O)，(B,O)，$A^d/(AB,A)$，$B^d/(AB,B)$ 存在剩余时，我们有 $\min\{\#A^d + \#(AB,A)$，$\#(A,AB)\} = \#(A,AB)\}$，$g_1 = \min\{\#(A,B) - \#(B,A)$，$\#(B,AB)\}$，$g_2 = \#(O,A) - \min\{\#(A,O)$，$\#(O,A)\}$，$g_3 = 0$ $g_4 = \min\{\#(O,A) - g_2$，$\#(A,B) - \#(B,A) - g_1 - g_2 - g_3\}$。由于没有剩余的 (B,O) 和 (A,AB)，因此无法从包含 (B,A) 的环式交换 $(A,O) - (O,B) - (B,A)$，$(AB,B) - (B,A) - (A,AB)$，和链式交换 $B^d - (B,A) - (A,AB)$ 中获得潜在收益。由于没有剩余的 (O,A)，(O,B)，(A,AB) 和 (B,AB)，因此无法从以利他捐赠者 O^d 和 (AB,O) 开始的规模为 3 的环式交换和链式交换中获得潜在收益，也就是 $g_5 = g_6 = g_7 = g_8 = 0$。由于仍有 (B,O)，(A,O)，(AB,A)，(AB,B)，利他捐赠者 A^d 和 B^d，我们将组合 $(AB,A) - (A,O)$，$A^d - (A,O)$，$(AB,B) - (B,O)$ 和 $B^d - (B,O)$ 与任何对子类型匹配，并将 (AB,A) 和 (B,O) 与剩余 (A,B) 对子进行匹配。为了充分利用这些组合，我们首先保留最大数量的组合，然后将剩余的 (AB,A)，(B,O) 和利他捐赠者 A^d，与 (A,B) 进行匹配；然后，将剩余的对子与上述组合、利他捐赠者 O^d 和类型为 (AB,O) 的配对匹配，因此情况（4）中的最大移植数量 N 为

$$N = 2 * g_1 + 2 * g_2 + 2 * g_4 + w_1 + w_2 + w_3 + w_4 + s_1 + w_5$$

其中

$$c_2 = \min\{\#A^d + \#(AB,A) - g_1 - w_3, \#(A,O) - w_1\}$$

$$c_3 = \min\{\#B^d + \#(AB,B) - w_2, \#(B,O) - g_2 - g_4 - w_4\}$$

$$s_1 = \min\{\#A^d + \#(AB,A) - g_1 - w_3 - c_2 + \#(B,O) - g_2 - g_4 - w_4 - c_3,$$
$$\#(A,B) - \#(B,A) - g_1 - g_2 - g_4\}$$

$$w_5 = \min\{\#O^d + \#(AB,O) + c_2 + c_3, \#(O,A) + \#(O,B) + \#(O,AB) + \#(A,AB)$$
$$+ \#(A,B) - \#(B,A) + \#(B,AB) - 2 * g_1 - 2 * g_2 - 2 * g_4 - w_1$$
$$- w_2 - w_3 - w_4 - s_1\}$$

参考本书附录 B 中附表 B4，最大移植数量 N 可以被重写为

$$N = 2 * g_1 + 2 * g_2 + 2 * g_4 + w_1 + w_2 + w_3 + w_4 + s_1 + w_5$$
$$= \min\{N_1, N_2, N_3, N_7, N_{10}, N_{17}\}$$

情况（5）：当 (A,O)，(B,O)，$A^d/(AB,A)$，(B,AB) 存在剩余时，我们有 $\min\{\#A^d + \#(AB,A)$，$\#(A,AB)\} = \#(A,AB)\}$，$\min\{\#(A,O)$，$\#(O,A)\} = \#(O,A)$，$g_1 = \#(A,B) - \#(B,A)$ 和 $g_2 = g_3 = g_4 = 0$。由于没有 (O,B) 和 (A,AB) 剩余，因此无法从包含 (B,A) 的环式交换 $(A,O) - (O,$

B）$-$（B,A），（AB,B）$-$（B,A）$-$（A,AB）和链式交换 B^d-（B,A）$-$（A, AB）中获得潜在收益。由于我们充分利用了环式交换（B,O）$-$（O,A）$-$（A,B），（AB,A）$-$（A,B）$-$（B,AB）和链式交换 A^d-（A,B）$-$（B,AB），所有剩余数量的（$A-B$）（数量为 #（A,B）$-$#（B,A））都匹配了。因此，通过分解（A,B）$-$（B,A）组成环式交换（AB,A）$-$（A,B）$-$（B,AB）无法获得潜在收益。由于没有剩余的（O,A），（O,B）和（A,B），因此无法从以利他捐赠者 O^d 和（AB,O）开始的规模为 3 的交换组合中获得潜在收益，也就是说 $g_5=g_6=g_7=g_8=0$。由于所有（A,B）都已匹配，我们有 $s_1=0$。由于仍有（A,O），（B,O），（AB,A）和利他捐赠者 A^d 存在剩余，我们可以将（AB,A）$-$（A,O）和 A^d-（A,O）的组合匹配给任何类型对子。为了充分利用（B,O），（AB,A）和利他捐赠者 A^d，我们进行与情况（4）相同的处理过程。因此，参考本书附录 B 中附表 B5，情况（5）中的最大移植数量 N 是：

$$N = 2*g_1 + w_1 + w_2 + w_3 + w_4 + w_5 = \min\{N_1, N_3, N_7\}$$

情况（6）：当（A,O），（B,O），（A,AB），$B^d/(AB,B)$ 存在剩余时，我们有 $g_1 = \#A^d + \#(AB,A) - \min\{\#A^d + \#(AB,A), \#(A,AB)\}$，$g_2 = \#(O,A) - \min\{\#(A,O), \#(O,A)\}$，$g_3 = \min\{\#A^d + \#(AB,A) - g_1, \#(A,B) - \#(B,A) - g_1 - g_2, \#(B,AB) - b_1\}$，$g_4 = \min\{\#(O,A) - g_2, \#(A,B) - \#(B,A) - g_1 - g_2 - g_3\}$。根据假设 3.2，所有（$B$,$A$）都可以在（$A$,$B$）$-$（$B$,$A$）中匹配完。由于没有剩余的（$O$,$A$）和（$O$,$B$），我们无法从包含（$B$,$A$）的环式交换（$A$,$O$）$-$（$O$,$B$）$-$（$B$,$A$），（$AB$,$B$）$-$（$B$,$A$）$-$（$A$,$AB$）和链式交换 B^d-（B,A）$-$（A,AB）中获得潜在收益。由于没有剩余的（O,A），所以通过打破环式交换（A,B）$-$（B,A）来组建环式交换（AB,B）$-$（B,A）$-$（A,AB）和链式交换 B^d-（B,A）$-$（A,AB）无法获得潜在收益。由于没有剩余的（O,A），（O,B）和（B,AB），因此无法从以利他捐赠者 O^d 和（AB,O）开始的规模为 3 的环式交换和链式交换中获得潜在收益，也就是说 $g_5=g_6=g_7=g_8=0$。我们可以从组合（AB,B）$-$（B,O），B^d-（B,O）和（B,O）$-$（A,B）中获得潜在收益。为了充分利用这些组合，我们进行与情况（4）相同的处理过程。参考本书附录 B 中附表 B6，情况（6）中的最大移植数量 N 是：

$$N = 2*g_1 + 2*g_2 + 2*g_3 + 2*g_4 + w_1 + w_2 + w_3 + w_4 + s_1 + w_5$$
$$= \min\{N_1, N_3, N_{10}\}$$

情况（7）：当 (A,O)，(O,B)，$A^d/(AB,A)$，$B^d/(AB,B)$ 存在剩余时，我们有 $\min\{\#A^d + \#(AB,A)$，$\#(A,AB)\} = \#(A,AB)\}$，$g_1 = \min\{\#(A,B) - \#(B,A)$，$\#(B,AB)\}$，$g_2 = \#(O,A) - \min\{\#(A,O)$，$\#(O,A)\}$，$g_3 = 0$ 和 $g_4 = \min\{\#(B,O) - g_2$，$\#(O,A) - g_2$，$\#(A,B) - \#(B,A) - g_1 - g_2 - g_3\}$。因为没有剩余的 (A,AB)，因此无法从包含 (B,A) 的环式交换 $(AB,B) - (B,A) - (A,AB)$ 和链式交换 $B^d - (B,A) - (A,AB)$ 中获得潜在收益。根据假设 3.2，所有的 (B,A) 都可以通过 $(A,B) - (B,A)$ 匹配。因此，无法通过打破环式交换 $(A,B) - (B,A)$ 来组建交换 $(A,O) - (O,B) - (B,A)$ 以获得潜在收益。因为没有剩余的 (O,A)，(A,AB) 和 (B,AB)，无法从以利他捐赠者 O^d 和 (AB,O) 开始的规模为 3 的环式交换和链式交换中获得潜在收益，也就是说，$g_5 = g_6 = g_7 = g_8 = 0$。由于存在剩余的 (A,O)，(AB,A) 和利他捐赠者 A^d，我们可以将组合 $(AB,A) - (A,O)$ 和 $A^d - (A,O)$ 与任何对子类型进行匹配；然后将剩余的 (AB,A) 与剩余的 (A,B) 进行匹配。为了充分利用 (A,O)，(AB,A) 和利他捐赠者 A^d，我们进行与情况（4）相同的处理过程。参考本书附录 B 中的附表 B7，情况（7）中的最大移植数量 N 是：

$$N = 2 * g_1 + 2 * g_2 + 2 * g_4 + w_1 + w_2 + w_3 + w_4 + s_1 + w_5$$
$$= \min\{N_1, N_{10}, N_{17}\}$$

情况（8）：当 (O,A)，(B,O)，$A^d/(AB,A)$，$B^d/(AB,B)$ 存在剩余时，我们有 $\min\{\#(A,O)$，$\#(O,A)\} = \#(A,O)$，$\min\{\#A^d + \#(AB,A)$，$\#(A,AB)\} = \#(A,AB)$，$g_1 = \min\{\#(A,B) - \#(B,A)$，$\#(B,AB)\}$，$g_2 = \#(A,B) - \#(B,A) - g_1$，$g_3 = g_4 = 0$。由于没有剩余的 (O,B) 和 (A,AB)，我们无法从包含 (B,A) 的环式交换 $(A,O) - (O,B) - (B,A)$，$(AB,B) - (B,A) - (A,AB)$ 和 $B^d - (B,A) - (A,AB)$ 中获得潜在的收益。由于所有多余的 (A,B)（数量为 $\#(A,B) - \#(B,A)$）都被匹配了，因此我们无法通过打破 $(A,B) - (B,A)$ 来重组交换 $(B,O) - (O,A) - (A,B)$ 以获得潜在收益。因为没有剩余的 (O,B)，(A,AB)，(A,B) 和 (B,AB)，所以无法从利他捐赠者 O^d 和 (AB,O) 开始的规模为 3 的环式交换和链式交换中获得潜在的收益，以及无法从 $(AB,A) - (A,B)$，$A^d - (A,B)$，$(B,O) - (A,B)$ 中获得潜在收益，也就是说 $s_1 = 0$ 以及 $g_5 = g_6 = g_7 = g_8 = 0$。由于存在剩余的 (B,O)，(AB,B) 和利他捐赠者 B^d，我们可以通过组合 $(AB,B) - (B,O)$ 和 $B^d - (B,O)$ 与任何对子类型匹配。为了充分利用这些组合，我们执行与

情况（4）中相同的过程。因此，参考本书附录 B 中表 B8，最大移植数量 N 为

$$N = 2 * g_1 + 2 * g_2 + w_1 + w_2 + w_3 + w_4 + w_5 = \min\{N_1, N_7, N_{17}\}$$

情况（9）：当 (A, O)，(O, B)，(A, AB)，$B^d/(AB, B)$ 存在剩余时，我们有 $g_1 = \#A^d + \#(AB, A) - \min\{\#A^d + \#(AB, A), \#(A, AB)\}$，$g_2 = \#(O, A) - \min\{\#(A, O), \#(O, A)\}$，$g_3 = \min\{\#A^d + \#(AB, A) - g_1, \#(A, B) - \#(B, A) - g_1 - g_2, \#(B, AB) - b_1\}$，$g_4 = \min\{\#(B, O) - g_2, \#(O, A) - g_2, \#(A, B) - \#(B, A) - g_1 - g_2 - g_3\}$。根据假设 3.2，所有 (B, A) 都可以通过 $(A, B) - (B, A)$ 匹配。由于没有剩余的 (O, A) 和 (B, AB)，我们无法从以利他捐赠者 O^d 和 (AB, O) 开始的规模为 3 的环式交换和链式交换中获得潜在利益，也就是说，$g_5 = g_6 = g_7 = g_8 = 0$。由于没有剩余的 (B, O)，(AB, A) 和利他捐赠者 A^d，无法从组合和环式交换 $(B, O) - (A, B)$，$(AB, A) - (A, B)$ 以及链式交换 $A^d - (A, B)$ 中获得好处。我们在 $c_2 = c_3 = s_1 = 0$ 的情况下按照情况（4）的过程进行操作。因此，参考本书附录 B 中表 B9，最大移植数量 N 是：

$$N = 2 * g_1 + 2 * g_2 + 2 * g_3 + 2 * g_4 + w_1 + w_2 + w_3 + w_4 + w_5$$
$$= \min\{N_1, N_{10}\}$$

情况（10）当 (O, A)，(B, O)，$A^d/(AB, A)$，(B, AB) 存在剩余时，我们有 $\min\{\#(A, O), \#(O, A)\} = \#(A, O)$，$\min\{\#A^d + \#(AB, A), \#(A, AB)\} = \#(A, AB)$，$g_1 = \#(A, B) - \#(B, A)$ 和 $g_2 = g_3 = g_4 = 0$。由于所有多余的 (A, B)（数量为 $\#(A, B) - \#(B, A)$）被匹配完了，我们无法通过打破 $(A, B) - (B, A)$ 组建环式交换 $(B, O) - (O, A) - (A, B)$，$(AB, A) - (A, B) - (B, AB)$ 和链式交换 $A^d - (A, B) - (B, AB)$ 来获得潜在的收益。因为没有剩余的 (O, B)，(A, B) 和 (A, AB)，无法从利他捐赠者 O^d 和 (AB, O) 开始的规模为 3 的环式交换和链式交换中获取了潜在的收益，也就是说，$g_5 = g_6 = g_7 = g_8 = 0$。由于所有的 (A, B) 都匹配了，我们有 $s_1 = 0$。我们可以执行与情境（4）相同的过程。因此，参考本书附录 B 中的附表 B10，最大的移植数量 N 为

$$N = 2 * g_1 + w_1 + w_2 + w_3 + w_4 + w_5 = \min\{N_1, N_7\}$$

情况（11）：当 (A, O)，(O, B)，$A^d/(AB, A)$，(B, AB) 存在剩余时，我们有 $\min\{\#(A, O), \#(O, A)\} = \#(O, A)$，$\min\{\#A^d + \#(AB, A), \#(A, AB)\} = \#(A, AB)$，$g_1 = \#(A, B) - \#(B, A)$ 和 $g_2 = g_3 = g_4 = 0$。

通过打破 $(A,B)-(B,A)$，来组建环式交换 $(A,O)-(O,B)-(B,A)$，$(AB,A)-(A,B)-(B,AB)$ 和链式交换 $A^d-(A,B)-(B,AB)$，可以获得更多的潜在收益因为可以匹配两对更多的对子 (O,B) 和 (B,AB)。由于所有多余的 (A,B)（数量为 $\#(A,B)-\#(B,A)$）在步骤 1 中都已匹配，所以剩余的 (A,B) 的数量等于 $\#(B,A)$。为了充分利用 (B,A) 和 (A,B)，我们最大化匹配环式交换 $(A,O)-(O,B)-(B,A)$，$(AB,A)-(A,B)-(B,AB)$ 和链式交换 $A^d-(A,B)-(B,AB)$，其中交换的数量限制在 (A,O)，(O,B)，$A^d/(AB,A)$，(B,AB) 和 (B,A) 的剩余数量。如果所有剩余的 (AB,A) 和利他捐赠者 A^d 都已匹配，那么我们可以通过破坏 $(AB,A)-(A,AB)$ 和 $A^d-(A,AB)-AB^p$ 来组建环式交换 $(AB,A)-(A,B)-(B,AB)$ 和链式交换 $A^d-(A,B)-(B,AB)-AB^p$ 以获得更多的收益。同样，如果所有剩余的 (A,O) 都已匹配，那么我们可以通过破坏 $(A,O)-(O,A)$ 来组建环式交换 $(A,O)-(O,B)-(B,A)$ 以获得更多的收益。由于没有剩余的 (A,B) 和 (O,A)，或 (O,A) 和 (A,AB)，我们无法从环式交换 $(AB,O)-(O,A)-(A,AB)$，$(AB,O)-(O,A)-(A,B)$，$(AB,O)-(O,A)-(A,B)-(B,AB)$ 和链式交换 $O^d-(O,A)-(A,AB)-AB^p$，$O^d-(O,A)-(A,B)-Y^p$，$O^d-(A,B)-(B,AB)-AB^p$ 中获得收益，也就是说 $g_5=g_7=g_8=0$。由于有剩余 (A,O)，(AB,A) 和利他捐赠者 A^d，我们可以将组合 $(AB,A)-(A,O)$ 和 $A^d-(A,O)$ 匹配到任何对子类型。由于没有剩余的 (A,B)，我们无法通过将剩余 (AB,A) 和利他捐赠者 A^d 与剩余 (A,B) 匹配来获得潜在的收益。因此，情况（11）中的最大移植数量 N 是：

$$N=2*g_1+w_1+w_2+w_3+w_4+2*u_1+v_1+v_2+2*g_6+w_5$$

其中

$$u_1=\min\{\#(A,O)-w_1,\#(O,B)-w_4,\#A^d+\#(AB,A)-g_1-w_3,$$
$$\#(B,AB)-g_1-w_2,\#(B,A)\}$$

$$v_1=\min\{\#A^d+\#(AB,A)-g_1-u_1,\#(A,O)-w_1-u_1,\#(O,B)-w_4-u_1,$$
$$\#(B,AB)-g_1-w_2-u_1,\#(B,A)-u_1\}$$

$$v_1=\min\{\#A^d+\#(AB,A)-g_1-u_1,\#(A,O)-w_1-u_1,\#(O,B)-w_4-u_1,$$
$$\#(B,AB)-g_1-w_2-u_1,\#(B,A)-u_1\}$$

$$c_2=\min\{\#A^d+\#(AB,A)-w_3-u_1-v_2,\#(A,O)-w_1-u_1-v_1\}$$

$$g_6=\min\{\#O^d+\#(AB,O),\#(O,B)-w_4-u_1-v_1-v_2,\#(B,AB)-g_1-u_1-w_2-v_1-v_2\}$$

$$w_5=\min\{\#O^d+\#(AB,O)+c_2-g_6,\#(O,A)+\#(O,B)+\#(O,AB)+\#(A,AB)$$

$$+\#(A,B)-\#(B,A)$$

$$+\#(B,AB)-2*g_1-w_1-w_2-w_3-w_4-2*u_1-v_1-v_2-2*g_6\}$$

参考本书附录 B 中附表 B11，移植最大数量 N 可以被写为

$$N = 2*g_1 + w_1 + w_2 + w_3 + w_4 + 2*u_1 + v_1 + v_2 + 2*g_6 + w_5$$

$$= \min\{N_1, N_3, N_7, N_8, N_9, N_{10}, N_{14}, N_{15}, N_{16}, N_{17}\}$$

情况（12）：当 (O,A)，(O,B)，$A^d/(AB,A)$，(B,AB) 存在剩余时，我们有 $\min\{\#(A,O), \#(O,A)\} = \#(A,O)$，$\min\{\#A^d + \#(AB,A), \#(A,AB)\} = \#(A,AB)$，$g_1 = \#(A,B) - \#(B,A)$ 和 $g_2 = g_3 = g_4 = 0$。因为没有剩余 (A,B) 和 (A,AB)，我们无法从环式交换 $(AB,O) - (O,A) - (A,AB)$，$(AB,O) - (O,A) - (A,B)$，$(AB,O) - (A,B) - (B,AB)$ 和链式交换 $O^d - (O,A) - (A,AB)$，$O^d - (O,A) - (A,B)$，$O^d - (A,B) - (B,AB)$ 中获得收益，也就是说 $g_5 = g_7 = g_8 = 0$。因为所有配对 (A,O) 和 (B,O) 都已匹配，所以没有来自这些组合的潜在收益。由于没有剩余的 (A,B)，我们无法通过将剩余的 (AB,A) 和利他捐赠者 A^d 与剩余 (A,B) 匹配来获得潜在收益。然而，我们可以通过打破 $(A,O) - (O,A)$ 来组建环式交换 $(A,O) - (O,B) - (B,A)$，$(AB,A) - (A,B) - (B,AB)$ 和链式交换 $A^d - (A,B) - (B,AB)$ 以获得潜在收益，也就是说，$v_2 \neq 0$。由于没有剩余的 (O,A) 和 (A,B)，或没有剩余的 (O,A) 和 (B,AB)，我们无法从环式交换 $(AB,O) - (O,A) - (A,AB)$，$(AB,O) - (O,A) - (A,B)$，$(AB,O) - (A,B) - (B,AB)$ 和链式交换 $O^d - (O,A) - (A,AB) - AB^p$，$O^d - (O,A) - (A,B) - Y^p$，$O^d - (A,B) - (B,AB) - AB^p$ 中获得收益，也就是说 $g_5 = g_7 = g_8 = 0$。因此，我们可以执行情况（11）中相同的程序，参考本书附录 B 中的附表 B12，最大移植数量 N 为

$$N = 2*g_1 + w_1 + w_2 + w_3 + w_4 + v_2 + 2*g_6 + w_5$$

$$= \min\{N_1, N_7, N_{14}, N_{15}, N_{16}, N_{17}\}$$

情况（13）：当 (A,O)，(O,B)，(A,AB)，(B,AB) 存在剩余时，我们有 $g_1 = \#A^d + \#(AB,A) - \min\{\#A^d + \#(AB,A), \#(A,AB)\}$，$g_2 = \#(O,A) - \min\{\#(A,O), \#(O,A)\}$，$g_3 = \min\{\#A^d + \#(AB,A) - g_1, \#(A,B) - \#(B,A) - g_1 - g_2\}$，$g_4 = \min\{\#(O,A) - g_2, \#(A,B) - \#(B,A) - g_1 - g_2 - g_3\}$。因为没有剩余 (O,A)，我们无法从环式交换 $(AB,O) - (O,A) - (A,AB)$，$(AB,O) - (O,A) - (A,B)$ 和链式交换 $O^d - (O,A) - (A,AB)$，$O^d - (O,A) - (A,B)$ 中获得潜在的收益，也就是说，$g_5 = g_7 = 0$。因为所有的 (AB,A)，

(AB,B) 和利他捐赠者 A^d，B^d 都已经匹配，所以我们无法从相关组合中获得收益。由于没有剩余的 (B,O)，(AB,B) 和利他捐赠者 A^d，我们无法通过将剩余的 (AB,A)，(B,O) 和利他捐赠者 A^d 与剩余的 (A,B) 进行匹配来获得更多的潜在收益。然而，我们可以通过打破 $(AB,A)-(A,AB)$ 和链 $A^d-(A,B)-(B,AB)$ 来组建环式交换 $(A,O)-(O,B)-(B,A)$，$(AB,A)-(A,B)-(B,AB)$ 和链式交换 $A^d-(A,B)-(B,AB)$ 以获得更多的收益，也就是说，$v_1 \neq 0$。为了充分利用规模为 3 的环式交换和链式交换，我们首先匹配 $(A,O)-(O,B)-(B,A)$，$(AB,A)-(A,B)-(B,AB)$ 和链式交换 $A^d-(A,B)-(B,AB)$；然后匹配环式交换 $(AB,O)-(O,B)-(B,AB)$，$(AB,O)-(A,B)-(B,AB)$ 和链式交换 $O^d-(O,B)-(B,AB)$，$O^d-(A,B)-(B,AB)$（如果存在）；最后，我们将剩余的对子与 (AB,O) 和利他捐赠者 O^d 进行匹配。因此，情况（13）中的最大移植数量 N 可以表达为

$$N = 2*g_1 + 2*g_2 + 2*g_3 + 2*g_4 + w_1 + w_2 + w_3 + w_4 + v_1 + \\ 2*g_6 + 2*g_8 + w_5$$

其中

$$g_8 = \min\{ \#O^d + \#(AB,O) - g_6, \#(A,B) - \#(B,A) - g_1 - g_2 - g_3 - g_4, \\ \#(B,AB) - g_1 - g_3 - w_2 - v_1 - g_6 \}$$

$$w_5 = \min\{ \#O^d + \#(AB,O) - g_6 - g_8, \#(O,A) + \#(O,B) + \#(O,AB) \\ + \#(A,AB) + \#(A,B) - \#(B,A) + \#(B,AB) - 2*g_1 - 2*g_2 - 2*g_3 \\ -2*g_4 - w_1 - w_2 - w_3 - w_4 - v_1 - 2*g_6 - 2*g_8 \}$$

参考本书附录 B 中的附表 B13，最大的移植数量 N 可以被表达为

$$N = 2*g_1 + 2*g_2 + 2*g_3 + 2*g_4 + w_1 + w_2 + w_3 + w_4 + v_1 + 2*g_6 + 2*g_8 + w_5 \\ = \min\{ N_1, N_3, N_8, N_9, N_{10}, N_{15} \}$$

情况（14）：当 (O,A)，(B,O)，(A,AB)，$B^d/(AB,B)$ 存在剩余时，我们有 $\min\{\#(A,O), \#(O,A)\} = \#(A,O)$，$g_1 = \#A^d + \#(AB,A) - \min\{\#A^d + \#(AB,A), \#(A,AB)\}$，$g_2 = \#(A,B) - \#(B,A) - g_1$ 和 $g_3 = g_4 = 0$。由于没有剩余 (O,B)，(A,B)，(B,AB)，我们无法从环式交换 $(AB,O)-(O,B)-(B,AB)$，$(AB,O)-(O,A)-(A,B)$，$(AB,O)-(A,B)-(B,AB)$ 和链式交换 $O^d-(O,B)-(B,AB)$，$O^d-(O,A)-(A,B)$，$O^d-(A,B)-(B,AB)$ 中获得潜在的收益，也就是说，$g_6 = g_7 = g_8 = 0$。由于没有剩余的 $A^d/(AB,A)$，我们无法从环式交换 $(AB,A)-(A,B)$ 和链式交换 $A^d-(A,B)-Y^p$ 中获得潜在的收益。然而，我们可以通过打破 $(A,B)-(B,A)$ 来组

建环式交换 $(B,O)-(O,A)-(A,B)$，$(AB,B)-(B,A)-(A,AB)$ 和链式交换 $B^d-(B,A)-(A,AB)$ 以获得更多的收益。因为在步骤 1 中，所有多余 (A,B)（数量为 $\#(A,B)-\#(B,A)$）都已匹配，因此剩余的 (A,B) 的数量等于 $\backslash\#(B,A)$。因此，我们可以充分利用 (B,A)，(A,B) 来最大化匹配环式交换 $(B,O)-(O,A)-(A,B)$，$(AB,B)-(B,A)-(A,AB)$ 和链式交换 $B^d-(B,A)-(A,AB)$，其中交换数量受限于剩余的 (O,A)，(B,O)，(A,AB)，$B^d/(AB,B)$ 和 (B,A) 数量。如果所有剩余的 (AB,B) 和利他捐赠者 B^d 都被匹配，我们可以通过破坏 $(AB,B)-(B,AB)$ 和 $B^d-(B,A)-(A,AB)$ 来组建环式交换 $(B,O)-(O,A)-(A,B)$，$(AB,B)-(B,A)-(A,AB)$ 和链式交换 $B^d-(B,A)-(A,AB)$ 以获得更多的收益。同样，如果所有剩余的 (B,O) 都已匹配，我们可以通过破坏 $(B,O)-(O,B)$ 来组建环式交换 $(B,O)-(O,A)-(A,B)$，$(AB,B)-(B,A)-(A,AB)$ 和链式交换 $B^d-(B,A)-(A,AB)$ 以获得更多的收益。

由于存在剩余的 (B,O)，(AB,B) 和利他捐赠者 B^d，我们可以将组合 $(AB,B)-(B,O)$ 和 $B^d-(B,O)$ 于任何对子类型配对。因此，情况（14）中的最大移植数量可以被表达为

$$N=2*g_1+2*g_2+w_1+w_2+w_3+w_4+2*u_2+v_3+v_4+2*g_5+w_5$$

其中

$$u_2=\min\{\#(B,O)-g_2-w_4,\#(O,A)-g_2-w_1,\#(A,AB)-w_3,$$
$$\#B^d+\#(AB,B)-w_2,\#(B,A)\}$$

$$v_3=\min\{\#B^d+\#(AB,B)-u_2,\#(B,O)-g_2-w_4-u_2,\#(O,A)-g_2-w_1-u_2,$$
$$\#(A,AB)-w_3-u_2,\#(B,A)-u_2\}$$

$$v_4=\min\{\#(B,O)-g_2-u_2,\#B^d+\#(AB,B)-w_2-u_2,\#(O,A)-g_2-w_1-u_2,$$
$$\#(A,AB)-w_3-u_2,\#(B,A)-u_2\}$$

$$c_3=\min\{\#B^d+\#(AB,B)-w_2-u_2-v_4,\#(B,O)-w_4-u_2-v_3\}$$

$$g_5=\min\{\#O^d+\#(AB,O),\#(O,A)-g_2-w_1-u_2-v_3-v_4,\#(A,AB)-w_3-u_2-v_3-v_4\}$$

$$w_5=\min\{\#O^d+\#(AB,O)+c_3-g_5,\#(O,A)+\#(O,B)+\#(O,AB)+\#(A,AB)nnn$$
$$+\#(A,B)-\#(B,A)+\#(B,AB)-2*g_1-2*g_2-w_1-w_2-w_3-w_4$$
$$-2*u_2-v_3-v_4-2*g_5\}$$

参考本书附录 B 中的附表 B14，最大移植数量 N 可以被重写：

$$N = 2 * g_1 + 2 * g_2 + w_1 + w_2 + w_3 + w_4 + 2 * u_2 + v_3 + v_4 + 2 * g_5 + w_5$$
$$= \min\{N_1, N_3, N_4, N_5, N_7, N_{10}, N_{11}, N_{13}, N_{15}, N_{17}\}$$

情况（15）：当 (O,A)，(B,O)，(A,AB)，(B,AB) 存在剩余时，我们有 $\min\{\#(A,O), \#(O,A)\} = \#(A,O)$，$g_1 = \#A^d + \#(AB,A) - \min\{\#A^d + \#(AB,A), \#(A,AB)\}$，$g_2 = \#(A,B) - \#(B,A) - g_1$，$g_3 = g_4 = 0$。因为没有剩余的 (O,B) 和 (A,B)，我们无法从环式交换 $(AB,O) - (O,B) - (B,AB)$，$(AB,O) - (O,A) - (A,B)$，$(AB,O) - (A,B) - (B,AB)$ 以及链式交换 $O^d - (O,B) - (B,AB)$，$O^d - (O,A) - (A,B)$，$O^d - (A,B) - (B,AB)$ 中获得潜在收益，也就是说，$g_6 = g_7 = g_8 = 0$。由于所有 (AB,A)，(AB,B) 和利他捐赠者 A^d，B^d 都已匹配，我们无法从相关组合中获得潜在收益。由于没有剩余的 $A^d/(AB,A)$，我们无法从环式交换 $(AB,A) - (A,B)$ 和链式交换 $A^d - (A,B)$ 中获得潜在收益。然而，我们可以通过破坏 $(AB,B) - (B, AB)$ 和 $B^d - (B,AB) - AB^p$ 来组建环式交换 $(B,O) - (O,A) - (A,B)$，$(AB,B) - (B,A) - (A,AB)$ 和链式交换 $B^d - (B,A) - (A,AB) - AB^p$ 以获得更多的收益，也就是说，$v_3 \neq 0$。我们采用在情况（14）中相同的过程，参考本书附录 B 中的附表 B15，从而最大的移植数量 N 是：

$$N = 2 * g_1 + 2 * g_2 + w_1 + w_2 + w_3 + w_4 + v_3 + 2 * g_5 + w_5$$
$$= \min\{N_1, N_3, N_4, N_5, N_7, N_{15}\}$$

情况（16）：当 (O,A)，(O,B)，(A,AB)，$B^d/(AB,B)$ 存在剩余时，有 $\min\{\#(A,O), \#(O,A)\} = \#(A,O)$，$g_1 = \#A^d + \#(AB,A) - \min\{\#A^d + \#(AB,A), \#(A,AB)\}$，$g_2 = \min\{\#(B,O), \#(A,B) - \#(B,A) - g_1\}$，$g_3 = \min\{\#A^d + \#(AB,A) - g_1, \#(A,B) - \#(B,A) - g_1 - g_2, \#(B,AB) - b_1\}$ 和 $g_4 = 0$。

因为没有剩余 (B,AB)，我们无法从环式交换 $(AB,O) - (O,B) - (B, AB)$，$(AB,O) - (A,B) - (B,AB)$ 和链式交换 $O^d - (O,B) - (B,AB)$，$O^d - (A,B) - (B,AB)$ 中获得潜在利益，也就是说，$g_6 = g_8 = 0$。由于所有的 (B,O) 和 (A,O) 都已经匹配，我们无法从相关组合中获得潜在利益。由于所有的 $A^d/(AB,A)$ 和 (B,O) 都已经匹配，我们无法从 $(AB,A) - (A, B)$，$(B,O) - (A,B)$ 以及链式交换 $A^d - (A,B) - Y^p$ 中获得潜在利益。然而，我们可以通过打破 $(B,O) - (O,B)$ 来组建环式交换 $(B,O) - (O,A) - (A,B)$，$(AB,B) - (B,A) - (A,AB)$ 以及链式交换 $B^d - (B,A) - (A,AB)$ 以获得更多潜在利益，也就是说，$v_4 \neq 0$。为了充分利用规模为 3 的环式交

换和链式交换，我们首先匹配环式交换 $(B,O)-(O,A)-(A,B)$，$(AB,B)-(B,A)-(A,AB)$ 以及链式交换 $B^d-(B,A)-(A,AB)$；然后匹配环式交换 $(AB,O)-(O,A)-(A,AB)$，$(AB,O)-(O,A)-(A,B)$ 以及链式交换 $O^d-(O,A)-(A,AB)$，$O^d-(O,A)-(A,B)$（如果有的话）；最后，我们将剩余的对子与 (AB,O) 和利他捐赠者 O^d 匹配。因此，在情况（16）中，最大的移植数量 N 为

$$N=2*g_1+2*g_2+2*g_3+w_1+w_2+w_3+w_4+v_4+2*g_5+2*g_7+w_5$$

其中

$$g_7=\min\{\#O^d+\#(AB,O)-g_5,\#(O,A)-g_2-w_1-v_4-g_5,$$
$$\#(A,B)-\#(B,A)-g_1-g_2-g_3\}$$

$$w_5=\min\{\#O^d+\#(AB,O)-g_5-g_7,\#(O,A)+\#(O,B)+\#(O,AB)$$
$$+\#(A,AB)+\#(A,B)-\#(B,A)+\#(B,AB)-2*g_1-2*g_2-2*g_3-w_1$$
$$-w_2-w_3-w_4-v_4-2*g_5-2*g_7\}$$

参考本书附录 B 中的附表 B16，最大移植数量 N 可以被表示为

$$N=2*g_1+2*g_2+2*g_3+w_1+w_2+w_3+w_4+v_4+2*g_5+2*g_7+w_5$$
$$=\min\{N_1,N_{10},N_{11},N_{13},N_{15},N_{17}\}$$

综合情况（1）到（16），我们已经证明了对于血型不匹配的患者 (O,A)，(O,B)，(O,AB)，(A,AB)，(B,AB)，(A,B) 的最大移植数量为

$$N=\min\{N_1,N_2,N_3,N_4,N_5,N_6,N_7,N_8,N_9,N_{10},N_{11},N_{12},N_{13},N_{14},$$
$$N_{15},N_{16},N_{17}\}$$

6.2　分配机制设计

基于所有可能规模为 2 的环式交换和链式交换的排列组合，以及能够扩大血型不匹配患者-捐赠者对子移植数量的规模为 3 的环式交换和链式交换的组合，本书提出了一个顺序匹配过程，能够找到在最多使用规模为 3 的环式交换或链式交换的情况下的最大可行移植数量，即允许规模为 2 的交换组合和规模为 3 的交换组合下的最大可行移植数量。我们称这样的匹配过程为规摸 $k=3$ 的顺序匹配算法。值得注意的是，在该算法中，每当要进行环式交换或链式交换时，不匹配的患者-捐赠者对子是被优先考虑的。具体的算法过程如下：

规模 $k = 3$ 顺序匹配算法

步骤 1：对患者-捐赠者对子类型 (A,A)，(B,B)，(O,O)，(AB,AB) 进行最大数量的规模为 2 的环式交换，即 $(X,X) - (X,X)$ 对于每个对子 $(X,X) \in \{(A,A),(B,B),(O,O),(AB,AB)\}$。

步骤 2：（充分利用以 A^d，(AB,A) 和 (B,O) 开头的规模为 3 的环式交换和链式交换）值得注意的是，此步骤中患者-捐赠者对子类型 (A,B) 参与到交换的数量最多不超过 $\#(A,B) - \#(B,A)$

——匹配最大数量的规模为 3 的环式交换 $(AB,A) - (A,B) - (B,AB)$ 和链式交换 $A^d - (A,B) - (B,AB) - AB^p$，其中该步骤中可利用的患者-捐赠者对子 (AB,A) 和利他捐赠者 A^d 的数量为 $\#A^d + \#(AB,A) - \min\{\#A^d + \#(AB,A), \#(A,AB)\}$。

——匹配最大数量的规模为 3 的环式交换 $(B,O) - (O,A) - (A,B)$，其中该步骤中可利用的患者-捐赠者对子 (O,A) 的数量为 $\#(O,A) - \min\{\#(O,A), \#(A,O)\}$。

——匹配最大数量的规模为 3 的环式交换 $(AB,A) - (A,B) - (B,AB)$ 和链式交换 $A^d - (A,B) - (B,AB) - AB^p$。

——匹配最大数量的规模为 3 的环式交换 $(B,O) - (O,A) - (A,B)$。

步骤 3：[充分利用患者-捐赠者对子 (B,A)] 令 $\#(X,Y)^r$ 表示当前步骤所有未匹配的患者对子类型 (O,A)，(O,B)，(A,AB)，(B,AB)，(A,O)，(B,O)，(AB,A) 和 (AB,B) 的数量；令 $\#X^{dr}$ 表示当前步骤利他捐赠者 A^d 和 B^d 的数量，并进行以下的规模为 3 的环式交换和链式交换。

步骤 3.1：最大化规模为 3 的环式交换 $(A,O) - (O,B) - (B,A)$，$(AB,A) - (A,B) - (B,AB)$ 和链式交换 $A^d - (A,B) - (B,AB) - AB^p$ 的数量，其中该步骤中的交换需要满足：①环式交换 $(A,O) - (O,B) - (B,A)$ 的数量应等于环式交换 $(AB,A) - (A,B) - (B,AB)$ 和链式交换 $A^d - (A,B) - (B,AB) - AB^p$ 的数量之和；②该步骤中利用的对子 (A,B) 数量不应该超过当前可用对子 (B,A) 的数量；③该步骤中利用的对子 (AB,A) 和利他捐赠者 A^d 的数量不应超过 $\#A^{dr} + \#(AB,A)^r - \min\{\#A^{dr} + \#(AB,A)^r, \#(A,AB)^r\}$；④该步骤中使用的对子 (B,AB) 数量不应超过 $\#(B,AB)^r - \min\{B^{dr} + \#(AB,B)^r, \#(B,AB)^r\}$。

步骤 3.2：最大化规模为 3 的环式交换 $(B,O) - (O,A) - (A,B)$，$(AB,B) - (B,A) - (A,AB)$ 和链式交换 $B^d - (B,A) - (A,AB) - AB^p$ 的数

量，其中该步骤中的交换需要满足：①环式交换 $(B,O)-(O,A)-(A,B)$ 的数量应等于环式交换 $(AB,B)-(B,A)-(A,AB)$ 和链式交换 $B^d-(B,A)-(A,AB)-AB^p$ 的数量之和；②该步骤中利用对子 (A,B) 的数量不应该超过当然可用对子 (B,A) 的数量；③该步骤中利用 $(B,O)/(O,A)$ 的数量不应该超过 $\#(X,Y)^r-\min\{\#(X,Y)^r,\#(Y,X)^r\}$；④该步骤中利用的对子 (AB,B) 和利他捐赠者 B^d 的数量不应超过 $\#B^{dr}+\#(AB,B)^r-\min\{\#B^{dr}+\#(AB,B)^r,\#(B,AB)^r\}$；⑤该步骤中使用的对子 (A,AB) 的数量不应超过 $\#(A,AB)^r-\min\{\#A^{dr}+\#(AB,A)^r,\#(A,AB)^r\}$。

步骤 3.3：如果步骤 3.1 中每种对子类型 (A,O)，(O,B) 和 (B,AB) 至少剩余一对，那么最大化环式交换 $(A,O)-(O,B)-(B,A)$，$(AB,A)-(A,B)-(B,AB)$ 和链式交换 $A^d-(A,B)-(B,AB)-AB^p$ 的数量，其中该步骤中的交换需要满足：①环式交换 $(A,O)-(O,B)-(B,A)$ 的数量应等于环式交换 $(AB,A)-(A,B)-(B,AB)$ 和链式交换 $A^d-(A,B)-(B,AB)-AB^p$ 的数量之和；②该步骤中使用的对子 (O,B) 的数量不应超过 $\#(O,B)^r-\min\{\#(O,B)^r,\#(B,O)^r\}$；③该步骤中使用的对子 (A,O) 数量不应超过 $\min\{\#(A,O)^r,\#(O,A)^r\}$；④该步骤中使用的对子 (B,AB) 数量不应超过 $\#(B,AB)^r-\min\{B^{dr}+\#(AB,B)^r,\#(B,AB)^r\}$。

步骤 3.4：如果步骤 3.2 中每种类型 (O,A)，(A,AB) 和 $B^d/(AB,B)$ 至少剩余一对/一位，那么最大化环式交换 $(B,O)-(O,A)-(A,B)$，$(AB,B)-(B,A)-(A,AB)$ 和链式交换 $B^d-(B,A)-(A,AB)-AB^p$ 的数量，其中该步骤中的交换需要满足：①环式交换 $(B,O)-(O,A)-(A,B)$ 的数量应等于环式交换 $(AB,B)-(B,A)-(A,AB)$ 和链式交换 $B^d-(B,A)-(A,AB)-AB^p$ 的数量之和；②该步骤中使用对子 (A,B) 的数量不应超过当前可使用对子 (B,A) 的数量；③该步骤中使用对子 (O,A) 的数量不应超过 $\#(O,A)^r-\min\{\#(O,A)^r,\#(A,O)^r\}$；④该步骤中使用对子 (AB,B) 和利他捐赠者 B^d 的数量不应超过 $\#B^{dr}+\#(AB,B)^r-\min\{\#B^{dr}+\#(AB,B)^r,\#(B,AB)^r\}$；⑤该步骤中使用对子 (A,AB) 的数量不应超过 $\#(A,AB)^r-\min\{\#A^{dr}+\#(AB,A)^r,\#(A,AB)^r\}$。

步骤 3.5：如果步骤 3.1 中仍有每种类型 (B,AB)，(O,B) 和 $A^d/(AB,A)$ 至少剩余一对/一位，那么最大化环式交换 $(A,O)-(O,B)-(B,A)$，$(AB,A)-(A,B)-(B,AB)$ 和链式交换 $A^d-(A,B)-(B,AB)-AB^p$ 的数量，其中该步骤中的交换需要满足：①环式交换 $(A,O)-(O,B)-(B,A)$

的数量应等于环式交换 $(AB,A)-(A,B)-(B,AB)$ 和链式交换 $A^d-(A,B)-$ $(B,AB)-AB^p$ 的数量之和；②该步骤中使用的对子 (A,B) 数量不应超过当前可用的对子 (B,A) 数量；③该步骤中使用的对子 (O,B) 数量不应超过 $\#(O,B)^r-\min\{\#(O,B)^r,\#(B,O)^r\}$；④该步骤中使用对子 (AB,A) 和利他捐赠者 A^d 的数量不应超过 $\#A^{dr}+\#(AB,A)^r-\min\{\#A^{dr}+\#(AB,A)^r,\#(A,AB)\}$；⑤该步骤中使用的对子 (B,AB) 数量不应超过 $\#(B,AB)^r-\min\{B^{dr}+\#(AB,B)^r,\#(B,AB)^r\}$。

步骤 3.6：如果步骤 3.2 中仍有每种类型 (B,O)，(O,A) 和 (A,AB) 至少剩余一对，那么最大化环式交换 $(B,O)-(O,A)-(A,B)$，$(AB,B)-$ $(B,A)-(A,AB)$ 和链式交换 $B^d-(B,A)-(A,AB)-AB^p$ 的数量，其中该步骤中的交换需要满足：①环式交换 $(B,O)-(O,A)-(A,B)$ 的数量应等于环式交换 $(AB,B)-(B,A)-(A,AB)$ 和链式交换 $B^d-(B,A)-(A,AB)-$ AB^p 的数量之和；②该步骤中使用的对子 (A,B) 数量不应超过当前可用对子 (B,A) 的数量；③该步骤中使用的对子 $(B,O)/(O,A)$ 数量不应超过 $\#(X,Y)^r-\min\{\#(X,Y)^r,\#(Y,X)^r\}$；④该步骤中使用的对子 (A,AB) 数量不应超过 $\#(A,AB)^r-\min\{\#A^{dr}+\#(AB,A)^r,\#(A,AB)^r\}$。

步骤 4：匹配以下规模为 2 的环式交换和规模为 2 的链式交换：

——最大化匹配剩余对子 (A,O) 与剩余对子 (O,A)。最大化匹配剩余对子 (B,O) 与剩余对子 (O,B)。最大化匹配剩余对子 (A,B) 与剩余对子 (B,A)。尽可能多将剩余对子 (AB,A) 和利他捐赠者 A^d，与剩余对子 (A,AB) 匹配。尽可能多将剩余对子 (AB,B) 和利他捐赠者 B^d，与剩余对子 (B,AB) 匹配。

——将尽可能多的剩余对子 (AB,A)，(B,O)，利他捐赠者 A^d 与剩余对子 (A,B) 匹配，其中该步骤中使用对子 (B,O) 的数量为 $\#(B,O)^r-\min\{\#B^{dr}+\#(AB,B)^r,\#(B,O)^r\}$，以及使用对子 (AB,A) 和利他捐赠者 A^d 的数量为 $\#A^{dr}+\#(AB,A)^r-\min\{\#A^{dr}+\#(AB,A)^r,\#(A,O)^r\}$。

步骤 5：最大化以下规模为 3 的环式交换和规模为 3 的链式交换的匹配数量：

——环式交换 $(AB,O)-(O,A)-(A,AB)$ 和链式交换 $O^d-(O,A)-$ $(A,AB)-Y^p$。

——环式交换 $(AB,O)-(O,B)-(B,AB)$ 和链式交换 $O^d-(O,B)-$ $(B,AB)-Y^p$。

——环式交换 $(AB,O)-(O,A)-(A,B)$ 和链式交换 $O^d-(O,A)-(A,B)-Y^p$。

——环式交换 $(AB,O)-(A,B)-(B,AB)$ 和链式交换 $O^d-(A,B)-(B,AB)-Y^p$。

步骤 6：将尽可能多的剩余利他捐赠者 O^d，对子 (AB,O) 与剩余对子 (O,A)，(O,B)，(O,AB)，(A,AB)，(B,AB) 和 (A,B) 进行匹配。将尽可能多的 $(AB,A)-(A,O)$ 和 $(AB,B)-(B,O)$ 的组合与剩余对子 (O,A)，(O,B)，(O,AB)，(A,AB)，(B,AB) 和 (A,B) 进行匹配。将尽可能多的 $A^d-(A,O)$ 和 $B^d-(B,O)$ 的组合与剩余对子 (O,A)，(O,B)，(O,AB)，(A,AB)，(B,AB) 和 (A,B) 以及等候名单上的患者进行匹配。

步骤 7：将尽可能多的剩余血液匹配但 HLA 不匹配的对子 $(A,O)^i$ 进行环式交换 $(A,O)^i-(A,O)^i$。如果有一个剩余的对子 $(A,O)^i$，则将该对子 $(A,O)^i$ 与 $(A,O)^c$ 匹配。对于任何剩余的对子 $(B,O)^i$，$(AB,O)^i$，$(AB,A)^i$ 和 $(AB,B)^i$ 运用相同的程序。此外，将尽可能多剩余的利他捐赠者 O^d，A^d，B^d，AB^d 与任何剩余的等候名单上患者 O^p，A^p，B^p，AB^p 匹配；最后，将匹配对子中的患者匹配给其匹配对子中的捐赠者。

可以看到，相比只允许规模为 2 的交换组合，允许规模为 2 或规模为 3 的交换组合产生了更多匹配的可能，因此算法设计的复杂度也随之提升。为了更加直观地理解规模 $k=3$ 顺序匹配算法，本书继续用例 5.2 来展示算法如何将患者和捐赠者进行匹配，并将该结果与规模 $k=2$ 顺序匹配算法所计算得到的分配结果相比较。

表 6-1 显示，如果采用规模 $k=3$ 顺序匹配算法，将有三十一名对子中的患者和五名等候名单上的患者能够接受肾脏移植，而四对血型不匹配对子 (B,AB)，(A,B)，(O,B)，(O,AB) 中的患者没有参与到交换中，从而没能获得匹配的肾源。与第 5 章中的规模 $k=3$ 顺序匹配算法在该例子中得到的结果相比，规模 $k=3$ 顺序匹配算法使得可行肾脏移植数量增加了七例，因此提高了器官匹配的效率。

表 6-1 例子中规模 $k=3$ 顺序匹配算法的示例

步骤	环或链的数量	环或链	剩余配对和捐赠者的数量
步骤 1	1	$(AB,AB)^i-(AB,AB)^i$	
	1	$(AB,AB)^i-(AB,AB)^c$	

表6-1(续)

步骤	环或链的数量	环或链	剩余配对和捐赠者的数量
	1	$(AB,A)^i - (A,B) - (B,AB)$	$6(B,AB)$，$6(A,B)$
步骤2	1	$A^d - (A,B) - (B,AB) - AB^p$	$2A^d$，$5(B,AB)$ $5(A,B)$
	1	$(B,O)^i - (O,A) - (A,B)$	$4(O,A)$，$4(A,B)$
	2	$A^d - (A,B) - (B,AB) - AB^p$	$3(B,AB)$，$2(A,B)$
	1	$(O,A) - (A,O)^i$	$3(O,A)$
	1	$(O,A) - (A,O)^c$	$2(O,A)$
步骤3	1	$(A,B) - (B,A)$	(A,B)
	1	$(B,AB) - (AB,B)^i$	$2(B,AB)$
	1	$B^d - (B,AB) - AB^p$	(B,AB)
步骤4	1	$(AB,O)^i - (O,A) - (A,AB)$	(O,A)，(A,AB)
	1	$(AB,O)^c - (O,A) - (A,AB)$	
步骤5(end)	1	$AB^d - AB^p$	

引理 6.2 在所有满足假设 3.1 和假设 3.3 的肾源分配问题中，如果 μ 是一种 3-有效匹配，那么在匹配 μ 中，每个环式交换最多包含两对血型匹配的患者-捐赠者对子，每个链式交换最多包含一对血型匹配的患者-捐赠者对子。

证明： 给定任何的 3-有效地匹配 μ，如果 μ 仅由包含不超过两对血型匹配对子的环式交换和包含不超过一对血型匹配对子的链式交换组成，直接得证。否则，我们将证明存在一个匹配 ν 满足，每个环式交换最多包含两对血型匹配的患者-捐赠者对子，每个链式交换最多包含一对血型匹配的患者-捐赠者对子，能够使得 ν 中获得匹配肾源的患者集合与匹配 μ 是一样的。

令 A 表示匹配 μ 中超过两对血型匹配对子的环式交换和超过一对血型匹配对子的链式交换的集合。可以知道，A 中的环式交换和链式交换都是规模为 3 的。显然地，一个包含三对血型匹配对子的环式交换可以被拆分为三个血型匹配的对子；而一个包含两对血型匹配对子的规模为 3 的链式交换可以被拆分成两对单一血型匹配患者和一个单规模的链（在单规模链中，利他捐赠者将直接捐赠其肾源给等待名单上的患者）。

由于血型匹配且 HLA 匹配的患者-捐赠者对子可以直接进行移植，每个匹配的对子可以直接进行移植。设 D 是 A 中所有血型匹配但 HLA 不匹配的患者-捐赠者对子的集合。令 $(X,Y)^i$ 表示血型匹配但 HLA 不匹配对子的类型。如果存在两对或更多的类型为 $(X,Y)^i$ 的对子，我们可以通过规模为 2 的环式交换 $(X,Y)^i - (X,Y)^i$ 来使其获得匹配的肾源。基于此过程，最多一个类型为 $(X,Y)^i$ 的对子剩下。根据假设 3.3，至少存在一对类型为 $(X,Y)^c$ 的对子。如果匹配对子 $(X,Y)^c$ 在 μ 中不参与任何环或链，那么我们可以将剩余对子 $(X,Y)^i$ 与对子 $(X,Y)^c$ 进行匹配。否则，$(X,Y)^c$ 参与了一个不超过两对血型匹配对子的环式交换或参与了一个不超过一对血型匹配对子的链式交换中。根据假设 3.1，我们可以让对子 $(X,Y)^i$ 代替对子 $(X,Y)^c$，并且对子 $(X,Y)^c$ 可以直接进行移植。因此，所有剩余类型为 $(X,Y)^i$ 的患者都可以匹配。

命题 6.3：如果一个肾脏交换问题遵循假设 3.1、假设 3.2 和假设 3.3，那么规模 $k = 3$ 顺序匹配算法得到的匹配 μ 是 3-有效的。

证明：我们证明交换规模 $k = 3$ 顺序机制是 3-有效的。图 6-1 和图 6-2 展示了机制中可能发生的所有可能的规模为 3 的环式交换和链式交换。

由于等待名单上患者数量足够大，因此给定任何捐赠者，我们总能找到一个与之匹配的等候名单上的患者。因此，通过机制中规模为 1、2 和 3 的链式交换获得匹配肾源的等候名单上患者的数量为 $\#A^d + \#B^d + \#AB^d + \#O^d$。根据假设 3.3，所有类型为 $(A,A)^i$、$(B,B)^i$、$(O,O)^i$、$(AB,AB)^i$ 的对子都可以通过步骤 1 中的两规模进行匹配。根据假设 3.3，所有类型为 $(A,O)^i$、$(B,O)^i$、$(AB,O)^i$、$(AB,A)^i$、$(AB,B)^i$ 的对子都可以通过从步骤 2 到步骤 7 的规模为 2 和 3 的环式交换进行匹配。所有匹配的对子 $(A,O)^c$、$(B,O)^c$、$(AB,O)^c$、$(AB,A)^c$、$(AB,B)^c$、$(A,A)^c$、$(B,B)^c$、$(O,O)^c$、$(AB,AB)^c$ 可以通过规模为 2 或 3 的环式交换进行匹配，或者与它们自己的捐赠者进行移植。此外，在假设 3.2 下，在机制的步骤 3 和步骤 4 下，所有类型为 (B,A) 的对子都可以通过 $(A,B) - (B,A)$ 或规模为 3 的环式交换 $(AB,B) - (B,A) - (A,AB)$，$(A,O) - (O,B) - (B,A)$ 或规模为 3 的链式交换 $B^d - (B,A) - (A,AB)$ 中获得匹配的肾源。因此，机制中匹配对子、血型匹配对子和 (B,A) 类型的对子的移植数量为

$$\#(A,O) + \#(B,O) + \#(AB,O) + \#(AB,A) + \#(AB,B)$$
$$+ \#(B,A) + \#(A,A) + \#(B,B) + \#(AB,AB) + \#(O,O)$$

接下来，我们证明在该机制中可以实现血型不匹配对子类型 (O,A)，(O,B)，(O,AB)，(A,AB)，(B,AB)，(A,B) 的最大移植数量。

令 X_2 表示在机制第 2 步获得匹配的类型为 (O,A)，(O,B)，(O,AB)，(A,AB)，(B,AB)，(A,B) 的对子数量，从而

$$X_2 = 2*b_1 + 2*b_2 + 2*b_3 + 2*b_{21}$$

其中

$$b_1 = \min\{ \#A^d + \#(AB,A) - \min\{\#A^d + \#(AB,A), \#(A,AB)\},$$
$$\#(A,B) - \#(B,A), \#(B,AB)$$

$$b_2 = \min\{ \#(B,O), \#(O,A) - \min\{\#(A,O), \#(O,A)\}, \#(A,B) - \#(B,A) - b_1$$

$$b_3 = \min\{ \#A^d + \#(AB,A) - b_1, \#(A,B) - \#(B,A) - b_1 - b_2, \#(B,AB) - b_1$$

$$b_{21} = \min\{ \#(B,O) - b_2, \#(O,A) - b_2, \#(A,B) - \#(B,A) - b_1 - b_2 - b_3$$

令 X_3 表示在机制第 3 步获得匹配的类型为 (O,A)，(O,B)，(O,AB)，(A,AB)，(B,AB)，(A,B) 的对子数量，从而

$$X_3 = 2*e_1 + 2*e_2 + 2*f_2 + 2*f_3 + 2*f_4 + 2*f_5$$

其中

$$e_1 = \min\{ \#(A,O) - a_1, \#(B,A), \#A^d + \#(AB,A) - b_1 - b_3 - a_1,$$
$$\#(O,B) - a_4, \#(B,AB) - b_1 - b_3 - a_2\}$$

$$e_2 = \min\{ \#B^d + \#(AB,B) - a_2, \#(A,AB) - a_3, \#(B,O) - b_2 - a_4 - b_{21},$$
$$\#(O,A) - b_2 - b_{21} - a_1, \#(B,A)\}$$

$$f_2 = \min\{ \#(A,O) - a_1 - e_1, \#(B,A) - e_1 - e_2, \#A^d + \#(AB,A) - b_1 - b_3 - e_1,$$
$$\#(O,B) - a_4 - e_1, \#(B,AB) - b_1 - b_3 - a_2 - e_1\}$$

$$f_3 = \min\{ \#B^d + \#(AB,B) - a_2 - e_2, \#(A,AB) - a_3 - e_2, \#(B,O) - b_2 - e_2 - b_{21},$$
$$\#(O,A) - b_2 - b_{21} - a_1 - e_2, \#(B,A) - e_1 - e_2\}$$

$$f_4 = \min\{ \#(A,O) - e_1, \#(B,A) - e_1 - e_2, \#A^d + \#(AB,A) - b_1 - b_3 - e_1 - a_3,$$
$$\#(O,B) - a_4 - e_1, \#(B,AB) - b_1 - b_3 - a_2 - e_1\}$$

$$f_5 = \min\{ \#B^d + \#(AB,B) - e_2, \#(A,AB) - a_3 - e_2, \#(B,O) - b_2 - e_2 - a_4 - b_{21},$$
$$\#(O,A) - b_2 - b_{21} - a_1 - e_2, \#(B,A) - e_1 - e_2\}$$

其中

$$a_1 = \min\{ \#(A,O), \#(O,A) - b_2 - b_{21}\}$$
$$a_2 = \min\{ \#B^d + \#(AB,B), \#(B,AB) - b_1 - b_3\}$$
$$a_3 = \min\{ \#A^d + \#(AB,A) - b_1 - b_3, \#(A,AB)\}$$
$$a_4 = \min\{ \#(B,O) - b_2 - b_{21}, \#(O,B)\}$$

令 X_4 表示在第 4 步获得匹配类型为 (O,A)，(O,B)，(O,AB)，$(A,$ $AB)$，(B,AB)，(A,B) 的对子数量，从而

$$X_4 = p_1 + p_2 + p_3 + p_4 + a_8$$

其中

$$p_1 = a_1 - f_4$$

$$p_2 = a_2 - f_5$$

$$p_3 = a_3 - f_2$$

$$p_4 = a_4 - f_3$$

$$a_8 = \min\{\#A^d + \#(AB,A) - b_1 - b_3 - e_1 - f_2 - f_4 - p_3 - c_2 + \#(B,O)$$
$$-b_2 - b_{21} - e_2 - f_3 - f_5 - p_4 - c_3, \#(A,B) - \#(B,A) - b_1 - b_2 - b_3 - b_{21}\}$$

其中

$$c_2 = \min\{\#A^d + \#(AB,A) - b_1 - b_3 - e_1 - f_2 - f_4 - p_3, \#(A,O) - e_1 - f_2 - f_4 - p_1\}$$

$$c_3 = \min\{\#(B,O) - b_2 - b_{21} - e_2 - f_3 - f_5 - p_4, \#B^d + \#(AB,B) - e_2 - f_3 - f_5 - p_2\}$$

令 X_5 表示在机制第 5 步获得匹配的类型为 (O,A)，(O,B)，(O,AB)，(A,AB)，(B,AB)，(A,B) 的对子数量，从而

$$X_5 = 2 * b_4 + 2 * b_5 + 2 * b_6 + 2 * b_7$$

其中

$$b_4 = \min\{\#O^d + \#(AB,O), \#(O,A) - b_2 - b_{21} - e_2 - f_3 - f_5 - p_1,$$
$$\#(A,AB) - e_2 - f_3 - f_5 - p_3\}$$

$$b_5 = \min\{\#O^d + \#(AB,O) - b_4, \#(O,B) - e_1 - f_2 - f_4 - p_4,$$
$$\#(B,AB) - b_1 - b_3 - e_1 - f_2 - f_4 - p_2\}$$

$$b_6 = \min\{\#O^d + \#(AB,O) - b_4 - b_5, \#(O,A) - b_2 - b_{21} - e_2 - f_3 - f_5 - p_1 - b_4,$$
$$\#(A,B) - \#(B,A) - b_1 - b_2 - b_3 - b_{21} - a_8\}$$

$$b_7 = \min\{\#O^d + \#(AB,O) - b_4 - b_5 - b_6, \#(A,B) - \#(B,A) - b_1 - b_2$$
$$-b_3 - b_{21} - a_8 - b_6, \#(B,AB) - b_1 - b_3 - e_1 - f_2 - f_4 - p_2 - b_5\}$$

令 X_6 表示在机制第 6 步匹配的类型为 (O,A)，(O,B)，(O,AB)，(A,AB)，(B,AB)，(A,B) 的对子数量，从而

$$X_6 = a_9 = \min\{\#O^d + \#(AB,O) - b_4 - b_5 - b_6 - b_7 + c_2 + c_3, \#(O,A)$$
$$+\#(O,B) + \#(O,AB) + \#(A,AB) + \#(A,B) + \#(B,AB) - 2 * b_1$$
$$-2 * b_2 - 2 * b_3 - 2 * b_{21} - 2 * e_1 - 2 * e_2 - 2 * f_2 - 2 * f_3 - 2 * f_4$$
$$-2 * f_5 - p_1 - p_2 - p_3 - p_4 - a_8 - 2 * b_4 - 2 * b_5 - 2 * b_6 - 2 * b_7\}$$

因此，在机制中，类型为 (O,A)，(O,B)，(O,AB)，(A,AB)，$(B,$

AB），(A,B) 的总移植数量是 $X = X_2 + X_3 + X_4 + X_5 + X_6$。该方程可以重写为以下形式：

$$X = \min\{N_1, N_2, N_3, N_4, N_5, N_6, N_7, N_8, N_9, N_{10}, N_{11}, N_{12}, N_{13}, N_{14}, N_{15}, N_{16}, N_{17}\}$$

由此可见，该机制中可以实现的总移植数量是：

$$\#(A,O) + \#(B,O) + \#(AB,O) + \#(AB,A) + \#(AB,B)$$
$$+\#(B,A) + \#(A,A) + \#(B,B) + \#(AB,AB) + \#(O,O)$$
$$+\#A^d + \#B^d + \#AB^d + \#O^d$$
$$+\min\{N_1, N_2, N_3, N_4, N_5, N_6, N_7, N_8, N_9, N_{10}, N_{11}, N_{12}, N_{13}, N_{14}, N_{15}, N_{16}, N_{17}\}$$

我们证明了该机制产生的每个匹配都获得了规模为 3 的限制下的最大移植数量，因此该机制是 3–有效的。

6.3 模拟实验及应用

6.3.1 规模 $k = 3$ 机制的模拟设置

本部分根据表 4–1 给出的 1993—2002 年的人口分布和表 4–2 给出的 1995—2016 年的人口分布，构建了随机的患者-捐赠者不匹配对，以及相应的匹配的患者-捐赠者对子和利他捐赠者。我们针对五个不同的人口规模（25、50、100、150 和 200），进行了一个 500 次的蒙特卡洛模拟；并且针对两个较大的人口规模（300 和 400），进行了一个 50 次的蒙特卡洛模拟。需要注意的是，相比于规模 $k = 2$ 机制的模拟设置，由于规模为 3 的机制运行需要更长的时间，本部分缩减了蒙特卡洛模拟次数。

本部分考虑允许交换规模为 2 或者 3 条件下的不包容机制，一级包容机制和二级包容机制。模拟中我们运用 Matlab 进行代码编译，用于计算不匹配对子中患者能够接受匹配肾源的最大数量，跟第 5 章一样，我们称这个最大数量为"模拟"数值。并且，本部分将"模拟"数值与命题 6.3 给出的公式预测的数字进行比较，以了解基于命题 6.1 中的公式的预测数字与实际最大肾脏移植数量之间（"模拟"数值）的接近程度。本书使用两种类型的匹配数量的上界。

上界 1：这是根据命题 6.1 中的公式给出的数字，针对模拟人口样本的规模，包括 25、50、100、150、200、300 和 400 对不匹配的患者-捐赠者。

上界 2：对于每个模拟人口样本，可能存在一些患者在模拟人口中找不到匹配的捐赠者。我们从样本中排除这些无望的患者，并计算剩余人口中根据命题 6.1 中的公式得出的数字。这个数字被称为上界 2，明显提供了可以实现的可行移植数量的更准确上限。

对于每个不匹配的患者-捐赠者对的规模为 25、50、100、150 和 200，我们生成 500 个随机样本，并计算所有 500 次模拟上界 1 和上界 2 的平均值。对于每个不匹配的患者-捐赠者对的规模为 300 和 400，我们生成 50 个随机样本，并计算所有 50 次模拟上界 1 和上界 2 的平均值。分别对应 1993—2002 年和 1995—2016 年的所有的结果都汇总在表 5-2 和表 5-3 中。

6.3.2 规模 $k = 3$ 下模拟结果的讨论

根据第 4 章的介绍，表 6-2、表 6-3 和表 6-4 展示了在交换规模为 2 或者 3 下，不包容机制、一级包容机制和二级包容机制在效率和生存率上的表现。表中的模拟结果表明：

（1）模拟与命题 5.4 中的公式预测的理论上界几乎没有差异。值得注意的是，本书中的模拟人口样本都包含 HLA 的匹配要求，而命题 6.3 基本上忽略了 HLA 不匹配的问题。

（2）当允许规模为 3 的交换组合时，交换的效率显著提高。

（3）增加人口规模可以帮助理论更好地进行预测。

（4）规模为 2 的交换可以实现大部分潜在的交换收益，规模为 3 的交换可以进一步增加交换收益。

（5）与第 5 章模拟结果相似，当不匹配的患者-捐赠者对的数量超过一定阈值，交换的效率几乎成为一个常数。

（6）更准确的信息可以提高移植的质量，同时降低匹配率。

与第 5 章模拟试验部分相似，本书继续采用以下两个指标进行相关分析。第一个指标是模拟结果与上界 1 和上界 2 的偏差，具体公式如下：

$$\frac{上界\,i - 模拟值}{上界\,i}, \quad i = 1, 2$$

所有的偏差数据都在表 6-2 中给出。显然，随着人口规模的增加，偏差变得更小。

第二个指标是匹配率，即在每种交换机制下，对于不匹配的患者-捐赠者对子的可行移植数量，匹配率为

$$\frac{不匹配 \cdot 对子患者的可行移植数量}{所有不匹配患者 - 捐赠者对子的数量}$$

所有的匹配率都汇总在表6-3和表6-4中，并在图6-3中显示。显然，随着人口规模的增加，匹配率也在增加。表6-2中数据可以看出总结的第1点和第3点。对于两个时期的数据，可以看到随着人口规模的增加，偏差变得更小，而二级包容机制表现比一级包容机制更好，而一级包容机制又优于不包容交换机制。更进一步，相比于只允许规模为2的交换组合，允许规模为3的交换组合能够进一步缩小这一偏差。例如，从1993—2002年数据模拟结果来看，当不匹配的患者-捐赠者对子规模为25时，①只允许规模为2的不包容交换机制、一级包容机制和二级包容机制下，匹配数量的上界1的偏差分别为27%，19%和10%，相应的匹配数量上界2的偏差分别为7%，8%和6%；②允许规模为2或者3的不包容交换机制、一级包容机制和二级包容机制下，匹配数量的上界1的偏差分别为18%，8.7%和3.1%，相应的匹配数量上界2的偏差分别为5%，3.7%和1.4%，要大幅度小于只允许规模为2的机制结果。当不匹配的患者-捐赠者对子规模为200时，①允许规模为2的不包容交换机制、一级包容机制和二级包容机制下，匹配数量的上界1的偏差分别为6%、2%和0.7%；②允许规模为2或者3的不包容交换机制、一级包容机制和二级包容机制下，匹配数量的上界1的偏差分别为0.6%、0.3%和0，相应的匹配数量上界2的偏差分别为0.4%、0.2%和0。可以看到，当不匹配对子规模达到200时，这一偏差数值几乎为0，这表明增加人口规模在规模为3的机制下，本书理论公式几乎可以准确地预测市场最大匹配数量。这些观察结果也适用于1995—2016年的数据模拟结果。

如果将表5-5和表6-3，以及表5-6和表6-4进行比较，第2和第4点就变得非常明显。例如，如表5-5所示，1993—2002年数据中，当不匹配的患者-捐赠者对子规模为25时，允许交换规模为2的不包容交换机制、一级包容机制和二级包容机制下，匹配率分别为36%、51%和78%；而如表6-3所示，允许交换规模为2或者3的不包容交换机制、一级包容机制和二级包容机制下，匹配率分别提高到47%、62%和89%。相比于只允许规模为2的交换形式，允许规模为3的交换形式能够提高10%左右的匹配效率。这些观察结果也适用于1995—2016年的数据模拟结果。

最后，我们分析第5点。与第5章发现的结果相似，图6-3显示，总体而言，匹配率的斜率是上升的，当不匹配的患者-捐赠者对子的数量低于100时，斜率相对较陡，而在100之后，斜率尽管是上升的，但几乎变得平坦，即交换的效率几乎是一个常数。

表 6-2 1993—2002 年和 1995—2016 年，规模为 3 交换形式下模拟值与上界 1，上界 2 的偏差值

1993—2002 年数据				
不匹配对子规模	方法	偏差值		
		不包容交换机制	一级包容交换机制	二级包容交换机制
$n=25$	上界 1	0. 177 586	0. 086 94	0. 031 05
	上界 2	0. 050 225	0. 036 57	0. 013 596
$n=50$	上界 1	0. 079 91	0. 031 814	0. 005 272
	上界 2	0. 031 685	0. 018 58	0. 003 576
$n=100$	上界 1	0. 023 729	0. 008 24	0. 000 99
	上界 2	0. 011 52	0. 006 548	0. 000 91
$n=150$	上界 1	0. 010 38	0. 004 332	0. 000 082
	上界 2	0. 006 624	0. 003 97	0. 000 082
$n=200$	上界 1	0. 006 11	0. 003 085	0. 000 081
	上界 2	0. 004 378	0. 002 909	0. 000 081
$n=300$	上界 1	0. 003 407	0. 001 783	0. 000 007
	上界 2	0. 003 111	0. 001 783	0. 000 007
$n=400$	上界 1	0. 002 276	0. 001 288	0
	上界 2	0. 002 122	0. 001 288	0
1995—2016 年数据				
不匹配对子规模	方法	偏差值		
		不包容交换机制	一级包容交换机制	二级包容交换机制
$n=25$	上界 1	0. 176 543	0. 097 01	0. 054 57
	上界 2	0. 021 443	0. 015 8	0. 010 55
$n=50$	上界 1	0. 125 24	0. 066 04	0. 037 526
	上界 2	0. 020 7	0. 009 933	0. 003 895
$n=100$	上界 1	0. 085 6	0. 045 22	0. 026 21
	上界 2	0. 015 196	0. 008 03	0. 005 506

表 6-2(续)

1995—2016 年数据				
不匹配对子规模	方法	偏差值		
		不包容交换机制	一级包容交换机制	二级包容交换机制
n = 150	上界 1	0.062 99	0.036 22	0.017 87
	上界 2	0.012 44	0.008 24	0.005 065
n = 200	上界 1	0.052 567	0.027 877	0.014 26
	上界 2	0.013 53	0.008 454	0.004 737
n = 300	上界 1	0.037 789	0.019 243	0.008 8
	上界 2	0.012 488	0.007 116	0.003 268
n = 400	上界 1	0.030 728	0.013 464	0.005 612
	上界 2	0.010 99	0.005 988	0.003 004

表 6-3　规模为 3 交换形式下，1993—2002 年不匹配对子患者匹配率

不匹配对子规模	方法	匹配率		
		不包容交换机制	一级包容交换机制	二级包容交换机制
n = 25	模拟	0.472	0.625 92	0.893 84
	上界 1	0.573 92	0.685 52	0.922 48
	上界 2	0.496 96	0.649 68	0.906 16
n = 50	模拟	0.551 32	0.695 08	0.958 48
	上界 1	0.599 2	0.717 92	0.963 56
	上界 2	0.569 36	0.708 24	0.961 92
n = 100	模拟	0.602 32	0.722 14	0.970 54
	上界 1	0.616 96	0.728 14	0.971 5
	上界 2	0.609 34	0.726 9	0.971 42
n = 150	模拟	0.613 813	0.732 347	0.973 973
	上界 1	0.620 253	0.735 53	0.974 053
	上界 2	0.617 907	0.735 267	0.974 053

表6-3(续)

不匹配对子规模	方法	匹配率		
		不包容交换机制	一级包容交换机制	二级包容交换机制
$n = 200$	模拟	0.618 57	0.733 6	0.977 63
	上界 1	0.622 37	0.735 87	0.977 71
	上界 2	0.621 29	0.735 74	0.977 71
$n = 300$	模拟	0.626	0.739 133	0.983 867
	上界 1	0.628 14	0.740 45	0.983 873
	上界 2	0.627 95	0.740 45	0.983 873
$n = 400$	模拟	0.626 77	0.740 205	0.984 78
	上界 1	0.628 2	0.741 16	0.984 78
	上界 2	0.628 1	0.741 16	0.984 78

表 6-4　规模为 3 交换形式下，1995—2016 年不匹配对子患者匹配率

不匹配对子规模	方法	偏差值		
		不包容交换机制	一级包容交换机制	二级包容交换机制
$n = 25$	模拟	0.321 28	0.468 4	0.705 44
	上界 1	0.390 16	0.518 72	0.746 16
	上界 2	0.328 32	0.475 92	0.712 96
$n = 50$	模拟	0.376 6	0.502 36	0.726 36
	上界 1	0.430 52	0.537 88	0.754 68
	上界 2	0.384 56	0.507 4	0.729 2
$n = 100$	模拟	0.405 7	0.528 74	0.729 72
	上界 1	0.443 68	0.553 78	0.749 36
	上界 2	0.411 96	0.533 02	0.733 76
$n = 150$	模拟	0.421 267	0.540 707	0.738 667
	上界 1	0.449 587	0.561 027	0.752 107
	上界 2	0.426 573	0.545 2	0.742 427

表6-4(续)

不匹配对子规模	方法	偏差值		
		不包容交换机制	一级包容交换机制	二级包容交换机制
$n=200$	模拟	0.429 5	0.545 39	0.739 36
	上界 1	0.453 33	0.561 03	0.750 33
	上界 2	0.435 39	0.550 04	0.743 15
$n=300$	模拟	0.439 66	0.556 227	0.744 04
	上界 1	0.456 927	0.567 14	0.750 647
	上界 2	0.445 22	0.560 213	0.746 673
$n=400$	模拟	0.444 93	0.553 57	0.746 815
	上界 1	0.459 035	0.561 125	0.751 03
	上界 2	0.448 975	0.556 905	0.749 065

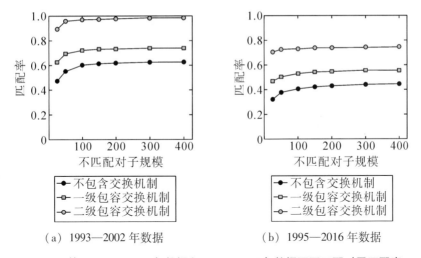

（a）1993—2002 年数据　　　　（b）1995—2016 年数据

图 6-3　基于 1993—2002 年数据和 1995—2016 年数据下不匹配对子匹配率

7　交换规模 $k = 4$ 的器官分配机制

回顾第 3 章，规模为 4 的环式交换是指四个患者–捐赠者对子之间的交换，规模为 4 的链式交换是指由一位利他捐赠者捐赠肾源给第一对患者–捐赠者对子中的患者，其对子的捐赠者捐赠肾源给第二个对子中的患者，第二个对子中的捐赠者捐赠肾源给第三对患者–捐赠者对子中的患者，其对子中的捐赠者捐赠肾源给一位等候名单上的患者。为了提高交换潜在收益，本部分探索允许在规模为 2，规模为 3 和规模为 4 的环式交换和链式交换条件下，能够获得匹配肾源患者的最大数量，以及能够获得最大匹配数量的有效器官分配机制。

7.1　交换规模 $k = 4$ 的交换组合

基于第 5.1 节的分析，我们可以知道所有血型匹配的患者–捐赠者对子可以在规模为 2 的环式交换下获得匹配的肾源。为了简化叙述，本书后面所说的规模为 4 的交换意味着允许直接匹配和规模为 2，规模为 3 和规模为 4 的交换形式。因此，在交换规模为 $k = 4$ 的情况下，最大匹配问题等价于如何充分利用血型匹配的患者–捐赠者对子和利他捐赠者，与血型不匹配的患者–捐赠者对子进行规模为 2、3 或者 4 的环式交换或者链式交换，使得血型不匹配的患者–捐赠者对子 (O, A)，(O, B)，(O, AB)，(A, AB)，(B, AB)，(A, B) 获得最大的匹配数量。

图 7–1 和图 7–2 显示了在假设 3.1、假设 3.2 和假设 3.3 下所有可能的能够让更多不匹配血型对子加入交换中的规模为 4 的环式交换和链式交换。值得注意的是，这些图中没有包括在第 5 章和第 6 章所分析的规模为

2 和规模为 3 的环式交换和链式交换。回顾第 5 章和第 6 章的分析，血型匹配的患者–捐赠者对子总是可以获得匹配的肾源，因此为了获得更多的移植，我们需要充分利用每个血型匹配的配对，尽可能多地与血型不匹配的对子匹配。

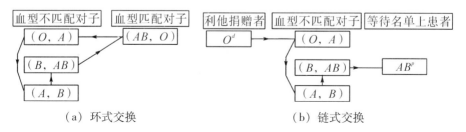

图 7-1 包含三对血型不匹配对子的规模为 4 的环式交换和链式交换

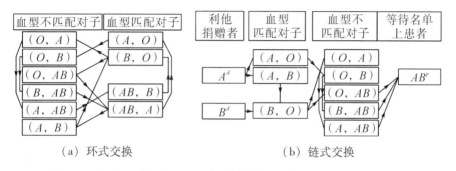

图 7-2 包含两对血型不匹配对子的规模为 4 的环式交换和链式交换

如何在交换中尽可能多地包含血型不匹配对子是一个关键问题。如第 5 章分析所示，血型不匹配对子类型 (O,A)、(O,B)、(O,AB)、(A,AB)、(B,AB) 无法彼此之间进行规模为 2 的环式交换，因此在交换规模为 2 的情况下，这些血型不匹配对子只能通过与一个血型匹配的对子进行规模为 2 的环式交换来获得匹配的肾源。如第 6 章分析所示，规模为 3 的交换形式可以至多包含两个血型不匹配对子。规模为 4 的交换形式为一个交换中加入更多的血型不匹配对子提供了机会。因此，相比于允许规模为 2 和规模为 3 的交换规则，允许规模为 4 的环式交换和链式交换可能产生更多的交换。

由于规模为 2 的环式交换最多包含一个血型不匹配对子，以及规模为 3 的环式交换最多包含两个血型不匹配对子，因此包含三对血型不匹配对子的规模为 4 的环式交换理论上能够提高匹配效率。图 7-1（a）展示了一个包含三对血型不匹配对子的规模为4的环式交换 $(AB,O)-(O,A)-(A,B)-(B,AB)$。类似地，我们可以利用规模为4的链式交换来让三对血型不匹配的对子获得匹配肾源，即由一名利他捐赠者捐赠肾源给第一对血型不匹配对子中的患者，其对子中的捐赠者捐赠肾源给第二对血型不匹配对子中的患者，第二个对子中的捐赠者捐赠肾源第三对血型不匹配对子中的患者，第三对子中的捐赠者捐赠肾源给一名等候名单上的患者。显而易见，单个规模，规模为2和规模为3的链式交换，每个利他捐赠者最多包含两个血型不匹配的对子。因此，理论上规模为4的链式交换能够提高匹配效率。图7-1（b）展示了一个包含三对血型不匹配对子的规模为4的链式交换 $O^d-(O,A)-(A,B)-(B,AB)-AB^p$。

图7-2（a）展示了包含两对血型不匹配对子的规模为4的环式交换 $(AB,A)-(A,O)-(O,B)-(B,AB)$ 和 $(AB,B)-(B,O)-(O,A)-(A,AB)$，以及由组合 $(AB,A)-(A,B)-(B,O)$ 形成的规模为4的环式交换 $(AB,A)-(A,B)-(B,O)-(X,Y)$，其中 (X,Y) 是任意对子类型。图7-2（b）展示了包含一对血型不匹配对子的规模为4的链式交换 $A^d-(A,O)-(O,B)-(B,AB)$ 和 $B^d-(B,O)-(O,A)-(A,AB)$，以及由组合 $A^d-(A,B)-(B,O)$ 形成的规模为4的链式交换 $A^d-(A,B)-(B,O)-(X,Y)-Z^p$，其中 (X,Y) 是任意对子类型，且 Z^p 是任意单一患者。

命题7.1：如果一个肾脏交换问题遵循假设3.1、假设3.2、假设3.3，那么允许规模为4的环式交换或链式交换方式能够获得的可移植最大数量是：

$$\#(A,O)+\#(B,O)+\#(AB,O)+\#(AB,A)+\#(AB,B)$$
$$+\#(B,A)+\#(A,A)+\#(B,B)+\#(O,O)+\#(AB,AB)$$
$$+\#A^d+\#B^d+\#AB^d+\#O^d$$
$$+\min\{N_1,\ N_2,\ N_3,\ N_4,\ N_5,\ N_6,\ N_7,\ N_8,\ N_9,\ N_{10},\ N_{11}\}$$

其中

$$N_1=\#(O,A)+\#(O,B)+\#(O,AB)+\#(A,AB)+\#(A,B)+\#(B,AB)$$

$$N_2=\#(O,A)+\#(O,B)+\#O^d+\#(AB,O)+\#A^d+\#(AB,A)+\#(A,B)$$
$$+\#B^d+\#(AB,B)$$

$$N_3=\#(A,O)+\#(O,B)+2\#O^d+2\#(AB,O)+\#A^d+\#(AB,A)+2\#(A,B)$$
$$+2\#B^d+2\#(AB,B)-\#(B,A)$$

$$N_4=\#(A,O)+\#(O,B)+\#O^d+\#(AB,O)+\#(A,AB)+2\#(A,B)$$

$$+\#B^d+\#(AB,B)-\#(B,A)$$

$$N_5 = \#(O,A)+\#(B,O)+2\#O^d+2\#(AB,O)+2\#A^d+2\#(AB,A)$$
$$+\#B^d+\#(AB,B)+\#(B,A)$$

$$N_6 = \#(O,A)+\#(B,O)+\#O^d+\#(AB,O)+\#A^d+\#(AB,A)+\#(B,AB)$$
$$+\#(B,A)$$

$$N_7 = \#(A,O)+2\#(B,O)+3\#O^d+3\#(AB,O)+2\#A^d$$
$$+2\#(AB,A)+\#(AB,B)+\#B^d+\#(B,A)$$

$$N_8 = \#(A,O)+2\#(B,O)+2\#O^d+2\#(AB,O)+\#A^d+\#(AB,A)+\#(B,AB)$$
$$+\#(B,A)$$

$$N_9 = 2\#(A,O)+\#(B,O)+2\#O^d+2\#(AB,O)+\#(A,AB)+2\#(A,B)$$
$$+\#(AB,B)+\#B^d-\#(B,A)$$

$$N_{10} = \#(A,O)+\#(B,O)+2\#O^d+2\#(AB,O)+\#A^d+\#(AB,A)+\#(A,B)$$
$$+\#B^d+\#(AB,B)$$

$$N_{11} = \#(A,O)+\#(B,O)+\#O^d+\#(AB,O)+\#(A,AB)+\#(A,B)+\#(B,AB)$$

证明： 设 N 为允许规模为 4 的环式交换和规模为 4 的链式交换时，血型不匹配的配对患者 (O,A)、(O,B)、(O,AB)、(A,AB)、(B,AB)、(A,B) 的最大可移植数量。我们将证明

$$N = \min\{N_1,N_2,N_3,N_4,N_5,N_6,N_7,N_8,N_9,N_{10},N_{11}\}$$

该命题的证明类似于命题 6.2 的证明。我们需要考虑 16 种情况，其中该证明只讨论每种情况下规模为 4 的环式交换和规模为 4 的链式交换的潜在收益，除了规模为 4 的交换组合之外的环式交换和链式交换相关分析与命题 6.2 证明所分析的情况类似。

情况（1）：当 (O,A)，(O,B)，(A,AB) 和 $B^d/(AB,B)$ 存在剩余，我们有 $\min\{\#(A,O),\ \#(O,A)\} = \#(A,O)$，$g_1 = \#A^d + \#(AB,A) - \min\{\#A^d + \#(AB,A),\ \#(A,AB)\}$，$g_2 = \min\{\#(B,O),\ \#(A,B) - \#(B,A) - g_1\}$，$g_3 = \min\{\#A^d + \#(AB,A) - g_1,\ \#(A,B) - \#(B,A) - g_1 - g_2\}$ 和 $g_4 = 0$。如果对子 (B,AB) 存在剩余，那么我们能够从规模为 4 的环式交换 $(AB,O)-(O,A)-(A,B)-(B,AB)$ 和链式交换 $O^d-(O,A)-(A,B)-(B,AB)-AB^p$ 中获得潜在收益。由于所有血型匹配对子都已匹配，因此我们无法从组合 $(AB,A)-(A,O)$，$(AB,B)-(B,O)$，$(AB,A)-(A,B)-(B,O)$，以及组合 $A^d-(A,B)-(B,O)$ 中获得更多的收益。因此，我们首先充分利用规模为 4 的环式交换 $(AB,O)-(O,A)-(A,B)-(B,AB)$ 和链式交换 $O^d-(O,$

$A)-(A,B)-(B,AB)-AB^p$，从而该情况下可以获得的最大可移植数量是：

$$N=2*g_1+2*g_2+2*g_3+w_1+w_2+w_3+w_4+3*d_1+2*g_5+2*g_6+2*g_7$$
$$+2*g_8+w_5$$

其中

$$d_1=\min\{\#O^d+\#(AB,O),\#(O,A)-g_2-w_1,\#(A,B)-\#(B,A)-g_1-g_2-g_3,$$
$$\#(B,AB)-g_1-g_3-w_2\}$$

$$g_5=\min\{\#O^d+\#(AB,O)-d_1,\#(O,A)-d_1-g_2-w_1,\#(A,AB)-w_3\}$$

$$g_6=\min\{\#O^d+\#(AB,O)-d_1-g_5,\#(O,B)-w_4,\#(B,AB)-g_1-g_3-w_2-d_1\}$$

$$g_7=\min\{\#O^d+\#(AB,O)-d_1-g_5-g_6,\#(O,A)-d_1-g_2-w_1-g_5,$$
$$\#(A,B)-\#(B,A)-g_1-g_2-g_3-d_1\}$$

$$g_8=\min\{\#O^d+\#(AB,O)-d_1-g_5-g_6-g_7,\#(A,B)-\#(B,A)-g_1-g_2-g_3$$
$$-d_1-g_7,\#(B,AB)-g_1-g_3-w_2-g_6-d_1\}$$

$$w_5=\min\{\#O^d+\#(AB,O)-d_1-g_5-g_6-g_7-g_8,\#(O,A)+\#(O,B)+\#(O,AB)$$
$$+\#(A,AB)+\#(A,B)-\#(B,A)+\#(B,AB)-2*g_1-2*g_2-2*g_3$$
$$-w_1-w_2-w_3-w_4-3*d_1-2*g_5-2*g_6-2*g_7-2*g_8\}$$

参考本书附录 C 中附表 C1，该最大移植数量可以被重写为

$$N=2*g_1+2*g_2+2*g_3+w_1+w_2+w_3+w_4+3*d_1+2*g_5+2*g_6+2*g_7$$
$$+2*g_8+w_5=\min\{N_1,N_2,N_4,N_5,N_6,N_7,N_8,N_{10},N_{11}\}$$

情况（2）：当(A,O)，(B,O)，(A,AB) 和 (B,AB) 存在剩余，我们有 $g_1=\#A^d+\#(AB,A)-\min\{\#A^d+\#(AB,A),\#(A,AB)\}$，$g_2=\#(O,A)-\min\{\#(A,O),\#(O,A)\}$，$g_3=\min\{\#A^d+\#(AB,A)-g_1,\#(A,B)-\#(B,A)-g_1-g_2\}$ 和 $g_4=\min\{\#(O,A)-g_2,\#(A,B)-\#(B,A)-g_1-g_2-g_3\}$。由于所有对子 (O,A) 和 (O,B) 都已经匹配，我们无法从组合 $(AB,A)-(A,O)$，$(AB,B)-(B,O)$，$A^d-(A,O)$，$B^d-(B,O)$ 开始的规模为 4 的环式交换和链式交换中获得更多潜在收益。由于所有对子 (AB,A)、(AB,B) 以及利他捐赠者 A^d 和 B^d 都已匹配，我们无法从组合 $(AB,A)-(A,B)-(B,O)$ 和 $A^d-(A,B)-(B,O)$ 中获得更多潜在收益。由于所有对子 (O,A) 都已经匹配，因此我们无法从环式交换 $(AB,O)-(O,A)-(A,B)-(B,AB)$ 和链式交换 $O^d-(O,A)-(A,B)-(B,AB)-AB^p$ 中获得潜在收益。因此，该情况下最大可行移植数量与命题 6.3 证明中情况（2）是一样的，即

$$N = \min\{N_5, N_2, N_1, N_6\}$$

情况（3）：当(O,A)，(O,B)，$A^d/(AB,A)$和$B^d/(AB,B)$存在剩余，我们有 $\min\{\#A^d + \#(AB,A), \#(A,AB)\} = \#(A,AB)\}$，$\min\{\#(A,O), \#(O,A)\} = \#(A,O)$，$g_1 = \min\{\#(A,B) - \#(B,A), \#(B,AB)\}\}$，$g_2 = \min\{\#(B,O), \#(A,B) - \#(B,A) - g_1\}$，$g_3 = 0$ 和 $g_4 = 0$，$g_3 = 0$ 和 $g_4 = 0$。由于所有对子(A,AB)和(B,AB)都已匹配，我们无法从组合$(AB,A) - (A,O)$，$(AB,B) - (B,O)$，$A^d - (A,O)$，$B^d - (B,O)$开始的规模为4的环式交换和链式交换中获得更多潜在收益。类似地，由于所有对子(B,O)都已匹配，我们无法从组合$(AB,A) - (A,B) - (B,O)$和$A^d - (A,B) - (B,O)$中获得更多潜在收益。由于所有对子(B,AB)都已匹配，我们无法从环式交换$(AB,O) - (O,A) - (A,B) - (B,AB)$和链式交换$O^d - (O,A) - (A,B) - (B,AB) - AB^p$中获得潜在收益。因此，该情况下最大可行移植数量与命题6.3证明中情况（3）是一样的，即

$$N = \min\{N_1, N_6, N_8, N_{11}\}$$

情况（4）：当(A,O)，(B,O)，$A^d/(AB,A)$和$B^d/(AB,B)$存在剩余，我们有 $\min\{\#A^d + \#(AB,A), \#(A,AB)\} = \#(A,AB)\}$，$g_1 = \min\{\#(A,B) - \#(B,A), \#(B,AB)\}$，$g_2 = \#(O,A) - \min\{\#(A,O), \#(O,A)\}$，$g_3 = 0$ 和 $g_4 = \min\{\#(O,A) - g_2, \#(A,B) - \#(B,A) - g_1 - g_2 - g_3\}$。由于所有对子$(B,AB)$都已匹配，我们无法从环式交换$(AB,O) - (O,A) - (A,B) - (B,AB)$和链式交换$O^d - (O,A) - (A,B) - (B,AB) - AB^p$中获得潜在收益。由于所有对子$(A,AB)$和$(B,AB)$都已匹配，我们无法从组合$(AB,A) - (A,O)$，$(AB,B) - (B,O)$，$A^d - (A,O)$，$B^d - (B,O)$开始的规模为4的环式交换和链式交换中获得潜在收益。由于对子(AB,A)、(B,O)和利他捐赠者A^d存在剩余，我们可以从组合$(AB,A) - (A,B) - (B,O)$和$A^d - (A,B) - (B,O)$获得潜在收益。为了充分利用这些组合，基于在6.3证明中情况（4）中的操作，我们首先最大化保留这两个组合的数量，再匹配环式交换$(AB,A) - (A,B)$，$(B,O) - (A,B)$和链式交换$A^d - (A,B) - Y^p$。因此，该情况中最大可移植数量为

$$N = 2 * g_1 + 2 * g_2 + 2 * g_4 + w_1 + w_2 + w_3 + w_4 + c_4 + s_1 + w_5$$

其中

$$c_2 = \min\{\#A^d + \#(AB,A) - g_1 - w_3, \#(A,O) - w_1\}$$

$$c_3 = \min\{\#B^d + \#(AB,B) - w_2, \#(B,O) - g_2 - g_4 - w_4\}$$

$$c_4 = \min\{\#A^d + \#(AB,A) - g_1 - w_3 - c_2, \#(B,O) - g_2 - g_4 - w_4 - c_3,$$
$$\#(A,B) - \#(B,A) - g_1 - g_2 - g_4\}$$

$$s_1 = \min\{\#A^d + \#(AB,A) - g_1 - w_3 - c_2 - c_4 + \#(B,O) - g_2 - g_4 - w_4 - c_3 - c_4,$$
$$\#(A,B) - \#(B,A) - g_1 - g_2 - g_4 - c_4\}$$

$$w_5 = \min\{\#O^d + \#(AB,O) + c_2 + c_3 + c_4, \#(O,A) + \#(O,B) + \#(O,AB) + \#(A,AB)$$
$$+ \#(A,B) - \#(B,A) + \#(B,AB) - 2*g_1 - 2*g_2 - 2*g_4 - w_1$$
$$- w_2 - w_3 - w_4 - s_1 - c_4\}$$

参考本书附录 C 中附表 C2，最大可移植数量可以被重新表示为

$$N = 2*g_1 + 2*g_2 + 2*g_4 + w_1 + w_2 + w_3 + w_4 + c_4 + s_1 + w_5$$
$$= \min\{N_1, N_2, N_4, N_6, N_{11}\}$$

情况（5）：当 (A,O)，(B,O)，$A^d/(AB,A)$ 和 (B,AB) 存在剩余，我们有 $\min\{\#A^d + \#(AB,A), \#(A,AB)\} = \#(A,AB)\}$，$\min\{\#(A,O), \#(O,A)\} = \#(O,A)$，$g_1 = \#(A,B) - \#(B,A)$ 和 $g_2 = g_3 = g_4 = 0$。由于所有对子 (O,A) 都已匹配，我们无法从环式交换 $(AB,O) - (O,A) - (A,B) - (B,AB)$ 和链式交换 $O^d - (O,A) - (A,B) - (B,AB) - AB^p$ 中获得潜在的收益。由于所有对子 (A,AB)，(O,A) 和 (O,B) 都已匹配，我们无法从组合 $(AB,A) - (A,O)$，$(AB,B) - (B,O)$，$A^d - (A,O)$ 和 $B^d - (B,O)$ 开始规模为 4 的环式交换和链式交换中获得潜在收益。类似地，由于所有对子 (A,B) 都已匹配，我们无法从组合 $(AB,A) - (A,B) - (B,O)$ 和 $A^d - (A,B) - (B,O)$ 中获得潜在收益。因此，该情况中最大可行移植数量与命题 6.3 证明中情况（5）是一样的，即

$$N = \min\{N_1, N_2, N_4\}$$

情况（6）：当 (A,O)，(B,O)，(A,AB)，$B^d/(AB,B)$ 存在剩余，我们有 $g_1 = \#A^d + \#(AB,A) - \min\{\#A^d + \#(AB,A), \#(A,AB)\}$，$g_2 = \#(O,A) - \min\{\#(O,A), \#(O,A)\}$，$g_3 = \min\{\#A^d + \#(AB,A) - g_1, \#(A,B) - \#(B,A) - g_1 - g_2, \#(B,AB) - b_1\}$ 和 $g_4 = \min\{\#(O,A) - g_2, \#(A,B) - \#(B,A) - g_1 - g_2 - g_3\}$。由于所有对子 (O,A) 都已匹配，我们无法从环式交换 $(AB,O) - (O,A) - (A,B) - (B,AB)$ 和链式交换 $O^d - (O,A) - (A,B) - (B,AB) - AB^p$ 中获得潜在的收益。由于所有对子 (O,A) 和 (O,B) 都已匹配，我们无法从组合 $(AB,A) - (A,O)$，$(AB,B) - (B,O)$，$A^d - (A,O)$ 和 $B^d - (B,O)$ 开始的规模为 4 的环式交换和链式交换中获得潜在收益。类似地，由于所有对子 (AB,A) 和利他捐赠者 A^d 都已匹配，我们无法从组合 $(AB,A) - (A,$

$B) - (B, O)$ 和 $A^d - (A, B) - (B, O)$ 中获得潜在收益。因此，该情况中最大可行移植数量与命题 6.3 证明中情况（6）是一样的，即

$$N = \min\{N_1, N_2, N_6\}$$

情况（7）：当 (A, O)，(O, B)，$A^d/(AB, A)$，$B^d/(AB, B)$ 存在剩余，我们有 $\min\{\#A^d + \#(AB, A), \#(A, AB)\} = \#(A, AB)\}$，$g_1 = \min\{\#(A, B) - \#(B, A), \#(B, AB)\}$，$g_2 = \#(O, A) - \min\{\#(A, O), \#(O, A)\}$，$g_3 = 0$ 和 $g_4 = \min\{\#(B, O) - g_2, \#(O, A) - g_2, \#(A, B) - \#(B, A) - g_1 - g_2 - g_3\}$。由于所有对子 (O, A) 都已匹配，我们无法从环式交换 $(AB, O) - (O, A) - (A, B) - (B, AB)$ 和链式交换 $O^d - (O, A) - (A, B) - (B, AB) - AB^p$ 中获得潜在的收益。由于所有对子 (A, AB) 和 (B, AB) 都已匹配，我们无法从组合 $(AB, A) - (A, O)$ 和 $A^d - (A, O)$ 开始规模为 4 的环式交换和链式交换中获得潜在的收益。类似地，由于所有对子 (B, O) 都已匹配，我们无法从组合 $(AB, A) - (A, B) - (B, O)$ 和 $A^d - (A, B) - (B, O)$ 中获得潜在收益。因此，该情况中最大可行移植数量与命题 6.3 证明中情况（7）是一样的，即

$$N = \min\{N_1, N_6, N_{11}\}$$

情况（8）：当 (O, A)，(B, O)，$A^d/(AB, A)$，$B^d/(AB, B)$ 存在剩余，我们有 $\min\{\#(A, O), \#(O, A)\} = \#(A, O)$，$\min\{\#A^d + \#(AB, A), \#(A, AB)\} = \#(A, AB)$，$g_1 = \min\{\#(A, B) - \#(B, A), \#(B, AB)\}$，$g_2 = \#(A, B) - \#(B, A) - g_1$ 和 $g_3 = g_4 = 0$。由于所有对子 (B, AB) 都已匹配，我们无法从环式交换 $(AB, O) - (O, A) - (A, B) - (B, AB)$ 和链式交换 $O^d - (O, A) - (A, B) - (B, AB) - AB^p$ 中获得潜在收益。由于所有对子 (A, AB) 和 (B, AB) 都已匹配，我们无法从组合 $(AB, B) - (B, O)$ 和 $B^d - (B, O)$ 开始的规模为 4 的环式交换和链式交换中获得潜在收益。由于所有对子 (A, B) 都已匹配，我们无法从组合 $(AB, A) - (A, B) - (B, O)$ 和 $A^d - (A, B) - (B, O)$ 中获得潜在收益。因此，该情况中最大可行移植数量与命题 6.3 证明中情况（8）是一样的，即

$$N = \min\{N_1, N_4, N_{11}\}$$

情况（9）：当 (A, O)，(O, B)，(A, AB)，$B^d/(AB, B)$ 存在剩余，我们有 $g_1 = \#A^d + \#(AB, A) - \min\{\#A^d + \#(AB, A), \#(A, AB)\}$，$g_2 = \#(O, A) - \min\{\#(A, O), \#(O, A)\}$，$g_3 = \min\{\#A^d + \#(AB, A) - g_1, \#(A, B) - \#(B, A) - g_1 - g_2, \#(B, AB) - b_1\}$ 和 $g_4 = \min\{\#(B, O) - g_2, \#(O, A) - g_2, \#(A,$

$B)-\#(B,A)-g_1-g_2-g_3|$。由于所有对子(O,A)都已匹配，我们无法从环式交换$(AB,O)-(O,A)-(A,B)-(B,AB)$和链式交换$O^d-(O,A)-(A,B)-(B,AB)-AB^p$中获得潜在收益。类似地，由于所有对子$(A,AB)$，$(O,A)$和$(B,AB)$都已匹配，我们无法从组合$(AB,A)-(A,O)$，$(AB,B)-(B,O)$、$A^d-(A,O)$和$B^d-(B,O)$开始的规模为4的环式交换和链式交换中获得潜在收益。因此，该情况中最大可行移植数量与命题6.3证明中情况（9）是一样的，即

$$N = \min\{N_1, N_6\}$$

情况（10）：当(O,A)，(B,O)，$A^d/(AB,A)$，(B,AB)存在剩余，我们有$\min\{\#(A,O), \#(O,A)\} = \#(A,O)$，$\min\{\#A^d + \#(AB,A), \#(A,AB)\} = \#(A,AB)$，$g_1 = \#(A,B)-\#(B,A)$和$g_2 = g_3 = g_4 = 0$。由于所有对子$(A,B)$都已匹配，我们无法从环式交换$(AB,O)-(O,A)-(A,B)-(B,AB)$和链式交换$O^d-(O,A)-(A,B)-(B,AB)-AB^p$中获得潜在收益。由于所有对子$(A,O)$、$(AB,B)$和利他捐赠者$B^d$都已匹配，我们无法从组合$(AB,B)-(B,O)$、$B^d-(B,O)$、$(AB,A)-(A,O)$和$A^d-(A,O)$开始的规模为4的环式交换和链式交换中获得潜在收益。由于所有对子(A,B)都已匹配，我们无法从组合$(AB,A)-(A,B)-(B,O)$和$A^d-(A,B)-(B,O)$中获得潜在收益。因此，该情况中最大可行移植数量与命题6.3证明中情况（10）是一样的，即

$$N = \min\{N_1, N_4\}$$

情况（11）：当(A,O)，(O,B)，$A^d/(AB,A)$，(B,AB)存在剩余，我们有$\min\{\#(A,O), \#(O,A)\} = \#(O,A)$，$\min\{\#A^d + \#(AB,A), \#(A,AB)\} = \#(A,AB)$，$g_1 = \#(A,B)-\#(B,A)$和$g_2 = g_3 = g_4 = 0$。由于所有对子$(O,A)$和$(A,B)$都已匹配，我们无法从环式交换$(AB,O)-(O,A)-(A,B)-(B,AB)$和链式交换$O^d-(O,A)-(A,B)-(B,AB)-AB^p$中获得潜在收益。由于所有对子$(A,B)$和$(B,O)$都已匹配，我们无法从组合$(AB,A)-(A,B)-(B,O)$和$A^d-(A,B)-(B,O)$开始的规模为4的环式交换和链式交换中获得潜在收益。然而，我们可以从环式交换$(AB,A)-(A,O)-(O,B)-(B,AB)$和链式交换$A^d-(A,O)-(O,B)-(B,AB)$中获得潜在收益。为了充分利用这些潜在收益，我们进行以下步骤：①最大化匹配环式交换$(AB,A)-(A,O)-(O,B)-(B,AB)$和链式交换$A^d-(A,O)-(O,B)-(B,AB)$，其中该步骤中的交换需要满足：交换数量不应超过剩余对子

(A,O)、(O,B)、$A^d/(AB,A)$ 和 (B,AB) 的数量。②如果所有对子 (AB,A) 和利他捐赠者 A^d 都被匹配，我们可以通过打破环式交换 $(AB,A)-(A,AB)$ 和链 $A^d-(A,AB)-AB^p$ 来组建环式交换 $(AB,A)-(A,O)-(O,B)-(B,AB)$ 和链式交换 $A^d-(A,O)-(O,B)-(B,AB)$ 以获得更多收益。③类似地，如果所有剩余对子 (A,O) 都被匹配，我们可以通过打破环式交换 $(A,O)-(O,A)$ 来组建环式交换 $(A,O)-(O,B)-(B,A)$、$(AB,A)-(A,B)-(B,AB)$ 和链式交换 $A^d-(A,B)-(B,AB)-AB^p$ 以获得更多收益。因此，在情况（11）中的最大可移植数量是：

$$N=2*g_1+w_1+w_2+w_3+w_4+2*u_1+v_1+v_2+2*g_6+w_5$$

其中

$$u_1=\min\{\#(A,O)-w_1,\#(O,B)-w_4,\#A^d+\#(AB,A)-g_1-w_3,$$
$$\#(B,AB)-g_1-w_2\}\, v_1=\min\{\#A^d+\#(AB,A)-g_1-u_1,\#(A,O)-w_1-u_1,$$
$$\#(O,B)-w_4-u_1,\#(B,AB)-g_1-w_2-u_1\}$$

$$v_2=\min\{\#(A,O)-u_1,\#A^d+\#(AB,A)-g_1-u_1,\#(O,B)-w_4-u_1,$$
$$\#(B,AB)-g_1-w_2-u_1\}$$

$$c_2=\min\{\#A^d+\#(AB,A)-w_3-u_1-v_2,\#(A,O)-w_1-u_1-v_1\}$$

$$g_6=\min\{\#O^d+\#(AB,O),\#(O,B)-w_4-u_1-v_1-v_2,\#(B,AB)-g_1-u_1-w_2$$
$$-v_1-v_2\}$$

$$w_5=\min\{\#O^d+\#(AB,O)+c_2-g_6,\#(O,A)+\#(O,B)+\#(O,AB)+\#(A,AB)$$
$$+\#(A,B)-\#(B,A)+\#(B,AB)-2*g_1-w_1-w_2-w_3-w_4-2*u_1$$
$$-v_1-v_2-2*g_6\}$$

参考本书附录 C 中附表 C3，最大可移植数量可以被重新表示为

$$N=2*g_1+w_1+w_2+w_3+w_4+2*u_1+v_1+v_2+2*g_6+w_5$$
$$=\min\{N_1,N_2,N_4,N_5,N_6,N_9,N_{10},N_{11}\}$$

情况（12）：当 (O,A)，(O,B)，$A^d/(AB,A)$，(B,AB) 存在剩余，我们有 $\min\{\#(A,O),\#(O,A)\}=\#(A,O)$，$\min\{\#A^d+\#(AB,A),\#(A,AB)\}=\#(A,AB)$，$g_1=\#(A,B)-\#(B,A)$ 和 $g_2=g_3=g_4=0$。由于所有对子 (A,B) 都已经匹配，我们无法从环式交换 $(AB,O)-(O,A)-(A,B)-(B,AB)$ 以及链式交换 $O^d-(O,A)-(A,B)-(B,AB)-AB^p$ 中获得潜在收益。然而，我们可以通过打破环式交换 $(A,O)-(O,A)$ 来组建环式交换 $(AB,A)-(A,O)-(O,B)-(B,AB)$ 和链式交换 $A^d-(A,O)-(O,B)-(B,AB)$ 以获得更多收益，也就是说，$v_2\neq 0$。我们可以采取在情况（11）中相同的处理

过程，因此参考本书附录 C 中附表 C4，最大可移植数量为

$$N = 2 * g_1 + w_1 + w_2 + w_3 + w_4 + v_2 + 2 * g_6 + w_5$$
$$= \min\{N_1, N_4, N_9, N_{10}, N_{11}\}$$

情况（13）：当 (A,O)，(O,B)，(A,AB)，(B,AB) 存在剩余，我们有 $g_1 = \#A^d + \#(AB,A) - \min\{\#A^d + \#(AB,A), \#(A,AB)\}$，$g_2 = \#(O,A) - \min\{\#(A,O), \#(O,A)\}$，$g_3 = \min\{\#A^d + \#(AB,A) - g_1, \#(A,B) - \#(B,A) - g_1 - g_2\}$ 和 $g_4 = \min\{\#(O,A) - g_2, \#(A,B) - \#(B,A) - g_1 - g_2 - g_3\}$。由于所有对子 (O,A) 都已匹配，我们无法从环式交换 $(AB,O) - (O,A) - (A,B) - (B,AB)$ 和链式交换 $O^d - (O,A) - (A,B) - (B,AB) - AB^p$ 中获得潜在收益。然而，我们可以通过打破环式交换 $(AB,A) - (A,AB)$ 和链式交换 $A^d - (A,AB) - AB^p$ 来组建环式交换 $(AB,A) - (A,O) - (O,B) - (B,AB)$ 和链式交换 $A^d - (A,O) - (O,B) - (B,AB)$，以获得更多潜在收益，也就是说，$v_1 \neq 0$。为了充分利用规模为 4 的环式交换和链式交换，我们首先执行与情况（11）中相同的过程，其次匹配环式交换 $(AB,O) - (O,B) - (B,AB)$、$(AB,O) - (A,B) - (B,AB)$ 和链式交换 $O^d - (O,B) - (B,AB)$、$O^d - (A,B) - (B,AB)$（如果存在），最后将对子 (AB,O) 和利他捐赠者 O^d 与其他患者进行匹配。因此，在情况（13）中，最大可移植数量可以表达为

$$N = 2 * g_1 + 2 * g_2 + 2 * g_3 + 2 * g_4 + w_1 + w_2 + w_3 + w_4 + v_1 + 2 * g_6 + 2 * g_8 + w_5$$

其中

$$g_8 = \min\{\#O^d + \#(AB,O) - g_6, \#(A,B) - \#(B,A) - g_1 - g_2 - g_3 - g_4,$$
$$\#(B,AB) - g_1 - g_3 - w_2 - v_1 - g_6\}$$

$$w_5 = \min\{\#O^d + \#(AB,O) - g_6 - g_8, \#(O,A) + \#(O,B) + \#(O,AB) + \#(A,AB)$$
$$+ \#(A,B) - \#(B,A) + \#(B,AB) - 2 * g_1 - 2 * g_2 - 2 * g_3 - 2 * g_4$$
$$- w_1 - w_2 - w_3 - w_4 - v_1 - 2 * g_6 - 2 * g_8\}$$

参考本书附录 C 中附表 C5，该最大可移植数量可以被重新表达为

$$N = 2 * g_1 + 2 * g_2 + 2 * g_3 + 2 * g_4 + w_1 + w_2 + w_3 + w_4 + v_1 + 2 * g_6 + 2 * g_8 + w_5$$
$$= \min\{N_1, N_2, N_5, N_6, N_{10}\}$$

情况（14）：当 (O,A)，(B,O)，(A,AB)，$B^d/(AB,B)$ 存在剩余，我们有 $\min\{\#(A,O), \#(O,A)\} = \#(A,O)$，$g_1 = \#A^d + \#(AB,A) - \min\{\#A^d + \#(AB,A), \#(A,AB)\}$，$g_2 = \#(A,B) - \#(B,A) - g_1$，$g_3 = g_4 = 0$。由于所有对子 (A,B) 都已匹配，我们无法从环式交换 $(AB,O) - (O,A) - (A,B) -$

(B,AB) 和链式交换 $O^d - (O,A) - (A,B) - (B,AB) - AB^p$ 中获得潜在收益。然而，我们可以从环式交换 $(AB,B) - (B,O) - (O,A) - (A,AB)$ 和链式交换 $B^d - (B,O) - (O,A) - (A,AB)$ 中获得更多潜在收益，即两对血型不匹配对子 (O,A) 和 (A,AB) 可以获得匹配肾源。因此，为了充分利用对子 (B,A)、(A,B)，我们执行以下步骤：①最大化匹配环式交换 $(AB,B) - (B,O) - (O,A) - (A,AB)$ 和链式交换 $B^d - (B,O) - (O,A) - (A,AB)$，其中该步骤中交换的数量不应该超过剩余对子 (O,A)、(B,O)、(A,AB) 和 $B^d/(AB,B)$ 的数量。②如果所有剩余对子 (AB,B) 和利他捐赠者 B^d 都被匹配了，我们可以通过打破环式交换 $(AB,B) - (B,AB)$ 和链式交换 $B^d - (B,AB) - AB^p$ 来组建环式交换 $(AB,B) - (B,O) - (O,A) - (A,AB)$ 和链式交换 $B^d - (B,O) - (O,A) - (A,AB)$，以获得更多的收益。③如果所有剩余对子 (B,O) 都被匹配，我们可以通过打破环式交换 $(B,O) - (O,B)$ 来组建环式交换 $(AB,B) - (B,O) - (O,A) - (A,AB)$ 和链式交换 $B^d - (B,O) - (O,A) - (A,AB)$，以获得更多的潜在收益。因此，在情况（14）中的最大可移植数量可以被表示为

$$N = 2*g_1 + 2*g_2 + w_1 + w_2 + w_3 + w_4 + 2*u_2 + v_3 + v_4 + 2*g_5 + w_5$$

其中

$$u_2 = \min\{\#(B,O) - g_2 - w_4, \#(O,A) - g_2 - w_1, \#(A,AB) - w_3, \#B^d + \#(AB,B) - w_2\}$$

$$v_3 = \min\{\#B^d + \#(AB,B) - u_2, \#(B,O) - g_2 - w_4 - u_2, \#(O,A) - g_2 - w_1 - u_2,$$
$$\#(A,AB) - w_3 - u_2\}$$

$$v_4 = \min\{\#(B,O) - g_2 - u_2, \#B^d + \#(AB,B) - w_2 - u_2, \#(O,A) - g_2 - w_1 - u_2,$$
$$\#(A,AB) - w_3 - u_2\}$$

$$c_3 = \min\{\#B^d + \#(AB,B) - w_2 - u_2 - v_4, \#(B,O) - w_4 - u_2 - v_3\}$$

$$g_5 = \min\{\#O^d + \#(AB,O), \#(O,A) - g_2 - w_1 - u_2 - v_3 - v_4, \#(A,AB) - w_3 - u_2$$
$$- v_3 - v_4\}$$

$$w_5 = \min\{\#O^d + \#(AB,O) + c_3 - g_5, \#(O,A) + \#(O,B) + \#(O,AB) + \#(A,AB)$$
$$+ \#(A,B) - \#(B,A) + \#(B,AB) - 2*g_1 - 2*g_2 - w_1 - w_2 - w_3 - w_4$$
$$- 2*u_2 - v_3 - v_4 - 2*g_5\}$$

参考本书附录 C 中附表 C6，该最大可移植数量可以被表示为

$$N = 2*g_1 + 2*g_2 + w_1 + w_2 + w_3 + w_4 + 2*u_2 + v_3 + v_4 + 2*g_5 + w_5$$
$$= \min\{N_1, N_2, N_3, N_4, N_6, N_8, N_{10}, N_{11}\}$$

情况（15）：当 (O,A)，(B,O)，(A,AB)，(B,AB) 存在剩余，我们

有 $min\{\#(A,O)$，$\#(O,A)\} = \#(A,O)$，$g_1 = \#A^d + \#(AB,A) - min\{\#A^d + \#(AB,A)$，$\#(A,AB)\}$，$g_2 = \#(A,B) - \#(B,A) - g_1$　$g_3 = g_4 = 0$。由于所有对子 (A,B) 都已匹配，我们无法从环式交换 $(AB,O) - (O,A) - (A,B) - (B,AB)$ 和链式交换 $O^d - (O,A) - (A,B) - (B,AB) - AB^p$ 中获得潜在收益。然而，我们可以通过打破环式交换 $(AB,B) - (B,AB)$ 和链式交换 $B^d - (B,AB) - AB^p$ 来组建环式交换 $(AB,B) - (B,O) - (O,A) - (A,AB)$ 和链式交换 $B^d - (B,O) - (O,A) - (A,AB) - AB^p$ 以获得更多的潜在收益，也就是说，$v_3 \neq 0$。我们采取与情况（14）中相同的执行过程，因此参考本书附录 C 中附表 C7，最大可移植数量可以被表达为

$$N = 2*g_1 + 2*g_2 + w_1 + w_2 + w_3 + w_4 + v_3 + 2*g_5 + w_5$$
$$= min\{N_1，N_2，N_3，N_4，N_{10}\}$$

情况（16）：当 (O,A)，(O,B)，(A,AB)，$B^d/(AB,B)$ 存在剩余，我们有 $min\{\#(A,O)$，$\#(O,A)\} = \#(A,O)$，$g_1 = \#A^d + \#(AB,A) - min\{\#A^d + \#(AB,A)$，$\#(A,AB)\}$，$g_2 = min\{\#(B,O)$，$\#(A,B) - \#(B,A) - g_1\}$，$g_3 = min\{\#A^d + \#(AB,A) - g_1$，$\#(A,B) - \#(B,A) - g_1 - g_2$，$\#(B,AB) - b_1\}$，$g_4 = 0$。由于所有对子 (B,AB) 都已匹配，我们无法从环式交换 $(AB,O) - (O,A) - (A,B) - (B,AB)$ 和链式交换 $O^d - (O,A) - (A,B) - (B,AB) - AB^p$ 以获得潜在收益。然而，我们可以通过打破环式交换 $(B,O) - (O,B)$ 来组建环式交换 $(AB,B) - (B,O) - (O,A) - (A,AB)$ 和链式交换 $B^d - (B,O) - (O,A) - (A,AB)$ 以获得更多的潜在收益。为了充分利用这些潜在收益，我们首先可以执行与情况（14）中相同的执行过程，其次利用剩余对子 (AB,O) 和利他捐赠者 O^d 来匹配 $(AB,O) - (O,A) - (A,AB)$、$(AB,O) - (O,A) - (A,B)$ 和 $O^d - (O,A) - (A,AB)$、$O^d - (O,A) - (A,B)$（如果存在）。因此，在该情况中最大可移植数量可以被表示为

$$N = 2*g_1 + 2*g_2 + 2*g_3 + w_1 + w_2 + w_3 + w_4 + v_4 + 2*g_5 + 2*g_7 + w_5$$

其中

$$g_7 = min\{\#O^d + \#(AB,O) - g_5, \#(O,A) - g_2 - w_1 - v_4 - g_5,$$
$$\#(A,B) - \#(B,A) - g_1 - g_2 - g_3\}$$

$$w_5 = min\{\#O^d + \#(AB,O) - g_5 - g_7, \#(O,A) + \#(O,B) + \#(O,AB) + \#(A,AB)$$
$$+ \#(A,B) - \#(B,A) + \#(B,AB) - 2*g_1 - 2*g_2 - 2*g_3 - w_1 - w_2 - w_3$$
$$- w_4 - v_4 - 2*g_5 - 2*g_7\}$$

参考本书附录 C 中附表 C8，该最大可移植数量可以被表示为

$$N = 2 * g_1 + 2 * g_2 + 2 * g_3 + w_1 + w_2 + w_3 + w_4 + v_4 + 2 * g_5 + 2 * g_7 + w_5$$
$$= \min\ \{N_1,\ N_6,\ N_8,\ N_{10},\ N_{11}\}$$

综合情况（1）到情况（16），我们已经证明血型不匹配对子，包括 (O,A)、(O,B)、(O,AB)、(A,AB)、(B,AB) 和 (A,B) 类型的最大可移植数量为

$$N = \min\ \{N_1,\ N_2,\ N_3,\ N_4,\ N_5,\ N_6,\ N_7,\ N_8,\ N_9,\ N_{10},\ N_{11}\}$$

7.2 有效的分配机制

基于所有可能规模为 2 和规模为 3 的环式交换和链式交换的排列组合，以及能够进一步扩大血型不匹配患者-捐赠者对子移植数量的规模为 4 的环式交换和链式交换的组合，本书提出了一个顺序匹配过程，能够找到在最多使用规模为 4 的环式交换或链式交换的情况下的最大可行移植数量，即允许规模为 2，3 和 4 的交换组合下的最大可行移植数量。我们称这样的匹配过程为规模 $k = 4$ 的顺序匹配算法。值得注意的是，在该算法中，每当要进行环式交换或链式交换时，不匹配的患者-捐赠者对子是被优先考虑的。具体的算法过程如下：

规模 $k = 4$ 的顺序匹配算法

步骤 1：最大化匹配规模为 2 的环式交换 (A,A)，(B,B)，(O,O)，(AB,AB)。

步骤 2：（充分利用以 A^d，(AB,A) 和 (B,O) 开始的规模为 3 的环式交换和链式交换）该步骤中 (A,B) 的匹配数量不应超过 $\#(A,B) - \#(B,A)$。

——最大化匹配环式交换 $(AB,A) - (A,B) - (B,AB)$ 和链式交换 $A^d - (A,B) - (B,AB) - Y^p$，其中该步骤中可用的 (AB,A) 和利他捐赠者 A^d 的数量为 $\#A^d + \#(AB,A) - \min\{\#A^d + \#(AB,A),\ \#(A,AB)\}$。

——最大化匹配环式交换 $(B,O) - (O,A) - (A,B)$，其中该步骤中可用 (O,A) 的数量为 $\#(O,A) - \min\{\#(O,A),\ \#(A,O)\}$。

——最大化匹配环式交换 $(AB,A) - (A,B) - (B,AB)$ 和链式交换 $A^d - (A,B) - (B,AB) - AB^p$。

——最大化匹配环式交换 $(B,O) - (O,A) - (A,B)$。

步骤 3：（充分利用带有组合的规模为 4 的环式交换和链式交换）设

$\#(X,Y)^r$ 为当前所有可用任何对子类型 (O,A)，(O,B)，(A,AB)，(B,AB)，(A,O)，(B,O)，(AB,A)，(AB,B) (A,B) 的数量。设 $\#Y^{dr}$ 为当前所有可用的任何类型利他捐赠者 A^d 和 B^d 的数量。匹配以下规模为 4 的环式交换和链式交换。

步骤 3.1：最大化匹配环式交换 $(AB,A)-(A,O)-(O,B)-(B,AB)$ 和链式交换 $A^d-(A,O)-(O,B)-(B,AB)-AB^p$，其中该步骤的交换需要满足：①该步骤中利用 $(O,B)/(A,O)$ 的数量不应超过 $\#(X,Y)^r-\min\{\#(X,Y)^r,\#(Y,X)^r\}$；②①该步骤中利用 (AB,A) 和利他捐赠者 A^d 的数量不应超过 $\#A^{dr}+\#(AB,A)^r-\min\{\#A^{dr}+\#(AB,A)^r,\#(A,AB)^r\}$；③该步骤中利用 (B,AB) 的数量不应超过 $\#(B,AB)^r-\min\{B^{dr}+\#(AB,B)^r,\#(B,AB)^r\}$。

步骤 3.2：最大化环式交换 $(AB,B)-(B,O)-(O,A)-(A,AB)$ 和链式交换 $B^d-(B,O)-(O,A)-(A,AB)-AB^p$，其中该步骤的交换需要满足：①该步骤中利用 $(B,O)/(O,A)$ 的数量不应超过 $\#(X,Y)^r-\min\{\#(X,Y)^r,\#(Y,X)^r\}$；②该步骤中利用 (AB,B) 和利他捐赠者 B^d 的数量不应超过 $\#B^{dr}+\#(AB,B)^r-\min\{\#B^{dr}+\#(AB,B)^r,\#(B,AB)^r\}$；③该步骤中利用 (A,AB) 的数量不应超过 $\#(A,AB)^r-\min\{\#A^{dr}+\#(AB,A)^r,\#(A,AB)^r\}$。

步骤 3.3：如果步骤 3.1 中每种类型 (A,O)，(O,B) 和 $A^d/(B,AB)$ 至少剩下一个，那么最大化环式交换 $(AB,A)-(A,O)-(O,B)-(B,AB)$ 和链式交换 $A^d-(A,O)-(O,B)-(B,AB)-AB^p$，其中该步骤中的交换需要满足：①该步骤中利用 $(O,B)/(A,O)$ 的数量不应超过 $\#(X,Y)^r-\min\{\#(X,Y)^r,\#(Y,X)^r\}$；②该步骤中利用 (B,AB) 的数量不应超过 $\#(B,AB)^r-\min\{B^{dr}+\#(AB,B)^r,\#(B,AB)^r\}$。

步骤 3.4：如果步骤 3.2 中每种类型 (O,A)，(A,AB) 和 $B^d/(AB,B)$ 至少剩下一个，那么最大化环式交换 $(AB,B)-(B,O)-(O,A)-(A,AB)$ 和链式交换 $B^d-(B,O)-(O,A)-(A,AB)-AB^p$，其中该步骤中交换需要满足：①该步骤中利用 (O,A) 的数量不应超过 $\#(O,A)^r-\min\{\#(O,A)^r,\#(A,O)^r\}$；②该步骤中利用 (AB,B) 和利他捐赠者 B^d 的数量不应超 $\#B^{dr}+\#(AB,B)^r-\min\{\#B^{dr}+\#(AB,B)^r,\#(B,AB)^r\}$；③该步骤中利用 (A,AB) 的数量不应超过 $\#(A,AB)^r-\min\{\#A^{dr}+\#(AB,A)^r,\#(A,AB)^r\}$。

步骤 3.5：如果步骤 3.1 和步骤 3.3 之后每种类型 (B,AB)，(O,B) 和 $A^d/(AB,A)$ 还至少剩余一个，最大化匹配环式交换 $(AB,A)-(A,O)-(O,B)-(B,AB)$ 和链式交换 $A^d-(A,O)-(O,B)-(B,AB)-AB^p$，其中该步骤中交换需要满足：①该步骤中利用 (O,B) 的配对数量不应超过 $\#(O,B)^r-\min\{\#(O,B)^r,\#(B,O)^r\}$；②该步骤中利用 (AB,A) 和利他捐赠者 A^d 的数量不应超 $\#A^{dr}+\#(AB,A)^r-\min\{\#A^{dr}+\#(AB,A)^r,\#(A,AB)\}$；③该步骤中利用 (B,AB) 的数量不应超过 $\#(B,AB)^r-\min\{B^{dr}+\#(AB,B)^r,\#(B,AB)^r\}$。

步骤 3.6：如果步骤 3.2 和步骤 3.4 之后每种类型 (B,O)，(O,A) 和 (A,AB) 还至少剩余一个，最大化匹配环式交换 $(AB,B)-(B,O)-(O,A)-(A,AB)$ 和链式交 $B^d-(B,O)-(O,A)-(A,AB)-AB^p$，其中该步骤中交换需要满足：①该步骤中利用 $(B,O)/(O,A)$ 的数量不应超过 $\#(X,Y)^r-\min\{\#(X,Y)^r,\#(Y,X)^r\}$；②该步骤中利用 (A,AB) 的数量不应超过 $\#(A,AB)^r-\min\{\#A^{dr}+\#(AB,A)^r,\#(A,AB)^r\}$。

步骤 4：执行以下的规模为 2 的环式交换和链式交换：

——尽可能多的将剩余 (A,O) 与 (O,A) 匹配。尽可能多的将剩余 (B,O) 与 (O,B) 匹配。尽可能多的将剩余 (A,B) 与 (B,A) 匹配。尽可能多的将剩余 (AB,A) 和利他捐赠者 A^d 与 (A,AB) 匹配。尽可能多将剩余 (AB,B) 和利他捐赠者 B^d 与 (B,AB) 匹配。

——尽可能多的将剩余 (AB,A)，(B,O) 和利他捐赠者 A^d 与 (A,B) 匹配，其中该步骤中交换需要满足：①该步骤中可利用 (B,O) 的数量不应超过

$\#(B,O)^r-\min\{\#B^{dr}+\#(AB,B)^r,\#(B,O)^r\}-\min\{\#A^{dr}+\#(AB,A)^r-\min\{\#A^{dr}+\#(AB,A)^r,\#(A,O)^r\},\#(B,O)^r-\min\{\#B^{dr}+\#(AB,B)^r,\#(B,O)^r\},\#(A,B)^r\}$

②该步骤中可以利用 (AB,A) 和利他捐赠者 A^d 的数量不应超过

$\#A^{dr}+\#(AB,A)^r-\min\{\#A^{dr}+\#(AB,A)^r,\#(A,O)^r\}-\min\{\#A^{dr}+\#(AB,A)^r-\min\{\#A^{dr}+\#(AB,A)^r,\#(A,O)^r\},\#(B,O)^r-\min\{\#B^{dr}+\#(AB,B)^r,\#(B,O)^r\},\#(A,B)^r\}$

步骤 5：按顺序最大化匹配如下环式交换和链式交换：

——环式交换 $(AB,O)-(O,A)-(A,B)-(B,AB)$ 和链式交换 $O^d-(O,A)-(A,B)-(B,AB)$。

——环式交换 $(AB,O)-(O,A)-(A,AB)$ 和链式交换 $O^d-(O,A)-$
$(A,AB)-AB^p$。

——环式交换 $(AB,O)-(O,B)-(B,AB)$ 和链式交换 $O^d-(O,B)-$
$(B,AB)-AB^p$。

——环式交换 $(AB,O)-(O,A)-(A,B)$ 和链式交换 $O^d-(O,A)-$
$(A,B)-AB^p$。

——环式交换 $(AB,O)-(A,B)-(B,AB)$ 和链式交换 $O^d-(A,B)-$
$(B,AB)-AB^p$。

步骤6：尽可能多的将剩余利他捐赠 O^d 和 (AB,O) 与 (O,A)，$(O,$
$B)$，(O,AB)，(A,AB)，(B,AB)，(A,B) 匹配。尽可能多的将组合 $(AB,$
$A)-(A,O)$，$(AB,B)-(B,O)$，$(AB,A)-(A,B)-(B,O)$ 与剩余的 $(O,$
$A)$，(O,B)，(O,AB)，(A,AB)，(B,AB)，(A,B) 匹配。尽可能多的将
组合 $A^d-(A,O)$，$B^d-(B,O)$，$A^d-(A,B)-(B,O)$ 与剩余的 (O,A)，
(O,B)，(O,AB)，(A,AB)，(B,AB)，(A,B) 和等候名单上的患者匹配。

步骤7：尽可能多的将 $(A,O)^i$ 通过环式交换 $(A,O)^i-(A,O)^i$ 进行匹
配。如果还剩下一对 $(A,O)^i$，将其与 $(A,O)^c$ 匹配。对于任何剩余的对子
$(B,O)^i$，$(AB,O)^i$，$(AB,A)^i$ 和 $(AB,B)^i$ 都应用相同的过程。匹配尽可能
多的剩余利他捐赠者 O^d，A^d，B^d，AB^d 与任何剩余的等候名单上的患者
O^p，A^p，B^p，AB^p；将任何剩余匹配对子中的患者和其对子中的捐赠者相
匹配。

可以看到，相比于只允许规模为2的交换组合以及允许规模为2和3
的交换组合，允许规模为2、3和4的交换组合产生了更多匹配的可能。本
书继续用例5.1来展示规模 $k=4$ 的顺序匹配算法，即展示如何将患者和捐
赠者进行匹配，并将该结果与规模 $k=2$ 的顺序匹配算法和规模 $k=3$ 的顺
序匹配算法所计算得到的分配结果相比较。

表7-1显示，如果使用规模 $k=4$ 的顺序匹配算法，将有32名对子中
的患者和5名等候名单上的患者可以获得匹配的肾源，而仅剩三个对子
(A,AB)，(O,B) 和 (O,AB) 未能匹配到匹配肾源。与规模 $k=3$ 的顺序匹
配算法的分配结果相比，规模 $k=4$ 的顺序匹配算法使得可行肾脏移植数量
增加了一例，因此提高了器官匹配效率。

引理7.2：在所有满足假设3.1和假设3.3的肾源分配问题中，如果
匹配 μ 为一个4-有效的匹配，那么在匹配 μ 中，每个环式交换最多包含两

对血型匹配的患者-捐赠者对子，每个链式交换最多包含一对血型匹配的患者-捐赠者对子。

证明： 考虑任意的4-有效地匹配 μ。如果 μ 仅包含不超过两对血型匹配对子的环式交换和不超过一对血型匹配对子的链式交换，自然得证。否则，这意味着匹配 μ 中包含超过两对血型匹配对子的环式交换或超过一对血型匹配对子的链式交换。引理 6.2，我们只需要考虑规模为 4 的环式交换和规模为 4 的链式交换。

一个规模为 4 的环式交换可能包含四对或三对血型匹配的对子，而一个规模为 4 的链式交换可能包含三对或两对血型匹配的对子。我们将证明任何这些环式交换或链式交换可以被分解为规模更小的环式交换或链式交换，具体形式如下：

（1）对于一个包含四对血型匹配对子的规模为 4 的环式交换，我们可以将其分解为四个单独的血型匹配对子。

（2）对于一个包含三对血型匹配对子的规模为 4 的链式交换，我们可以将其分解为三个单独的血型匹配对子和一条单规模的链式交换，其中利他捐赠者捐赠其肾源给等候名单上的患者。

（3）对于一个包含三对血型匹配对子的环式交换，我们可以将其分解为一个包含两对血型匹配对子的规模为 3 的环式交换，和一对血型匹配对子。

表 7-1　顺序四规模匹配程序的示例

步骤	环或链的数量	环或链	剩余配对和捐赠者的数量
步骤 1	1	$(AB, AB)^i - (AB, AB)^i$	
	1	$(AB, AB)^i - (AB, AB)^c$	
步骤 2	1	$(AB, A)^i - (A, B) - (B, AB)$	$6(B, AB),\ 6(A, B)$
	1	$A^d - (A, B) - (B, AB) - AB^p$	$2A^d,\ 5(B, AB)$ $5(A, B)$
	1	$(B, O)^i - (O, A) - (A, B)$	$4(O, A),\ 4(A, B)$
	2	$A^d - (A, B) - (B, AB) - AB^p$	$3(B, AB),\ 2(A, B)$

表7-1(续)

步骤	环或链的数量	环或链	剩余配对和捐赠者的数量
	1	$(O,A) - (A,O)^i$	$3(O,A)$
	1	$(O,A) - (A,O)^c$	$2(O,A)$
步骤3	1	$(A,B) - (B,A)$	(A,B)
	1	$(B,AB) - (AB,B)^i$	$2(B,AB)$
	1	$B^d - (B,AB) - AB^p$	(B,AB)
步骤4	1	$(AB,O)^i - (O,A) - (A,B) - (B,AB)$	(O,A)
	1	$(AB,O)^c - (O,A) - (A,AB)$	(A,AB)
步骤5(end)	1	$AB^d - AB^p$	

不妨设 $(P_1, D_1) - (P_2, D_2) - (P_3, D_3) - (P_4, D_4)$ 表示一个包含三对血型匹配对子的规模为 4 的环式交换。如果该环式交换中存在类型为 (AB,O) 的对子，根据假设 3.1，该规模为 4 的环式交换可以被拆解为一个规模为 3 的环式交换和一对血型匹配对子，因为类型为 (AB,O) 对子可以与任何对子类型匹配。如果该环式交换中存在类型为 (AB,A) 和 (A,O) 对子，那么该环式交换可以被拆解为一个以组合 $(AB,A) - (A,O)$ 开始的规模为 3 的环式交换和一对血型匹配对子，因为组合 $(AB,A) - (A,O)$ 可以与任何对子类型匹配。类似地，这样的拆解同样适用于包含类型为 (AB,B) 和 (B,O) 对子的环式交换。

现在我们考虑不包含对子 (AB,O)，组合 $(AB,A) - (A,O)$，和组合 $(AB,B) - (B,O)$ 的其他规模为 4 的环式交换。第一种情况，该环式交换中包含类型为 (B,O) 对子，由于该环式交换不包含有 (AB,O)，(AB,B)，因此该环式交换要么包含两对 (A,O)，要么包含两对 (AB,A)，要么包含两对 (AB,A)，要么包含两对 (B,O)。在这一情况下，这个环式交换可以被拆解为一个规模为 3 的环式交换和一个血型匹配对子。第二种情况，该环式交换包含类型为 (AB,B) 对子，由于该环式交换不包含 (AB,O)，(B,O)，因此该环式交换要么包含两对 (A,O)，要么包含两对 (AB,A)，要么包含两对 (AB,B)。在这一情况下，该环式交换可以被拆解一个规模为 3 的环式交换和一个血型匹配对子。类似的证明可以被应用于如下规模为 4 的环式交换：$(B,O) - (P_2, D_2) - (P_3, D_3) - (P_4, D_4)$，$(AB,A) - (P_2, D_2) - (P_3, D_3) - (P_4, D_4)$，$(AB,B) - (P_2, D_2) - (P_3, D_3) - (P_4, D_4)$。

（4）对于一个包含两对血型匹配对子的链式交换，我们可以将其分解为一个包含至多两对血型匹配对子的规模为 2 或者规模为 3 的环式交换，或包含至多一对血型匹配对子的链式交换。

不妨设 $X^d - (P_1, D_1) - (P_2, D_2) - (P_3, D_3) - Y^p$ 表示一个包含两对血型匹配对子的规模为 4 的链式交换。

第一，基于前文的证明，如果该链式患者存在对子 (AB, O)，组合 $(AB, A) - (A, O)$，和组合 $(AB, B) - (B, O)$，那么该链式交换可以被拆解为一个规模为 3 的环式交换和一个单规模的链式交换，即利他捐赠者直接捐赠肾源给等候名单上患者。

第二，如果该链式交换的利他捐赠者为 O^d，那么该链式交换可以被拆解为一个规模为 3 的链式交换和一个血型匹配对子，根据 3.1 利他捐赠者 O^d 可以与任何患者类型相匹配。如果该链式交换包含利他捐赠者为 A^d 和对子 (A, O)，那么该链式交换可以被拆分为一个以组合 $A^d - (A, O)$ 开头的规模为 3 的链式交换和一个血型匹配的对子，因为组合 $A^d - (A, O)$ 可以与任何对子类型相匹配。相似的证明可以被应用于链式交换包含利他捐赠者为 B^d 和对子 (B, O) 的情况中。

第三，如果该链式交换包含类型为 (AB, O) 对子，那么我们需要考虑如下情况。首先，如果 (P_1, D_1) 的类型是 (AB, O)，那么该链式交换可以分为一个规模为 3 的环式交换 $(P_1, D_1) - (P_2, D_2) - (P_3, D_3)$ 和一个单规模链 $X^d - Y^p$，因为基于假设 3.1，类型为 AB 的患者可以接受任何类型的捐赠者。其次，如果对子 (P_2, D_2) 的类型是 (AB, O)，那么需要考虑了以下情况：如果对子 (P_1, D_1) 是血型不匹配对子，那么该链式交换可以被拆解为一个规模为 3 的链式交换 $X^d - (P_1, D_1) - (P_2, D_2) - Y^p$ 和一个血型匹配对子 (P_3, D_3)；如果对子 (P_3, D_3) 是血型不匹配对子，那么该链式交换可以被拆解为一个规模为 2 的环式交换 $(P_2, D_2) - (P_3, D_3)$ 和一个规模为 2 的链式交换 $X^d - (P_1, D_1) - Y^p$。最后，如果对子 (P_3, D_3) 的类型是 (AB, O)，那么该链式交换可以被拆解为一个规模为 3 的链式交换 $X^d - (P_1, D_1) - (P_2, D_2) - Y^p$ 和一个血型匹配对子 (P_3, D_3)。

现在我们考虑不包含利他捐赠者 O^d、对子 (AB, O)、组合 $A^d / (AB, A) - (A, O)$ 和组合 $B^d / (AB, B) - (B, O)$、以及对子 $(AB, A) / (AB, B)$，规模为 4 的链式交换。

因此，一个规模为 4 的链式交换 $A^d - (P_2, D_2) - (P_3, D_3) - (P_4, D_4)$

一定包含两对 (B,O)，从而该链式交换可以被拆解为一个规模为 3 的链式交换和一个血型匹配对子 (B,O)。一个规模为 4 的链式交换 $B^d - (P_2, D_2) - (P_3, D_3) - (P_4, D_4)$ 一定包含两对 (A,O)，从而该链式交换可以被拆解为一个规模为 3 的链式交换和一个血型匹配对子 (A,O)。一个规模为 4 的链式交换 $AB^d - (P_2, D_2) - (P_3, D_3) - (P_4, D_4)$ 中，因为捐赠者 AB^d 只能捐赠肾源给 AB 型患者，因此对子 (P_2, D_2) 的类型是 (AB, D_2)。因此，该链式交换可以被拆解为一个以对子 (P_2, D_2) 开头的规模为 3 的环式交换和一个单规模的链式交换。

因此，上述每个规模为 4 的环式交换和规模为 4 的链式交换都可以被拆解为一个规模更小的环式交换或链式交换，或一个血型匹配对子。由于血型匹配且 HLA 匹配的对子可以直接进行移植，所有匹配配对可以单独进行移植。令 D 表示上述考虑的链式交换和环式交换中被拆解下来的血型匹配但 HLA 不匹配的对子集合。设 $(X,Y)^i$ 表示一个血型匹配但 HLA 不匹配的对子类型。如果存在两个或更多类型为 $(X,Y)^i$ 的对子，我们可以用规模为 2 的环式交换 $(X,Y)^i - (X,Y)^i$，使绝大部分该类型对子中的患者获得匹配肾源。在此过程后，最多剩下一对类型为 $(X,Y)^i$ 的对子。根据假设 3.3，至少存在一对匹配对子 $(X,Y)^c$。如果匹配对子在 μ 中 $(X,Y)^c$ 没有参与任何环式交换和链式交换，那么我们可以将剩下的对子 $(X,Y)^i$ 与对子 $(X,Y)^c$ 相匹配。否则，匹配对子 $(X,Y)^c$ 参与的环式交换由不超过两对血型匹配对子组成，或者参与的链式交换由不超过一对血型匹配对子组成。根据假设 3.1，我们可以用对子 $(X,Y)^i$ 代替 $(X,Y)^c$ 其在环式交换或链式交换中的位置，以此使对子 $(X,Y)^i$ 获得匹配的肾源。与此同时，对子 $(X,Y)^c$ 可以直接进行移植。由此，所有剩下的类型为 $(X,Y)^i$ 的对子都可以获得匹配肾源。

命题 7.3：如果一个肾脏交换问题遵循假设 3.1、假设 3.2、假设 3.3，那么规模 $k = 4$ 顺序匹配算法得到的匹配 μ 是 4-有效的。

接下来，我们证明规模 $k = 4$ 顺序交换机制是 4-有效的，既可以实现至多规模为 4 的环式交换和链式交换下的最大可移植数量。与命题 6.3 中证明移植，该机制中匹配对子、血型匹配对子以及类型为 $(B - A)$ 对子的可移植数量为

$$\#(A,O) + \#(B,O) + \#(AB,O) + \#(AB,A) + \#(AB,B)$$
$$+ \#(B,A) + \#(A,A) + \#(B,B) + \#(AB,AB) + \#(O,O)$$

接下来，我们通过证明在规模 $k = 4$ 顺序交换机制中每条可能的路径都可以让类型为 (O, A)，(O, B)，(O, AB)，(A, AB)，(B, AB)，(A, B) 的对子实现最大可移植数量。

令 X_2 表示该机制第 2 步骤中涉及的 $(O, A), (O, B), (O, AB), (A, AB)$，$(B, AB)$，$(A, B)$ 对子匹配数量，即

$$X_2 = 2 * b_0 + 2 * b_1 + 2 * b_2$$

其中

$b_1 = \min\{ \#A^d + \#(AB, A) - \min\{ \#A^d + \#(AB, A), \#(A, AB) \}, \#(A, B) - \#(B, A), \#(B, AB) \}$

$b_2 = \min\{ \#(B, O), \#(O, A) - \min\{ \#(A, O), \#(O, A) \}, \#(A, B) - \#(B, A) - b_1 \}$

$b_3 = \min\{ \#A^d + \#(AB, A) - b_1, \#(A, B) - \#(B, A) - b_1 - b_2, \#(B, AB) - b_1 \}$

$b_{21} = \min\{ \#(B, O) - b_2, \#(O, A) - b_2, \#(A, B) - \#(B, A) - b_1 - b_2 - b_3 \}$

令 X_3 表示该机制第 2 步骤中涉及的 $(O, A), (O, B), (O, AB), (A, AB)$，$(B, AB)$，$(A, B)$ 对子匹配数量，即

$$X_3 = 2 * e_1 + 2 * e_2 + 2 * f_2 + 2 * f_3 + 2 * f_4 + 2 * f_5$$

其中

$e_1 = \min\{ \#(A, O) - a_1, \#A^d + \#(AB, A) - b_1 - b_3 - a_1, \#(O, B) - a_4,$
$\quad \#(B, AB) - b_1 - b_3 - a_2 \}$

$e_2 = \min\{ \#B^d + \#(AB, B) - a_2, \#(A, AB) - a_3, \#(B, O) - b_2 - a_4,$
$\quad \#(O, A) - b_2 - a_1 \}$

$f_2 = \min\{ \#(A, O) - a_1 - e_1, \#A^d + \#(AB, A) - b_1 - b_3 - e_1,$
$\quad \#(O, B) - a_4 - e_1, \#(B, AB) - b_1 - b_3 - a_2 - e_1 \}$

$f_3 = \min\{ \#B^d + \#(AB, B) - a_2 - e_2, \#(A, AB) - a_3 - e_2, \#(B, O) - b_2 - e_2,$
$\quad \#(O, A) - b_2 - a_1 - e_2 \}$

$f_4 = \min\{ \#(A, O) - e_1, \#A^d + \#(AB, A) - b_1 - b_3 - e_1 - a_3,$
$\quad \#(O, B) - a_4 - e_1, \#(B, AB) - b_1 - b_3 - a_2 - e_1 \}$

$f_5 = \min\{ \#B^d + \#(AB, B) - e_2, \#(A, AB) - a_3 - e_2, \#(B, O) - b_2 - b_{21} - e_2$
$\quad - a_4, \#(O, A) - b_2 - b_{21} - a_1 - e_2 \}$

其中

$a_1 = \min\{ \#(A, O), \#(O, A) - b_2 - b_{21} \}$

$a_2 = \min\{ \#B^d + \#(AB, B), \#(B, AB) - b_1 - b_3 \}$

$a_3 = \min\{ \#A^d + \#(AB, A) - b_1 - b_3, \#(A, AB) \}$

$$a_4 = \min\{\#(B,O) - b_2 - b_{21}, \#(O,B)\}$$

在该机制第 4 步骤中，我们将所有剩余对子 (B,A) 与对子 (A,B) 匹配。令 X_4 表示该机制第 4 步骤中涉及的 (O,A)，(O,B)，(O,AB)，(A,AB)，(B,AB)，(A,B) 对子匹配数量，即

$$X_4 = p_1 + p_2 + p_3 + p_4 + a_8 + c_4$$

其中

$$p_1 = a_1 - f_4$$
$$p_2 = a_2 - f_5$$
$$p_3 = a_3 - f_2$$
$$p_4 = a4 - f_3$$

$$a_8 = \min\{\#A^d + \#(AB,A) - b_1 - b_3 - e_1 - f_2 - f_4 - p_3 - c_2 - c_4$$
$$+ \#(B,O) - b_2 - e_2 - f_3 - f_5 - p_4 - c_3 - c_4, \ \#(A,B) - \#(B,A)$$
$$- b_1 - b_2 - b_3 - b_{21} - c_4\}$$

其中

$$c_2 = \min\{\#A^d + \#(AB,A) - b_1 - b_3 - e_1 - f_2 - f_4 - p_3, \#(A,O) - e_1 - f_2$$
$$- f_4 - p_1\} \quad c_3 = \min\{\#(B,O) - b_2 - b_{21} - e_2 - f_3 - f_5 - p_4, \#B^d + \#(AB,B) - e_2 - f_3$$
$$- f_5 - p_2\}$$

$$c_4 = \min\{\#A^d + \#(AB,A) - b_1 - b_3 - e_1 - f_2 - f_4 - p_3 - c_2, \#(B,O) - b_2$$
$$- b_{21} - e_2 - f_3 - f_5 - p_4 - c_3, \#(A,B) - \#(B,A) - b_1 - b_2 - b_3 - b_{21}\}$$

令 X_5 表示该机制第 5 步骤中涉及的 (O,A)，(O,B)，(O,AB)，(A,AB)，(B,AB)，(A,B) 对子匹配数量，即

$$X_5 = 3 * d_1 + 2 * b_4 + 2 * b_5 + 2 * b_6 + 2 * b_7$$

其中

$$d_1 = \min\{\#O^d + \#(AB,O), \#(O,A) - b_2 - b_{21} - e_2 - f_3 - f_5 - p_1,$$
$$\#(A,B) - \#(B,A) - b_1 - b_2 - b_3 - b_{21} - a_8, \#(A,AB) - e_2 - f_3 - f_5 - p_3\}$$

$$b_4 = \min\{\#O^d + \#(AB,O) - d_1, \#(O,A) - b_2 - b_{21} - e_2 - f_3 - f_5 - p_1 - d_1,$$
$$\#(A,AB) - e_2 - f_3 - f_5 - p_3 - d_1\}$$

$$b_5 = \min\{\#O^d + \#(AB,O) - b_4 - d_1, \#(O,B) - e_1 - f_2 - f_4 - p_4,$$
$$\#(B,AB) - b_1 - b_3 - e_1 - f_2 - f_4 - p_2\}$$

$$b_6 = \min\{\#O^d + \#(AB,O) - b_4 - b_5 - d_1, \#(O,A) - b_2 - b_{21} - e_2 - f_3 - f_5$$
$$- p_1 - b_4 - d_1, \#(A,B) - \#(B,A) - b_1 - b_2 - b_3 - b_{21} - a_8 - d_1\}$$

$$b_7 = \min\{\#O^d + \#(AB,O) - b_4 - b_5 - b_6 - d_1, \#(A,B) - \#(B,A) - b_1 - b_2$$

$-b_3-b_{21}-a_8-b_6-d_1 ,\#(B,AB)-b_1-b_3-e_1-f_2-f_4-p_2-b_5\}$

令 X_6 表示该机制第 6 步骤中涉及的 (O,A) , (O,B) , (O,AB) , (A,AB) , (B,AB) , (A,B) 对子匹配数量，即

$$X_6=a_9=\min\{\#O^d+\#(AB,O)-b_4-b_5-b_6-b_7+c_2+c_3+c_4 ,\#(O,A)$$
$$+\#(O,B)+\#(O,AB)+\#(A,AB)+\#(A,B)+\#(B,AB)$$
$$-2*b_1-2*b_2-2*b_3-2*e_1-2*e_2-2*f_2-2*f_3-2*f_4-2*f_5$$
$$-p_1-p_2-p_3-p_4-a_8-3*d_1-2*b_4-2*b_5-2*b_6-2*b_7-b_{21}-b_{21}\}$$

因此，在该机制中，类型为 (O,A) , (O,B) , (O,AB) , (A,AB) , (B,AB) , (A,B) 对子可移植数量为 $X=X_2+X_3+X_4+X_5+X_6$。参考本书附录 C 中附表 C9，该方程可以被重写为以下形式：

$$X=\min\{N_1 , N_2 , N_3 , N_4 , N_5 , N_6 , N_7 , N_8 , N_9 , N_{10} , N_{11}\}$$

因此，规模 $k=4$ 顺序匹配算法可以实现的总移植数量是：

$\#(A,O)+\#(B,O)+\#(AB,O)+\#(AB,A)+\#(AB,B)$

$+\#(B,A)+\#(A,A)+\#(B,B)+\#(AB,AB)+\#(O,O)$

$+\#A^d+\#B^d+\#AB^d+\#O^d$

$+\min\{N_1 , N_2 , N_3 , N_4 , N_5 , N_6 , N_7 , N_8 , N_9 , N_{10} , N_{11}\}$

由此可见，该机制是 4-有效的。

7.3 模拟实验及应用

7.3.1 规模 $k=4$ 机制的模拟设置

本部分根据不匹配对子的人口规模，随机构建了患者-捐赠者不匹配对子，以及相应的匹配患者-捐赠者对子和利他捐赠者。由于模拟规模为 4 的机制需要较长时间，本部分只依据表 4-1 中 1993—2002 年的人口分布，来随机构建了患者-捐赠者不匹配对子，以及相应的匹配患者-捐赠者对子和利他捐赠者。我们针对两个不同的不匹配对子人口规模（25 和 50）进行了 500 次蒙特卡洛模拟试验，并且针对三个不同的不匹配对子人口规模（100、150 和 200）进行了 200 次蒙特卡洛模拟试验。

需要注意的是，相比于规模 $k=2$ 和规模 $k=3$ 机制的模拟设置，由于规模为 4 的机制运行需要更长的时间，本部分缩减了蒙特卡洛模拟次数。类似地，本部分考虑允许交换规模为 2、规模为 3 或规模为 4 条件下的不

包容机制，一级包容机制和二级包容机制。模拟中我们运用 Matlab 进行代码编译，用于计算不匹配对子中患者能够接受匹配肾源的最大数量，跟第 5 章和第 6 章一样，我们称这个最大数量为"模拟"数值。并且，本部分将"模拟"数值与命题 7.1 给出的公式预测的数字进行比较，以了解基于命题 7.1 中的公式的预测数字与实际最大肾脏移植数量之间（"模拟"数值）的接近程度。本书使用两种类型的匹配数量的上界。

上界 1：这是根据命题 7.1 中的公式给出的数字，针对模拟人口样本的规模，包括 25、50、100、150 和 200 对不匹配的患者−捐赠者。

上界 2：对于每个模拟人口样本，可能存在一些患者在模拟人口中找不到匹配的捐赠者。我们从样本中排除这些无望的患者，并计算剩余人口中根据命题 7.1 中的公式得出的数字。这个数字被称为上界 2，明显提供了可以实现的可行移植数量的更准确上限。

对于每个不匹配的患者−捐赠者对的规模为 25 和 50，我们生成 500 个随机样本，并计算所有 500 次模拟值，上界 1 和上界 2 的平均值。对于每个不匹配的患者−捐赠者对的规模为 100、150 和 200，我们生成 200 个随机样本，并计算所有 200 次模拟值、上界 1 和上界 2 的平均值。针对 1993—2002 年数据，所有的结果都汇总在表 7-2 和表 7-3 中。

7.3.2　规模 $k = 4$ 下模拟结果的讨论

表 7-2 和表 7-3 展示了在交换规模为 2、3 或 4 下，不包容机制、一级包容机制和二级包容机制在效率和生存率上的表现。表中的模拟结果与第 5 章和第 6 章发现的结果大部分是相似的，即

（1）模拟与命题 7.1 中的公式预测的理论上界几乎没有差异。值得注意的是，本书中的模拟人口样本都包含 HLA 的匹配要求，而命题 7.1 基本上忽略了 HLA 不匹配的问题。

（2）当允许规模为 4 的交换组合时，交换的效率有所提高，但提高幅度有限。

（3）增加人口规模可以帮助理论更好地进行预测。

（4）规模为 2 的交换可以实现大部分潜在的交换收益，规模为 3 的交换可以进一步增加交换收益，规模为 4 的交换可以增加交换收益，但增加收益较小。

（5）与第 5 章和第 6 章模拟结果相似，当不匹配的患者−捐赠者对的

数量超过一定阈值，交换的效率几乎成为一个常数。

与第 5 章和第 6 章模拟试验部分相似，本书继续采用以下两个指标进行相关分析。第一个指标是模拟结果与上界 1 和上界 2 的偏差，具体公式如下：

$$\frac{\text{上界} i - \text{模拟值}}{\text{上界} i}, \quad i = 1, 2$$

所有的偏差数据都在表 7-3 中给出。显然，随着人口规模的增加，偏差变得更小。第二个指标是匹配率，即在每种交换机制下，对于不匹配的患者-捐赠者对子的可行移植数量，匹配率为

$$\frac{\text{不匹配对子患者的可行移植数量}}{\text{所有不匹配患者 - 捐赠者对子的数量}}$$

所有的匹配率都汇总在表 7-2 中，并在图 7-3 中显示。显然，随着人口规模的增加，匹配率也在增加。表 7-2 中数据可以看出总结的第 1 点和第 3 点。对于两个时期的数据，可以看到随着人口规模的增加，偏差变得更小，而二级包容机制表现比一级包容机制更好，而一级包容机制又优于不包容交换机制。更进一步，相比于只允许规模为 2 的交换组合，允许规模为 3 的交换组合能够进一步缩小这一偏差。例如，当不匹配的患者-捐赠者对子规模为 25 时，①允许规模为 2 或 3 的不包容交换机制、一级包容机制和二级包容机制下，匹配数量的上界 1 的偏差分别为 18%，8.7% 和 3.1%，相应的匹配数量上界 2 的偏差分别为 5%，3.7% 和 1.4%；②只允许规模为 2、3 或 4 的不包容交换机制、一级包容机制和二级包容机制下，匹配数量的上界 1 的偏差分别为 15.8%，7.8% 和 2.9%，相应的匹配数量上界 2 的偏差分别为 1.6%，2.7% 和 1.2%，要小于只允许规模为 2 或 3 的机制结果。当不匹配的患者-捐赠者对子规模为 200 时，允许规模为 2、3 和 4 的不包容交换机制、一级包容机制和二级包容机制下，匹配数量的上界 1 的偏差分别为 0.5%、0.3% 和 0，相应的匹配数量上界 2 的偏差分别为 0.3%、0.3% 和 0。可以看到，当不匹配对子规模达到 200 时，这一偏差数值几乎为 0，这表明增加人口规模在规模为 4 的机制下，本书理论公式几乎可以准确地预测市场最大匹配数量。这与第 6 章模拟试验的结果是相似的。值得注意的是，基于模拟时间的限制，本部分只考虑了 1993—2002 年的数据。

如果将表 5-5 和表 7-2 进行比较，第 2 和第 4 点就变得非常明显。例

如，如表5-5所示，1993—2002年数据中，当不匹配的患者-捐赠者对子规模为25时，允许交换规模为2或3的不包容交换机制、一级包容机制和二级包容机制下，匹配率分别为47%，62%和89%。如表7-2所示，允许交换规模为2、3或4的不包容交换机制、一级包容机制和二级包容机制下，匹配率分别提高到49%，63%和89%。相比于只允许规模为2或3的交换形式，允许规模为4的交换形式能够提高1%~2%的匹配效率。相比于允许规模为2的交换，以及允许规模为3的交换，规模为4的效率提高幅度是相对小的。

最后，我们分析第5点。与第5章发现的结果相似，图7-3显示，总体而言，匹配率的斜率是上升的，当不匹配的患者-捐赠者对子的数量低于100时，斜率相对较陡，而在100之后，斜率尽管是上升的，但几乎变得平坦，即交换的效率几乎是一个常数。

表7-2 规模为4交换形式下，1993—2002年不匹配对子患者匹配率

不匹配对子规模	方法	匹配率		
		不包容交换机制	一级包容交换机制	二级包容交换机制
n = 25	模拟	0.492 56	0.631 44	0.894 8
	上界 1	0.585 04	0.685 12	0.922 24
	上界 2	0.500 88	0.649 2	0.906
n = 50	模拟	0.567 88	0.702 8	0.952 52
	上界 1	0.608 68	0.723 88	0.958 16
	上界 2	0.578 8	0.713 44	0.956 4
n = 100	模拟	0.610 4	0.728 32	0.969 48
	上界 1	0.632 6	0.734 7	0.970 32
	上界 2	0.625	0.733 04	0.970 28
n = 150	模拟	0.611 2	0.734 707	0.978 747
	上界 1	0.617 1	0.737 507	0.978 907
	上界 2	0.614 2	0.737 267	0.978 907
n = 200	模拟	0.621 4	0.734 16	0.976 26
	上界 1	0.624 5	0.736 56	0.976 34
	上界 2	0.623 35	0.736 5	0.976 34

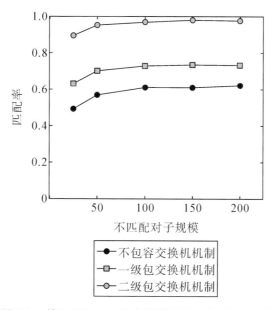

图 7-3　基于 1993—2002 年数据下不匹配对子匹配率

表 7-3　规模为 4 交换形式下，1993—2002 年模拟值与上界 1，
上界 2 的偏差值

不匹配对子规模	方法	偏差值		
		不包容交换机制	一级包容交换机制	二级包容交换机制
n = 25	上界 1	0.158 07	0.078 35	0.029 75
	上界 2	0.016 61	0.027 356 7	0.012 362
n = 50	上界 1	0.067 03	0.029 120 8	0.005 886 3
	上界 2	0.018 866	0.014 91	0.004 057
n = 100	上界 1	0.020 87	0.008 68	0.000 87
	上界 2	0.008 96	0.006 439	0.000 82
n = 150	上界 1	0.009 56	0.003 796 6	0.000 163 4
	上界 2	0.004 884	0.003 47	0.000 163 4
n = 200	上界 1	0.004 964	0.003 258	0.000 081
	上界 2	0.003 128	0.003 177 2	0.000 081

表7-3(续)

不匹配对子规模	方法	偏差值		
		不包容交换机制	一级包容交换机制	二级包容交换机制
n=300	上界 1	0.003 407	0.001 783	0.000 007
	上界 2	0.003 111	0.001 783	0.000 007
n=400	上界 1	0.002 276	0.001 288	0
	上界 2	0.002 122	0.001 288	0

8 无交换规模限制下的器官分配机制

在第 5 章、第 6 章和第 7 章，我们专注规模为 2、规模为 3 和规模为 4 的环式交换和链式交换，并推导了可行肾脏移植数量的上限。本章将考虑更一般的模型，并展示在类似条件下，即使有规模为 5 或更高规模的环式交换和链式交换，也无法进一步增加可行肾脏移植数量的上限。换句话说，规模为 4 以下的交换组合足以获得肾源交换的所有潜在收益。

8.1 一般肾源交换模型

本部分将建立一个更加一般的交换模型，帮助我们分析问题。我们的一般模型包括患者-捐赠者对子、利他捐赠者和等待名单上的患者。我们还将等待名单上的患者称为单个患者。每对 i 都有一个患者 P_i^p 和一个捐赠者 D_i^p，每个单个患者用 P_i^s 表示，每个利他捐赠者表示为 D_i^s。

设 $\mathcal{B}$ 为主要类型的集合，例如患者和捐赠者具有 $|\mathcal{B}| = n > 2$ 种血型。换句话说，每位患者和捐赠者都有一个主要类型 $X \in \mathcal{B}$。对于任何给定的两种类型 $X, Y \in \mathcal{B}$，$X \geq Y$ 表示主要类型为 X 的参与者与主要类型为 Y 参与者是主要类型相匹配的。在肾脏交换的背景下，类型为 Y 的患者与类型为 X 的捐赠者在血型上是匹配的。

本部分假设主要类型的匹配关系 $\geq$ 满足自反性、非对称性和传递性：

（1）（自反性）对于任何 $\geq X$ 都有 $X \in \mathcal{B}$

（2）（非对称性）$X \geq Y$ 且 $X \neq Y \Rightarrow Y \ngeq X$ 对于任何 $X, Y \in \mathcal{B}$，

（3）（传递性）$X \geq Y$ 且 $Y \geq Z \Rightarrow X \geq Z$ 对任何 $X, Y \in \mathcal{B}$

很明显，血型匹配性具有自反性、非对称性和传递性的属性。

令 C 为次要类型的集合，例如由患者和捐赠者的 HLA，其中 $|C|=n \geq 2$。对于任何给定的两个次要类型 Z，$W \in C$，$Z \sim W$ 表示类型为 Z 的参与人与类型为 W 的参与人是次要类型相匹配的。在肾脏交换的背景下，类型为 Z 的患者与类型为 W 的捐赠者在 HLA 匹配的。本部分假设次要类型的匹配关系 $\sim$ 满足对称性和非传递性的属性：

（1）（对称性）$Z \sim W \Rightarrow W \sim Z$ 对于任何 Z，$W \in C$

（2）（非传递性）$Z \sim W$ 且 $W \sim L \Rightarrow Z \sim L$ 对于任何 Z，W，$L \in C$

很明显，HLA 匹配性具有对称性和非传递性的属性。

主要类型为 $X \in \mathcal{B}$ 和次要类型为 $Z \in C$ 的参与人与主要类型为 $Y \in \mathcal{B}$ 和次要类型为 $W \in C$ 的参与人相匹配如果满足 $X \geq Y$ 且 $Z \sim W$。在肾脏交换的背景下，类型为 $Y \in \mathcal{B}$ 且 $W \in C$ 的患者可以接受来自类型为 $X \in \mathcal{B}$ 且 $Z \in C$ 的捐赠者的肾脏。

主要类型为 $X \in B$ 和次要类型为 $Z \in C$ 的参与人与主要类型为 $Y \in B$ 和次要类型为 $W \in C$ 的参与人相匹配如果满足 $X \geq Y$ 且 $Z \sim W$。在肾脏交换的背景下，类型为 $Y \in B$ 且 $W \in C$ 的患者可以接受来自类型为 $X \in B$ 且 $Z \in C$ 的捐赠者的肾脏。

由于次要类型的匹配性是对称且非传递的，我们使用符号 i 代表 $\nsim$，符号 c 代表 $\sim$。令 $(X, Y)^t$ 表示一对具有主要类型 $X \in B$ 的患者和主要类型 $Y \in B$ 的捐赠者，其患者和捐赠者之间的次要类型匹配关系为 $t \in \{i, c\}$。因此，患者-捐赠者对子有四个类别：

$(X, Y)^i$. 对于任何 $X, Y \in \mathcal{B}$，且 $Y \gneq X$，

$(X, Y)^c$ 对于任何 $X, Y \in \mathcal{B}$，且 $Y \gneq X$，

$(X, Y)^i$ 对于任何 $X, Y \in \mathcal{B}$，且 $Y \geq X$，

$(X, Y)^c$ 对于任何 $X, Y \in \mathcal{B}$，且 $Y \geq X$.

在该一般模型中，类别 4 表示匹配的患者-捐赠者对子，其他三个类别涵盖了不匹配的患者-捐赠者对子。为了简化表示法，我们将来自类别 1 和类别 2 的不匹配患者-捐赠者对子写为 (X, Y)，其中捐赠者与患者的主要类型不匹配，即 $Y \gneq X$。

我们可以将一个规模为 3 的环式交换描述为

$$E = ((P_1^p, D_1^p), (P_2^p, D_2^p), (P_3^p, D_3^p)),$$

这意味着第一个对子中的捐赠者 D_1^p 与第二个对子中的患者 P_2^p 匹配，

第二个对子中捐赠者 D_2^p 与第三个对子中的患者 P_3^p 匹配，第三个对子中的捐赠者 D_3^p 与第一个对子中的患者 P_1^p 匹配。任何大小的环式交换都可以类似地定义。如果 E 中每个捐赠者的类型与其匹配的患者的类型匹配，则环式交换 E 是可行的。

类似地，我们可以将一个规模为 3 的链式交换描述为

$$C = (D_1^s, (P_1^p, D_1^p), (P_2^p, D_2^p), P_1^s),$$

其中利他捐赠者 D_1^s 与第一个对子中的患者 P_1^p 匹配，第一个对子中的捐赠者 D_1^p 与第二个对子中的患者 P_2^p 匹配，第二个对子中的捐赠者 D_2^p 与单一患者 P_1^s 匹配。任何大小的链式交换都可以类似地定义。如果链式交换 C 中每个捐赠者的类型与其匹配的患者的类型匹配，则链式交换 C 是可行的。

基于此，我们可以将假设 3.1 和假设 3.3 转化为当前模型中。

假设 8.1：对于每位主要类型为 $X \in \mathcal{B}$ 和次要类型为 $Z \in \mathcal{C}$ 的单个参与人，与每位主要类型为 $Y \in \mathcal{B}$ 和次要类型为 $W \in \mathcal{C}$，且满足 $Y \geq X$ 的参与人，有次要类型相匹配，即 $Z \sim W$。对于每位主要类型为 $X \in \mathcal{B}$ 和次要类型为 $Z \in \mathcal{C}$ 的对子参与人，与每位主要类型为 $Y \in \mathcal{B}$ 和次要类型为 $W \in \mathcal{C}$，且满足 $Y \geq X$ 的非对子中的参与人，有次要类型相匹配，即 $Z \sim W$。

假设 8.2 令 $X, Y \in \mathcal{B}$ 满足 $Y \geq X$，肾源分配问题中要么不存在类型为 (X, Y) 的对子，要么至少存在一个类型为 $(X, Y)^c$ 的对子。

8.2 等价原理

本部分考虑一个分配市场满足①参与人主要类型的匹配关系满足自反性、非对称性和传递性；②参与人次要类型的匹配关系满足对称性和非传递性；③单个参与人满足假设 8.1，以及对子参与人满足假设 8.2。我们将证明这样的分配市场中，可以通过不超过规模为 n 的环式交换和规模为 n 的链式交换来实现分配市场的效率。

定理 8.3（等价原理）：假设肾源交换问题满足假设 8.1 和假设 8.2。令 μ 是允许患者与捐赠者环式交换和链式交换下的一个有效匹配。那么，存在一个包含至多规模为 n 的环式交换和规模为 n 的链式交换的有效匹配 ν，使得其与匹配 μ 中获得匹配肾源的患者集合相同。

证明：考虑一个允许患者与捐赠者进行环式交换和链式交换的有效匹配 μ。如果有效匹配 μ 是由至多规模为 n 的环式交换和至多规模为 n 的链式交换组成，我们可以直接得证。否则，有效匹配 μ 包含了规模为 $m(m > n)$ 的环式交换或规模为 $m(m > n)$ 的链式交换。

我们首先考虑任何一个包含至多规模为 $n + 1$ 的交换组合的有效匹配 μ，证明这样的匹配 μ，存在一个包含至多规模为 n 的环式交换和规模为 n 的链式交换的有效匹配 ν，使得其与匹配 μ 中获得匹配肾源的患者集合相同。

相同证明过程可以被应用于证明对任何的最大的交换规模为 m，其中 $m > n + 1$，的有效匹配 μ' 都存在另一个匹配 ν' 可以通过最大的交换规模为 $m - 1$ 或更小的交换组合使在 μ' 下获得匹配肾源的患者在匹配 ν' 下也获得匹配的肾源。我们可以重复相同的证明过程来证明定理 8.3。

现在我们考虑任何一个包含至多规模为 $n + 1$ 的交换组合的有效匹配 μ。一共有三种可能发生的情况，包括①存在规模为 $n + 1$ 的环式交换和规模为 $n + 1$ 的链式交换；②只存在规模为 $n + 1$ 的环式交换；③只存在规模为 $n + 1$ 的链式交换。我们将证明最复杂的情况，即匹配 μ 存在规模为 $n + 1$ 的环式交换和规模为 $n + 1$ 的链式交换，存在一个包含至多规模为 n 的环式交换和规模为 n 的链式交换的有效匹配 ν，使得其与匹配 μ 中获得匹配肾源的患者集合相同。那么，其余两种情况可以自动得证。

令

$$E^0 = ((P_1^p, D_1^p), (P_2^p, D_2^p), (P_3^p, D_3^p), \cdots, (P_n^p, D_n^p), (P_{n+1}^p, D_{n+1}^p))$$

$$C^0 = (D_1^s, (P_1^p, D_1^p), (P_2^p, D_2^p), \cdots, (P_n^p, D_n^p), P_1^s)$$

分别表示匹配 μ 中任意的规模为 $n + 1$ 的环式交换和规模为 $n + 1$ 的链式交换。我们将通过证明所有在 E^0 和 C^0 中的患者可以通过较小规模的交换形式获得匹配的肾源。

由于主要类型一共有 n 种，因此规模为 $n + 1$ 环式交换 E^0 种至少有两名接收者（患者）拥有相同的主要类型。针对这两名主要类型相同的接收方，我们需要考虑以下两种情况：

情况 1：这两名接收者没有连接在一起。不妨假设这两名接收者分别为 P_1^p 和 P_n^p。

在规模为 $n + 1$ 的环式交换 E^0 中，接收者 P_1^p 与捐赠者 D_{n+1}^p 匹配，并且接收者 P_n^p 与捐赠者 D_{n-1}^p 匹配。由于接收者 P_1^p 和 P_n^p 拥有相同的主要类型，基于假设 8.1，可以得出捐赠者 D_{n-1}^p 和 D_{n+1}^p 与这两名接收者 P_1^p 和 P_n^p 都匹配。因此规模为 $n+1$ 的环式交换 E^0 可以被分成两个规模较小的环式交换。具体拆解方式如下所示。

$$E_1^1 = \left(\left(P_1^p, D_1^p \right), \left(P_2^p, D_2^p \right), \left(P_3^p, D_3^p \right), \cdots, \left(P_{n-1}^p, D_{n-1}^p \right) \right),$$
$$E_2^1 = \left(\left(P_n^p, D_n^p \right), \left(P_{n+1}^p, D_{n+1}^p \right) \right)$$

在规模为 $n+1$ 的链式交换 C^0 中，接收者 P_1^p 与捐赠者 D_1^s 匹配，并且接收方 P_1^s 与捐赠者 D_n^p 匹配。由于接收者 P_1^p 和 P_1^s 拥有相同的主要类型，基于假设 8.1，可以得出捐赠者 D_1^s 和 D_n^p 与这两名接收者相匹配。因此，规模为 $n+1$ 的链式交换 C^0 可以被分成一个规模较小的环式交换和一个规模较小的链式交换。具体拆解方式如下所示。

$$C_2^1 = \left(D_1^s, \ P_1^s \right), \ E_2^1 = \left(\left(P_1^p, \ D_1^p \right), \ \left(P_2^p, \ D_2^p \right), \ \cdots, \ \left(P_n^p, \ D_n^p \right) \right)$$

情况 2：这两名接收者连接在一起。不妨假设这两名接收者分别为 P_1^p 和 P_2^p。

在规模为 $n+1$ 的环式交换 E^0 中，由于接收者 P_1^p 与捐赠者 D_{n+1} 相匹配，捐赠者 D_{n+1} 与接收者 P_2^p 相匹配。因此，如下所示的规模为 n 的环式交换是可行的。

$$E_1^2 = \left(\left(P_2^p, \ D_2^p \right), \ \left(P_3^p, \ D_3^p \right), \ \cdots, \ \left(P_{n-1}^p, \ D_{n-1}^p \right) \right)$$

在规模为 $n+1$ 的链式交换 C^0 中，由于接受者 P_n^p 与捐赠者 D_{n-1}^p 相匹配，捐赠者 D_{n-1}^p 与接收者 P_1^s 相匹配。因此，如下所示的规模为 n 的链式交换是可行的。

$$C_2^2 = \left(D_1^s, \ \left(P_1^p, \ D_1^p \right), \ \left(P_2^p, \ D_2^p \right), \ \cdots, \ \left(P_{n-1}^p, \ D_{n-1}^p \right), \ P_1^s \right)$$

现在我们将证明在不影响 μ 中已获得匹配肾源的患者的情况下，剩余的对子 $\left(P_1^p, \ D_1^p \right)$ 中的患者可以获得匹配的肾源。基于假设 3.1，我们可以直接将对子 $\left(P_1^p, \ D_1^p \right)$ 表示为 $(X, Y)^t$，其中 $t \in \{i, \ c\}$，接收者 P_1^p 的主要类型为 X，捐赠者 D_1^p 的主要类型为 Y。因此，由前文可知，接收者 P_2^p 的主要类型为 X。由于主要类型为 Y 的捐赠者 D_1^p 与主要类型为 Y 接收者 P_2^p 相匹配，$Y \geq X$ 成立。因此，对子类型 (X, Y) 是主要类型匹配的对子。

令 A 表示满足情况 2 的规模为 $n+1$ 的环式交换和规模为 $n+1$ 的链式交换集合。根据前文的证明，每个规模为 $n+1$ 的环式交换可以被分解为一个规模为 n 的环式交换和一个主要类型匹配的对子；并且每个规模为 $n+1$ 的链式交换可以被分解为一个规模为 n 的链式交换和一个主要类型匹配的对子。

令 D 表示 A 中剩余的主要类型匹配的对子集合。不妨设 (X,Y) 是主要类型匹配的对子类型。我们有 $Y \geq X$。如果剩余的对子是匹配的对子，那么可以将对子中的患者和其对子中的捐赠者直接匹配。否则，令 $(X,Y)^i$ 表示主要类型匹配但次要类型不匹配的对子类型。如果存在两对或两对以上的类型为 $(X,Y)^i$ 的剩余对子，我们可以通过规模为 2 的环式交换 $(X,Y)^i - (X,Y)^i$ 让绝大部分的对子中患者获得匹配肾源。因此，最多剩余一个类型为 $(X,Y)^i$ 未匹配。根据假设 8.2，至少存在一对类型为 $(X,Y)^c$ 的对子。如果对子 $(X,Y)^c$ 在匹配 μ 中没有参与环式交换或链式交换，我们可以将对子 $(X,Y)^i$ 与对子 $(X,Y)^c$ 相匹配，从而使对子 $(X,Y)^i$ 中患者获得匹配的肾源。否则，$(X,Y)^c$ 参与了规模不超过 n 的环式交换或链式交换，我们用对子 $(X,Y)^i$ 替代对子 $(X,Y)^c$ 在环式交换或链式交换的位置，使对子 $(X,Y)^i$ 中患者获得匹配的肾源；同时，让对子 $(XY)^c$ 中的患者和其对子中的捐赠者直接匹配。

该定理意味着在该类问题中，市场有效的结果至多需要规模为 n 的交换形式来达到，其中 n 代表着主要类型数。本书研究的肾源分配问题属于该类问题，因此基于该定理，我们可以得到如下的推论。

以下是该定理的一个直接推论。

推论 8.4（至多规模为 4 的交换是足够的）：考虑任何满足假设 3.1 和假设 3.3 的肾源分配模型。对于任何有效的匹配 μ，都存在一个包含至多规模为 4 的环式交换和规模为 4 的链式交换的有效匹配 ν，使得其与匹配 μ 中获得匹配肾源的患者集合相同。

9 总结与展望

本书的动机主要源于两个关键问题，涉及肾脏交换。第一个问题非常实际，涉及在实际环境中进行有效肾脏交换的过程方面。在这个环境中，有许多匹配的患者-供体配对、不匹配的患者-供体配对、等待名单上的患者以及利他捐赠者，这些利他捐赠者可以是无私的活体或尸体供体，而肾脏交换主要通过两规模、偶尔通过三规模，很少通过四规模进行。我们研究了如何在这个实际环境中设计肾脏交换程序，以使最大数量的患者能够获得匹配的肾脏。第二个问题更为理论化，涉及推导可能从两规模、三规模和四规模交换中受益的患者数量的精确上限。

我们的模型非常实际且通用，因为它反映了典型的真实生活肾脏交换环境，包括不匹配的患者-供体配对、匹配的患者-供体配对、等待名单上的患者以及可以是无私的活体供体或尸体供体的利他捐赠者。当前模型的一个显著特点是允许匹配的患者-供体配对和利他捐赠者参与与不匹配的患者-供体配对的肾脏交换。通过这种方式，能够接收匹配肾脏的不匹配配对患者的数量将大幅增加，并且与匹配的配对供体和利他捐赠者的规模成正比，因此更多的生命可以得到拯救。

对于这个通用模型，我们分别推导了在两规模、三规模和四规模交换下可能接收匹配肾脏的患者的精确最大数量，尽管分析变得更加困难和复杂。在每种情况下（两规模、三规模或四规模交换），我们制定了一种程序，通过这种程序进行肾脏交换，以使最大数量的患者能够接收匹配的肾脏。研究表明，即使对于这个通用模型，至多进行四规模循环或链将足以实现肾脏交换的所有潜在收益，并且在每次高效的交换中，每个循环最多包含两对血型匹配的配对，每个链最多包含一对血型匹配的配对。我们还根据1993—2002年和1995—2016年的美国患者数据提供了大量的模拟结果。

我们的结果为肾脏交换问题提供了新的见解，然而，由于在我们的模型中允许匹配的患者–供体配对与不匹配的患者–供体配对进行交换，能够接收匹配肾脏的不匹配配对患者的数量大大增加；当匹配的患者–供体配对和利他捐赠者与不匹配的配对参与交换时，这个数量将显著增加。我们的理论在人口规模增加时能够进行很好的预测，甚至在人口规模更大时能够进行更好的预测。在人口足够密集时，两规模交换可以实现交换的大部分潜在收益并清除所有不匹配的配对。我们的结果具有新颖且重要的政策启示：肾脏交换可以在分散的意义上进行，即在一个人口众多的国家，可以在整个国家范围内建立几个独立的肾脏交换计划，而不仅仅是为整个国家设立一个中央计划。在研究过程中，我们清楚地意识到，在当前阶段，使用 500 对不匹配的患者–供体配对的人口规模进行模拟非常困难，因为这涉及一个相当庞大而困难的整数规划问题。我们期望在不久的将来通过使用三规模、四规模或更高阶的循环和链的交换来报告模拟结果。

我们希望当前的研究对设计实际的肾脏交换计划并激发进一步研究有所帮助。

参考文献

程东瑞，刘志红，2014. 肾脏配对捐献系统［J］. 肾脏病与透析肾移植杂志，23（4）：385.

杜然然，高东平，李扬，等，2011. 肾移植发展现状研究［J］. 医学研究杂志，40（11）：168-172.

林涛，2020. 我国活体肾移植的现状与思考［J］. 中华器官移植杂志，41（10）：577-578.

王湛，韩絮鑫，2019. 带初始禀赋的公共资源分配机制优化研究：基于移植骨髓捐赠的有效性分析［J］. 中国工业经济（4）：19.

王湛，程瑶，2021. 社会公共资源动态分配频率与效率［J］. 经济学（季刊）刊用，22（4）：1319-1342.

寻辉，王毅，2015. ABO血型不相容肾移植的现状与进展［J］. 中国社区医师，（8），12-12.

朱兰，陈忠华，曾凡军，等，2012. 国内首例夫妻间配对交换捐肾肾移植报告［J］. 中华器官移植杂志，33（11）：666-668.

张艳，罗梅，罗荔，2008. 肾移植资料数据库管理系统的建立和应用［J］. 医学信息：上旬刊，21（8）：1238-1239.

ABDULKADIROĞLU A，SÖNMEZ T，1999. House allocation with existing tenants［J］. Journal of economic theory，88（2）：233-260.

ASHLAGI I，GILCHRIST D S，ROTH A E，et al.，2011. Nonsimultaneous chains and dominos in kidney-paired donation-revisited［J］. American journal of transplantation，11（5）：984-994.

ASHLAGI I，ROTH A E，2014. Free riding and participation in large scale, multi-hospital kidney exchange［J］. Theoretical economics，9（3）：817-863.

ANDERSSON T, KRATZ J, 2020. Pairwise kidney exchange over the blood group barrier [J]. The Review of Economic Studies, 87 (3): 1091-1133.

AUSUBEL L M, MORRILL T, 2014. Sequential kidney exchange [J]. American economic journal: microeconomics, 6 (3): 265-285.

BECCUTI M, FRAGNELLI V, FRANCESCHINIS G, et al., 2011. Dynamic simulations of kidney exchanges [M]. Berlin, Heidelberg: Springer: 539-544.

BUTT F K, GRITSCH H A, SCHULAM P, et al., 2009. Asynchronous, out-of-sequence, transcontinental chain kidney transplantation: a novel concept [J]. American journal of transplantation, 9 (9): 2180-2185.

BIRÓ P, HAASE-KROMWIJK B, ANDERSSON T, et al., 2019. Building kidney exchange programmes in Europe-an overview of exchange practice and activities [J]. Transplantation, 103 (7): 1514-1522.

CHENG Y, YANG Z, 2021. Efficient kidney exchange with dichotomous preferences [J]. Journal of health economics (80): 102536.

CHENG, YANG, 2017. Supplements A, B and C to "efficient kidney exchange with dichotomous preferences" [EB / OL]. https://www.york.ac.uk/economics/research/discussion-papers/2017/.

DELMONICO F L, MORRISSEY P E, LIPKOWITZ G S, et al., 2004. Donor kidney exchanges [J]. American journal of transplantation, 4 (10): 1628-1634.

ERGIN H, SÖNMEZ T, ÜNVER M U, 2017. Dual-donor organ exchange [J]. Econometrica, 85 (5): 1645-1671.

GENTRY S E, SEGEV D L, SIMMERLING M, et al., 2007. Expanding kidney paired donation through participation by compatible pairs [J]. American journal of transplantation, 7 (10): 2361-2370.

GENTRY S E, MONTGOMERY R A, SEGEV D L, 2011. Kidney paired donation: fundamentals, limitations, and expansions [J]. American journal of kidney diseases, 57 (1): 144-151.

KUHN H W, 1955. The Hungarian method for the assignment problem [J]. Naval research logistics quarterly (2): 83-97.

MONTGOMERY R A, GENTRY S E, MARKS W H, et al., 2006. Domino

paired kidney donation: a strategy to make best use of live non-directed dona-
tion [J]. The lancet, 368 (9533): 419-421.

NICOLO A, RODRIGUEZ - ALVAREZ C, 2017. Age-based preferences in
paired kidney exchange [J]. Games and economic behavior (102): 508-524.

ORGAN S, 2000. Consensus statement on the live organ donor [J]. JAMA
(284): 2919-2926.

RAPAPORT F T, 1986. The case for a living emotionally related international
kidney donor exchange registry [J]. Transplantation proceedings, 18 (3):
5-9.

REES M A, KOPKE J E, PELLETIER R P, et al. , 2009. A nonsimultaneous,
extended, altruistic-donor chain [J]. New England journal of medicine, 360
(11): 1096-1101.

ROTH A E, SÖNMEZ T, ÜNVER M U, et al. , 2006. Utilizing list exchange
and nondirected donation through "chain" paired kidney donations [J].
American journal of transplantation, 6 (11): 2694-2705.

ROTH A E, SÖNMEZ T, ÜNVER M U, 2004. Kidney exchange [J]. The
quarterly journal of economics, 119 (2): 457-488.

ROTH A E, SÖNMEZ T, ÜNVER M U, 2005. Pairwise kidney exchange [J].
Journal of economic theory (125): 151-188.

ROTH A E, SÖNMEZ T, 2005. A kidney exchange clearinghouse in New Eng-
land [J]. American economic review, 95 (2): 376-380.

ROTH A E, SÖNMEZ T, ÜNVER M U, 2007. Efficient kidney exchange: coin-
cidence of wants in markets with compatibility-based preferences [J]. Ameri-
can economic review, 97 (3): 828-851.

ROSS L F, RUBIN D T, Siegler M, et al., 1997. Ethics of a paired-kidney-
exchange program [J]. New England journal of medicine, 336 (24):
1752-1755.

ROSS L F, WOODLE E S, 2000. Ethical issues in increasing living kidney do-
nations by expanding kidney paired exchange programs [J]. Transplantation,
69 (8): 1539-1543.

SAIDMAN S L, ROTH A E, SÜNMEZ T, et al. , 2006. Increasing the opportu-
nity of live kidney donation by matching for two-and three-way exchanges [J].

Transplantation, 81 (5): 773-782.

SANTOS N, TUBERTINI P, VIANA, A , et al. , 2017. Kidney exchange simulation and optimization [J]. Journal of the operational research society, 68 (12): 1521-1532.

SHAPLEY L, SCARF H, 1974. On cores and indivisibility [J]. Journal of mathematical economics, 1 (1): 23-37.

SU X, ZENIOS S A, CHAKKERA H, et al. , 2004. Diminishing significance of HLA matching in kidney transplantation [J]. American journal of transplantation, 4 (9): 1501-1508.

SEGEV D L, GENTRY S E, MELANCON J K, et al. , 2005. Characterization of waiting times in a simulation of kidney paired donation [J]. American journal of transplantation, 5 (10): 2448-2455.

SEGEV D L, GENTRY S E, WARREN D S, et al. , 2005. Kidney paired donation and optimizing the use of live donor organs [J]. JAMA, 293 (15): 1883-1890.

SÖNMEZ T, ÜNVER M U, 2014. Altruistically unbalanced kidney exchange [J]. Journal of economic theory (152): 105-129.

SÖNMEZ T, ÜNVER M U, Yenmez M B, 2020. Incentivized kidney exchange [J]. American economic review, 110 (7): 2198-2224.

TERASAKI P I, GJERTSON D W, CECKA J M, 1998. Paired kidney exchange is not a solution to ABO incompatibility [J]. Transplantation, 65 (2): 291.

ÜNVER M U, 2010. Dynamic kidney exchange [J]. The review of economic studies, 77 (1): 372-414.

WALLIS C B, SAMY K P, ROTH A E, et al. , 2011. Kidney paired donation [J]. Nephrology dialysis transplantation, 26 (7): 2091-2099.

YILMAZ Ö, 2011. Kidney exchange: an egalitarian mechanism [J]. Journal of economic theory, 146 (2): 592-618.

ZENIOS S A, WOODLE E S, ROSS L F, 2001. Primum non nocere: Avoiding harm to vulnerable wait list candidates in an indirect kidney exchange [J]. Transplantation, 72 (4): 648-654.

附录

附录 A 交换规模为 2 的证明

Serial	e_0	e_1	e_2	e_3	e_4	e_5	a_1	a_2	b_1	b_2	b_3	x_3	Result
1	BA	OA	OB	OAB	AAB	BAB	0	0	0	0	A-AAB+ABAc+ABAi+BOc+BOi-OB	ABOc+ABOi+O-OAB	N10
2	BA	OA	OB	OAB	AAB	BAB	0	0	0	0	A-AAB+ABAc+ABAi+BOc+BOi-OB	-A+AAB+AB-ABAc-ABAi-BA-BOc-BOi+OB	N1
3	BA	OA	OB	OAB	AAB	BAB	0	0	0	0	AB-BA	0	N1
4	BA	OA	OB	OAB	AAB	ABBi	0	0	0	ABBc+B	A-AAB+ABAc+ABAi+BOc+BOi-OB	ABOc+ABOi+O-OAB	N12
5	BA	OA	OB	OAB	AAB	ABBi	0	0	0	ABBc+B	A-AAB+ABAc+ABAi+BOc+BOi-OB	-A+AAB+AB-ABAc-ABAi-ABBi-B-BA+BAB-BOc-BOi+OB	N1
6	BA	OA	OB	OAB	AAB	ABBi	0	0	0	ABBc+B	AB-BA	ABOc+ABOi+O-OAB	N5
7	BA	OA	OB	OAB	AAB	ABBi	0	0	0	ABBc+B	AB-BA	-ABBc-ABBi-B+BAB	N1
8	BA	OA	OB	OAB	AAB	ABBi	0	0	0	-ABBi+BAB	A-AAB+ABAc+ABAi+BOc+BOi-OB	ABOc+ABOi+O-OAB	N10
9	BA	OA	OB	OAB	AAB	ABBi	0	0	0	-ABBi+BAB	A-AAB+ABAc+ABAi+BOc+BOi-OB	-A+AAB+AB-ABAc-ABAi-BA-BOc-BOi+OB	N1
10	BA	OA	OB	OAB	AAB	ABBi	0	0	0	-ABBi+BAB	AB-BA	0	N1
11	BA	OA	OB	OAB	ABAi	BAB	0	0	A+ABAc	0	BOc+BOi-OB	ABOc+ABOi+O-OAB	N10
12	BA	OA	OB	OAB	ABAi	BAB	0	0	A+ABAc	0	BOc+BOi-OB	-A+AAB+AB-ABAc-ABAi-BA-BOc-BOi+OB	N1
13	BA	OA	OB	OAB	ABAi	BAB	0	0	A+ABAc	0	AB-BA	ABOc+ABOi+O-OAB	N2
14	BA	OA	OB	OAB	ABAi	BAB	0	0	A+ABAc	0	AB-BA	-A+AAB-ABAc-ABAi	N1
15	BA	OA	OB	OAB	ABAi	BAB	0	0	AAB-ABAi	0	A-AAB+ABAc+ABAi+BOc+BOi-OB	ABOc+ABOi+O-OAB	N10
16	BA	OA	OB	OAB	ABAi	BAB	0	0	AAB-ABAi	0	A-AAB+ABAc+ABAi+BOc+BOi-OB	-A+AAB+AB-ABAc-ABAi-BA-BOc-BOi+OB	N1
17	BA	OA	OB	OAB	ABAi	BAB	0	0	AAB-ABAi	0	AB-BA	0	N1
18	BA	OA	OB	OAB	ABAi	ABBi	0	0	A+ABAc	ABBc+B	BOc+BOi-OB	ABOc+ABOi+O-OAB	N1
19	BA	OA	OB	OAB	ABAi	ABBi	0	0	A+ABAc	ABBc+B	BOc+BOi-OB	-A+AAB+AB-ABAc-ABAi-ABBi-B-BA+BAB-BOc-BOi+OB	N12
20	BA	OA	OB	OAB	ABAi	ABBi	0	0	A+ABAc	ABBc+B	AB-BA	ABOc+ABOi+O-OAB	N4

Serial	e0	e1	e2	e3	e4	e5	a1	a2	b1	b2	l3	x3	Result
21	BA	OA	OB	OAB	ABAi	ABBi	0	0	A+ABAc	ABBc+B	AB−BA	−A+AAB−ABAc−ABAi−ABBc−ABBi−B+BAB	N1
22	BA	OA	OB	OAB	ABAi	ABBi	0	0	A+ABAc	−ABBi+BAB	BOc+BOi−OB	ABOc+ABOi+O−OAB	N10
23	BA	OA	OB	OAB	ABAi	ABBi	0	0	A+ABAc	−ABBi+BAB	BOc+BOi−OB	−A+AAB+AB−ABAc−ABAi−BA−BOc−BOi+OB	N1
24	BA	OA	OB	OAB	ABAi	ABBi	0	0	A+ABAc	−ABBi+BAB	AB−BA	ABOc+ABOi+O−OAB	N2
25	BA	OA	OB	OAB	ABAi	ABBi	0	0	A+ABAc	−ABBi+BAB	AB−BA	−A+AAB−ABAc−ABAi	N1
26	BA	OA	OB	OAB	ABAi	ABBi	0	0	AAB−ABAi	ABBc+B	A−AAB+ABAc+ABAi+BOc+BOi−OB	ABOc+ABOi+O−OAB	N12
27	BA	OA	OB	OAB	ABAi	ABBi	0	0	AAB−ABAi	ABBc+B	A−AAB+ABAc+ABAi+BOc+BOi−OB	−A+AAB+AB+ABAc−ABAi−ABBc−ABBi−B−BA+BAB−BOc−BOi+OB	N1
28	BA	OA	OB	OAB	ABAi	ABBi	0	0	AAB−ABAi	ABBc+B	AB−BA	ABOc+ABOi+O−OAB	N5
29	BA	OA	OB	OAB	ABAi	ABBi	0	0	AAB−ABAi	ABBc+B	AB−BA	−ABBc−ABBi−B+BAB	N1
30	BA	OA	OB	OAB	ABAi	ABBi	0	0	AAB−ABAi	−ABBi+BAB	A−AAB+ABAc+ABAi+BOc+BOi−OB	ABOc+ABOi+O−OAB	N10
31	BA	OA	OB	OAB	ABAi	ABBi	0	0	AAB−ABAi	−ABBi+BAB	A−AAB+ABAc+ABAi+BOc+BOi−OB	−A+AAB+AB−ABAc−ABAi−BA−BOc−BOi+OB	N1
32	BA	OA	OB	OAB	ABAi	ABBi	0	0	AAB−ABAi	−ABBi+BAB	AB−BA	0	N1
33	BA	OA	OB	OAB	AAB	BAB	0	0	0	0	A−AAB+ABAc+ABAi+BOc+BOi−OB	ABOc+O	N10
34	BA	OA	OB	OAB	AAB	BAB	0	0	0	0	A−AAB+ABAc+ABAi+BOc+BOi−OB	−A+AAB+AB−ABAc−ABAi−ABOc−BA−BOc−BOi+OAB+OB	N1
35	BA	OA	OB	OAB	AAB	BAB	0	0	0	0	AB−BA	−ABOc+O	N3
36	BA	OA	OB	OAB	AAB	BAB	0	0	0	0	AB−BA	−ABOi+OAB	N1
37	BA	OA	OB	OAB	AAB	ABBi	0	0	0	ABBc+B	A−AAB+ABAc+ABAi+BOc+BOi−OB	ABOc+O	N12
38	BA	OA	OB	OAB	AAB	ABBi	0	0	0	ABBc+B	A−AAB+ABAc+ABAi+BOc+BOi−OB	−A+AAB+AB−ABAc−ABAi−ABBc−ABBi−ABOc−B−BA+BAB−BOc−BOi+OAB+OB	N1
39	BA	OA	OB	OAB	AAB	ABBi	0	0	0	ABBc+B	AB−BA	ABOc+O	N5
40	BA	OA	OB	OAB	AAB	ABBi	0	0	0	ABBc+B	AB−BA	−ABBc−ABBi−ABOi−B+BAB+OAB	N1
41	BA	OA	OB	OAB	AAB	ABBi	0	0	0	−ABBi+BAB	A−AAB+ABAc+ABAi+BOc+BOi−OB	ABOc+O	N10
42	BA	OA	OB	OAB	AAB	ABBi	0	0	0	−ABBi+BAB	A−AAB+ABAc+ABAi+BOc+BOi−OB	−A+AAB+AB−ABAc−ABAi−BA−BOc−BOi+OAB+OB	N1
43	BA	OA	OB	OAB	AAB	ABBi	0	0	0	−ABBi+BAB	AB−BA	ABOc+O	N3
44	BA	OA	OB	OAB	AAB	ABBi	0	0	0	−ABBi+BAB	AB−BA	−ABOi+OAB	N1
45	BA	OA	OB	OAB	ABAi	BAB	0	0	A+ABAc	0	BOc+BOi−OB	ABOc+O	N10

Serial	e_0	e_1	e_2	e_3	e_4	e_5	a_1	a_2	b_1	b_2	b_3	X_3	Result
46	BA	OA	OB	ABOi	ABAi	BAB	0	0	A+ABAc	0	BOc+BOi−OB	−A+AAB+AB−ABAc−ABAi−ABOi−BA−BOc−BOi+OAB+OB	N1
47	BA	OA	OB	ABOi	ABAi	BAB	0	0	A+ABAc	0	AB−BA	ABOc+O	N2
48	BA	OA	OB	ABOi	ABAi	BAB	0	0	A+ABAc	0	AB−BA	−A+AAB−ABAc−ABAi−ABOi+OAB	N1
49	BA	OA	OB	ABOi	ABAi	BAB	0	0	AAB−ABAi	0	A−AAB+ABAc+ABAi+BOc+BOi−OB	ABOc+O	N10
50	BA	OA	OB	ABOi	ABAi	BAB	0	0	AAB−ABAi	0	A−AAB+ABAc+ABAi+BOc+BOi−OB	−A+AAB+AB−ABAc−ABAi−ABOi−BA−BOc−BOi+OAB+OB	N1
51	BA	OA	OB	ABOi	ABAi	BAB	0	0	AAB−ABAi	0	AB−BA	ABOc+O	N3
52	BA	OA	OB	ABOi	ABAi	BAB	0	0	AAB−ABAi	0	AB−BA	−ABOi+OAB	N1
53	BA	OA	OB	ABOi	ABAi	ABBi	0	0	A+ABAc	ABBc+B	BOc+BOi−OB	ABOc+O	N12
54	BA	OA	OB	ABOi	ABAi	ABBi	0	0	A+ABAc	ABBc+B	BOc+BOi−OB	−A+AAB+AB−ABAc−ABAi−ABBc−ABBi−ABOi−B−BA+BAB−BOc−BOi+OAB+OB	N1
55	BA	OA	OB	ABOi	ABAi	ABBi	0	0	A+ABAc	ABBc+B	AB−BA	ABOc+O	N4
56	BA	OA	OB	ABOi	ABAi	ABBi	0	0	A+ABAc	ABBc+B	AB−BA	−A+AAB−ABAc−ABAi−ABBc−ABBi−ABOi−B+BAB+OAB	N1
57	BA	OA	OB	ABOi	ABAi	ABBi	0	0	A+ABAc	−ABBi+BAB	BOc+BOi−OB	ABOc+O	N10
58	BA	OA	OB	ABOi	ABAi	ABBi	0	0	A+ABAc	−ABBi+BAB	BOc+BOi−OB	−A+AAB+AB−ABAc−ABAi−ABOi−BA−BOc−BOi+OAB+OB	N1
59	BA	OA	OB	ABOi	ABAi	ABBi	0	0	A+ABAc	−ABBi+BAB	AB−BA	ABOc+O	N2
60	BA	OA	OB	ABOi	ABAi	ABBi	0	0	A+ABAc	−ABBi+BAB	AB−BA	−A+AAB−ABAc−ABAi−ABOi+OAB	N1
61	BA	OA	OB	ABOi	ABAi	ABBi	0	0	AAB−ABAi	ABBc+B	A−AAB+ABAc+ABAi+BOc+BOi−OB	ABOc+O	N12
62	BA	OA	OB	ABOi	ABAi	ABBi	0	0	AAB−ABAi	ABBc+B	A−AAB+ABAc+ABAi+BOc+BOi−OB	−A+AAB+AB−ABAc−ABAi−ABBc−ABBi−ABOi−B−BA+BAB−BOc−BOi+OAB+OB	N1
63	BA	OA	OB	ABOi	ABAi	ABBi	0	0	AAB−ABAi	ABBc+B	AB−BA	ABOc+O	N5
64	BA	OA	OB	ABOi	ABAi	ABBi	0	0	AAB−ABAi	ABBc+B	AB−BA	−ABBc−ABBi−ABOi−B+BAB+OAB	N1
65	BA	OA	OB	ABOi	ABAi	ABBi	0	0	AAB−ABAi	−ABBi+BAB	A−AAB+ABAc+ABAi+BOc+BOi−OB	ABOc+O	N10
66	BA	OA	OB	ABOi	ABAi	ABBi	0	0	AAB−ABAi	−ABBi+BAB	A−AAB+ABAc+ABAi+BOc+BOi−OB	−A+AAB+AB−ABAc−ABAi−ABOi−BA−BOc−BOi+OAB+OB	N1
67	BA	OA	OB	ABOi	ABAi	ABBi	0	0	AAB−ABAi	−ABBi+BAB	AB−BA	ABOc+O	N3
68	BA	OA	OB	ABOi	ABAi	ABBi	0	0	AAB−ABAi	−ABBi+BAB	AB−BA	−ABOi+OAB	N1
69	BA	OA	BOi	OAB	AAB	BAB	0	−BOi+OB	0	0	A−AAB+ABAc+ABAi+BOi−OB	ABOc+ABOi+O−OAB	N10

附表A（续）

Serial	e_0	e_1	e_2	e_3	e_4	e_5	a_1	a_2	b_1	b_2	b_3	X_3	Result
70	BA	OA	BOi	OAB	AAB	BAB	0	−BOi+OB	0	0	A−AAB+ABAc+ABAi+BOc+BOi−OB	−A+AAB+AB−ABAc−ABAi−BA−BOc−BOi+OB	N1
71	BA	OA	BOi	OAB	AAB	BAB	0	−BOi+OB	0	0	AB−BA	0	N1
72	BA	OA	BOi	OAB	AAB	BAB	0	BOc	0	0	A−AAB+ABAc+ABAi	ABOc+ABOi+O−OAB	N10
73	BA	OA	BOi	OAB	AAB	BAB	0	BOc	0	0	A−AAB+ABAc+ABAi	−A+AAB+AB−ABAc−ABAi−BA−BOc−BOi+OB	N1
74	BA	OA	BOi	OAB	AAB	BAB	0	BOc	0	0	AB−BA	ABOc+ABOi+O−OAB	N11
75	BA	OA	BOi	OAB	AAB	BAB	0	BOc	0	0	AB−BA	−BOc−BOi+OB	N1
76	BA	OA	BOi	OAB	AAB	ABBi	0	−BOi+OB	0	ABBc+B	A−AAB+ABAc+ABAi+BOc+BOi−OB	ABOc+ABOi+O−OAB	N12
77	BA	OA	BOi	OAB	AAB	ABBi	0	−BOi+OB	0	ABBc+B	A−AAB+ABAc+ABAi+BOc+BOi−OB	−A+AAB+AB−ABAc−ABAi−ABBc−ABBi−B−BA+BAB−BOc−BOi+OB	N1
78	BA	OA	BOi	OAB	AAB	ABBi	0	−BOi+OB	0	ABBc+B	AB−BA	ABOc+ABOi+O−OAB	N5
79	BA	OA	BOi	OAB	AAB	ABBi	0	−BOi+OB	0	ABBc+B	AB−BA	−ABBc−ABBi−B+BAB	N1
80	BA	OA	BOi	OAB	AAB	ABBi	0	−BOi+OB	0	−ABBi+BAB	A−AAB+ABAc+ABAi+BOc+BOi−OB	ABOc+ABOi+O−OAB	N10
81	BA	OA	BOi	OAB	AAB	ABBi	0	−BOi+OB	0	−ABBi+BAB	A−AAB+ABAc+ABAi+BOc+BOi−OB	−A+AAB+AB−ABAc−ABAi−BA−BOc−BOi+OB	N1
82	BA	OA	BOi	OAB	AAB	ABBi	0	−BOi+OB	0	−ABBi+BAB	AB−BA	0	N1
83	BA	OA	BOi	OAB	AAB	ABBi	0	BOc	0	ABBc+B	A−AAB+ABAc+ABAi	ABOc+ABOi+O−OAB	N12
84	BA	OA	BOi	OAB	AAB	ABBi	0	BOc	0	ABBc+B	A−AAB+ABAc+ABAi	−A+AAB+AB−ABAc−ABAi−ABBc−ABBi−B−BA+BAB−BOc−BOi+OB	N1
85	BA	OA	BOi	OAB	AAB	ABBi	0	BOc	0	ABBc+B	AB−BA	ABOc+ABOi+O−OAB	N13
86	BA	OA	BOi	OAB	AAB	ABBi	0	BOc	0	ABBc+B	AB−BA	−ABBc−ABBi−B+BAB−BOc−BOi+OB	N1
87	BA	OA	BOi	OAB	AAB	ABBi	0	BOc	0	−ABBi+BAB	A−AAB+ABAc+ABAi	ABOc+ABOi+O−OAB	N10
88	BA	OA	BOi	OAB	AAB	ABBi	0	BOc	0	−ABBi+BAB	A−AAB+ABAc+ABAi	−A+AAB+AB−ABAc−ABAi−BA−BOc−BOi+OB	N1
89	BA	OA	BOi	OAB	AAB	ABBi	0	BOc	0	−ABBi+BAB	AB−BA	ABOc+ABOi+O−OAB	N11
90	BA	OA	BOi	OAB	AAB	ABBi	0	BOc	0	−ABBi+BAB	AB−BA	−BOc−BOi+OB	N1
91	BA	OA	BOi	OAB	ABAi	BAB	0	−BOi+OB	A+ABAc	0	BOc+BOi−OB	ABOc+ABOi+O−OAB	N10
92	BA	OA	BOi	OAB	ABAi	BAB	0	−BOi+OB	A+ABAc	0	BOc+BOi−OB	−A+AAB+AB−ABAc−ABAi−BA−BOc−BOi+OB	N1
93	BA	OA	BOi	OAB	ABAi	BAB	0	−BOi+OB	A+ABAc	0	AB−BA	ABOc+ABOi+O−OAB	N2
94	BA	OA	BOi	OAB	ABAi	BAB	0	−BOi+OB	A+ABAc	0	AB−BA	−A+AAB−ABAc−ABAi	N1
95	BA	OA	BOi	OAB	ABAi	BAB	0	−BOi+OB	AAB−ABAi	0	A−AAB+ABAc+ABAi+BOc+BOi−OB	ABOc+ABOi+O−OAB	N10

附表A（续）

Serial	e_0	e_1	e_2	e_3	e_4	e_5	a_1	a_2	b_1	b_2	b_3	X_3	Result
96	BA	OA	BOi	OAB	ABAi	BAB	0	−BOi+OB	AAB−ABAi	0	A−AAB+ABAc+ABAi+BOc+BOi−OB	−A+AAB+AB−ABAc−ABAi−BA−BOc−BOi+OB	N1
97	BA	OA	BOi	OAB	ABAi	BAB	0	−BOi+OB	AAB−ABAi	0	AB−BA	0	N1
98	BA	OA	BOi	OAB	ABAi	BAB	0	BOc	A+ABAc	0	0	ABOc+ABOi+O−OAB	N10
99	BA	OA	BOi	OAB	ABAi	BAB	0	BOc	A+ABAc	0	0	−A+AAB+AB−ABAc−ABAi−BA−BOc−BOi+OB	N1
100	BA	OA	BOi	OAB	ABAi	BAB	0	BOc	AAB−ABAi	0	A−AAB+ABAc+ABAi	ABOc+ABOi+O−OAB	N10
101	BA	OA	BOi	OAB	ABAi	BAB	0	BOc	AAB−ABAi	0	A−AAB+ABAc+ABAi	−A+AAB+AB−ABAc−ABAi−BA−BOc−BOi+OB	N1
102	BA	OA	BOi	OAB	ABAi	BAB	0	BOc	AAB−ABAi	0	AB−BA	ABOc+ABOi+O−OAB	N11
103	BA	OA	BOi	OAB	ABAi	BAB	0	BOc	AAB−ABAi	0	AB−BA	−BOc−BOi+OB	N1
104	BA	OA	BOi	OAB	ABAi	ABBi	0	−BOi+OB	A+ABAc	ABBc+B	BOc+BOi−OB	ABOc+ABOi+O−OAB	N12
105	BA	OA	BOi	OAB	ABAi	ABBi	0	−BOi+OB	A+ABAc	ABBc+B	BOc+BOi−OB	−A+AAB+AB−ABAc−ABAi−ABBc−ABBi−B−BA+BAB−BOc−BOi+OB	N1
106	BA	OA	BOi	OAB	ABAi	ABBi	0	−BOi+OB	A+ABAc	ABBc+B	AB−BA	ABOc+ABOi+O−OAB	N4
107	BA	OA	BOi	OAB	ABAi	ABBi	0	−BOi+OB	A+ABAc	−ABBi+BAB	AB−BA	−A+AAB−ABAc−ABAi−ABBc−ABBi−B+BAB	N1
108	BA	OA	BOi	OAB	ABAi	ABBi	0	−BOi+OB	A+ABAc	−ABBi+BAB	BOc+BOi−OB	ABOc+ABOi+O−OAB	N10
109	BA	OA	BOi	OAB	ABAi	ABBi	0	−BOi+OB	A+ABAc	−ABBi+BAB	BOc+BOi−OB	−A+AAB+AB−ABAc−ABAi−BA−BOc−BOi+OB	N1
110	BA	OA	BOi	OAB	ABAi	ABBi	0	−BOi+OB	A+ABAc	−ABBi+BAB	AB−BA	−A+AAB−ABAc−ABAi	N2
111	BA	OA	BOi	OAB	ABAi	ABBi	0	−BOi+OB	A+ABAc	−ABBi+BAB	AB−BA	−A+AAB−ABAc−ABAi	N1
112	BA	OA	BOi	OAB	ABAi	ABBi	0	−BOi+OB	AAB−ABAi	ABBc+B	A−AAB+ABAc+ABAi+BOc+BOi−OB	ABOc+ABOi+O−OAB	N12
113	BA	OA	BOi	OAB	ABAi	ABBi	0	−BOi+OB	AAB−ABAi	ABBc+B	A−AAB+ABAc+ABAi+BOc+BOi−OB	−A+AAB+AB−ABAc−ABAi−ABBc−ABBi−B−BA+BAB−BOc−BOi+OB	N1
114	BA	OA	BOi	OAB	ABAi	ABBi	0	BOc	AAB−ABAi	ABBc+B	AB−BA	ABOc+ABOi+O−OAB	N5
115	BA	OA	BOi	OAB	ABAi	ABBi	0	BOc	AAB−ABAi	ABBc+B	AB−BA	−ABBc−ABBi−B+BAB	N1
116	BA	OA	BOi	OAB	ABAi	ABBi	0	−BOi+OB	AAB−ABAi	−ABBi+BAB	A−AAB+ABAc+ABAi+BOc+BOi−OB	ABOc+ABOi+O−OAB	N10
117	BA	OA	BOi	OAB	ABAi	ABBi	0	−BOi+OB	AAB−ABAi	−ABBi+BAB	A−AAB+ABAc+ABAi+BOc+BOi−OB	−A+AAB+AB−ABAc−ABAi−BA−BOc−BOi+OB	N1
118	BA	OA	BOi	OAB	ABAi	ABBi	0	−BOi+OB	AAB−ABAi	−ABBi+BAB	AB−BA	0	N1
119	BA	OA	BOi	OAB	ABAi	ABBi	0	BOc	A+ABAc	ABBc+B	0	ABOc+ABOi+O−OAB	N12
120	BA	OA	BOi	OAB	ABAi	ABBi	0	BOc	A+ABAc	ABBc+B	0	−A+AAB+AB−ABAc−ABAi−ABBc−ABBi−B−BA+BAB−BOc−BOi+OB	N1
121	BA	OA	BOi	OAB	ABAi	ABBi	0	BOc	A+ABAc	−ABBi+BAB	0	ABOc+ABOi+O−OAB	N10

Serial	e_0	e_1	e_2	e_3	e_4	e_5	a_1	a_2	b_1	b_2	b_3	X_3	Result
122	BA	OA	BOi	OAB	ABAi	ABBi	0	BOc	A+ABAc	-ABBi+BAB	0	-A+AAB+AB-ABAc-ABAi-BA-BOc-BOi+OB	N1
123	BA	OA	BOi	OAB	ABAi	ABBi	0	BOc	AAB-ABAi	ABBc+B	A-AAB+ABAc+ABAi	ABOc+ABOi+O-OAB	N12
124	BA	OA	BOi	OAB	ABAi	ABBi	0	BOc	AAB-ABAi	ABBc+B	A-AAB+ABAc+ABAi	-A+AAB+AB-ABAc-ABAi-ABBc-ABBi-B-BA+BAB-BOc-BOi+OB	N1
125	BA	OA	BOi	OAB	ABAi	ABBi	0	BOc	AAB-ABAi	ABBc+B	AB-BA	ABOc+ABOi+O-OAB	N13
126	BA	OA	BOi	OAB	ABAi	ABBi	0	BOc	AAB-ABAi	ABBc+B	AB-BA	-ABBc-ABBi-B+BAB-BOc-BOi+OB	N1
127	BA	OA	BOi	OAB	ABAi	ABBi	0	BOc	AAB-ABAi	-ABBi+BAB	A-AAB+ABAc+ABAi	ABOc+ABOi+O-OAB	N10
128	BA	OA	BOi	OAB	ABAi	ABBi	0	BOc	AAB-ABAi	-ABBi+BAB	A-AAB+ABAc+ABAi	-A+AAB+AB-ABAc-ABAi-BA-BOc-BOi+OB	N1
129	BA	OA	BOi	OAB	ABAi	ABBi	0	BOc	AAB-ABAi	-ABBi+BAB	AB-BA	ABOc+ABOi+O-OAB	N11
130	BA	OA	BOi	OAB	ABAi	ABBi	0	BOc	AAB-ABAi	-ABBi+BAB	AB-BA	-BOc-BOi+OB	N1
131	BA	OA	BOi	ABOi	AAB	BAB	0	-BOi+OB	0	0	A-AAB+ABAc+ABAi+BOc+BOi-OB	ABOc+O	N10
132	BA	OA	BOi	ABOi	AAB	BAB	0	-BOi+OB	0	0	A-AAB+ABAc+ABAi+BOc+BOi-OB	-A+AAB+AB-ABAc-ABAi-ABBc-BA-BOc-BOi+OAB+OB	N1
133	BA	OA	BOi	ABOi	AAB	BAB	0	-BOi+OB	0	0	AB-BA	ABOc+O	N3
134	BA	OA	BOi	ABOi	AAB	BAB	0	-BOi+OB	0	0	AB-BA	-ABOi+OAB	N1
135	BA	OA	BOi	ABOi	AAB	BAB	0	BOc	0	0	A-AAB+ABAc+ABAi	ABOc+O	N10
136	BA	OA	BOi	ABOi	AAB	BAB	0	BOc	0	0	A-AAB+ABAc+ABAi	-A+AAB+AB-ABAc-ABAi-ABOi-BA-BOc-BOi+OAB+OB	N1
137	BA	OA	BOi	ABOi	AAB	BAB	0	BOc	0	0	AB-BA	ABOc+O	N11
138	BA	OA	BOi	ABOi	AAB	BAB	0	BOc	0	0	AB-BA	-ABOi-BOc-BOi+OAB+OB	N1
139	BA	OA	BOi	ABOi	AAB	ABBi	0	-BOi+OB	0	ABBc+B	A-AAB+ABAc+ABAi+BOc+BOi-OB	ABOc+O	N12
140	BA	OA	BOi	ABOi	AAB	ABBi	0	-BOi+OB	0	ABBc+B	A-AAB+ABAc+ABAi+BOc+BOi-OB	-A+AAB+AB-ABAc-ABAi-ABBc-ABBi-B-BA+BAB-BOc-BOi+OAB+OB	N1
141	BA	OA	BOi	ABOi	AAB	ABBi	0	-BOi+OB	0	ABBc+B	AB-BA	ABOc+O	N5
142	BA	OA	BOi	ABOi	AAB	ABBi	0	-BOi+OB	0	ABBc+B	AB-BA	-ABBc-ABBi-B+BAB+OAB	N1
143	BA	OA	BOi	ABOi	AAB	ABBi	0	-BOi+OB	0	-ABBi+BAB	A-AAB+ABAc+ABAi+BOc+BOi-OB	ABOc+O	N10
144	BA	OA	BOi	ABOi	AAB	ABBi	0	-BOi+OB	0	-ABBi+BAB	A-AAB+ABAc+ABAi+BOc+BOi-OB	-A+AAB+AB-ABAc-ABAi-ABBi-BA-BOc-BOi+OAB+OB	N1
145	BA	OA	BOi	ABOi	AAB	ABBi	0	-BOi+OB	0	-ABBi+BAB	AB-BA	ABOc+O	N3
146	BA	OA	BOi	ABOi	AAB	ABBi	0	-BOi+OB	0	-ABBi+BAB	AB-BA	-ABOi+OAB	N1

Serial	e0	e1	e2	e3	e4	e5	a1	a2	b1	b2	b3	X3	Result
147	BA	OA	BOi	ABOi	AAB	ABBi	0	BOc	0	ABBc+B	A-AAB+ABAc+ABAi	ABOc+O	N12
148	BA	OA	BOi	ABOi	AAB	ABBi	0	BOc	0	ABBc+B	A-AAB+ABAc+ABAi	-A+AAB+AB-ABAc-ABAi-ABBc-ABBi-ABOi-B-BA+BAB-BOc-BOi+OAB+OB	N1
149	BA	OA	BOi	ABOi	AAB	ABBi	0	BOc	0	ABBc+B	AB-BA	ABOc+O	N13
150	BA	OA	BOi	ABOi	AAB	ABBi	0	BOc	0	ABBc+B	AB-BA	-ABBc-ABBi-ABOi-B+BAB-BOc-BOi+OAB+OB	N1
151	BA	OA	BOi	ABOi	AAB	ABBi	0	BOc	0	-ABBi+BAB	A-AAB+ABAc+ABAi	ABOc+O	N10
152	BA	OA	BOi	ABOi	AAB	ABBi	0	BOc	0	-ABBi+BAB	A-AAB+ABAc+ABAi	-A+AAB+AB-ABAc-ABAi-ABOi-BA-BOc-BOi+OAB+OB	N1
153	BA	OA	BOi	ABOi	AAB	ABBi	0	BOc	0	-ABBi+BAB	AB-BA	ABOc+O	N11
154	BA	OA	BOi	ABOi	AAB	ABBi	0	BOc	0	-ABBi+BAB	AB-BA	-ABOi-BOc-BOi+OAB+OB	N1
155	BA	OA	BOi	ABOi	ABAi	BAB	0	-BOi+OB	A+ABAc	0	BOc+BOi-OB	ABOc+O	N10
156	BA	OA	BOi	ABOi	ABAi	BAB	0	-BOi+OB	A+ABAc	0	BOc+BOi-OB	-A+AAB+AB-ABAc-ABAi-ABOi-BA-BOc-BOi+OAB+OB	N1
157	BA	OA	BOi	ABOi	ABAi	BAB	0	-BOi+OB	A+ABAc	0	AB-BA	ABOc+O	N2
158	BA	OA	BOi	ABOi	ABAi	BAB	0	-BOi+OB	A+ABAc	0	AB-BA	-A+AAB-ABAc-ABAi-ABOi+OAB	N1
159	BA	OA	BOi	ABOi	ABAi	BAB	0	-BOi+OB	AAB-ABAi	0	A-AAB+ABAc+ABAi+BOc+BOi-OB	ABOc+O	N10
160	BA	OA	BOi	ABOi	ABAi	BAB	0	-BOi+OB	AAB-ABAi	0	A-AAB+ABAc+ABAi+BOc+BOi-OB	-A+AAB+AB-ABAc-ABAi-ABOi-BA-BOc-BOi+OAB+OB	N1
161	BA	OA	BOi	ABOi	ABAi	BAB	0	-BOi+OB	AAB-ABAi	0	AB-BA	ABOc+O	N3
162	BA	OA	BOi	ABOi	ABAi	BAB	0	-BOi+OB	AAB-ABAi	0	AB-BA	-ABOi+OAB	N1
163	BA	OA	BOi	ABOi	ABAi	BAB	0	BOc	A+ABAc	0	0	ABOc+O	N10
164	BA	OA	BOi	ABOi	ABAi	BAB	0	BOc	A+ABAc	0	0	-A+AAB+AB-ABAc-ABAi-ABOi-BA-BOc-BOi+OAB+OB	N1
165	BA	OA	BOi	ABOi	ABAi	BAB	0	BOc	AAB-ABAi	0	A-AAB+ABAc+ABAi	ABOc+O	N10
166	BA	OA	BOi	ABOi	ABAi	BAB	0	BOc	AAB-ABAi	0	A-AAB+ABAc+ABAi	-A+AAB+AB-ABAc-ABAi-ABOi-BA-BOc-BOi+OAB+OB	N1
167	BA	OA	BOi	ABOi	ABAi	BAB	0	BOc	AAB-ABAi	0	AB-BA	ABOc+O	N11
168	BA	OA	BOi	ABOi	ABAi	BAB	0	BOc	AAB-ABAi	0	AB-BA	-ABOi-BOc-BOi+OAB+OB	N1
169	BA	OA	BOi	ABOi	ABAi	ABBi	0	-BOi+OB	A+ABAc	ABBc+B	BOc+BOi-OB	ABOc+O	N12
170	BA	OA	BOi	ABOi	ABAi	ABBi	0	-BOi+OB	A+ABAc	ABBc+B	BOc+BOi-OB	-A+AAB+AB-ABAc-ABAi-ABBc-ABBi-ABOi-B-BA+BAB-BOc-BOi+OAB+OB	N1

附表A（续）

Serial	e0	e1	e2	e3	e4	e5	a1	a2	b1	b2	b3	X3	Result
171	BA	OA	BOi	ABOi	ABAi	ABBi	0	-BOi+OB	A+ABAc	ABBc+B	AB-BA	ABOc+O	N4
172	BA	OA	BOi	ABOi	ABAi	ABBi	0	-BOi+OB	A+ABAc	ABBc+B	AB-BA	-A+AAB-ABAc-ABAi-ABBc-ABBi-ABOi-B+BAB+OAB	N1
173	BA	OA	BOi	ABOi	ABAi	ABBi	0	-BOi+OB	A+ABAc	-ABBi+BAB	BOc+BOi-OB	ABOc+O	N10
174	BA	OA	BOi	ABOi	ABAi	ABBi	0	-BOi+OB	A+ABAc	-ABBi+BAB	BOc+BOi-OB	-A+AAB+AB-ABAc-ABAi-ABOi-BA-BOc-BOi+OAB+OB	N1
175	BA	OA	BOi	ABOi	ABAi	ABBi	0	-BOi+OB	A+ABAc	-ABBi+BAB	AB-BA	ABOc+O	N2
176	BA	OA	BOi	ABOi	ABAi	ABBi	0	-BOi+OB	A+ABAc	-ABBi+BAB	AB-BA	-A+AAB-ABAc-ABAi-ABOi+OAB	N1
177	BA	OA	BOi	ABOi	ABAi	ABBi	0	-BOi+OB	AAB-ABAi	ABBc+B	A-AAB-ABAc+ABAi+BOc+BOi-OB	ABOc+O	N12
178	BA	OA	BOi	ABOi	ABAi	ABBi	0	-BOi+OB	AAB-ABAi	ABBc+B	A-AAB+ABAc+ABAi+BOc+BOi-OB	-A+AAB+AB-ABAc-ABAi-ABBc-ABBi-ABOi-B-BA+BAB-BOc-BOi+OAB+OB	N1
179	BA	OA	BOi	ABOi	ABAi	ABBi	0	-BOi+OB	AAB-ABAi	ABBc+B	AB-BA	-ABBc-ABBi-ABOi-B+BAB+OAB	N5
180	BA	OA	BOi	ABOi	ABAi	ABBi	0	-BOi+OB	AAB-ABAi	ABBc+B	AB-BA	ABOc+O	N1
181	BA	OA	BOi	ABOi	ABAi	ABBi	0	-BOi+OB	AAB-ABAi	-ABBi+BAB	A-AAB+ABAc+ABAi+BOc+BOi-OB	ABOc+O	N10
182	BA	OA	BOi	ABOi	ABAi	ABBi	0	-BOi+OB	AAB-ABAi	-ABBi+BAB	A-AAB+ABAc+ABAi+BOc+BOi-OB	-A+AAB+AB-ABAc-ABAi-ABOi-BA-BOc-BOi+OAB+OB	N1
183	BA	OA	BOi	ABOi	ABAi	ABBi	0	-BOi+OB	AAB-ABAi	-ABBi+BAB	AB-BA	ABOc+O	N3
184	BA	OA	BOi	ABOi	ABAi	ABBi	0	-BOi+OB	AAB-ABAi	-ABBi+BAB	AB-BA	-ABOi+OAB	N1
185	BA	OA	BOi	ABOi	ABAi	ABBi	0	BOc	A+ABAc	ABBc+B	0	ABOc+O	N12
186	BA	OA	BOi	ABOi	ABAi	ABBi	0	BOc	A+ABAc	ABBc+B	0	-A+AAB+AB-ABAc-ABAi-ABBc-ABBi-ABOi-B-BA+BAB-BOc-BOi+OAB+OB	N1
187	BA	OA	BOi	ABOi	ABAi	ABBi	0	BOc	A+ABAc	-ABBi+BAB	0	ABOc+O	N10
188	BA	OA	BOi	ABOi	ABAi	ABBi	0	BOc	A+ABAc	-ABBi+BAB	0	-A+AAB+AB-ABAc-ABAi-ABOi-BA-BOc-BOi+OAB+OB	N1
189	BA	OA	BOi	ABOi	ABAi	ABBi	0	BOc	AAB-ABAi	ABBc+B	A-AAB+ABAc+ABAi	ABOc+O	N12
190	BA	OA	BOi	ABOi	ABAi	ABBi	0	BOc	AAB-ABAi	ABBc+B	A-AAB+ABAc+ABAi	-A+AAB+AB-ABAc-ABAc-ABAi-ABBc-ABBi-ABOi-B-BA+BAB-BOc-BOi+OAB+OB	N1
191	BA	OA	BOi	ABOi	ABAi	ABBi	0	BOc	AAB-ABAi	ABBc+B	AB-BA	ABOc+O	N13
192	BA	OA	BOi	ABOi	ABAi	ABBi	0	BOc	AAB-ABAi	ABBc+B	AB-BA	-ABBc-ABBi-ABOi-B+BAB-BOc-BOi+OAB+OB	N1
193	BA	OA	BOi	ABOi	ABAi	ABBi	0	BOc	AAB-ABAi	-ABBi+BAB	A-AAB+ABAc+ABAi	ABOc+O	N10
194	BA	OA	BOi	ABOi	ABAi	ABBi	0	BOc	AAB-ABAi	-ABBi+BAB	A-AAB+ABAc+ABAi	-A+AAB+AB-ABAc-ABAi-BA-BOc-BOi+OAB+OB	N1

Serial	e_0	e_1	e_2	e_3	e_4	e_5	a_1	a_2	b_1	b_2	b_3	X_3	Result
195	BA	OA	BOi	ABOi	ABAi	ABBi	0	BOc	AAB−ABAi	−ABBi+BAB	AB−BA	ABOc+O	N11
196	BA	OA	BOi	ABOi	ABAi	ABBi	0	BOc	AAB−ABAi	−ABBi+BAB	AB−BA	−BOi−BOc−BOi+OAB+OB	N1
197	BA	AOi	OB	OAB	AAB	BAB	−AOi+OA	0	0	0	A−AAB+ABAc+ABAi+BOc+BOi−OB	ABOc+ABOi+O−OAB	N10
198	BA	AOi	OB	OAB	AAB	BAB	−AOi+OA	0	0	0	A−AAB+ABAc−ABAi+BOc+BOi−OB	−A+AAB+AB−ABAc−BA−BOc−BOi+OB	N1
199	BA	AOi	OB	OAB	AAB	BAB	−AOi+OA	0	0	0	AB−BA	0	N1
200	BA	AOi	OB	OAB	AAB	BAB	AOc	0	0	0	A−AAB+ABAc+BOc+BOi−OB	ABOc+ABOi+O−OAB	N14
201	BA	AOi	OB	OAB	AAB	BAB	AOc	0	0	0	A−AAB+ABAc+ABAi+BOc+BOi−OB	−A+AAB+AB−ABAc−ABAi−AOc−BA−BOc−BOi+OA+OB	N1
202	BA	AOi	OB	OAB	AAB	BAB	AOc	0	0	0	AB−BA	ABOc+ABOi+O−OAB	N7
203	BA	AOi	OB	OAB	AAB	BAB	AOc	0	0	0	AB−BA	−AOc−AOi+OA	N1
204	BA	AOi	OB	OAB	AAB	ABBi	−AOi+OA	0	0	ABBc+B	A−AAB+ABAc+ABAi+BOc+BOi−OB	ABOc+ABOi+O−OAB	N12
205	BA	AOi	OB	OAB	AAB	ABBi	−AOi+OA	0	0	ABBc+B	A−AAB+ABAc+ABAi+BOc+BOi−OB	−A+AAB+AB−ABAc−ABAi−ABBc−ABBi−B−BA+BAB−BOc−BOi+OB	N1
206	BA	AOi	OB	OAB	AAB	ABBi	−AOi+OA	0	0	ABBc+B	AB−BA	ABOc+ABOi+O−OAB	N5
207	BA	AOi	OB	OAB	AAB	ABBi	−AOi+OA	0	0	ABBc+B	AB−BA	−ABBc−ABBi−B+BAB	N1
208	BA	AOi	OB	OAB	AAB	ABBi	−AOi+OA	0	0	−ABBi+BAB	A−AAB+ABAc+ABAi+BOc+BOi−OB	ABOc+ABOi+O−OAB	N10
209	BA	AOi	OB	OAB	AAB	ABBi	−AOi+OA	0	0	−ABBi+BAB	A−AAB+ABAc+ABAi+BOc+BOi−OB	−A+AAB+AB−ABAc−ABAi−BA−BOc−BOi+OB	N1
210	BA	AOi	OB	OAB	AAB	ABBi	−AOi+OA	0	0	−ABBi+BAB	AB−BA	0	N1
211	BA	AOi	OB	OAB	AAB	ABBi	AOc	0	0	ABBc+B	A−AAB+ABAc+ABAi+BOc+BOi−OB	ABOc+ABOi+O−OAB	N16
212	BA	AOi	OB	OAB	AAB	ABBi	AOc	0	0	ABBc+B	A−AAB+ABAc+ABAi+BOc+BOi−OB	−A+AAB+AB−ABAc−ABBc−ABBi−AOc−AOi−B−BA+BAB+BAB−BOc−BOi+OA+OB	N1
213	BA	AOi	OB	OAB	AAB	ABBi	AOc	0	0	ABBc+B	AB−BA	ABOc+ABOi+O−OAB	N9
214	BA	AOi	OB	OAB	AAB	ABBi	AOc	0	0	ABBc+B	AB−BA	−ABBc−ABBi−AOc−AOi−B+BAB+OA	N1
215	BA	AOi	OB	OAB	AAB	ABBi	AOc	0	0	−ABBi+BAB	A−AAB+ABAc+ABAi+BOc+BOi−OB	ABOc+ABOi+O−OAB	N14
216	BA	AOi	OB	OAB	AAB	ABBi	AOc	0	0	−ABBi+BAB	A−AAB+ABAc+ABAi+BOc+BOi−OB	−A+AAB+AB−ABAc−ABAi−AOc−BA−BOc−BOi+OA+OB	N1
217	BA	AOi	OB	OAB	AAB	ABBi	AOc	0	0	−ABBi+BAB	AB−BA	ABOc+ABOi+O−OAB	N7
218	BA	AOi	OB	OAB	AAB	ABBi	AOc	0	0	−ABBi+BAB	AB−BA	−AOc−AOi+OA	N1
219	BA	AOi	OB	OAB	ABAi	BAB	−AOi+OA	0	A+ABAc	0	BOc+BOi−OB	ABOc+ABOi+O−OAB	N10

附表A（续）

Serial	e_0	e_1	e_2	e_3	e_4	e_5	a_1	a_2	b_1	b_2	h_3	X_3	Result
220	BA	AOi	OB	OAB	ABAi	BAB	−AOi+OA	0	A+ABAc	0	B0c+B0i−OB	−A+AAB+AB−ABAc−ABAi−BA−B0c−B0i+OB	N1
221	BA	AOi	OB	OAB	ABAi	BAB	−AOi+OA	0	A+ABAc	0	AB−BA	AB0c+AB0i+O−OAB	N2
222	BA	AOi	OB	OAB	ABAi	BAB	−AOi+OA	0	A+ABAc	0	AB−BA	−A+AAB−ABAc−ABAi	N1
223	BA	AOi	OB	OAB	ABAi	BAB	−AOi+OA	0	AAB−ABAi	0	A−AAB+ABAc+ABAi+B0c+B0i−OB	AB0c+AB0i+O−OAB	N10
224	BA	AOi	OB	OAB	ABAi	BAB	−AOi+OA	0	AAB−ABAi	0	A−AAB+ABAc+ABAi+B0c+B0i−OB	−A+AAB+AB−ABAc−ABAi−BA−B0c−B0i+OB	N1
225	BA	AOi	OB	OAB	ABAi	BAB	−AOi+OA	0	AAB−ABAi	0	AB−BA	0	N1
226	BA	AOi	OB	OAB	ABAi	BAB	AOc	0	A+ABAc	0	B0c+B0i−OB	AB0c+AB0i+O−OAB	N14
227	BA	AOi	OB	OAB	ABAi	BAB	AOc	0	A+ABAc	0	B0c+B0i−OB	−A+AAB+AB−ABAc−ABAi−AOc−AOi−BA−B0c−B0i+OA+OB	N1
228	BA	AOi	OB	OAB	ABAi	BAB	AOc	0	A+ABAc	0	AB−BA	AB0c+AB0i+O−OAB	N6
229	BA	AOi	OB	OAB	ABAi	BAB	AOc	0	A+ABAc	0	AB−BA	−A+AAB−ABAc−ABAi−AOc−AOi+OA	N1
230	BA	AOi	OB	OAB	ABAi	BAB	AOc	0	AAB−ABAi	0	A−AAB+ABAc+ABAi+B0c+B0i−OB	AB0c+AB0i+O−OAB	N14
231	BA	AOi	OB	OAB	ABAi	BAB	AOc	0	AAB−ABAi	0	A−AAB+ABAc+ABAi+B0c+B0i−OB	−A+AAB+AB−ABAc−ABAi−AOc−AOi−BA−B0c−B0i+OA+OB	N1
232	BA	AOi	OB	OAB	ABAi	BAB	AOc	0	AAB−ABAi	0	AB−BA	AB0c+AB0i+O−OAB	N7
233	BA	AOi	OB	OAB	ABAi	BAB	AOc	0	AAB−ABAi	0	AB−BA	−AOc−AOi+OA	N1
234	BA	AOi	OB	OAB	ABAi	ABBi	−AOi+OA	0	A+ABAc	ABBc+B	B0c+B0i−OB	AB0c+AB0i+O−OAB	N12
235	BA	AOi	OB	OAB	ABAi	ABBi	−AOi+OA	0	A+ABAc	ABBc+B	B0c+B0i−OB	−A+AAB+AB−ABAc−ABBc−ABBi−B−BA+BAB−B0c−B0i+OB	N1
236	BA	AOi	OB	OAB	ABAi	ABBi	−AOi+OA	0	A+ABAc	ABBc+B	AB−BA	AB0c+AB0i+O−OAB	N4
237	BA	AOi	OB	OAB	ABAi	ABBi	−AOi+OA	0	A+ABAc	ABBc+B	B0c+B0i−OB	−A+AAB−ABAc−ABAi−ABBc−ABBi−B−BAB	N1
238	BA	AOi	OB	OAB	ABAi	ABBi	−AOi+OA	0	A+ABAc	−ABBi+BAB	B0c+B0i−OB	AB0c+AB0i+O−OAB	N10
239	BA	AOi	OB	OAB	ABAi	ABBi	−AOi+OA	0	A+ABAc	−ABBi+BAB	B0c+B0i−OB	−A+AAB+AB−ABAc−ABAi−BA−B0c−B0i+OB	N1
240	BA	AOi	OB	OAB	ABAi	ABBi	−AOi+OA	0	A+ABAc	−ABBi+BAB	AB−BA	AB0c+AB0i+O−OAB	N2
241	BA	AOi	OB	OAB	ABAi	ABBi	−AOi+OA	0	A+ABAc	−ABBi+BAB	AB−BA	−A+AAB−ABAc−ABAi	N1
242	BA	AOi	OB	OAB	ABAi	ABBi	−AOi+OA	0	AAB−ABAi	ABBc+B	A−AAB+ABAc+ABAi+B0c+B0i−OB	AB0c+AB0i+O−OAB	N12
243	BA	AOi	OB	OAB	ABAi	ABBi	−AOi+OA	0	AAB−ABAi	ABBc+B	A−AAB+ABAc+ABAi+B0c+B0i−OB	−A+AAB+AB−ABAc−ABBc−ABBi−B−BA+BAB−B0c−B0i+OB	N1
244	BA	AOi	OB	OAB	ABAi	ABBi	−AOi+OA	0	AAB−ABAi	ABBc+B	AB−BA	AB0c+AB0i+O−OAB	N5
245	BA	AOi	OB	OAB	ABAi	ABBi	−AOi+OA	0	AAB−ABAi	ABBc+B	AB−BA	−ABBc−ABBi−B+BAB	N1

Serial	e_0	e_1	e_2	e_3	e_4	e_5	a_1	a_2	b_1	b_2	b_3	X_3	Result
246	BA	AOi	OB	OAB	ABAi	ABBi	−AOi+OA	0	AAB−ABAi	−ABBi+BAB	A−AAB+ABAc+ABAi+BOc+BOi−OB	ABOc+ABOi+O−OAB	N10
247	BA	AOi	OB	OAB	ABAi	ABBi	−AOi+OA	0	AAB−ABAi	−ABBi+BAB	A−AAB+AB−ABAc+ABAi+BOc+BOi−OB	−A+AAB+AB−ABAc−ABAi−BA−BOc−BOi+OB	N1
248	BA	AOi	OB	OAB	ABAi	ABBi	−AOi+OA	0	AAB−ABAi	−ABBi+BAB	AB−BA	0	N1
249	BA	AOi	OB	OAB	ABAi	ABBi	AOc	0	A+ABAc	ABBc+B	BOc+BOi−OB	ABOc+ABOi+O−OAB	N16
250	BA	AOi	OB	OAB	ABAi	ABBi	AOc	0	A+ABAc	ABBc+B	BOc+BOi−OB	−A+AAB+AB−ABAc−ABAi−ABBc−ABBi−AOc−B−BA−BAB−BOc−BOi+OA+OB	N1
251	BA	AOi	OB	OAB	ABAi	ABBi	AOc	0	A+ABAc	ABBc+B	AB−BA	ABOc+ABOi+O−OAB	N8
252	BA	AOi	OB	OAB	ABAi	ABBi	AOc	0	A+ABAc	ABBc+B	AB−BA	−A+AAB−AB−ABAc−ABAi−ABBc−ABBi−AOc−AOi−B+BAB−OA	N1
253	BA	AOi	OB	OAB	ABAi	ABBi	AOc	0	A+ABAc	−ABBi+BAB	BOc+BOi−OB	ABOc+ABOi+O−OAB	N14
254	BA	AOi	OB	OAB	ABAi	ABBi	AOc	0	A+ABAc	−ABBi+BAB	BOc+BOi−OB	−A+AAB+AB−ABAc−ABAi−AOc−AOi−BA−BOc−BOi+OA+OB	N1
255	BA	AOi	OB	OAB	ABAi	ABBi	AOc	0	A+ABAc	−ABBi+BAB	AB−BA	ABOc+ABOi+O−OAB	N6
256	BA	AOi	OB	OAB	ABAi	ABBi	AOc	0	A+ABAc	−ABBi+BAB	AB−BA	−A+AAB−ABAc−ABAi−AOc−AOi+OA	N1
257	BA	AOi	OB	OAB	ABAi	ABBi	AOc	0	AAB−ABAi	ABBc+B	A−AAB+ABAc+ABAi+BOc+BOi−OB	ABOc+ABOi+O−OAB	N16
258	BA	AOi	OB	OAB	ABAi	ABBi	AOc	0	AAB−ABAi	ABBc+B	A−AAB+AB−ABAc+ABAi+BOc+BOi−OB	−A+AAB+AB−ABAc−ABAi−ABBc−ABBi−AOc−AOi−B−BA−BAB+BAB−BOc−BOi+OA+OB	N1
259	BA	AOi	OB	OAB	ABAi	ABBi	AOc	0	AAB−ABAi	ABBc+B	AB−BA	ABOc+ABOi+O−OAB	N9
260	BA	AOi	OB	OAB	ABAi	ABBi	AOc	0	AAB−ABAi	ABBc+B	AB−BA	−ABBi−ABBc−AOc−AOi−B+BAB−OA	N1
261	BA	AOi	OB	OAB	ABAi	ABBi	AOc	0	AAB−ABAi	−ABBi+BAB	A−AAB+ABAc+ABAi+BOc+BOi−OB	ABOc+ABOi+O−OAB	N14
262	BA	AOi	OB	OAB	ABAi	ABBi	AOc	0	AAB−ABAi	−ABBi+BAB	A−AAB+AB−ABAc+ABAi+BOc+BOi−OB	−A+AAB+AB−ABAc−ABAi−AOc−BA−BOc−BOi+OA+OB	N1
263	BA	AOi	OB	OAB	ABAi	ABBi	AOc	0	AAB−ABAi	−ABBi+BAB	AB−BA	ABOc+ABOi+O−OAB	N7
264	BA	AOi	OB	OAB	ABAi	ABBi	AOc	0	AAB−ABAi	−ABBi+BAB	AB−BA	−AOc−AOi+OA	N1
265	BA	AOi	OB	ABOi	AAB	BAB	−AOi+OA	0	0	0	A−AAB+ABAc+ABAi+BOc+BOi−OB	ABOc+O	N10
266	BA	AOi	OB	ABOi	AAB	BAB	−AOi+OA	0	0	0	A−AAB+ABAc+ABAi+BOc+BOi−OB	−A+AAB+AB−ABAc−ABAi−BA−BOc−BOi+OAB−OB	N1
267	BA	AOi	OB	ABOi	AAB	BAB	−AOi+OA	0	0	0	AB−BA	ABOc+O	N3
268	BA	AOi	OB	ABOi	AAB	BAB	−AOi+OA	0	0	0	AB−BA	−ABOi+OAB	N1
269	BA	AOi	OB	ABOi	AAB	BAB	AOc	0	0	0	A−AAB+ABAc+ABAi+BOc+BOi−OB	ABOc+O	N14

附表A（续）

Serial	e_0	e_1	e_2	e_3	e_4	e_5	a_1	a_2	b_1	b_2	b_3	X_3	Result
270	BA	AOi	OB	ABOi	AAB	BAB	AOc	0	0	0	A−AAB+ABAc+ABAi+BOc+BOi−OB	−A+AAB+A3−ABAc−ABAi−ABOi−AOc−AOi−BA−BOc−BOi+OA+OAB+OB	N1
271	BA	AOi	OB	ABOi	AAB	BAB	AOc	0	0	0	AB−BA	ABOc+O	N7
272	BA	AOi	OB	ABOi	AAB	BAB	AOc	0	0	0	AB−BA	−ABOi−AOc−AOi+OA+OAB	N1
273	BA	AOi	OB	ABOi	AAB	ABBi	−AOi+OA	0	0	ABBc+B	A−AAB+ABAc+ABAi+BOc+BOi−OB	ABOc+O	N12
274	BA	AOi	OB	ABOi	AAB	ABBi	−AOi+OA	0	0	ABBc+B	A−AAB+ABAc+ABAi+BOc+BOi−OB	−A+AAB+AB−ABAc−ABAi−ABBi−ABOi−ABBc−ABOc−B−BA+BAB−BOc−BOi+OAB+OB	N1
275	BA	AOi	OB	ABOi	AAB	ABBi	−AOi+OA	0	0	ABBc+B	AB−BA	ABOc+O	N5
276	BA	AOi	OB	ABOi	AAB	ABBi	−AOi+OA	0	0	ABBc+B	AB−BA	−ABBc−ABBi−ABOi−B+BAB+OAB	N1
277	BA	AOi	OB	ABOi	AAB	ABBi	−AOi+OA	0	0	−ABBi+BAB	A−AAB+ABAc+ABAi+BOc+BOi−OB	ABOc+O	N10
278	BA	AOi	OB	ABOi	AAB	ABBi	−AOi+OA	0	0	−ABBi+BAB	A−AAB+ABAc+ABAi+BOc+BOi−OB	−A+AAB+AB−ABAc−ABAi−ABOi−BA−BOc−BOi+OAB+OB	N1
279	BA	AOi	OB	ABOi	AAB	ABBi	−AOi+OA	0	0	−ABBi+BAB	AB−BA	ABOc+O	N3
280	BA	AOi	OB	ABOi	AAB	ABBi	−AOi+OA	0	0	−ABBi+BAB	AB−BA	−ABOi+OAB	N1
281	BA	AOi	OB	ABOi	AAB	ABBi	AOc	0	0	ABBc+B	A−AAB+ABAc+ABAi+BOc+BOi−OB	ABOc+O	N16
282	BA	AOi	OB	ABOi	AAB	ABBi	AOc	0	0	ABBc+B	A−AAB+ABAc+ABAi+BOc+BOi−OB	−A+AAB+AB−ABAc−ABAc−ABBc−ABBi−ABOi−AOc−AOi−B−BA+BAB−BOc−BOi+OA+OAB+OB	N1
283	BA	AOi	OB	ABOi	AAB	ABBi	AOc	0	0	ABBc+B	AB−BA	ABOc+O	N9
284	BA	AOi	OB	ABOi	AAB	ABBi	AOc	0	0	ABBc+B	AB−BA	−ABBi−ABOi−ABOc−AOi+B+BAB+OA+OAB	N1
285	BA	AOi	OB	ABOi	AAB	ABBi	AOc	0	0	−ABBi+BAB	A−AAB+ABAc+ABAi+BOc+BOi−OB	ABOc+O	N14
286	BA	AOi	OB	ABOi	AAB	ABBi	AOc	0	0	−ABBi+BAB	A−AAB+ABAc+ABAi+BOc+BOi−OB	−A+AAB+AB−ABAc−ABAi−ABAc−AOc−BA−BOc−BOi+OA+OAB+OB	N1
287	BA	AOi	OB	ABOi	AAB	ABBi	AOc	0	0	−ABBi+BAB	AB−BA	ABOc+O	N7
288	BA	AOi	OB	ABOi	AAB	ABBi	AOc	0	0	−ABBi+BAB	AB−BA	−ABOi−AOc−AOi+OA+OAB	N1
289	BA	AOi	OB	ABOi	ABAi	BAB	−AOi+OA	0	A+ABAc	0	BOc+BOi−OB	ABOc+O	N10
290	BA	AOi	OB	ABOi	ABAi	BAB	−AOi+OA	0	A+ABAc	0	BOc+BOi−OB	−A+AAB+AB−ABAc−ABAi−ABOi−BA−BOc−BOi+OAB+OB	N1
291	BA	AOi	OB	ABOi	ABAi	BAB	−AOi+OA	0	A+ABAc	0	AB−BA	ABOc+O	N2
292	BA	AOi	OB	ABOi	ABAi	BAB	−AOi+OA	0	A+ABAc	0	AB−BA	−A+AAB−ABAc−ABAi−ABOi+OAB	N1

Serial	e_0	e_1	e_2	e_3	e_4	e_5	a_1	a_2	b_1	b_2	b_3	x_3	Result
293	BA	AOi	OB	ABOi	ABAi	BAB	−AOi+OA	0	AAB−ABAi	0	A−AAB+ABAc+ABAi+BOc+BOi−OB	ABOc+O	N10
294	BA	AOi	OB	ABOi	ABAi	BAB	−AOi+OA	0	AAB−ABAi	0	A−AAB+ABAc+ABAi+BOc+BOi−OB	−A+AAB+AB−ABAc−ABAi−ABOi−BA−BOc−BOi+OAB+OB	N1
295	BA	AOi	OB	ABOi	ABAi	BAB	−AOi+OA	0	AAB−ABAi	0	AB−BA	ABOc+O	N3
296	BA	AOi	OB	ABOi	ABAi	BAB	−AOi+OA	0	AAB−ABAi	0	AB−BA	−ABOi+OAB	N1
297	BA	AOi	OB	ABOi	ABAi	BAB	AOc	0	A+ABAc	0	BOc+BOi−OB	ABOc+O	N14
298	BA	AOi	OB	ABOi	ABAi	BAB	AOc	0	A+ABAc	0	BOc+BOi−OB	−A+AAB+AB−ABAc−ABAi−ABOi−AOc−BA−BOc−BOi+OA+OAB+OB	N1
299	BA	AOi	OB	ABOi	ABAi	BAB	AOc	0	A+ABAc	0	AB−BA	ABOc+O	N6
300	BA	AOi	OB	ABOi	ABAi	BAB	AOc	0	A+ABAc	0	AB−BA	−A+AAB+AB−ABAc−ABAi−ABOi−AOc−AOi+OA+OAB	N1
301	BA	AOi	OB	ABOi	ABAi	BAB	AOc	0	AAB−ABAi	0	A−AAB+ABAc+ABAi+BOc+BOi−OB	ABOc+O	N14
302	BA	AOi	OB	ABOi	ABAi	BAB	AOc	0	AAB−ABAi	0	A−AAB+ABAc+ABAi+BOc+BOi−OB	−A+AAB+AB−ABAc−ABAi−ABOi−AOc−AOi+BA−BOc−BOi+OA+OAB+OB	N1
303	BA	AOi	OB	ABOi	ABAi	BAB	AOc	0	AAB−ABAi	0	AB−BA	ABOc+O	N7
304	BA	AOi	OB	ABOi	ABAi	BAB	AOc	0	AAB−ABAi	0	AB−BA	−ABOi−AOc−AOi+OA+OAB	N1
305	BA	AOi	OB	ABOi	ABAi	ABBi	−AOi+OA	0	A+ABAc	ABBc+B	BOc+BOi−OB	ABOc+O	N12
306	BA	AOi	OB	ABOi	ABAi	ABBi	−AOi+OA	0	A+ABAc	ABBc+B	BOc+BOi−OB	−A+AAB+AB−ABAc−ABAi−ABBi−ABOi−B−BA−BAB−BOc−BOi+OAB+OB	N1
307	BA	AOi	OB	ABOi	ABAi	ABBi	−AOi+OA	0	A+ABAc	ABBc+B	AB−BA	ABOc+O	N4
308	BA	AOi	OB	ABOi	ABAi	ABBi	−AOi+OA	0	A+ABAc	ABBc+B	AB−BA	ABOc+O	N1
309	BA	AOi	OB	ABOi	ABAi	ABBi	−AOi+OA	0	A+ABAc	−ABBi+BAB	BOc+BOi−OB	ABOc+O	N10
310	BA	AOi	OB	ABOi	ABAi	ABBi	−AOi+OA	0	A+ABAc	−ABBi+BAB	BOc+BOi−OB	−A+AAB+AB−ABAc−ABAi−ABOi−BA−BOc−BOi+OAB+OB	N1
311	BA	AOi	OB	ABOi	ABAi	ABBi	−AOi+OA	0	A+ABAc	−ABBi+BAB	AB−BA	ABOc+O	N2
312	BA	AOi	OB	ABOi	ABAi	ABBi	−AOi+OA	0	AAB−ABAi	−ABBi+BAB	AB−BA	ABOc+O	N1
313	BA	AOi	OB	ABOi	ABAi	ABBi	−AOi+OA	0	AAB−ABAi	ABBc+B	A−AAB+ABAc+ABAi+BOc+BOi−OB	ABOc+O	N12
314	BA	AOi	OB	ABOi	ABAi	ABBi	−AOi+OA	0	AAB−ABAi	ABBc+B	A−AAB+ABAc+ABAi+BOc+BOi−OB	−A+AAB+AB−ABAc−ABAi−ABBi−ABOi−B−BA−BAB−BOc−BOi+OAB+OB	N1
315	BA	AOi	OB	ABOi	ABAi	ABBi	−AOi+OA	0	AAB−ABAi	ABBc+B	AB−BA	ABOc+O	N5

Serial	e0	e1	e2	e3	e4	e5	a1	a2	b1	b2	b3	X3	Result
316	BA	AOi	OB	ABOi	ABAi	ABBi	-AOi+OA	0	AAB-ABAi	ABBc+B	AB-BA	-ABBc-ABBi-ABOi-B+BAB+OAB	N1
317	BA	AOi	OB	ABOi	ABAi	ABBi	-AOi+OA	0	AAB-ABAi	-ABBi+BAB	A-AAB+ABAc+ABAi+BOc+BOi-OB	ABOc+O	N10
318	BA	AOi	OB	ABOi	ABAi	ABBi	-AOi+OA	0	AAB-ABAi	-ABBi+BAB	A-AAB+ABAc+ABAi+BOc+BOi-OB	-A+AAB+AB-ABAc-ABAi-ABOi-BA-BOc-BOi+OAB+OB	N1
319	BA	AOi	OB	ABOi	ABAi	ABBi	-AOi+OA	0	AAB-ABAi	-ABBi+BAB	AB-BA	ABOc+O	N3
320	BA	AOi	OB	ABOi	ABAi	ABBi	-AOi+OA	0	AAB-ABAi	-ABBi+BAB	AB-BA	-ABOi+OAB	N1
321	BA	AOi	OB	ABOi	ABAi	ABBi	AOc	0	A+ABAc	ABBc+B	BOc+BOi-OB	ABOc+O	N16
322	BA	AOi	OB	ABOi	ABAi	ABBi	AOc	0	A+ABAc	ABBc+B	BOc+BOi-OB	-A+AAB+AB+AB-ABAc-ABAi-ABBc-ABBi-ABOi-AOc-AOi-B-BA+BAB-BOc-BOi+OA+OAB+OB	N1
323	BA	AOi	OB	ABOi	ABAi	ABBi	AOc	0	A+ABAc	ABBc+B	AB-BA	ABOc+O	N8
324	BA	AOi	OB	ABOi	ABAi	ABBi	AOc	0	A+ABAc	ABBc+B	AB-BA	-A+AAB+AB-ABAc-ABAi-ABBc-ABBi-ABOi-AOc-AOi-B+BAB+OA+OAB	N1
325	BA	AOi	OB	ABOi	ABAi	ABBi	AOc	0	A+ABAc	-ABBi+BAB	BOc+BOi-OB	ABOc+O	N14
326	BA	AOi	OB	ABOi	ABAi	ABBi	AOc	0	A+ABAc	-ABBi+BAB	BOc+BOi-OB	-A+AAB+AB+AB-ABAc-ABAi-ABOi-AOc-AOi-BA-BOc-BOi+OA+OAB+OB	N1
327	BA	AOi	OB	ABOi	ABAi	ABBi	AOc	0	A+ABAc	-ABBi+BAB	AB-BA	ABOc+O	N6
328	BA	AOi	OB	ABOi	ABAi	ABBi	AOc	0	A+ABAc	-ABBi+BAB	AB-BA	ABOc+O	N1
329	BA	AOi	OB	ABOi	ABAi	ABBi	AOc	0	AAB-ABAi	ABBc+B	A-AAB+ABAc+ABAi+BOc+BOi-OB	ABOc+O	N16
330	BA	AOi	OB	ABOi	ABAi	ABBi	AOc	0	AAB-ABAi	ABBc+B	A-AAB+ABAc+ABAi+BOc+BOi-OB	-A+AAB+AB+AB-ABAc-ABAi-ABBc-ABBi-ABOi-AOc-AOi-B-BA+BAB-BOc-BOi+OA+OAB+OB	N1
331	BA	AOi	OB	ABOi	ABAi	ABBi	AOc	0	AAB-ABAi	ABBc+B	AB-BA	ABOc+O	N9
332	BA	AOi	OB	ABOi	ABAi	ABBi	AOc	0	AAB-ABAi	ABBc+B	AB-BA	-ABBc-ABBi-ABOi-AOc-AOi-B+BAB+OA+OAB	N1
333	BA	AOi	OB	ABOi	ABAi	ABBi	AOc	0	AAB-ABAi	-ABBi+BAB	A-AAB+ABAc+ABAi+BOc+BOi-OB	ABOc+O	N14
334	BA	AOi	OB	ABOi	ABAi	ABBi	AOc	0	AAB-ABAi	-ABBi+BAB	A-AAB+ABAc+ABAi+BOc+BOi-OB	-A+AAB+AB-ABAc-ABAi-ABBc-ABBi-ABOi-AOc-AOi-BA-BOc-BOi+OA+OAB+OB	N1
335	BA	AOi	OB	ABOi	ABAi	ABBi	AOc	0	AAB-ABAi	-ABBi+BAB	AB-BA	ABOc+O	N7
336	BA	AOi	OB	ABOi	ABAi	ABBi	AOc	0	AAB-ABAi	-ABBi+BAB	AB-BA	-ABOi-AOc-AOi+OA+OAB	N1
337	BA	AOi	BOi	OAB	AAB	BAB	-AOi+OA	-BOi+OB	0	0	A-AAB+ABAc+ABAi+BOc+BOi-OB	ABOc+ABOi+O-OAB	N10

附表A（续）

Serial	e_0	e_1	e_2	e_3	e_4	e_5	a_1	a_2	b_1	b_2	b_3	X_3	Result
338	BA	AOi	BOi	OAB	AAB	BAB	-AOi+OA	-BOi+OB	0	0	A-AAB+ABAc+ABAi+BOc+BOi-OB	-A+AAB+AB-ABAc-ABAi-BA-BOc-BOi+OB	N1
339	BA	AOi	BOi	OAB	AAB	BAB	-AOi+OA	-BOi+OB	0	0	AB-BA	0	N1
340	BA	AOi	BOi	OAB	AAB	BAB	-AOi+OA	BOc	0	0	A-AAB+ABAc+ABAi	ABOc+ABOi+O-OAB	N10
341	BA	AOi	BOi	OAB	AAB	BAB	-AOi+OA	BOc	0	0	A-AAB+ABAc+ABAi	-A+AAB+AB-ABAc-ABAi-BA-BOc-BOi+OB	N1
342	BA	AOi	BOi	OAB	AAB	BAB	-AOi+OA	BOc	0	0	AB-BA	ABOc+ABOi+O-OAB	N11
343	BA	AOi	BOi	OAB	AAB	BAB	-AOi+OA	BOc	0	0	AB-BA	-BOc-BOi+OB	N1
344	BA	AOi	BOi	OAB	AAB	BAB	-AOi+OA	-BOi+OB	0	0	A-AAB+ABAc+ABAi+BOc+BOi-OB	ABOc+ABOi+O-OAB	N14
345	BA	AOi	BOi	OAB	AAB	BAB	AOc	-BOi+OB	0	0	A-AAB+ABAc+ABAi+BOc+BOi-OB	-A+AAB+AB-ABAc-ABAi-AOc-AOi-BA-BOc-BOi+OA+OB	N1
346	BA	AOi	BOi	OAB	AAB	BAB	AOc	-BOi+OB	0	0	AB-BA	ABOc+ABOi+O-OAB	N7
347	BA	AOi	BOi	OAB	AAB	BAB	AOc	-BOi+OB	0	0	AB-BA	-AOc-AOi+OA	N1
348	BA	AOi	BOi	OAB	AAB	BAB	AOc	BOc	0	0	A-AAB+ABAc+ABAi	ABOc+ABOi+O-OAB	N14
349	BA	AOi	BOi	OAB	AAB	BAB	AOc	BOc	0	0	A-AAB+ABAc+ABAi	-A+AAB+AB-ABAc-ABAi-AOc-AOi-BA-BOc-BOi+OA+OB	N1
350	BA	AOi	BOi	OAB	AAB	BAB	AOc	BOc	0	0	AB-BA	ABOc+ABOi+O-OAB	N15
351	BA	AOi	BOi	OAB	AAB	BAB	AOc	BOc	0	0	AB-BA	-AOc-AOi-BOc-BOi+OA+OB	N1
352	BA	AOi	BOi	OAB	AAB	ABBi	-AOi+OA	-BOi+OB	0	ABBc+B	A-AAB+ABAc+ABAi+BOc+BOi-OB	ABOc+ABOi+O-OAB	N12
353	BA	AOi	BOi	OAB	AAB	ABBi	-AOi+OA	-BOi+OB	0	ABBc+B	A-AAB+ABAc+ABAi+BOc+BOi-OB	-A+AAB+AB-ABAc-ABAi-ABBc-B-BA+BAB-BOc-BOi+OB	N1
354	BA	AOi	BOi	OAB	AAB	ABBi	-AOi+OA	BOc	0	ABBc+B	AB-BA	ABOc+ABOi+O-OAB	N5
355	BA	AOi	BOi	OAB	AAB	ABBi	-AOi+OA	BOc	0	ABBc+B	AB-BA	-ABBc-B+BAB	N1
356	BA	AOi	BOi	OAB	AAB	ABBi	-AOi+OA	BOc	0	-ABBi+BAB	A-AAB+ABAc+ABAi+BOc+BOi-OB	ABOc+ABOi+O-OAB	N10
357	BA	AOi	BOi	OAB	AAB	ABBi	-AOi+OA	BOc	0	-ABBi+BAB	A-AAB+ABAc+ABAi+BOc+BOi-OB	-A+AAB+AB-ABAc-ABAi-BA-BOc-BOi+OB	N1
358	BA	AOi	BOi	OAB	AAB	ABBi	-AOi+OA	BOc	0	-ABBi+BAB	AB-BA	0	N1
359	BA	AOi	BOi	OAB	AAB	ABBi	-AOi+OA	BOc	0	ABBc+B	A-AAB+ABAc+ABAi	ABOc+ABOi+O-OAB	N12
360	BA	AOi	BOi	OAB	AAB	ABBi	-AOi+OA	BOc	0	ABBc+B	A-AAB+ABAc+ABAi	-A+AAB+AB-ABAc-ABAi-ABBc-B-BA+BAB-BOc-BOi+OB	N1
361	BA	AOi	BOi	OAB	AAB	ABBi	-AOi+OA	BOc	0	ABBc+B	AB-BA	ABOc+ABOi+O-OAB	N13
362	BA	AOi	BOi	OAB	AAB	ABBi	-AOi+OA	BOc	0	ABBc+B	AB-BA	-ABBc-B+BAB-BOc-BOi+OB	N1
363	BA	AOi	BOi	OAB	AAB	ABBi	-AOi+OA	BOc	0	-ABBi+BAB	A-AAB+ABAc+ABAi	ABOc+ABOi+O-OAB	N10

Serial	e_0	e_1	e_2	e_3	e_4	e_5	a_1	a_2	b_1	b_2	b_3	X_3	Result
364	BA	AOi	BOi	OAB	AAB	ABBi	-AOi+OA	BOc	0	-ABBi+BAB	A-AAB+ABAc+ABAi	-A+AAB+AB-ABAc-ABAi-BA-BOc-BOi+OB	N1
365	BA	AOi	BOi	OAB	AAB	ABBi	-AOi+OA	BOc	0	-ABBi+BAB	AB-BA	ABOc+ABOi+O-OAB	N11
366	BA	AOi	BOi	OAB	AAB	ABBi	-AOi+OA	BOc	0	-ABBi+BAB	AB-BA	-BOc-BOi+OB	N1
367	BA	AOi	BOi	OAB	AAB	ABBi	AOc	-BOi+OB	0	ABBc+B	A-AAB+ABAc+ABAi+BOc+BOi-OB	ABOc+ABOi+O-OAB	N16
368	BA	AOi	BOi	OAB	AAB	ABBi	AOc	-BOi+OB	0	ABBc+B	A-AAB+ABAc+ABAi+BOc+BOi-OB	-A+AAB+AB-ABAc-ABAi-ABBc-ABBi-AOc-AOi-B-BA+BAB-BOc-BOi+OA+OB	N1
369	BA	AOi	BOi	OAB	AAB	ABBi	AOc	-BOi+OB	0	ABBc+B	AB-BA	ABOc+ABOi+O-OAB	N9
370	BA	AOi	BOi	OAB	AAB	ABBi	AOc	-BOi+OB	0	ABBc+B	AB-BA	-ABBc-ABBi-AOc-B+BAB+OA	N1
371	BA	AOi	BOi	OAB	AAB	ABBi	AOc	-BOi+OB	0	-ABBi+BAB	A-AAB+ABAc+ABAi+BOc+BOi-OB	ABOc+ABOi+O-OAB	N14
372	BA	AOi	BOi	OAB	AAB	ABBi	AOc	-BOi+OB	0	-ABBi+BAB	A-AAB+ABAc+ABAi+BOc+BOi-OB	-A+AAB+AB-ABAc-ABAi-AOc-BA-BOc-BOi+OA+OB	N1
373	BA	AOi	BOi	OAB	AAB	ABBi	AOc	-BOi+OB	0	-ABBi+BAB	AB-BA	ABOc+ABOi+O-OAB	N7
374	BA	AOi	BOi	OAB	AAB	ABBi	AOc	-BOi+OB	0	-ABBi+BAB	AB-BA	-AOc-AOi+OA	N1
375	BA	AOi	BOi	OAB	AAB	ABBi	AOc	BOc	0	AiBBc+B	A-AAB+ABAc+ABAi	ABOc+ABOi+O-OAB	N16
376	BA	AOi	BOi	OAB	AAB	ABBi	AOc	BOc	0	ABBc+B	A-AAB+ABAc+ABAi	-A+AAB+AB-ABAc-ABAi-ABBc-ABBi-AOc-AOi-B-BA+BAB-BOc-BOi+OA+OB	N1
377	BA	AOi	BOi	OAB	AAB	ABBi	AOc	BOc	0	ABBc+B	AB-BA	ABOc+ABOi+O-OAB	N17
378	BA	AOi	BOi	OAB	AAB	ABBi	AOc	BOc	0	ABBc+B	AB-BA	-ABBc-ABBi-AOc-B+BAB-BOc-BOi+OA+OB	N1
379	BA	AOi	BOi	OAB	AAB	ABBi	AOc	BOc	0	-ABBi+BAB	A-AAB+ABAc+ABAi	ABOc+ABOi+O-OAB	N14
380	BA	AOi	BOi	OAB	AAB	ABBi	AOc	BOc	0	-ABBi+BAB	A-AAB+ABAc+ABAi	-A+AAB+AB-ABAc-ABAi-AOc-AOi-BA-BOc-BOi+OA+OB	N1
381	BA	AOi	BOi	OAB	AAB	ABBi	AOc	BOc	0	-ABBi+BAB	AB-BA	ABOc+ABOi+O-OAB	N15
382	BA	AOi	BOi	OAB	AAB	ABBi	AOc	BOc	0	-ABBi+BAB	AB-BA	-AOc-AOi-BOc-BOi+OA+OB	N1
383	BA	AOi	BOi	OAB	ABAi	BAB	-AOi+OA	-BOi+OB	A+ABAc	0	BOc+BOi-OB	ABOc+ABOi+O-OAB	N10
384	BA	AOi	BOi	OAB	ABAi	BAB	-AOi+OA	-BOi+OB	A+ABAc	0	BOc+BOi-OB	-A+AAB+AB-ABAc-ABAi-BA-BOc-BOi+OB	N1
385	BA	AOi	BOi	OAB	ABAi	BAB	-AOi+OA	-BOi+OB	A+ABAc	0	AB-BA	ABOc+ABOi+O-OAB	N2
386	BA	AOi	BOi	OAB	ABAi	BAB	-AOi+OA	-BOi+OB	A+ABAc	0	AB-BA	-A+AAB-ABAc-ABAi	N1
387	BA	AOi	BOi	OAB	ABAi	BAB	-AOi+OA	-BOi+OB	AAB-ABAi	-ABBi+BAB	A-AAB+ABAc+ABAi+BOi-OB	ABOc+ABOi+O-OAB	N10

Serial	e0	e1	e2	e3	e4	e5	a1	a2	b1	b2	b3	X3	Result
388	BA	AOi	BOi	OAB	ABAi	BAB	−AOi+OA	−BOi+OB	AAB−ABAi	0	A−AAB+ABAc+ABAi+BOc+BOi−OB	−A+AAB+AB−ABAc−ABAi−BA−BOc−BOi+OB	N1
389	BA	AOi	BOi	OAB	ABAi	BAB	−AOi+OA	−BOi+OB	A+ABAc	0	AB−BA	0	N1
390	BA	AOi	BOi	OAB	ABAi	BAB	−AOi+OA	BOc	A+ABAc	0	0	ABOc+ABOi+O−OAB	N10
391	BA	AOi	BOi	OAB	ABAi	BAB	−AOi+OA	BOc	A+ABAc	0	0	−A+AAB+AB−ABAc−ABAi−BA−BOc−BOi+OB	N1
392	BA	AOi	BOi	OAB	ABAi	BAB	−AOi+OA	BOc	AAB−ABAi	0	A−AAB+ABAc+ABAi	ABOc+ABOi+O−OAB	N10
393	BA	AOi	BOi	OAB	ABAi	BAB	−AOi+OA	BOc	AAB−ABAi	0	−A−AAB+ABAc+ABAi	−A+AAB+AB−ABAc−ABAi−BA−BOc−BOi+OB	N11
394	BA	AOi	BOi	OAB	ABAi	BAB	−AOi+OA	BOc	AAB−ABAi	0	AB−BA	ABOc+ABOi+O−OAB	N11
395	BA	AOi	BOi	OAB	ABAi	BAB	−AOi+OA	BOc	AAB−ABAi	0	AB−BA	−BOc−BOi+OB	N1
396	BA	AOi	BOi	OAB	ABAi	BAB	AOc	−BOi+OB	A+ABAc	0	BOc+BOi−OB	ABOc+ABOi+O−OAB	N14
397	BA	AOi	BOi	OAB	ABAi	BAB	AOc	−BOi+OB	A+ABAc	0	BOc+BOi−OB	−A+AAB+AB−ABAc−ABAi−AOc−BA−BOc−BOi+OA+OB	N1
398	BA	AOi	BOi	OAB	ABAi	BAB	AOc	−BOi+OB	A+ABAc	0	AB−BA	ABOc+ABOi+O−OAB	N6
399	BA	AOi	BOi	OAB	ABAi	BAB	AOc	−BOi+OB	A+ABAc	0	AB−BA	−A+AAB+AB−ABAc−ABAi−AOc−AOi+OA	N1
400	BA	AOi	BOi	OAB	ABAi	BAB	AOc	−BOi+OB	AAB−ABAi	0	A−AAB+ABAc+ABAi+BOc+BOi−OB	ABOc+ABOi+O−OAB	N14
401	BA	AOi	BOi	OAB	ABAi	BAB	AOc	−BOi+OB	AAB−ABAi	0	A−AAB+ABAc+ABAi+BOc+BOi−OB	−A+AAB+AB−ABAc−ABAi−AOc−AOi−BA−BOc−BOi+OA+OB	N1
402	BA	AOi	BOi	OAB	ABAi	BAB	AOc	−BOi+OB	AAB−ABAi	0	AB−BA	ABOc+ABOi+O−OAB	N7
403	BA	AOi	BOi	OAB	ABAi	BAB	AOc	−BOi+OB	AAB−ABAi	0	AB−BA	−AOc−AOi+OA	N1
404	BA	AOi	BOi	OAB	ABAi	BAB	AOc	BOc	A+ABAc	0	0	ABOc+ABOi+O−OAB	N14
405	BA	AOi	BOi	OAB	ABAi	BAB	AOc	BOc	A+ABAc	0	0	−A+AAB+AB−ABAc−ABAi−AOc−AOi−BA−BOc−BOi+OA+OB	N1
406	BA	AOi	BOi	OAB	ABAi	BAB	AOc	BOc	AAB−ABAi	0	A−AAB+ABAc+ABAi	ABOc+ABOi+O−OAB	N14
407	BA	AOi	BOi	OAB	ABAi	BAB	AOc	BOc	AAB−ABAi	0	A−AAB+ABAc+ABAi	−A+AAB+AB−ABAc−ABAi−AOc−AOi−BA−BOc−BOi+OA+OB	N1
408	BA	AOi	BOi	OAB	ABAi	BAB	AOc	BOc	AAB−ABAi	0	AB−BA	ABOc+ABOi+O−OAB	N15
409	BA	AOi	BOi	OAB	ABAi	BAB	AOc	BOc	AAB−ABAi	0	AB−BA	−AOc−AOi−BOc−BOi+OA+OB	N1
410	BA	AOi	BOi	OAB	ABAi	ABBi	−AOi+OA−BOi+OB		A+ABAc	ABBc+B	BOc+BOi−OB	−A+AAB+AB−ABAc−ABAi−BA−BOc−BOi+OB	N12
411	BA	AOi	BOi	OAB	ABAi	ABBi	−AOi+OA−BOi+OB		A+ABAc	ABBc+B	BOc+BOi−OB	−A+AAB+AB−ABAc−ABAi−ABBc−B−BA+BAB−BOc−BOi+OB	N1
412	BA	AOi	BOi	OAB	ABAi	ABBi	−AOi+OA−BOi+OB		A+ABAc	ABBc+B	AB−BA	ABOc+ABOi+O−OAB	N4
413	BA	AOi	BOi	OAB	ABAi	ABBi	−AOi+OA−BOi+OB		A+ABAc	ABBc+B	AB−BA	−A+AAB−ABAc−ABAc−ABAi−ABBc−B+BAB	N1

Serial	e_0	e_1	e_2	e_3	e_4	e_5	a_1	a_2	b_1	b_2	b_3	X_3	Result
414	BA	AOi	BOi	OAB	ABAi	ABBi	-AOi+OA	-BOi+OB	A+ABAc	-ABBi+BAB	BOc+BOi-OB	ABOc+ABOi+O-OAB	N10
415	BA	AOi	BOi	OAB	ABAi	ABBi	-AOi+OA	-BOi+OB	A+ABAc	-ABBi+BAB	BOc+BOi-OB	-A+AAB+AB-ABAc-ABAi-BA-BOc-BOi+OB	N1
416	BA	AOi	BOi	OAB	ABAi	ABBi	-AOi+OA	-BOi+OB	A+ABAc	-ABBi+BAB	AB-BA	ABOc+ABOi+O-OAB	N2
417	BA	AOi	BOi	OAB	ABAi	ABBi	-AOi+OA	-BOi+OB	A+ABAc	-ABBi+BAB	AB-BA	-A+AAB-ABAc--ABAi	N1
418	BA	AOi	BOi	OAB	ABAi	ABBi	-AOi+OA	-BOi+OB	AAB-ABAi	ABBc+B	A-AAB+ABAc+ABAi+BOc+BOi-OB	ABOc+ABOi+O-OAB	N12
419	BA	AOi	BOi	OAB	ABAi	ABBi	-AOi+OA	-BOi+OB	AAB-ABAi	ABBc+B	A-AAB+ABAc-ABAi+BOc+BOi-OB	-A+AAB+AB-ABAc-ABAi-ABBc-ABBi-B-BA+BAB-BOc-BOi+OB	N1
420	BA	AOi	BOi	OAB	ABAi	ABBi	-AOi+OA	-BOi+OB	AAB-ABAi	ABBc+B	AB-BA	ABOc+ABOi+O-OAB	N5
421	BA	AOi	BOi	OAB	ABAi	ABBi	-AOi+OA	-BOi+OB	AAB-ABAi	ABBc+B	AB-BA	-ABBc--ABBi-B+BAB	N1
422	BA	AOi	BOi	OAB	ABAi	ABBi	-AOi+OA	-BOi+OB	AAB-ABAi	-ABBi+BAB	A-AAB+ABAc+ABAi+BOc+BOi-OB	ABOc+ABOi+O-OAB	N10
423	BA	AOi	BOi	OAB	ABAi	ABBi	-AOi+OA	-BOi+OB	AAB-ABAi	-ABBi+BAB	A-AAB+ABAc-ABAi+BOc+BOi-OB	-A+AAB+AB-ABAc-ABAi-BA-BOc-BOi+OB	N1
424	BA	AOi	BOi	OAB	ABAi	ABBi	-AOi+OA	-BOi+OB	AAB-ABAi	-ABBi+BAB	AB-BA	0	N1
425	BA	AOi	BOi	OAB	ABAi	ABBi	-AOi+OA	BOc	A+ABAc	ABBc+B	0	ABOc+ABOi+O-OAB	N12
426	BA	AOi	BOi	OAB	ABAi	ABBi	-AOi+OA	BOc	A+ABAc	ABBc+B	0	-A+AAB+AB-ABAc-ABAi-ABBc-ABBi-B-BA+BAB-BOc--BOi+OB	N1
427	BA	AOi	BOi	OAB	ABAi	ABBi	-AOi+OA	BOc	A+ABAc	-ABBi+BAB	0	ABOc+ABOi+O-OAB	N10
428	BA	AOi	BOi	OAB	ABAi	ABBi	-AOi+OA	BOc	A+ABAc	-ABBi+BAB	0	-A+AAB+AB-ABAc-ABAi-BA-BOc-BOi+OB	N1
429	BA	AOi	BOi	OAB	ABAi	ABBi	-AOi+OA	BOc	AAB-ABAi	ABBc+B	A-AAB+ABAc+ABAi	ABOc+ABOi+O-OAB	N12
430	BA	AOi	BOi	OAB	ABAi	ABBi	-AOi+OA	BOc	AAB-ABAi	ABBc+B	A-AAB+ABAc+ABAi	-A+AAB+AB-ABAc-ABAi-ABBc-ABBi-B-BA+BAB-BOc--BOi+OB	N1
431	BA	AOi	BOi	OAB	ABAi	ABBi	-AOi+OA	BOc	AAB-ABAi	ABBc+B	AB-BA	ABOc+ABOi+O-OAB	N13
432	BA	AOi	BOi	OAB	ABAi	ABBi	-AOi+OA	BOc	AAB-ABAi	-ABBi+BAB	AB-BA	-ABBc--B+BAB-BAB-BOc--BOi+OB	N1
433	BA	AOi	BOi	OAB	ABAi	ABBi	-AOi+OA	BOc	AAB-ABAi	-ABBi+BAB	A-AAB+ABAc+ABAi	ABOc+ABOi+O-OAB	N10
434	BA	AOi	BOi	OAB	ABAi	ABBi	-AOi+OA	BOc	AAB-ABAi	-ABBi+BAB	A-AAB+ABAc+ABAi	-A+AAB+AB-ABAc-ABAi-BA-BOc-BOi+OB	N1
435	BA	AOi	BOi	OAB	ABAi	ABBi	-AOi+OA	BOc	AAB-ABAi	-ABBi+BAB	AB-BA	ABOc+ABOi+O-OAB	N11
436	BA	AOi	BOi	OAB	ABAi	ABBi	-AOi+OA	-BOi+OB	A+ABAc	ABBc+B	BOc+BOi-OB	-BOc-BOi+OB	N1
437	BA	AOc	BOi	OAB	ABAi	ABBi	AOc	-BOi+OB	A+ABAc	ABBc+B	BOc+BOi-OB	ABOc+ABOi+O-OAB	N16
438	BA	AOc	BOi	OAB	ABAi	ABBi	AOc	-BOi+OB	A+ABAc	ABBc+B	BOc+BOi-OB	-A+AAB+AB-ABAc-ABAi-ABBc-ABBi-AOc--AOi--B-BA+BAB-BOc-BOi+OA+OB	N1

Serial	e_0	e_1	e_2	e_3	e_4	e_5	a_1	a_2	b_1	b_2	b_3	X_3	Result
439	BA	AOi	BOi	OAB	ABAi	ABBi	AOc	−BOi+OB	A+ABAc	ABBc+B	AB−BA	ABOc+ABOi+O−OAB	N8
440	BA	AOi	BOi	OAB	ABAi	ABBi	AOc	−BOi+OB	A+ABAc	ABBc+B	AB−BA	−A+AAB−ABAc−ABAi−ABBc−AOc−AOi−B−BA+BAB+OA	N1
441	BA	AOi	BOi	OAB	ABAi	ABBi	AOc	−BOi+OB	A+ABAc	−ABBi+BAB	BOc+BOi−OB	ABOc+ABOi+O−OAB	N14
442	BA	AOi	BOi	OAB	ABAi	ABBi	AOc	−BOi+OB	A+ABAc	−ABBi+BAB	BOc+BOi−OB	−A+AAB+AB−ABAc−AOc−AOi−BA−BOc−BOi+OA+OB	N1
443	BA	AOi	BOi	OAB	ABAi	ABBi	AOc	−BOi+OB	A+ABAc	−ABBi+BAB	AB−BA	ABOc+ABOi+O−OAB	N6
444	BA	AOi	BOi	OAB	ABAi	ABBi	AOc	−BOi+OB	A+ABAc	−ABBi+BAB	AB−BA	−A+AAB−ABAc−ABAi−AOc−AOi+OA	N1
445	BA	AOi	BOi	OAB	ABAi	ABBi	AOc	−BOi+OB	AAB−ABAi	−ABBi+BAB	A−AAB+ABAc+ABAi+BOc+BOi−OB	ABOc+ABOi+O−OAB	N16
446	BA	AOi	BOi	OAB	ABAi	ABBi	AOc	−BOi+OB	AAB−ABAi	ABBc+B	A−AAB+ABAc+ABAi+BOc+BOi−OB	−A+AAB+AB−ABAc−ABBc−ABBi−AOc−AOi−B−BA+BAB−BOc−BOi+OA+OB	N1
447	BA	AOi	BOi	OAB	ABAi	ABBi	AOc	−BOi+OB	AAB−ABAi	ABBc+B	AB−BA	ABOc+ABOi+O−OAB	N9
448	BA	AOi	BOi	OAB	ABAi	ABBi	AOc	−BOi+OB	AAB−ABAi	ABBc+B	AB−BA	−ABBi−AOc−AOi−B+BAB+OA	N1
449	BA	AOi	BOi	OAB	ABAi	ABBi	AOc	−BOi+OB	AAB−ABAi	−ABBi+BAB	A−AAB+ABAc+ABAi+BOc+BOi−OB	ABOc+ABOi+O−OAB	N14
450	BA	AOi	BOi	OAB	ABAi	ABBi	AOc	−BOi+OB	AAB−ABAi	−ABBi+BAB	A−AAB+ABAc+ABAi+BOc+BOi−OB	−A+AAB+AB−ABAc−ABAi−AOc−AOi−BA−BOc−BOi+OA+OB	N1
451	BA	AOi	BOi	OAB	ABAi	ABBi	AOc	−BOi+OB	AAB−ABAi	−ABBi+BAB	AB−BA	−AOc−AOi+OA	N7
452	BA	AOi	BOi	OAB	ABAi	ABBi	AOc	−BOi+OB	AAB−ABAi	−ABBi+BAB	AB−BA	ABOc+ABOi+O−OAB	N1
453	BA	AOi	BOi	OAB	ABAi	ABBi	AOc	BOc	A+ABAc	ABBc+B	0	ABOc+ABOi+O−OAB	N16
454	BA	AOi	BOi	OAB	ABAi	ABBi	AOc	BOc	A+ABAc	ABBc+B	0	−A+AAB+AB−ABAc−ABBc−ABBi−AOc−AOi−B−BA+BAB−BOc−BOi+OA+OB	N1
455	BA	AOi	BOi	OAB	ABAi	ABBi	AOc	BOc	A+ABAc	−ABBi+BAB	0	ABOc+ABOi+O−OAB	N14
456	BA	AOi	BOi	OAB	ABAi	ABBi	AOc	BOc	A+ABAc	−ABBi+BAB	0	−A+AAB+AB−ABAc−ABAi−AOc−AOi−BA−BOc−BOi+OA+OB	N1
457	BA	AOi	BOi	OAB	ABAi	ABBi	AOc	BOc	AAB−ABAi	ABBc+B	A−AAB+ABAc+ABAi	ABOc+ABOi+O−OAB	N16
458	BA	AOi	BOi	OAB	ABAi	ABBi	AOc	BOc	AAB−ABAi	ABBc+B	A−AAB+ABAc+ABAi	−A+AAB+AB−ABAc−ABBc−ABBi−AOc−AOi−B−BA+BAB−BOc−BOi+OA+OB	N1
459	BA	AOi	BOi	OAB	ABAi	ABBi	AOc	BOc	AAB−ABAi	ABBc+B	AB−BA	ABOc+ABOi+O−OAB	N17
460	BA	AOi	BOi	OAB	ABAi	ABBi	AOc	BOc	AAB−ABAi	ABBc+B	AB−BA	−ABBc−ABBi−AOc−AOi−B+BAB−BOc−BOi+OA−OAB	N1
461	BA	AOi	BOi	OAB	ABAi	ABBi	AOc	BOc	AAB−ABAi	−ABBi+BAB	A−AAB+ABAc+ABAi	ABOc+ABOi+O−OAB	N14
462	BA	AOi	BOi	OAB	ABAi	ABBi	AOc	BOc	AAB−ABAi	−ABBi+BAB	A−AAB+ABAc+ABAi	−A+AAB+AB−ABAc−ABAi−AOc−AOi−BA−BOc−BOi+OA+OB	N1

附表A（续）

Serial	e_0	e_1	e_2	e_3	e_4	e_5	a_1	a_2	b_1	b_2	b_3	X_3	Result
463	BA	AOi	BOi	OAB	ABAi	ABBi	AOc	BOc	AAB−ABAi	−ABBi+BAB	AB−BA	ABOc+ABOi+O−OAB	N15
464	BA	AOi	BOi	OAB	ABAi	ABBi	AOc	BOc	AAB−ABAi	−ABBi+BAB	AB−BA	−AOc−BOc−BOi+OA+OB	N1
465	BA	AOi	BOi	ABOi	AAB	BAB	−AOi+OA	−BOi+OB	0	0	A−AAB+ABAc+ABAi+BOc+BOi−OB	ABOc+O	N10
466	BA	AOi	BOi	ABOi	AAB	BAB	−AOi+OA	−BOi+OB	0	0	A−AAB+ABAc+ABAi+BOc+BOi−OB	−A+AAB+AB−ABAc−ABAi−BA−BOc−BOi+OAB+OB	N1
467	BA	AOi	BOi	ABOi	AAB	BAB	−AOi+OA	−BOi+OB	0	0	AB−BA	ABOc+O	N3
468	BA	AOi	BOi	ABOi	AAB	BAB	−AOi+OA	−BOi+OB	0	0	AB−BA	−ABOi+OAB	N1
469	BA	AOi	BOi	ABOi	AAB	BAB	−AOi+OA	BOc	0	0	A−AAB+ABAc+ABAi	ABOc+O	N10
470	BA	AOi	BOi	ABOi	AAB	BAB	−AOi+OA	BOc	0	0	A−AAB+ABAc+ABAi	−A+AAB+AB−ABAc−ABAi−BA−BOc−BOi+OAB+OB	N1
471	BA	AOi	BOi	ABOi	AAB	BAB	−AOi+OA	BOc	0	0	AB−BA	ABOc+O	N11
472	BA	AOi	BOi	ABOi	AAB	BAB	−AOi+OA	BOc	0	0	AB−BA	−ABOi−BOc−BOi+OAB+OB	N1
473	BA	AOi	BOi	ABOi	AAB	BAB	AOc	−BOi+OB	0	0	A−AAB+ABAc+ABAi+BOc+BOi−OB	ABOc+O	N14
474	BA	AOi	BOi	ABOi	AAB	BAB	AOc	−BOi+OB	0	0	A−AAB+ABAc+ABAi+BOc+BOi−OB	−A+AAB+AB−ABAc−ABAi−AOc−AOi−BA−BOc−BOi+OA+OAB+OB	N1
475	BA	AOi	BOi	ABOi	AAB	BAB	AOc	−BOi+OB	0	0	AB−BA	ABOc+O	N7
476	BA	AOi	BOi	ABOi	AAB	BAB	AOc	−BOi+OB	0	0	AB−BA	−ABOi−AOc−AOi+OA+OAB	N1
477	BA	AOi	BOi	ABOi	AAB	BAB	AOc	BOc	0	0	A−AAB+ABAc+ABAi	ABOc+O	N14
478	BA	AOi	BOi	ABOi	AAB	BAB	AOc	BOc	0	0	A−AAB+ABAc+ABAi	−A+AAB+AB−ABAc−ABAi−AOc−AOi−BA−BOc−BOi+OA+OAB+OB	N1
479	BA	AOi	BOi	ABOi	AAB	BAB	AOc	BOc	0	0	AB−BA	ABOc+O	N15
480	BA	AOi	BOi	ABOi	AAB	BAB	AOc	BOc	0	0	AB−BA	−ABOi−AOc−AOi−BOc−BOi+OA+OAB+OB	N1
481	BA	AOi	BOi	ABOi	AAB	ABBi	−AOi+OA	−BOi+OB	0	ABBc+B	A−AAB+ABAc+ABAi+BOc+BOi−OB	ABOc+O	N12
482	BA	AOi	BOi	ABOi	AAB	ABBi	−AOi+OA	−BOi+OB	0	ABBc+B	A−AAB+ABAc+ABAi+BOc+BOi−OB	−A+AAB+AB−ABAc−ABAi−ABBc−ABBi−B−BA+BAB−BOc−BOi+OAB+OB	N1
483	BA	AOi	BOi	ABOi	AAB	ABBi	−AOi+OA	−BOi+OB	0	ABBc+B	AB−BA	ABOc+O	N5
484	BA	AOi	BOi	ABOi	AAB	ABBi	−AOi+OA	−BOi+OB	0	−ABBi+BAB	AB−BA	−ABBc−ABBi−ABOi−B+BAB+OAB	N1
485	BA	AOi	BOi	ABOi	AAB	ABBi	−AOi+OA	−BOi+OB	0	−ABBi+BAB	A−AAB+ABAc+ABAi+BOc+BOi−OB	ABOc+O	N10
486	BA	AOi	BOi	ABOi	AAB	ABBi	−AOi+OA	−BOi+OB	0	−ABBi+BAB	A−AAB+ABAc+ABAi+BOc+BOi−OB	−A+AAB+AB−ABAc−ABAi−ABBi−BA−BOc−BOi+OAB+OB	N1

附表A（续）

Serial	e_0	e_1	e_2	e_3	e_4	e_5	a_1	a_2	b_1	b_2	b_3	X_3	Result
487	BA	AOi	BOi	ABOi	AAB	ABBi	−AOi+OA	−BOi+OB	0	−ABBi+BAB	AB−BA	ABOc+O	N3
488	BA	AOi	BOi	ABOi	AAB	ABBi	−AOi+OA	−BOi+OB	0	−ABBi+BAB	AB−BA	−ABOi+OAB	N1
489	BA	AOi	BOi	ABOi	AAB	ABBi	−AOi+OA	BOc	0	ABBc+B	A−AAB+ABAc+ABAi	ABOc+O	N12
490	BA	AOi	BOi	ABOi	AAB	ABBi	−AOi+OA	BOc	0	ABBc+B	A−AAB+ABAc+ABAi	−A+AAB+AB−ABAc−ABAi−ABBc−ABBi−ABOi−B−BA+BAB−BOc−BOi+OAB+OB	N1
491	BA	AOi	BOi	ABOi	AAB	ABBi	−AOi+OA	BOc	0	ABBc+B	AB−BA	ABOc+O	N13
492	BA	AOi	BOi	ABOi	AAB	ABBi	−AOi+OA	BOc	0	ABBc+B	AB−BA	−ABBc−ABOi−B+BAB−BOc−BOi+OAB+OB	N1
493	BA	AOi	BOi	ABOi	AAB	ABBi	−AOi+OA	BOc	0	−ABBi+BAB	A−AAB+ABAc+ABAi	ABOc+O	N10
494	BA	AOi	BOi	ABOi	AAB	ABBi	−AOi+OA	BOc	0	−ABBi+BAB	A−AAB+ABAc+ABAi	−ABOi−BA−BOc−BOi+OAB+OB	N1
495	BA	AOi	BOi	ABOi	AAB	ABBi	−AOi+OA	BOc	0	−ABBi+BAB	AB−BA	ABOc+O	N11
496	BA	AOi	BOi	ABOi	AAB	ABBi	−AOi+OA	BOc	0	−ABBi+BAB	AB−BA	−ABOi−BOc−BOi+OAB+OB	N1
497	BA	AOi	BOi	ABOi	AAB	ABBi	AOc	−BOi+OB	0	ABBc+B	A−AAB+ABAc+ABAi+BOc+BOi−OB	ABOc+O	N16
498	BA	AOi	BOi	ABOi	AAB	ABBi	AOc	−BOi+OB	0	ABBc+B	A−AAB+ABAc+ABAi+BOc+BOi−OB	−A+AAB+AB−ABAc−ABAi−ABBc−ABBi−ABOi−AOc−AOi−B−BA+BAB−BOc−BOi+OA+OAB+OB	N1
499	BA	AOi	BOi	ABOi	AAB	ABBi	AOc	−BOi+OB	0	ABBc+B	AB−BA	ABOc+O	N9
500	BA	AOi	BOi	ABOi	AAB	ABBi	AOc	−BOi+OB	0	ABBc+B	AB−BA	−ABBc−ABOi−AOc−AOi−B+BAB−BOc−BOi+OA+OAB+OB	N1
501	BA	AOi	BOi	ABOi	AAB	ABBi	AOc	−BOi+OB	0	−ABBi+BAB	A−AAB+ABAc+ABAi+BOc+BOi−OB	ABOc+O	N14
502	BA	AOi	BOi	ABOi	AAB	ABBi	AOc	−BOi+OB	0	−ABBi+BAB	A−AAB+ABAc+ABAi+BOc+BOi−OB	−A+AAB+AB−ABAc−ABAi−ABBc−ABBi−ABOi−AOc−AOi−BA−BOc−BOi+OA+OAB+OB	N1
503	BA	AOi	BOi	ABOi	AAB	ABBi	AOc	−BOi+OB	0	−ABBi+BAB	AB−BA	ABOc+O	N7
504	BA	AOi	BOi	ABOi	AAB	ABBi	AOc	−BOi+OB	0	−ABBi+BAB	AB−BA	−ABOi−AOc−AOi+OA+OAB	N1
505	BA	AOi	BOi	ABOi	AAB	ABBi	AOc	BOc	0	ABBc+B	A−AAB+ABAc+ABAi	ABOc+O	N16
506	BA	AOi	BOi	ABOi	AAB	ABBi	AOc	BOc	0	ABBc+B	A−AAB+ABAc+ABAi	−A+AAB+AB−ABAc−ABAi−ABBc−ABBi−ABOi−AOc−AOi−B−BA+BAB−BOc−BOi+OA+OAB+OB	N1
507	BA	AOi	BOi	ABOi	AAB	ABBi	AOc	BOc	0	ABBc+B	AB−BA	ABOc+O	N17
508	BA	AOi	BOi	ABOi	AAB	ABBi	AOc	BOc	0	ABBc+B	AB−BA	−ABBc−ABBi−ABOi−AOc−AOi−B+BAB−BOc−BOi+OA+OAB+OB	N1
509	BA	AOi	BOi	ABOi	AAB	ABBi	AOc	BOc	0	−ABBi+BAB	A−AAB+ABAc+ABAi	ABOc+O	N14

Serial	e_0	e_1	e_2	e_3	e_4	e_5	a_1	a_2	b_1	b_2	b_3	X_3	Result
510	BA	AOi	BOi	ABOi	AAB	ABBi	AOc	BOc	0	−ABBi+BAB	A−AAB+ABAc+ABAi	−A+AAB+AB−ABAc−ABAi−ABOi−ABOc−AOi−BA−BOc−BOi+OA+OAB+OB	N1
511	BA	AOi	BOi	ABOi	AAB	ABBi	AOc	BOc	0	−ABBi+BAB	AB−BA	ABOc+O	N15
512	BA	AOi	BOi	ABOi	AAB	ABBi	AOc	BOc	0	−ABBi+BAB	AB−BA	−ABOi−AOc−AOi−BOc−BOi+OA+OAB+OB	N1
513	BA	AOi	BOi	ABOi	ABAi	BAB	−AOi+OA	−BOi+OB	A+ABAc	0	BOc+BOi−OB	ABOc+O	N10
514	BA	AOi	BOi	ABOi	ABAi	BAB	−AOi+OA	−BOi+OB	A+ABAc	0	BOc+BOi−OB	−A+AAB+AB−ABAc−ABAi−BA−BOc−BOi+OAB+OB	N1
515	BA	AOi	BOi	ABOi	ABAi	BAB	−AOi+OA	−BOi+OB	A+ABAc	0	AB−BA	ABOc+O	N2
516	BA	AOi	BOi	ABOi	ABAi	BAB	−AOi+OA	−BOi+OB	A+ABAc	0	AB−BA	−A+AAB+AB−ABAc−ABAi−ABOi+OAB	N1
517	BA	AOi	BOi	ABOi	ABAi	BAB	−AOi+OA	−BOi+OB	AAB−ABAi	0	A−AAB+ABAc+ABAi+BOc+BOi−OB	ABOc+O	N10
518	BA	AOi	BOi	ABOi	ABAi	BAB	−AOi+OA	−BOi+OB	AAB−ABAi	0	A−AAB+ABAc+ABAi+BOc+BOi−OB	−A+AAB+AB−ABAc−ABAi−ABOi−BA−BOc−BOi+OAB+OB	N1
519	BA	AOi	BOi	ABOi	ABAi	BAB	−AOi+OA	−BOi+OB	AAB−ABAi	0	AB−BA	ABOc+O	N3
520	BA	AOi	BOi	ABOi	ABAi	BAB	−AOi+OA	−BOi+OB	AAB−ABAi	0	AB−BA	−ABOi+OAB	N1
521	BA	AOi	BOi	ABOi	ABAi	BAB	AOc	BOc	A+ABAc	0	0	ABOc+O	N10
522	BA	AOi	BOi	ABOi	ABAi	BAB	AOc	BOc	A+ABAc	0	0	−A+AAB+AB−ABAc−ABAi−ABOi−BA−BOc−BOi+OAB+OB	N1
523	BA	AOi	BOi	ABOi	ABAi	BAB	AOc	BOc	AAB−ABAi	0	A−AAB+ABAc+ABAi	ABOc+O	N10
524	BA	AOi	BOi	ABOi	ABAi	BAB	AOc	BOc	AAB−ABAi	0	A−AAB+ABAc+ABAi	−A+AAB+AB−ABAc−ABAi−BA−BOc−BOi+OAB+OB	N1
525	BA	AOi	BOi	ABOi	ABAi	BAB	AOc	BOc	AAB−ABAi	0	AB−BA	ABOc+O	N11
526	BA	AOi	BOi	ABOi	ABAi	BAB	AOc	BOc	AAB−ABAi	0	AB−BA	−ABOi−BOc−BOi+OAB+OB	N1
527	BA	AOi	BOi	ABOi	ABAi	BAB	AOc	−BOi+OB	A+ABAc	0	BOc+BOi−OB	ABOc+O	N14
528	BA	AOi	BOi	ABOi	ABAi	BAB	AOc	−BOi+OB	A+ABAc	0	BOc+BOi−OB	−A+AAB+AB−ABAc−ABAi−ABOi−AOc−AOi−BA−BOc−BOi+OA+OAB+OB	N1
529	BA	AOi	BOi	ABOi	ABAi	BAB	AOc	−BOi+OB	A+ABAc	0	AB−BA	ABOc+O	N6
530	BA	AOi	BOi	ABOi	ABAi	BAB	AOc	−BOi+OB	A+ABAc	0	AB−BA	−A+AAB+AB−ABAc−ABAi−ABOi−AOc−AOi−OA+OA+OAB	N1
531	BA	AOi	BOi	ABOi	ABAi	BAB	AOc	−BOi+OB	AAB−ABAi	0	A−AAB+ABAc+ABAi+BOc+BOi−OB	ABOc+O	N14
532	BA	AOi	BOi	ABOi	ABAi	BAB	AOc	−BOi+OB	AAB−ABAi	0	A−AAB+ABAc+ABAi+BOc+BOi−OB	−A+AAB+AB−ABAc−ABAi−ABOi−AOc−AOi−BA−BOc−BOi+OA+OAB+OB	N1
533	BA	AOi	BOi	ABOi	ABAi	BAB	AOc	−BOi+OB	AAB−ABAi	0	AB−BA	ABOc+O	N7

Serial	e_0	e_1	e_2	e_3	e_4	e_5	a_1	a_2	b_1	b_2	b_3	X_3	Result
534	BA	AOi	BOi	ABOi	ABAi	BAB	AOc	$-$BOi+OB	AAB$-$ABAi	0	AB$-$BA	$-$ABOi$-$AOc$-$AOi+OA+OAB	N1
535	BA	AOi	BOi	ABOi	ABAi	BAB	AOc	BOc	A+ABAc	0	0	ABOc+O	N14
536	BA	AOi	BOi	ABOi	ABAi	BAB	AOc	BOc	A+ABAc	0	0	$-$A+AAB+AB$-$ABAc$-$ABAi$-$ABOc$-$AOi$-$BA$-$BOc$-$BOi+OA+OAB+OB	N1
537	BA	AOi	BOi	ABOi	ABAi	BAB	AOc	BOc	AAB$-$ABAi	0	A$-$AAB+ABAc+ABAi	ABOc+O	N14
538	BA	AOi	BOi	ABOi	ABAi	BAB	AOc	BOc	AAB$-$ABAi	0	A$-$AAB+ABAc+ABAi	$-$A+AAB+AB$-$ABAc$-$ABAi$-$AOc$-$AOi$-$BA$-$BOc$-$BOi+OA+OAB+OB	N1
539	BA	AOi	BOi	ABOi	ABAi	BAB	AOc	BOc	AAB$-$ABAi	0	AB$-$BA	ABOc+O	N15
540	BA	AOi	BOi	ABOi	ABAi	BAB	AOc	BOc	AAB$-$ABAi	0	AB$-$BA	$-$ABOi$-$AOc$-$AOi$-$BOc$-$BOi+OA+OAB+OB	N1
541	BA	AOi	BOi	ABOi	ABAi	ABBi	$-$AOi+OA	$-$BOi+OB	A+ABAc	ABBc+B	BOc+BOi$-$OB	ABOc+O	N12
542	BA	AOi	BOi	ABOi	ABAi	ABBi	$-$AOi+OA	$-$BOi+OB	A+ABAc	ABBc+B	BOc+BOi$-$OB	$-$A+AAB+AB$-$ABAc$-$ABBc$-$ABBi$-$ABOi$-$B$-$BA+BAB$-$BOc$-$BOi+OAB+OB	N1
543	BA	AOi	BOi	ABOi	ABAi	ABBi	$-$AOi+OA	$-$BOi+OB	A+ABAc	ABBc+B	AB$-$BA	ABOc+O	N4
544	BA	AOi	BOi	ABOi	ABAi	ABBi	$-$AOi+OA	$-$BOi+OB	A+ABAc	ABBc+B	AB$-$BA	$-$A+AAB$-$ABAc$-$ABAi$-$ABBc$-$ABBi$-$ABOi$-$B+BAB+OAB	N1
545	BA	AOi	BOi	ABOi	ABAi	ABBi	$-$AOi+OA	$-$BOi+OB	A+ABAc	$-$ABBi+BAB	BOc+BOi$-$OB	ABOc+O	N10
546	BA	AOi	BOi	ABOi	ABAi	ABBi	$-$AOi+OA	$-$BOi+OB	A+ABAc	$-$ABBi+BAB	BOc+BOi$-$OB	$-$A+AAB+AB$-$ABAc$-$ABAi$-$ABOi$-$BA$-$BOc$-$BOi+OAB+OB	N1
547	BA	AOi	BOi	ABOi	ABAi	ABBi	$-$AOi+OA	$-$BOi+OB	A+ABAc	$-$ABBi+BAB	AB$-$BA	ABOc+O	N2
548	BA	AOi	BOi	ABOi	ABAi	ABBi	$-$AOi+OA	$-$BOi+OB	A+ABAc	$-$ABBi+BAB	AB$-$BA	$-$A+AAB$-$ABAc$-$ABAi$-$ABOi+OAB	N1
549	BA	AOi	BOi	ABOi	ABAi	ABBi	$-$AOi+OA	$-$BOi+OB	AAB$-$ABAi	ABBc+B	A$-$AAB+ABAc+ABAi+BOc+BOi$-$OB	ABOc+O	N12
550	BA	AOi	BOi	ABOi	ABAi	ABBi	$-$AOi+OA	$-$BOi+OB	AAB$-$ABAi	ABBc+B	A$-$AAB+ABAc+ABAi+BOc+BOi$-$OB	$-$A+AAB+AB$-$ABAc$-$ABAi$-$ABBc$-$ABBi$-$ABOi$-$B$-$BA+BAB$-$BOc$-$BOi+OAB+OB	N1
551	BA	AOi	BOi	ABOi	ABAi	ABBi	$-$AOi+OA	$-$BOi+OB	AAB$-$ABAi	ABBc+B	AB$-$BA	ABOc+O	N5
552	BA	AOi	BOi	ABOi	ABAi	ABBi	$-$AOi+OA	$-$BOi+OB	AAB$-$ABAi	ABBc+B	AB$-$BA	$-$ABBc$-$ABBi$-$ABOi$-$B+BAB+OAB	N1
553	BA	AOi	BOi	ABOi	ABAi	ABBi	$-$AOi+OA	$-$BOi+OB	AAB$-$ABAi	$-$ABBi+BAB	A$-$AAB+ABAc+ABAi+BOc+BOi$-$OB	ABOc+O	N10
554	BA	AOi	BOi	ABOi	ABAi	ABBi	$-$AOi+OA	$-$BOi+OB	AAB$-$ABAi	$-$ABBi+BAB	A$-$AAB+ABAc+ABAi+BOc+BOi$-$OB	$-$A+AAB+AB$-$ABAc$-$ABAi$-$ABOi$-$BA$-$BOc$-$BOi+OAB+OB	N1
555	BA	AOi	BOi	ABOi	ABAi	ABBi	$-$AOi+OA	$-$BOi+OB	AAB$-$ABAi	$-$ABBi+BAB	AB$-$BA	ABOc+O	N3
556	BA	AOi	BOi	ABOi	ABAi	ABBi	$-$AOi+OA	$-$BOi+OB	AAB$-$ABAi	$-$ABBi+BAB	AB$-$BA	$-$ABOi+OAB	N1

Serial	e_0	e_1	e_2	e_3	e_4	e_5	a_1	a_2	b_1	b_2	b_3	X_3	Result
557	BA	AOi	BOi	ABOi	ABAi	ABBi	−AOi+OA	BOc	A+ABAc	ABBc+B	0	ABOc+O	N12
558	BA	AOi	BOi	ABOi	ABAi	ABBi	−AOi+OA	BOc	A+ABAc	ABBc+B	0	−A+AAB+AB−ABAc−ABAi−ABBc−ABBi−ABOi−B−BA+BAB−BOc−BOi+OAB+OB	N1
559	BA	AOi	BOi	ABOi	ABAi	ABBi	−AOi+OA	BOc	A+ABAc	−ABBi+BAB	0	ABOc+O	N10
560	BA	AOi	BOi	ABOi	ABAi	ABBi	−AOi+OA	BOc	A+ABAc	−ABBi+BAB	0	−A+AAB+AB−ABAc−ABAi−BA−BOc−BOi+OAB+OB	N1
561	BA	AOi	BOi	ABOi	ABAi	ABBi	−AOi+OA	BOc	AAB−ABAi	ABBc+B	A−AAB+ABAc+ABAi	ABOc+O	N12
562	BA	AOi	BOi	ABOi	ABAi	ABBi	−AOi+OA	BOc	AAB−ABAi	ABBc+B	A−AAB+ABAc+ABAi	−A+AAB+AB−ABAc−ABAi−ABBc−ABBi−ABOi−B−BA+BAB−BOc−BOi+OAB+OB	N1
563	BA	AOi	BOi	ABOi	ABAi	ABBi	−AOi+OA	BOc	AAB−ABAi	ABBc+B	AB−BA	ABOc+O	N13
564	BA	AOi	BOi	ABOi	ABAi	ABBi	−AOi+OA	BOc	AAB−ABAi	ABBc+B	AB−BA	−ABBc−ABBi−ABOi−B−BAB−BOc−BOi+OAB+OB	N1
565	BA	AOi	BOi	ABOi	ABAi	ABBi	−AOi+OA	BOc	AAB−ABAi	−ABBi+BAB	A−AAB+ABAc+ABAi	ABOc+O	N10
566	BA	AOi	BOi	ABOi	ABAi	ABBi	−AOi+OA	BOc	AAB−ABAi	−ABBi+BAB	A−AAB+ABAc+ABAi	−A+AAB+AB−ABAc−ABAi−BA−BOc−BOi+OAB+OB	N1
567	BA	AOi	BOi	ABOi	ABAi	ABBi	−AOi+OA	BOc	AAB−ABAi	−ABBi+BAB	AB−BA	ABOc+O	N11
568	BA	AOi	BOi	ABOi	ABAi	ABBi	−AOi+OA	BOc	AAB−ABAi	−ABBi+BAB	AB−BA	−ABOi−BOc−BOi+OAB+OB	N1
569	BA	AOi	BOi	ABOi	ABAi	ABBi	AOc	−BOi+OB	A+ABAc	ABBc+B	BOc+BOi−OB	ABOc+O	N16
570	BA	AOi	BOi	ABOi	ABAi	ABBi	AOc	−BOi+OB	A+ABAc	ABBc+B	BOc+BOi−OB	−A+AAB+AB−ABAc−ABAi−ABBc−ABBi−ABOi−AOc−AOi−B−BA+BAB−BOc−BOi+OA+OAB+OB	N1
571	BA	AOi	BOi	ABOi	ABAi	ABBi	AOc	−BOi+OB	A+ABAc	ABBc+B	AB−BA	ABOc+O	N8
572	BA	AOi	BOi	ABOi	ABAi	ABBi	AOc	−BOi+OB	A+ABAc	ABBc+B	AB−BA	−A+AAB+AB−ABAc−ABAi−ABBc−ABBi−ABOi−AOc−AOi−B+BAB+BAB−BOc−BOi+OA+OAB	N1
573	BA	AOi	BOi	ABOi	ABAi	ABBi	AOc	−BOi+OB	A+ABAc	−ABBi+BAB	BOc+BOi−OB	ABOc+O	N14
574	BA	AOi	BOi	ABOi	ABAi	ABBi	AOc	−BOi+OB	A+ABAc	−ABBi+BAB	BOc+BOi−OB	−A+AAB+AB−ABAc−ABAi−ABBc−ABBi−ABOi−AOc−AOi−BA−BOc−BOi+OA+OAB+OB	N1
575	BA	AOi	BOi	ABOi	ABAi	ABBi	AOc	−BOi+OB	A+ABAc	−ABBi+BAB	AB−BA	ABOc+O	N6
576	BA	AOi	BOi	ABOi	ABAi	ABBi	AOc	−BOi+OB	A+ABAc	−ABBi+BAB	AB−BA	−A+AAB+AB−ABAc−ABAi−ABBc−ABBi−ABOi−AOc−AOi−B−BA+BAB−BOc−BOi+OA+OAB+OB	N1
577	BA	AOi	BOi	ABOi	ABAi	ABBi	AOc	−BOi+OB	AAB−ABAi	ABBc+B	A−AAB+ABAc+ABAi+BOc+BOi−OB	ABOc+O	N16
578	BA	AOi	BOi	ABOi	ABAi	ABBi	AOc	−BOi+OB	AAB−ABAi	ABBc+B	A−AAB+ABAc+ABAi+BOc+BOi−OB	−A+AAB+AB−ABAc−ABAi−ABBc−ABBi−ABOi−AOc−AOi−B−BA+BAB−BOc−BOi+OA+OAB+OB	N1

附表A（续）

Serial	e_0	e_1	e_2	e_3	e_4	e_5	a_1	a_2	b_1	b_2	b3	X_3	Result
579	BA	AOi	BOi	ABOi	ABAi	ABBi	AOc	-BOi+OB	AAB-ABAi	ABBc+B	AB-BA	ABOc+O	N9
580	BA	AOi	BOi	ABOi	ABAi	ABBi	AOc	-BOi+OB	AAB-ABAi	ABBc+B	AB-BA	-ABBc-ABBi-ABOi-AOc-AOi-B+BAB+OA+OAB	N1
581	BA	AOi	BOi	ABOi	ABAi	ABBi	AOc	-BOi+OB	AAB-ABAi	-ABBi+BAB	A-AAB+ABAc+ABAi+BOc+BOi-OB	ABOc+O	N14
582	BA	AOi	BOi	ABOi	ABAi	ABBi	AOc	-BOi+OB	AAB-ABAi	-ABBi+BAB	A-AAB+ABAc+ABAi+BOc+BOi-OB	-A+AAB+AB-ABAc-ABOi-AOc-AOi-BA-BOc-BOi+OA+OAB+OB	N1
583	BA	AOi	BOi	ABOi	ABAi	ABBi	AOc	-BOi+OB	AAB-ABAi	-ABBi+BAB	AB-BA	ABOc+O	N7
584	BA	AOi	BOi	ABOi	ABAi	ABBi	AOc	-BOi+OB	AAB-ABAi	-ABBi+BAB	AB-BA	-ABOi-AOc-AOi+OA+OAB	N1
585	BA	AOi	BOi	ABOi	ABAi	ABBi	AOc	BOc	A+ABAc	ABBc+B	0	ABOc+O	N16
586	BA	AOi	BOi	ABOi	ABAi	ABBi	AOc	BOc	A+ABAc	ABBc+B	0	-A+AAB+AB-ABAc-ABAi-ABBc-ABBi-ABOi-AOc-AOi-B-BA+BAB-BOi+OA+OAB+OB	N1
587	BA	AOi	BOi	ABOi	ABAi	ABBi	AOc	BOc	A+ABAc	-ABBi+BAB	0	ABOc+O	N14
588	BA	AOi	BOi	ABOi	ABAi	ABBi	AOc	BOc	A+ABAc	-ABBi+BAB	0	-A+AAB+AB-ABAc-ABAi-ABOi-AOc-AOi-BA-BOc-BOi+OA+OAB+OB	N1
589	BA	AOi	BOi	ABOi	ABAi	ABBi	AOc	BOc	AAB-ABAi	ABBc+B	A-AAB+ABAc+ABAi	ABOc+O	N16
590	BA	AOi	BOi	ABOi	ABAi	ABBi	AOc	BOc	AAB-ABAi	ABBc+B	A-AAB+ABAc+ABAi	-A+AAB+AB-ABAc-ABAi-ABBc-ABBi-ABOi-AOc-AOi-B-BA+BAB-BOc-BOi+OA+OAB+OB	N1
591	BA	AOi	BOi	ABOi	ABAi	ABBi	AOc	BOc	AAB-ABAi	ABBc+B	AB-BA	ABOc+O	N17
592	BA	AOi	BOi	ABOi	ABAi	ABBi	AOc	BOc	AAB-ABAi	ABBc+B	AB-BA	-A+AAB+AB-ABAc-ABAi-ABOi-AOc-AOi-B+BAB-BOc-BOi+OA+OAB+OB	N14
593	BA	AOi	BOi	ABOi	ABAi	ABBi	AOc	BOc	AAB-ABAi	-ABBi+BAB	A-AAB+ABAc+ABAi	ABOc+O	N14
594	BA	AOi	BOi	ABOi	ABAi	ABBi	AOc	BOc	AAB-ABAi	-ABBi+BAB	A-AAB+ABAc+ABAi	-A+AAB+AB-ABAc-ABAi-ABOi-AOc-AOi-BA-BOc-BOi+OA+OAB+OB	N1
595	BA	AOi	BOi	ABOi	ABAi	ABBi	AOc	BOc	AAB-ABAi	-ABBi+BAB	AB-BA	ABOc+O	N15
596	BA	AOi	BOi	ABOi	ABAi	ABBi	AOc	BOc	AAB-ABAi	-ABBi+BAB	AB-BA	-ABOi-AOc-BOc-BOi+OA+OAB+OB	N1

附录 B　交换规模为 3 的证明

附表 B1　The maximum number of paired patients from pairs of types (O−A), (O−B), (O−AB), (A−AB), (B−AB), (A−B) in situation (1) under three-way exchanges

Serial	$2*g_1$	$2*g_2$	$2*g_3$	w_1	w_2	w_3	w_4	$2*g_5$
A1	2*(A−AAB+ABA)	2*BO	2*AAB	AO	ABB+B	0	0	2*(ABO+O)
A2	2*(A−AAB+ABA)	2*BO	2*AAB	AO	ABB+B	0	0	2*(−AO−BO+OA)
A3	2*(A−AAB+ABA)	2*BO	2*AAB	AO	ABB+B	0	0	2*(−AO−BO+OA)
A4	2*(A−AAB+ABA)	2*BO	2*AAB	AO	ABB+B	0	0	2*(−AO−BO+OA)
A5	2*(A−AAB+ABA)	2*BO	2*AAB	AO	ABB+B	0	0	2*(−AO−BO+OA)
A6	2*(A−AAB+ABA)	2*BO	2*AAB	AO	ABB+B	0	0	2*(−AO−BO+OA)
A7	2*(A−AAB+ABA)	2*BO	2*AAB	AO	ABB+B	0	0	2*(−AO−BO+OA)
A8	2*(A−AAB+ABA)	2*BO	2*AAB	AO	ABB+B	0	0	2*(−AO−BO+OA)
A9	2*(A−AAB+ABA)	2*BO	2*AAB	AO	ABB+B	0	0	2*(−AO−BO+OA)
A10	2*(A−AAB+ABA)	2*BO	2*AAB	AO	ABB+B	0	0	2*AAB
A11	2*(A−AAB+ABA)	2*BO	2*AAB	AO	ABB+B	0	0	2*AAB
A12	2*(A−AAB+ABA)	2*BO	2*AAB	AO	ABB+B	0	0	2*AAB
A13	2*(A−AAB+ABA)	2*BO	2*AAB	AO	ABB+B	0	0	2*AAB
A14	2*(A−AAB+ABA)	2*BO	2*AAB	AO	ABB+B	0	0	2*AAB
A15	2*(A−AAB+ABA)	2*BO	2*AAB	AO	ABB+B	0	0	2*AAB
A16	2*(A−AAB+ABA)	2*BO	2*AAB	AO	ABB+B	0	0	2*AAB
A17	2*(A−AAB+ABA)	2*BO	2*AAB	AO	ABB+B	0	0	2*AAB
A18	2*(A−AAB+ABA)	2*BO	2*AAB	AO	ABB+B	0	0	2*AAB
A19	2*(A−AAB+ABA)	2*BO	2*AAB	AO	ABB+B	0	0	2*AAB
A20	2*(A−AAB+ABA)	2*BO	2*AAB	AO	ABB+B	0	0	2*AAB
A21	2*(A−AAB+ABA)	2*BO	2*AAB	AO	ABB+B	0	0	2*AAB
A22	2*(A−AAB+ABA)	2*BO	2*AAB	AO	ABB+B	0	0	2*AAB
A23	2*(A−AAB+ABA)	2*BO	2*AAB	AO	ABB+B	0	0	2*AAB
A24	2*(A−AAB+ABA)	2*BO	2*(−A+AAB+AB−ABA−BA−BO)	AO	ABB+B	A−AB+ABA+BA+BO	0	2*(ABO+O)

Serial	$2*g6$	$2*g7$	$2*g8$	$w5$	Result
A1	0	0	0	0	N12
A2	$2*(ABO+AO+BO+O-OA)$	0	0	0	N12
A3	$2*OB$	0	$2*(ABO+AO+BO+O-OA-OB)$	0	N12
A4	$2*OB$	0		$A-AB+ABA+ABO+AO+2*BO+O-OA-OB$	N3
A5	$2*OB$	0	$2*(-A+AB-ABA-BA-BO)$	$AAB-AB-ABB-AO+B+BAB+2*BO-OA+OAB-OB$	N1
A6	$2*OB$	0	$2*(-A+AB-ABA-BA-BO)$	$A+ABA+ABB+ABO+AO+B-BAB+BO+O-OA$	N10
A7	$2*OB$	0		$AAB+AB+ABB+AO+B-BA-BAB-OA+OAB+OB$	N1
A8	$2*(-A-ABA-ABB-B+BAB)$	0	0	$A+ABA+ABB+ABO+AO+B-BAB+BO+O-OA$	N10
A9	$2*(-A-ABA-ABB-B+BAB)$	0	0	$AAB+AB+ABB+AO+B-BA-BAB-OA+OAB+OB$	N1
A10	$2*(-AAB+ABO+O)$	0	0	0	N12
A11	$2*OB$	$2*(-AAB+ABO+O-OB)$	0	0	N12
A12	$2*OB$	$2*(-AAB-AO-BO+OA)$	$2*(ABO+AO+BO+O-OA-OB)$	0	N12
A13	$2*OB$	$2*(-AAB-AO-BO+OA)$	$2*(-A+AAB+AB-ABA+ABA+AO-BA-OA)$	$A-AAB-AB+ABA+ABO+BA+BO+O-OB$	N6
A14	$2*OB$	$2*(-AAB-AO-BO+OA)$	$2*(-A+AAB+AB-ABA+ABA+AO-BA-OA)$	$-AAB-AB-ABB-AO-B+BAB-OA+OAB-OB$	N1
A15	$2*OB$	$2*(-AAB-AO-BO+OA)$	$2*(-A-ABA-ABB-B+BAB-OB)$	$A+ABA+ABB+AO+B-BA-BAB+BO+O-OA$	N10
A16	$2*OB$	$2*(-AAB-AO-BO+OA)$	$2*(-A-ABA-ABB-B+BAB-OB)$	$AAB+AB+ABB+AO+B-BA-BAB-OA+OAB+OB$	N1
A17	$2*OB$	$2*(-A+AB-ABA-BA-BO)$	0	$A-AAB-ABB-AO+B+BA+BO+O-OB$	N6
A18	$2*OB$	$2*(A-AAB+ABA+ABB+ABO+B-BAB-BO)$	0	$-AAB-AB-ABB-AO-B+BA-BAB-OA+OAB-OB$	N1
A19	$2*(-A-ABA-ABB-B+BAB)$	$2*(A-AAB+ABA+ABB+ABO+B-BAB+O)$	0	0	N12
A20	$2*(-A-ABA-ABB-B+BAB)$	$2*(-AAB-AO-BO+OA)$	0	$A+ABA+ABB+ABO+AO+B-BAB+BO+O-OA$	N10
A21	$2*(-A-ABA-ABB-B+BAB)$	$2*(-AAB-AO-BO+OA)$	0	$AAB+AB+ABB+AO+B-BA-BAB-OA+OAB+OB$	N1
A22	$2*(-A-ABA-ABB-B+BAB)$	$2*(-A+AB-ABA-BA-BO)$	0	$2*A-AAB-AB-2*ABA+ABB+ABO-B-BAB+BO+O$	N17
A23	$2*(-A-ABA-ABB-B+BAB)$	$2*(-A+AB-ABA-BA-BO)$	0	$2*A-AAB-AB+2*ABA+ABB-AO-B+BA-BAB+OA+OAB+OB$	N1
A24	0	0	0	0	N15

附录 | 151

附表B1（续）

Serial	$2*g_1$	$2*g_2$	$2*g_3$	w_1	w_2	w_3	w_4	$2*g_5$
A25	$2*(A-AAB+ABA)$	$2*BO$	$2*(-A+AAB+AB-ABA-BA-BO)$	AO	ABB+B	A−AB+ABA+BA+BO	0	$2*(-AO-BO+OA)$
A26	$2*(A-AAB+ABA)$	$2*BO$	$2*(-A+AAB+AB-ABA-BA-BO)$	AO	ABB+B	A−AB+ABA+BA+BO	0	$2*(-AO-BO+OA)$
A27	$2*(A-AAB+ABA)$	$2*BO$	$2*(-A+AAB+AB-ABA-BA-BO)$	AO	ABB+B	A−AB+ABA+BA+BO	0	$2*(-AO-BO+OA)$
A28	$2*(A-AAB+ABA)$	$2*BO$	$2*(-A+AAB+AB-ABA-BA-BO)$	AO	ABB+B	A−AB+ABA+BA+BO	0	$2*(-AO-BO+OA)$
A29	$2*(A-AAB+ABA)$	$2*BO$	$2*(-A+AAB+AB-ABA-BA-BO)$	AO	ABB+B	A−AB+ABA+BA+BO	0	$2*(-AO-BO+OA)$
A30	$2*(A-AAB+ABA)$	$2*BO$	$2*(-A+AAB+AB-ABA-BA-BO)$	AO	ABB+B	A−AB+ABA+BA+BO	0	$2*(-A+AAB+AB-ABA-BA-BO)$
A31	$2*(A-AAB+ABA)$	$2*BO$	$2*(-A+AAB+AB-ABA-BA-BO)$	AO	ABB+B	A−AB+ABA+BA+BO	0	$2*(-A+AAB+AB-ABA-BA-BO)$
A32	$2*(A-AAB+ABA)$	$2*BO$	$2*(-A+AAB+AB-ABA-BA-BO)$	AO	ABB+B	A−AB+ABA+BA+BO	0	$2*(-A+AAB+AB-ABA-BA-BO)$
A33	$2*(A-AAB+ABA)$	$2*BO$	$2*(-A+AAB+AB-ABA-BA-BO)$	AO	ABB+B	A−AB+ABA+BA+BO	0	$2*(-A+AAB+AB-ABA-BA-BO)$
A34	$2*(A-AAB+ABA)$	$2*BO$	$2*(-A+AAB+AB-ABA-BA-BO)$	AO	ABB+B	A−AB+ABA+BA+BO	0	$2*(-A+AAB+AB-ABA-BA-BO)$
A35	$2*(A-AAB+ABA)$	$2*(-A+AAB+AB-ABA-BA)$	0	AO	ABB+B	AAB	A−AAB−AB+ABA+BA+BO	0
A36	$2*(A-AAB+ABA)$	$2*(-A+AAB+AB-ABA-BA)$	0	AO	ABB+B	AAB	A−AAB−AB+ABA+BA+BO	0
A37	$2*(A-AAB+ABA)$	$2*(-A+AAB+AB-ABA-BA)$	0	AO	ABB+B	AAB	A−AAB−AB+ABA+BA+BO	0
A38	$2*(A-AAB+ABA)$	$2*(-A+AAB+AB-ABA-BA)$	0	AO	ABB+B	AAB	A−AAB−AB+ABA+BA+BO	0
A39	$2*(A-AAB+ABA)$	$2*(-A+AAB+AB-ABA-BA)$	0	AO	ABB+B	AAB	A−AAB−AB+ABA+BA+BO	0
A40	0	$2*BO$	$2*(A+ABA)$	AO	ABB+B	0	0	$2*(ABO+O)$
A41	0	$2*BO$	$2*(A+ABA)$	AO	ABB+B	0	0	$2*(-AO-BO+OA)$
A42	0	$2*BO$	$2*(A+ABA)$	AO	ABB+B	0	0	$2*(-AO-BO+OA)$
A43	0	$2*BO$	$2*(A+ABA)$	AO	ABB+B	0	0	$2*(-AO-BO+OA)$
A44	0	$2*BO$	$2*(A+ABA)$	AO	ABB+B	0	0	$2*(-AO-BO+OA)$
A45	0	$2*BO$	$2*(A+ABA)$	AO	ABB+B	0	0	$2*(-AO-BO+OA)$
A46	0	$2*BO$	$2*(A+ABA)$	AO	ABB+B	0	0	$2*(-AO-BO+OA)$
A47	0	$2*BO$	$2*(A+ABA)$	AO	ABB+B	0	0	$2*(-AO-BO+OA)$
A48	0	$2*BO$	$2*(A+ABA)$	AO	ABB+B	0	0	$2*(-AO-BO+OA)$

附表B1（续）

Serial	2 * g6	2 * g7	2 * g8	w5	Result
A25	2 * (ABO+AO+BO+O−OA)	0	0	0	N15
A26	2 * OB	0	0	ABO+AO+BO+O−OA−OB	N3
A27	2 * OB	0	0	−A+AAB−ABA−ABB+AO−B+BAB+BO−OA+OAB−OB	N1
A28	2 * (−AB−ABB−B+BA+BAB+BO)	0	0	AB+ABB+ABO+AO+B−BAB+O−OA	N10
A29	2 * (−AB−ABB−B+BA+BAB+BO)	0	0	−A+AAB+2*AB−ABA+AO−B+2*BA−BAB−BO−OA+OAB+OB	N1
A30	2 * (A−AAB−AB+ABA+ABO+BA+BO+O)	0	0	0	N15
A31	2 * OB	0	0	A−AAB−AB+ABA+ABO+BA+BO+O−OB	N7
A32	2 * OB	0	0	A−AAB−2*AB+ABA−ABB−AO−B+2*BA+BAB+BO+OA+OAB−OB	N1
A33	2 * (−AB−ABB−B+BA+BAB+BO)	0	0	A−AAB+ABA+ABB+ABO+B−BAB+O	N17
A34	2 * (−AB−ABB−B+BA+BAB+BO)	0	0	A−AAB+ABA+ABB+AO−B−BAB−BO+OA+OAB+OB	N1
A35	2 * (ABO+O)	0	0	0	N15
A36	2 * (−A+AAB+AB+ABA−BA−BO+OB)	0	0	A−AAB−AB+ABA−ABO+BA+BO+O−OB	N7
A37	2 * (−A+AAB+AB+ABA−BA−BO+OB)	0	0	A−AAB−2*AB+ABA−ABB−AO−B+2*BA+BAB−BO+OA+OAB−OB	N1
A38	2 * (−A+AAB−ABA−ABB−B+BAB)	0	0	A−AAB+ABA+ABB+AO+B−BAB+O	N17
A39	2 * (−A+AAB−ABA−ABB−B+BAB)	0	0	A−AAB+ABA+ABB+AO−B−BAB−BO+OA+OAB+OB	N1
A40	0	0	0		N12
A41	2 * (ABO+AO+BO+O−OA)	0	0		N12
A42	2 * OB	0	2 * (ABO+AO+BO+O−OA−OB)	0	N12
A43	2 * OB	0	2 * (−A+AB−ABA−BA−BO)	AAB−AB−ABB+ABO+AO+BA+BAB+2*BO+O−OA−OAB−OB	N3
A44	2 * OB	0	2 * (−A+AB−ABA−BA−BO)	AAB−AB−ABB+ABO+AO−B+BA+BAB+2*BO−OA−OAB−OB	N1
A45	2 * OB	0	2 * (−A−ABA−ABB−B+BAB−OB)	A+ABA+ABB+ABO+AO+B−BA−BAB−BO−OA+OAB+OB	N10
A46	2 * OB	0	2 * (−A−ABA−ABB−B+BAB−OB)	AAB+AB+ABB+AO+B−BA−BAB−BO−OA+OAB+OB	N1
A47	2 * (−A−ABA−ABB−B+BAB)	0	0	A+AB+ABB+ABO+AO−B−BA−BAB−BO−OA	N10
A48	2 * (−A−ABA−ABB−B+BAB)	0	0	AAB+AB+ABB+AO−B−BA−BAB−BO−OA+OAB+OB	N1

Serial	$2*g_1$	$2*g_2$	$2*g_3$	w_1	w_2	w_3	w_4	$2*g_5$
A49	0	$2*BO$	$2*(A+ABA)$	AO	ABB+B	0	0	$2*AAB$
A50	0	$2*BO$	$2*(A+ABA)$	AO	ABB+B	0	0	$2*AAB$
A51	0	$2*BO$	$2*(A+ABA)$	AO	ABB+B	0	0	$2*AAB$
A52	0	$2*BO$	$2*(A+ABA)$	AO	ABB+B	0	0	$2*AAB$
A53	0	$2*BO$	$2*(A+ABA)$	AO	ABB+B	0	0	$2*AAB$
A54	0	$2*BO$	$2*(A+ABA)$	AO	ABB+B	0	0	$2*AAB$
A55	0	$2*BO$	$2*(A+ABA)$	AO	ABB+B	0	0	$2*AAB$
A56	0	$2*BO$	$2*(A+ABA)$	AO	ABB+B	0	0	$2*AAB$
A57	0	$2*BO$	$2*(A+ABA)$	AO	ABB+B	0	0	$2*AAB$
A58	0	$2*BO$	$2*(A+ABA)$	AO	ABB+B	0	0	$2*AAB$
A59	0	$2*BO$	$2*(A+ABA)$	AO	ABB+B	0	0	$2*AAB$
A60	0	$2*BO$	$2*(A+ABA)$	AO	ABB+B	0	0	$2*AAB$
A61	0	$2*BO$	$2*(A+ABA)$	AO	ABB+B	0	0	$2*AAB$
A62	0	$2*BO$	$2*(A+ABA)$	AO	ABB+B	0	0	$2*AAB$
A63	0	$2*BO$	$2*(AB-BA-BO)$	AO	ABB+B	A−AB+ABA+BA+BO	0	$2*(ABO+O)$
A64	0	$2*BO$	$2*(AB-BA-BO)$	AO	ABB+B	A−AB+ABA+BA+BO	0	$2*(-AO-BO+OA)$
A65	0	$2*BO$	$2*(AB-BA-BO)$	AO	ABB+B	A−AB+ABA+BA+BO	0	$2*(-AO-BO+OA)$
A66	0	$2*BO$	$2*(AB-BA-BO)$	AO	ABB+B	A−AB+ABA+BA+BO	0	$2*(-AO-BO+OA)$
A67	0	$2*BO$	$2*(AB-BA-BO)$	AO	ABB+B	A−AB+ABA+BA+BO	0	$2*(-AO-BO+OA)$
A68	0	$2*BO$	$2*(AB-BA-BO)$	AO	ABB+B	A−AB+ABA+BA+BO	0	$2*(-AO-BO+OA)$
A69	0	$2*BO$	$2*(AB-BA-BO)$	AO	ABB+B	A−AB+ABA+BA+BO	0	$2*(-A+AAB+AB-ABA-BA-BO)$
A70	0	$2*BO$	$2*(AB-BA-BO)$	AO	ABB+B	A−AB+ABA+BA+BO	0	$2*(-A+AAB+AB-ABA-BA-BO)$
A71	0	$2*BO$	$2*(AB-BA-BO)$	AO	ABB+B	A−AB+ABA+BA+BO	0	$2*(-A+AAB+AB-ABA-BA-BO)$
A72	0	$2*BO$	$2*(AB-BA-BO)$	AO	ABB+B	A−AB+ABA+BA+BO	0	$2*(-A+AAB+AB-ABA-BA-BO)$

Serial	2 * g6	2 * g7	2 * g8	w5	Result
A49	2 * (−AAB+ABO+O)	0	0	0	N12
A50	2 * OB	2 * (−AAB+ABO+O−OB)	0	0	N12
A51	2 * OB	2 * (−AAB−AO−BO+OA)	2 * (ABO+AO+BO+O−OA−OB)	0	N12
A52	2 * OB	2 * (−AAB−AO−BO+OA)	2 * (−A+AAB+AB−ABA+AO−BA−OA)	A−AAB−AB−ABA+ABO+BA+BO+O−OB	N6
A53	2 * OB	2 * (−AAB−AO−BO+OA)	2 * (−A+AAB+AB−ABA+AO−BA−OA)	−AAB−AB−ABB−AO−B+BA+BAB+OA+OAB−OB	N1
A54	2 * OB	2 * (−AAB−AO−BO+OA)	2 * (−A−ABA−ABB−B+BAB−OB)	A+ABA+ABB+AO+B−BAB+BO−OA	N10
A55	2 * OB	2 * (−AAB−AO−BO+OA)	2 * (−A−ABA−ABB−B+BAB−OB)	AAB+AB+ABB+AO−B−BA−BAB−OA+OAB+OB	N1
A56	2 * OB	2 * (−A+AB−ABA−BA−BO)	0	A−AAB−AB−ABA+ABO+BA+BO+O−OB	N6
A57	2 * OB	2 * (−A+AB−ABA−BA−BO)	0	−AAB−AB−ABB−AO−B+BA+BAB+OA+OAB−OB	N1
A58	2 * (−A−ABA−ABB−B+BAB)	2 * (A−AAB+ABA+ABB+ABO+B−BAB+O)	0	0	N12
A59	2 * (−A−ABA−ABB−B+BAB)	2 * (−AAB−AO−BO+OA)	0	A+ABA+ABB+ABO+AO+B−BAB+BO−OA	N10
A60	2 * (−A−ABA−ABB−B+BAB)	2 * (−AAB−AO−BO+OA)	0	AAB+AB+ABB+AO+B−BA−BAB−OA+OAB+OB	N1
A61	2 * (−A−ABA−ABB−B+BAB)	2 * (−A+AB−ABA−BA−BO)	0	2 * A−AAB−AB−2 * ABA+ABB+ABO+B−BA−BAB+BO+O	N17
A62	2 * (−A−ABA−ABB−B+BAB)	2 * (−A+AB−ABA−BA−BO)	0	2 * A−AAB−2 * AB−ABA+ABB+AO−B+BA−BAB−BAB−OA+OAB+OB	N1
A63	0	0	0	0	N15
A64	2 * (ABO+AO+BO+O−OA)	0	0	0	N15
A65	2 * OB	0	0	ABO+AO+BO+O−OA−OB	N3
A66	2 * OB	0	0	−A+AAB−ABA−ABB+AO−B+BAB+BO−OA+OAB−OB	N1
A67	2 * (−AB−ABB−B+BA+BAB)	0	0	AB+ABB+ABO+AO+B−BA−BAB+BO−OA	N10
A68	2 * (−AB−ABB−B+BA+BAB+BO)	0	0	−A+AAB+2 * ABA+ABB+AO+B−2 * BA−BAB−BO−OA+OAB+OB	N1
A69	2 * (A−AAB−AB−AB+ABA+ABO+BA+BO+O)	0	0	0	N15
A70	2 * OB	0	0	A−AAB−AB−ABA+ABA−ABB−AO+BA+BO+O−OB	N7
A71	2 * OB	0	0	A−AAB−2 * AB+ABA−ABB−AO−B+2 * BA+BAB+BO+OA+OAB−OB	N1
A72	2 * (−AB−ABB−B+BA+BAB+BO)	0	0	A−AAB+ABA+ABB+ABO+B−BAB+O	N17

附表B1（续）

Serial	2*g1	2*g2	2*g3	w1	w2	w3	w4	2*g5	Result
A73	0	2*BO	2*(AB-BA-BO)	AO	ABB+B	A-AB+ABA+BA+BO	0	2*(-A+AAB+AB-ABA-BA-BO)	N1
A74	0	2*(AB-BA)	0	AO	ABB+B	A+ABA	-AB+BA+BO	2*(ABO+O)	N15
A75	0	2*(AB-BA)	0	AO	ABB+B	A+ABA	-AB+BA+BO	2*(-AB-AO+BA+OA)	N15
A76	0	2*(AB-BA)	0	AO	ABB+B	A+ABA	-AB+BA+BO	2*(-AB-AO+BA+OA)	N3
A77	0	2*(AB-BA)	0	AO	ABB+B	A+ABA	-AB+BA+BO	2*(-AB-AO+BA+OA)	N1
A78	0	2*(AB-BA)	0	AO	ABB+B	A+ABA	-AB+BA+BO	2*(-AB-AO+BA+OA)	N10
A79	0	2*(AB-BA)	0	AO	ABB+B	A+ABA	-AB+BA+BO	2*(-AB-AO+BA+OA)	N1
A80	0	2*(AB-BA)	0	AO	AIBB+B	A+ABA	-AB+BA+BO	2*(-A+AAB-ABA)	N15
A81	0	2*(AB-BA)	0	AO	ABB+B	A+ABA	-AB+BA+BO	2*(-A+AAB-ABA)	N7
A82	0	2*(AB-BA)	0	AO	ABB+B	A+ABA	-AB+BA+BO	2*(-A+AAB-ABA)	N1
A83	0	2*(AB-BA)	0	AO	ABB+B	A+ABA	-AB+BA+BO	2*(-A+AAB-ABA)	N17
A84	0	2*(AB-BA)	0	AO	AIBB+B	A+ABA	-AB+BA+BO	2*(-A+AAB-ABA)	N1

Serial	2*g6	2*g7	2*g8	w5
A73	2*(-AB-ABB-B+BA+BAB+BO)	0	0	A-AAB+ABA+ABB-AO+B-BAB-BO+OA+OAB+OB
A74	0	0	0	0
A75	2*(AB+ABO+AO-BA+O-OA)	0	0	0
A76	2*(AB-BA-BO+OB)	0	0	ABO+AO+BO+O-OA-OB
A77	2*(AB-BA-BO+OB)	0	0	-A+AAB-ABA-ABB+AO-B+BAB+BO-OA+OAB-OB
A78	2*(-ABB-B+BAB)	0	0	AB+ABB+ABO+AO+B-BA-BAB-BO-OA
A79	2*(-ABB-B+BAB)	0	0	-A+AAB+2*AB-ABA+ABB+AO+B-2*BA-BAB-BO-OA+OAB+OB
A80	2*(A-AAB+ABA+ABO+O)	0	0	0
A81	2*(AB-BA-BO+OB)	0	0	A-AAB-AB+ABA+ABB+AO+BA+BO+O-OB
A82	2*(AB-BA-BO+OB)	0	0	A-AAB-2*AB-ABA-ABB-AO-B+2*BA+BAB+BO-OA+OAB-OB
A83	2*(-ABB-B+BAB)	0	0	A-AAB+ABA+ABB+ABO+B-BAB+O
A84	2*(-ABB-B+BAB)	0	0	A-AAB+ABA+ABB-AO-B-BAB-BO+OA+OAB+OB

附表 B2　The maximum number of paired patients from pairs of types (O–A), (O–B), (O–AB), (A–AB), (B–AB), (A–B) in situation (2) under three-way exchanges

Serial	$2*g_1$	$2*g_2$	$2*g_3$	$2*g_4$	w_1	w_2
B1	0	$2*(-AO+OA)$	$2*(A+ABA)$	$2*AO$	0	ABB+B
B2	0	$2*(-AO+OA)$	$2*(A+ABA)$	$2*AO$	0	ABB+B
B3	0	$2*(-AO+OA)$	$2*(A+ABA)$	$2*AO$	0	ABB+B
B4	0	$2*(-AO+OA)$	$2*(A+ABA)$	$2*AO$	0	ABB+B
B5	0	$2*(-AO+OA)$	$2*(A+ABA)$	$2*AO$	0	ABB+B
B6	0	$2*(-AO+OA)$	$2*(A+ABA)$	$2*AO$	0	ABB+B
B7	0	$2*(-AO+OA)$	$2*(A+ABA)$	$2*AO$	0	ABB+B
B8	0	$2*(-AO+OA)$	$2*(A+ABA)$	$2*(-A+AB-ABA+AO-BA-OA)$	$A-AB+ABA+BA+OA$	ABB+B
B9	0	$2*(-AO+OA)$	$2*(A+ABA)$	$2*(-A+AB-ABA+AO-BA-OA)$	$A-AB+ABA+BA+OA$	ABB+B
B10	0	$2*(-AO+OA)$	$2*(AB+AO-BA-OA)$	0	AO	ABB+B
B11	0	$2*(-AO+OA)$	$2*(AB+AO-BA-OA)$	0	AO	ABB+B
B12	$2*(A-AAB+ABA)$	$2*(-AO+OA)$	$2*AAB$	$2*AO$	0	ABB+B
B13	$2*(A-AAB+ABA)$	$2*(-AO+OA)$	$2*AAB$	$2*AO$	0	ABB+B
B14	$2*(A-AAB+ABA)$	$2*(-AO+OA)$	$2*AAB$	$2*AO$	0	ABB+B
B15	$2*(A-AAB+ABA)$	$2*(-AO+OA)$	$2*AAB$	$2*AO$	0	ABB+B
B16	$2*(A-AAB+ABA)$	$2*(-AO+OA)$	$2*AAB$	$2*AO$	0	ABB+B
B17	$2*(A-AAB+ABA)$	$2*(-AO+OA)$	$2*AAB$	$2*AO$	0	ABB+B
B18	$2*(A-AAB+ABA)$	$2*(-AO+OA)$	$2*AAB$	$2*AO$	0	ABB+B
B19	$2*(A-AAB+ABA)$	$2*(-AO+OA)$	$2*AAB$	$2*(-A+AB-ABA+AO-BA-OA)$	$A-AB+ABA+BA+OA$	ABB+B
B20	$2*(A-AAB+ABA)$	$2*(-AO+OA)$	$2*AAB$	$2*(-A+AB-ABA+AO-BA-OA)$	$A-AB+ABA+BA+OA$	ABB+B
B21	$2*(A-AAB+ABA)$	$2*(-AO+OA)$	$2*(-A+AAB+AB-ABA+AO-BA-OA)$	0	AO	ABB+B
B22	$2*(A-AAB+ABA)$	$2*(-AO+OA)$	$2*(-A+AAB+AB-ABA+AO-BA-OA)$	0	AO	ABB+B
B23	0	0	$2*(A+ABA)$	$2*OA$	0	ABB+B
B24	0	0	$2*(A+ABA)$	$2*OA$	0	ABB+B

Serial	w_3	w_4	s_1	$2 * g_8$	w_5	Result
B1	0	OB	BO−OA−OB	2*(ABO+O)	0	N8
B2	0	OB	BO−OA−OB	2*(−A+AB−ABA−BA−BO+OB)	A−AB+ABA+ABO+BA+BO+O−OB	N3
B3	0	OB	BO−OA−OB	2*(−A+AB−ABA−BA−BO+OB)	AAB−AB−ABB−B+BAB+BO+OAB−OB	N1
B4	0	OB	BO−OA−OB	2*(−A−ABA−ABB−B+BAB)	A+ABA+ABB+ABO+B−BAB+O	N10
B5	0	OB	BO−OA−OB	2*(−A−ABA−ABB−B+BAB)	AAB+ABA+ABB+B−BA−BAB−BO+OAB+OB	N1
B6	0	OB	−A+AB−ABA−BA−OA	0	ABO+O	N3
B7	0	OB	−A+AB−ABA−BA−OA	0	−A+AAB−ABA−ABB−B+BAB+OAB	N1
B8	0	OB	0	0	ABO+O	N3
B9	0	OB	0	0	−A+AAB−ABA−ABB−B+BAB+OAB	N1
B10	A−AB+ABA−AO+BA+OA	OB	0	0	ABO+O	N3
B11	A−AB+ABA−AO+BA+OA	OB	0	0	−A+AAB−ABA−ABB−B+BAB+OAB	N1
B12	0	OB	BO−OA−OB	2*(ABO+O)	0	N8
B13	0	OB	BO−OA−OB	2*(−A+AB−ABA−BA−BO+OB)	−A+AB−ABA+ABO+BA+BO+O−OB	N3
B14	0	OB	BO−OA−OB	2*(−A+AB−ABA−BA−BO+OB)	AAB−AB−ABB−B+BAB+BO+OAB−OB	N1
B15	0	OB	BO−OA−OB	2*(−A−ABA−ABB−B+BAB)	A+ABA+ABB+ABO+B−BAB+O	N10
B16	0	OB	BO−OA−OB	2*(−A−ABA−ABB−B+BAB)	AAB+ABA+ABB+B−BA−BAB−BO+OAB+OB	N1
B17	0	OB	−A+AB−ABA−BA−OA	0	ABO+O	N3
B18	0	OB	−A+AB−ABA−BA−OA	0	−A+AAB−ABA−ABB−B+BAB+OAB	N1
B19	0	OB	0	0	ABO+O	N3
B20	0	OB	0	0	−A+AAB−ABA−ABB−B+BAB+OAB	N1
B21	A−AB+ABA−AO+BA+OA	OB	0	0	ABO+O	N3
B22	A−AB+ABA−AO+BA+OA	OB	0	0	−A+AAB−ABA−ABB−B+BAB+OAB	N1
B23	0	OB	BO−OA−OB	2*(ABO+O)	0	N8
B24	0	OB	BO−OA−OB	2*(−A+AB−ABA−BA−BO+OB)	A−AB+ABA+ABO+BA+BO+O−OB	N3

Serial	2 * g₁	2 * g₂	2 * g₃	2 * g₄	w₁	w₂
B25	0	0	$2*(A+ABA)$	$2*OA$	0	$ABB+B$
B26	0	0	$2*(A+ABA)$	$2*OA$	0	$ABB+B$
B27	0	0	$2*(A+ABA)$	$2*OA$	0	$ABB+B$
B28	0	0	$2*(A+ABA)$	$2*OA$	0	$ABB+B$
B29	0	0	$2*(A+ABA)$	$2*OA$	0	$ABB+B$
B30	0	0	$2*(A+ABA)$	$2*(-A+AB-ABA-BA)$	$A-AB+ABA+BA+OA$	$ABB+B$
B31	0	0	$2*(A+ABA)$	$2*(-A+AB-ABA-BA)$	$A-AB+ABA+BA+OA$	$ABB+B$
B32	0	0	$2*(AB-BA)$	0	OA	$ABB+B$
B33	0	0	$2*(AB-BA)$	0	OA	$ABB+B$
B34	$2*(A-AAB+ABA)$	0	$2*AAB$	$2*OA$	0	$ABB+B$
B35	$2*(A-AAB+ABA)$	0	$2*AAB$	$2*OA$	0	$ABB+B$
B36	$2*(A-AAB+ABA)$	0	$2*AAB$	$2*OA$	0	$ABB+B$
B37	$2*(A-AAB+ABA)$	0	$2*AAB$	$2*OA$	0	$ABB+B$
B38	$2*(A-AAB+ABA)$	0	$2*AAB$	$2*OA$	0	$ABB+B$
B39	$2*(A-AAB+ABA)$	0	$2*AAB$	$2*OA$	0	$ABB+B$
B40	$2*(A-AAB+ABA)$	0	$2*AAB$	$2*OA$	0	$ABB+B$
B41	$2*(A-AAB+ABA)$	0	$2*AAB$	$2*(-A+AB-ABA-BA)$	$A-AB+ABA+BA+OA$	$ABB+B$
B42	$2*(A-AAB+ABA)$	0	$2*AAB$	$2*(-A+AB-ABA-BA)$	$A-AB+ABA+BA+OA$	$ABB+B$
B43	$2*(A-AAB+ABA)$	0	$2*(-A+AAB+AB-ABA-ABA-BA)$	0	OA	$ABB+B$
B44	$2*(A-AAB+ABA)$	0	$2*(-A+AAB+AB-ABA-ABA-BA)$	0	OA	$ABB+B$

Serial	w_3	w_4	s_1	$2*g_8$	w_5	Result
B25	0	OB	BO−OA−OB	2*(−A+AB−ABA−BA−BO+OB)	AAB−AB−ABB−B+BA+BAB+BO+OAB−OB	N1
B26	0	OB	BO−OA−OB	2*(−A−ABA−ABB−B−BAB)	A+ABA+ABB+ABO−B−BAB+O	N10
B27	0	OB	BO−OA−OB	2*(−A−ABA−ABB−B+BAB)	AAB+ABB+B−BA−BAB−BO+OAB+OB	N1
B28	0	OB	−A+AB−ABA−BA−OA	0	ABO+O	N3
B29	0	OB	−A+AB−ABA−BA−OA	0	−A+AAB−ABA−ABB−B+BAB+OAB	N1
B30	0	OB	0	0	ABO+O	N3
B31	0	OB	0	0	−A+AAB−ABA−ABB−B+BAB+OAB	N1
B32	A−AB+ABA+BA	OB	0	0	ABO+O	N3
B33	A−AB+ABA+BA	OB	0	0	−A+AAB−ABA−ABB−B+BAB+OAB	N1
B34	0	OB	BO−OA−OB	2*(ABO+O)	0	N8
B35	0	OB	BO−OA−OB	2*(−A+AB−ABA−BA−BO+OB)	A−AB−ABA+ABO+BA+BO+O−OB	N3
B36	0	OB	BO−OA−OB	2*(−A+AB−ABA−BA−BO+OB)	AAB−ABB−B+BA+BAB+BO+OAB−OB	N1
B37	0	OB	BO−OA−OB	2*(−A−ABA−ABB−B+BAB)	A+ABA+ABB+ABO−B−BAB+O	N10
B38	0	OB	BO−OA−OB	2*(−A−ABA−ABB−B+BAB)	AAB+ABB+B−BA−BAB−BO+OAB+OB	N1
B39	0	OB	−A+AB−ABA−BA−OA	0	ABO+O	N3
B40	0	OB	−A+AB−ABA−BA−OA	0	−A+AAB−ABA−ABB−B+BAB+OAB	N1
B41	0	OB	0	0	ABO+O	N3
B42	0	OB	0	0	−A+AAB−ABA−ABB−B+BAB+OAB	N1
B43	A−AB+ABA+BA	OB	0	0	ABO+O	N3
B44	A−AB+ABA+BA	OB	0	0	−A+AAB−ABA−ABB−B+BAB+OAB	N1

附表 B3　The maximum number of paired patients from pairs of types (O−A), (O−B), (O−AB), (A−AB), (B−AB), (A−B) in situation (3) under three-way exchanges

Serial	$2*g_1$	$2*g_2$	w_1	w_2	w_3	w_4	s_1	$2*g_7$	w_5	Result
C1	$2*(AB-BA)$	0	AO	$-AB+BA+BAB$	AAB	BO	0	0	$ABO+O$	N17
C2	$2*(AB-BA)$	0	AO	$-AB+BA+BAB$	AAB	BO	0	0	$-AO-BO+OA+OAB+OB$	N1
C3	$2*BAB$	$2*BO$	AO	0	AAB	0	$A-AAB+ABA-BAB$	$2*(ABO+O)$	0	N11
C4	$2*BAB$	$2*BO$	AO	0	AAB	0	$A-AAB+ABA-BAB$	$2*(-AO-BO+OA)$	$ABO+AO+BO+O-OA$	N10
C5	$2*BAB$	$2*BO$	AO	0	AAB	0	$A-AAB+ABA-BAB$	$2*(-AO-BO+OA)$	$-A+AAB+AB-ABA+AO-BA-OA+OAB+OB$	N1
C6	$2*BAB$	$2*BO$	AO	0	AAB	0	$A-AAB+ABA-BAB$	$2*(-A+AAB+AB-ABA-BA-BO)$	$A-AAB-AB+ABA+ABO+BA+BO+O$	N17
C7	$2*BAB$	$2*BO$	AO	0	AAB	0	$A-AAB+ABA-BAB$	$2*(-A+AAB+AB-ABA-BA-BO)$	$A-AAB+AB+AB-ABA-AO-BA+OA+OAB+OB$	N1
C8	$2*BAB$	$2*BO$	AO	0	AAB	0	$AB-BA-BAB-BO$	0	$ABO+O$	N17
C9	$2*BAB$	$2*BO$	AO	0	AAB	0	$AB-BA-BAB-BO$	0	$-AO-BO+OA+OAB+OB$	N1
C10	$2*BAB$	$2*(AB-BA-BAB)$	AO	0	AAB	$-AB+BA+BAB+BO$	0	0	$ABO+O$	N17
C11	$2*BAB$	$2*(AB-BA-BAB)$	AO	0	AAB	$-AB+BA+BAB+BO$	0	0	$-AO-BO+OA+OAB+OB$	N1

附表 B4　The maximum number of paired patients from pairs of types (O−A), (O−B), (O−AB), (A−AB), (B−AB), (A−B) in situation (4) under three−way exchanges

Serial	$2*g_1$	$2*g_2$	$2*g_4$	w_1	w_2	w_3	w_4
D1	$2*(AB-BA)$	0	0	OA	−AB+BA+BAB	AAB	OB
D2	$2*(AB-BA)$	0	0	OA	−AB+BA+BAB	AAB	OB
D3	$2*(AB-BA)$	0	0	OA	−AB+BA+BAB	AAB	OB
D4	$2*(AB-BA)$	0	0	OA	−AB+BA+BAB	AAB	OB
D5	$2*(AB-BA)$	0	0	OA	−AB+BA+BAB	AAB	OB
D6	$2*(AB-BA)$	0	0	OA	−AB+BA+BAB	AAB	OB
D7	$2*(AB-BA)$	0	0	OA	−AB+BA+BAB	AAB	OB
D8	$2*(AB-BA)$	0	0	OA	−AB+BA+BAB	AAB	OB
D9	$2*BAB$	0	$2*OA$	0	0	AAB	OB
D10	$2*BAB$	0	$2*OA$	0	0	AAB	OB
D11	$2*BAB$	0	$2*OA$	0	0	AAB	OB
D12	$2*BAB$	0	$2*OA$	0	0	AAB	OB
D13	$2*BAB$	0	$2*OA$	0	0	AAB	OB
D14	$2*BAB$	0	$2*OA$	0	0	AAB	OB
D15	$2*BAB$	0	$2*OA$	0	0	AAB	OB
D16	$2*BAB$	0	$2*OA$	0	0	AAB	OB
D17	$2*BAB$	0	$2*OA$	0	0	AAB	OB
D18	$2*BAB$	0	$2*OA$	0	0	AAB	OB
D19	$2*BAB$	0	$2*OA$	0	0	AAB	OB
D20	$2*BAB$	0	$2*OA$	0	0	AAB	OB
D21	$2*BAB$	0	$2*OA$	0	0	AAB	OB
D22	$2*BAB$	0	$2*OA$	0	0	AAB	OB
D23	$2*BAB$	0	$2*(AB-BA-BAB)$	−AB+BA+BAB+OA	0	AAB	OB
D24	$2*BAB$	0	$2*(AB-BA-BAB)$	−AB+BA+BAB+OA	0	AAB	OB

附表B4（续）

Serial	c_2	c_3	s_1	w_5	Result
D1	A−AAB−AB+ABA+BA	BO−OB	0	A−AAB−AB+ABA+ABO+BA+BO+O−OB	N10
D2	A−AAB−AB+ABA+BA	BO−OB	0	OAB	N1
D3	A−AAB−AB+ABA+BA	AB+ABB+B−BA−BAB	0	A−AAB+ABA+ABO−B−BAB+O	N3
D4	A−AAB−AB+ABA+BA	AB+ABB+B−BA−BAB	0	OAB	N1
D5	AO−OA	BO−OB	0	ABO+AO+BO−O−OA−OB	N17
D6	AO−OA	BO−OB	0	OAB	N1
D7	AO−OA	AB+ABB+B−BA−BAB	0	AB+ABB+ABO+AO+B−BA−BAB+O−OA	N7
D8	AO−OA	AB+ABB+B−BA−BAB	0	OAB	N1
D9	A−AAB+ABA−BAB	BO−OA−OB	0	A−AAB+ABA+ABO−BAB+BO+O−OA−OB	N10
D10	A−AAB+ABA−BAB	BO−OA−OB	0	AB−BA−BAB−OA+OAB	N1
D11	A−AAB+ABA−BAB	ABB+B	−ABB−B+BO−OA−OB	A−AAB+ABA+ABB+ABO+B−BAB+O	N16
D12	A−AAB+ABA−BAB	ABB+B	−ABB−B+BO−OA−OB	AB+ABB+B−BA−BAB−BO+OAB+OB	N1
D13	A−AAB+ABA−BAB	ABB+B	AB−BA−BAB−OA	A−AAB+ABA+ABB+ABO−B−BAB+O	N3
D14	A−AAB+ABA−BAB	ABB+B	AB−BA−BAB−OA	OAB	N1
D15	AO	BO−OA−OB	A−AAB+ABA−AO+BAB	ABO+AO+BO+O−OA−OB	N10
D16	AO	BO−OA−OB	A−AAB+ABA−AO+BAB	−A+AAB+AB−ABA+AO−BA−OA−OB	N1
D17	AO	BO−OA−OB	AB−BA−BAB−OA	ABO+AO+BO−O−OA−OB	N17
D18	AO	BO−OA−OB	AB−BA−BAB−OA	OAB	N1
D19	AO	ABB+B	A−AAB+ABA−ABB−AO−B−BAB+BO−OA−OB	ABB+ABO+AO+B+O	N10
D20	AO	ABB+B	A−AAB+ABA−ABB−AO−B−BAB+BO−OA−OB	−A+AAB+AB−ABA+AO+B−BA−BO+OAB+OB	N1
D21	AO	ABB+B	AB−BA−BAB−OA	ABB+ABO+AO+B+O	N2
D22	AO	ABB+B	AB−BA−BAB−OA	OAB	N1
D23	A−AAB+ABA−BAB	−AB+BA+BAB+BO−OB	0	A−AAB−AB+ABA+ABO+BA+BO+O−OB	N10
D24	A−AAB+ABA−BAB	−AB+BA+BAB+BO−OB	0	OAB	N1

Serial	$2*g_1$	$2*g_2$	$2*g_4$	w_1	w_2	w_3	w_4
D25	$2*BAB$	0	$2*(AB-BA-BAB)$	$-AB+BA+BAB+OA$	0	AAB	OB
D26	$2*BAB$	0	$2*(AB-BA-BAB)$	$-AB+BA+BAB+OA$	0	AAB	OB
D27	$2*BAB$	0	$2*(AB-BA-BAB)$	$-AB+BA+BAB+OA$	0	AAB	OB
D28	$2*BAB$	0	$2*(AB-BA-BAB)$	$-AB+BA+BAB+OA$	0	AAB	OB
D29	$2*BAB$	0	$2*(AB-BA-BAB)$	$-AB+BA+BAB+OA$	0	AAB	OB
D30	$2*BAB$	0	$2*(AB-BA-BAB)$	$-AB+BA+BAB+OA$	0	AAB	OB
D31	$2*BAB$	$2*(-AO+OA)$	$2*AO$	0	0	AAB	OB
D32	$2*BAB$	$2*(-AO+OA)$	$2*AO$	0	0	AAB	OB
D33	$2*BAB$	$2*(-AO+OA)$	$2*AO$	0	0	AAB	OB
D34	$2*BAB$	$2*(-AO+OA)$	$2*AO$	0	0	AAB	OB
D35	$2*BAB$	$2*(-AO+OA)$	$2*AO$	0	0	AAB	OB
D36	$2*BAB$	$2*(-AO+OA)$	$2*AO$	0	0	AAB	OB
D37	$2*BAB$	$2*(-AO+OA)$	$2*AO$	0	0	AAB	OB
D38	$2*BAB$	$2*(-AO+OA)$	$2*AO$	0	0	AAB	OB
D39	$2*BAB$	$2*(-AO+OA)$	$2*AO$	0	0	AAB	OB
D40	$2*BAB$	$2*(-AO+OA)$	$2*AO$	0	0	AAB	OB
D41	$2*BAB$	$2*(-AO+OA)$	$2*AO$	0	0	AAB	OB
D42	$2*BAB$	$2*(-AO+OA)$	$2*AO$	0	0	AAB	OB
D43	$2*BAB$	$2*(-AO+OA)$	$2*AO$	0	0	AAB	OB
D44	$2*BAB$	$2*(-AO+OA)$	$2*AO$	0	0	AAB	OB
D45	$2*BAB$	$2*(-AO+OA)$	$2*(AB+AO-BA-BAB-OA)$	$-AB+BA+BAB+OA$	0	AAB	OB
D46	$2*BAB$	$2*(-AO+OA)$	$2*(AB+AO-BA-BAB-OA)$	$-AB+BA+BAB+OA$	0	AAB	OB
D47	$2*BAB$	$2*(-AO+OA)$	$2*(AB+AO-BA-BAB-OA)$	$-AB+BA+BAB+OA$	0	AAB	OB
D48	$2*BAB$	$2*(-AO+OA)$	$2*(AB+AO-BA-BAB-OA)$	$-AB+BA+BAB+OA$	0	AAB	OB

Serial	c_2	c_3	s_1	w_5	Result
D25	A−AAB+ABA−BAB	ABB+B	0	A−AAB+ABA+ABB+ABO+B−BAB+O	N3
D26	A−AAB+ABA−BAB	ABB+B	0	OAB	N1
D27	AB+AO−BA−BAB−OA	−AB+BA+BAB+BO−OB	0	ABO+AO+BO+O−OA−OB	N17
D28	AB+AO−BA−BAB−OA	−AB+BA+BAB+BO−OB	0	OAB	N1
D29	AB+AO−BA−BAB−OA	ABB+B	0	AB+ABB+ABO+AO+B−BA−BAB+O−OA	N7
D30	AB+AO−BA−BAB−OA	ABB+B	0	OAB	N1
D31	A−AAB+ABA−BAB	BO−OA−OB	0	A−AAB+ABA+ABO−BAB+BO+O−OA−OB	N10
D32	A−AAB+ABA−BAB	BO−OA−OB	0	AB−BA−BAB−OA+OAB	N1
D33	A−AAB+ABA−BAB	ABB+B	−ABB−B+BO−OA−OB	A−AAB+ABA+ABB+ABO+B−BAB+O	N10
D34	A−AAB+ABA−BAB	ABB+B	−ABB−B+BO−OA−OB	AB+ABB+B−BA−BAB+BO+OAB+OB	N1
D35	A−AAB+ABA−BAB	ABB+B	AB−BA−BAB−OA	A−AAB+ABA+ABB+ABO+B−BAB+O	N3
D36	A−AAB+ABA−BAB	ABB+B	AB−BA−BAB−OA	OAB	N1
D37	AO	BO−OA−OB	A−AAB+ABA−AO−BAB	ABO+AO+BO+O−OA−OB	N10
D38	AO	BO−OA−OB	A−AAB+ABA−AO−BAB	−A+AAB+AB−ABA+AO−BA−OA+OAB	N1
D39	AO	BO−OA−OB	AB−BA−BAB−OA	ABO+AO+BO+O−OA−OB	N17
D40	AO	BO−OA−OB	AB−BA−BAB−OA	OAB	N1
D41	AO	ABB+B	A−AAB+ABA−ABB−AO−B−BAB+BO−OA−OB	ABB+ABO+AO+B+O	N10
D42	AO	ABB+B	A−AAB+ABA−ABB−AO−B−BAB+BO−OA−OB	−A+AAB+AB−ABA+AO−BA−BO+OAB+OB	N1
D43	AO	ABB+B	AB−BA−BAB−OA	ABB+ABO+AO+B+O	N2
D44	AO	ABB+B	AB−BA−BAB−OA	OAB	N1
D45	A−AAB+ABA−BAB	−AB+BA+BAB+BO−OB	0	A−AAB+ABA+ABB+ABO+BA+BO+O−OB	N10
D46	A−AAB+ABA−BAB	−AB+BA+BAB+BO−OB	0	OAB	N1
D47	A−AAB+ABA−BAB	ABB+B	0	A−AAB+ABA+ABB+ABO+B−BAB+O	N3
D48	A−AAB+ABA−BAB	ABB+B	0	OAB	N1

附表B4（续）

Serial	2*g1	2*g2	2*g4	w1	w2	w3	w4
D49	2*BAB	2*(-AO+OA)	2*(AB+AO-BA-BAB-OA)	-AB+BA+BAB+OA	0	AAB	OB
D50	2*BAB	2*(-AO+OA)	2*(AB+AO-BA-BAB-OA)	-AB+BA+BAB+OA	0	AAB	OB
D51	2*BAB	2*(-AO+OA)	2*(AB+AO-BA-BAB-OA)	-AB+BA+BAB+OA	0	AAB	OB
D52	2*BAB	2*(-AO+OA)	2*(AB+AO-BA-BAB-OA)	-AB+BA+BAB+OA	0	AAB	OB

Serial	c_2	c_3	s_1	w_5	Result
D49	AB+AO-BA-BAB-OA	-AB+BA+BAB+BO-OB	0	ABO+AO+BO+O-OA-OB	N17
D50	AB+AO-BA-BAB-OA	-AB+BA+BAB+BO-OB	0	OAB	N1
D51	AB+AO-BA-BAB-OA	ABB+B	0	AB+ABB+ABO+AO+B-BA-BAB+O-OA	N7
D52	AB+AO-BA-BAB-OA	ABB+B	0	OAB	N1

附表 B5　The maximum number of paired patients from pairs of types (O-A), (O-B), (O-AB), (A-AB), (B-AB), (A-B) in situation (5) under three-way exchanges

Serial	$2*g_1$	w_1	w_2	w_3	w_4	c_2	w_5	Result
E1	$2*(AB-BA)$	OA	ABB+B	AAB	OB	A-AAB-AB+ABA+BA	A-AAB-AB+ABA+ABO+BA+O	N3
E2	$2*(AB-BA)$	OA	ABB+B	AAB	OB	A-AAB-AB+ABA+BA	-AB-ABB-B+BA+BAB+OAB	N1
E3	$2*(AB-BA)$	OA	ABB+B	AAB	OB	AO-OA	ABO+AO+O-OA	N7
E4	$2*(AB-BA)$	OA	ABB+B	AAB	OB	AO-OA	-AB-ABB-B+BA+BAB+OAB	N1

附表 B6　The maximum number of paired patients in situation (6) under three-way exchanges

Serial	$2*g_1$	$2*g_2$	$2*g_3$	$2*g_4$	w_1	w_2
F1	0	0	$2*(A+ABA)$	$2*OA$	0	$-A-ABA+BAB$
F2	0	0	$2*(A+ABA)$	$2*OA$	0	$-A-ABA+BAB$
F3	0	0	$2*(A+ABA)$	$2*OA$	0	$-A-ABA+BAB$
F4	0	0	$2*(A+ABA)$	$2*OA$	0	$-A-ABA+BAB$
F5	0	0	$2*(A+ABA)$	$2*OA$	0	$-A-ABA+BAB$
F6	0	0	$2*(A+ABA)$	$2*OA$	0	$-A-ABA+BAB$
F7	0	0	$2*(A+ABA)$	$2*(-A+AB-ABA-BA)$	$A-AB+ABA+BA+OA$	$-A-ABA+BAB$
F8	0	0	$2*(A+ABA)$	$2*(-A+AB-ABA-BA)$	$A-AB+ABA+BA+OA$	$-A-ABA+BAB$
F9	0	0	$2*(A+ABA)$	$2*(-A+AB-ABA-BA)$	$A-AB+ABA+BA+OA$	$-A-ABA+BAB$
F10	0	0	$2*(A+ABA)$	$2*(-A+AB-ABA-BA)$	$A-AB+ABA+BA+OA$	$-A-ABA+BAB$
F11	0	0	$2*(AB-BA)$	0	OA	$-AB+BA+BAB$
F12	0	0	$2*(AB-BA)$	0	OA	$-AB+BA+BAB$
F13	0	0	$2*(AB-BA)$	0	OA	$-AB+BA+BAB$
F14	0	0	$2*(AB-BA)$	0	OA	$-AB+BA+BAB$
F15	0	0	$2*BAB$	$2*OA$	0	0
F16	0	0	$2*BAB$	$2*OA$	0	0
F17	0	0	$2*BAB$	$2*OA$	0	0
F18	0	0	$2*BAB$	$2*OA$	0	0
F19	0	0	$2*BAB$	$2*OA$	0	0
F20	0	0	$2*BAB$	$2*OA$	0	0
F21	0	0	$2*BAB$	$2*(AB-BA-BAB)$	$-AB+BA+BAB+OA$	0
F22	0	0	$2*BAB$	$2*(AB-BA-BAB)$	$-AB+BA+BAB+OA$	0
F23	0	0	$2*BAB$	$2*(AB-BA-BAB)$	$-AB+BA+BAB+OA$	0
F24	0	0	$2*BAB$	$2*(AB-BA-BAB)$	$-AB+BA+BAB+OA$	0

附表B6（续）

Serial	w_3	w_4	c_3	s_1	a_9	Result
F1	0	OB	BO-OA-OB	0	ABO+BO+O-OA-OB	N10
F2	0	OB	BO-OA-OB	0	-A+AAB+AB-ABA-BA-OA+OAB	N1
F3	0	OB	A+ABA+ABB+B-BAB	-A-ABA-ABB-B+BAB+BO-OA-OB	A+ABA+ABB+ABO+B-BAB+O	N10
F4	0	OB	A+ABA+ABB+B-BAB	-A-ABA-ABB-B+BAB+BO-OA-OB	AAB+AB+ABB+B-BA-BAB-BO+OAB+OB	N1
F5	0	OB	A+ABA+ABB+B-BAB	-A+AB-ABA-BA-OA	A+ABA+ABB+ABO+B-BAB+O	N3
F6	0	OB	A+ABA+ABB+B-BAB	-A+AB-ABA-BA-OA	AAB+OAB	N1
F7	0	OB	A-AB+ABA+BA+BO-OB	0	A-AB+ABA+ABO+BA+BO+O-OB	N10
F8	0	OB	A-AB+ABA+BA+BO-OB	0	AAB+OAB	N1
F9	0	OB	A+ABA+ABB+B-BAB		A+ABA+ABO+B-BAB+O	N3
F10	0	OB	A+ABA+ABB+B-BAB		AAB+OAB	N1
F11	A-AB+ABA+BA	OB	BO-OB	0	ABO+BO+O-OB	N10
F12	A-AB+ABA+BA	OB	BO-OB	0	-A+AAB+AB-ABA-BA+OAB	N1
F13	A-AB+ABA+BA	OB	AB+ABB+B-BA-BAB	0	AB+ABB+ABO+B-BA-BAB+O	N3
F14	A-AB+ABA+BA	OB	AB+ABB+B-BA-BAB	0	-A+AAB+AB-ABA-BA+OAB	N1
F15	A+ABA-BAB	OB	BO-OA-OB	0	ABO+BO+O-OA-OB	N10
F16	A+ABA-BAB	OB	BO-OA-OB	0	-A+AAB+AB-ABA-BA-OA+OAB	N1
F17	A+ABA-BAB	OB	ABB+B	-ABB-B+BO-OA-OB	ABB+ABO+B+O	N10
F18	A+ABA-BAB	OB	ABB+B	-ABB-B+BO-OA-OB	-A+AAB+AB-ABA+ABB-BA-BO+OAB+OB	N1
F19	A+ABA-BAB	OB	ABB+B	AB-BA-BAB-OA	ABB+ABO+B+O	N3
F20	A+ABA-BAB	OB	ABB+B	AB-BA-BAB-OA	-A+AAB-ABA-BA+BAB+OAB	N1
F21	A+ABA-BAB	OB	-AB+BA+BAB+BO-OB	0	-ABB+ABO+BA+BAB+BO+O-OB	N10
F22	A+ABA-BAB	OB	-AB+BA+BAB+BO-OB	0	-A+AAB-ABA-BA+BAB+OAB	N1
F23	A+ABA-BAB	OB	ABB+B	0	ABB+ABO+B+O	N3
F24	A+ABA-BAB	OB	ABB+B	0	-A+AAB-ABA+BAB+OAB	N1

Serial	2 * g_1	2 * g_2	2 * g_3	2 * g_4	w_1	w_2
F25	2 * (A−AAB+ABA)	0	2 * AAB	2 * OA	0	−A−ABA+BAB
F26	2 * (A−AAB+ABA)	0	2 * AAB	2 * OA	0	−A−ABA+BAB
F27	2 * (A−AAB+ABA)	0	2 * AAB	2 * OA		−A−ABA+BAB
F28	2 * (A−AAB+ABA)	0	2 * AAB	2 * OA	0	−A−ABA+BAB
F29	2 * (A−AAB+ABA)	0	2 * AAB	2 * OA	0	−A−ABA+BAB
F30	2 * (A−AAB+ABA)	0	2 * AAB	2 * OA	0	−A−ABA+BAB
F31	2 * (A−AAB+ABA)	0	2 * AAB	2 * (−A+AB−ABA−BA)	A−AB+ABA+BA+OA	−A−ABA+BAB
F32	2 * (A−AAB+ABA)	0	2 * AAB	2 * (−A+AB−ABA−BA)	A−AB+ABA+BA+OA	−A−ABA+BAB
F33	2 * (A−AAB+ABA)	0	2 * AAB	2 * (−A+AB−ABA−BA)	A−AB+ABA+BA+OA	−A−ABA+BAB
F34	2 * (A−AAB+ABA)	0	2 * AAB	2 * (−A+AB−ABA−BA)	A−AB+ABA+BA+OA	−A−ABA+BAB
F35	2 * (A−AAB+ABA)	0	2 * (−A+AAB+AB−ABA−BA)	0	OA	−AB+BA−ABA+BAB
F36	2 * (A−AAB+ABA)	0	2 * (−A+AAB+AB−ABA−BA)	0	OA	−AB+BA−ABA+BAB
F37	2 * (A−AAB+ABA)	0	2 * (−A+AAB+AB−ABA−BA)	0	OA	−AB+BA−ABA+BAB
F38	2 * (A−AAB+ABA)	0	2 * (−A+AAB+AB−ABA−BA)	0	OA	−AB+BA−ABA+BAB
F39	2 * (A−AAB+ABA)	0	2 * (−A+AAB−ABA+BAB)	2 * OA	0	0
F40	2 * (A−AAB+ABA)	0	2 * (−A+AAB−ABA+BAB)	2 * OA	0	0
F41	2 * (A−AAB+ABA)	0	2 * (−A+AAB−ABA+BAB)	2 * OA	0	0
F42	2 * (A−AAB+ABA)	0	2 * (−A+AAB−ABA+BAB)	2 * OA	0	0
F43	2 * (A−AAB+ABA)	0	2 * (−A+AAB−ABA+BAB)	2 * OA	0	0
F44	2 * (A−AAB+ABA)	0	2 * (−A+AAB−ABA+BAB)	2 * OA	0	0
F45	2 * (A−AAB+ABA)	0	2 * (−A+AAB−ABA+BAB)	2 * (AB−BA−BAB)	−AB+BA+BAB+OA	0
F46	2 * (A−AAB+ABA)	0	2 * (−A+AAB−ABA+BAB)	2 * (AB−BA−BAB)	−AB+BA+BAB+OA	0
F47	2 * (A−AAB+ABA)	0	2 * (−A+AAB−ABA+BAB)	2 * (AB−BA−BAB)	−AB+BA+BAB+OA	0
F48	2 * (A−AAB+ABA)	0	2 * (−A+AAB−ABA+BAB)	2 * (AB−BA−BAB)	−AB+BA+BAB+OA	0

Serial	w_3	w_4	c_3	s_1	a_9	Result
F25	0	OB	BO−OA−OB	0	ABO+BO+O−OA−OB	N10
F26	0	OB	BO−OA−OB	0	−A+AAB+AB−ABA−BA−OA+OAB	N1
F27	0	OB	A+ABA+ABB+B−BAB	−A−ABA−ABB−B−BAB+BO−OA−OB	A+ABA+ABB+ABO+B−BAB+O	N10
F28	0	OB	A+ABA+ABB+B−BAB	−A−ABA−ABB+B−BAB+BO−OA−OB	AAB+AB+ABB+B−BA−BAB−BO+OAB+OB	N1
F29	0	OB	A+ABA+ABB+B−BAB	−A+AB−ABA−BA−OA	A+ABA+ABB+ABO+B−BAB+O	N3
F30	0	OB	A+ABA+ABB+B−BAB	−A+AB−ABA−BA−OA	AAB+OAB	N1
F31	0	OB	A−AB+ABA+BA+BO−OB	0	A−AB+ABA+ABO+BA+BO−O−OB	N10
F32	0	OB	A−AB+ABA+BA+BO−OB	0	AAB+OAB	N1
F33	0	OB	A+ABA+ABB+B−BAB	0	A+ABA+ABB+ABO+B−BAB+O	N3
F34	0	OB	A+ABA+ABB+B−BAB	0	AAB+OAB	N1
F35	A−AB+ABA+BA	OB	BO−OB	0	ABO+BO+O−OB	N10
F36	−A+AB+ABA+BA	OB	BO−OB	0	−A+AAB+AB−ABA−BA+OAB	N1
F37	−A+AB+ABA+BA	OB	AB+ABB+B−BA−BAB	0	AB+ABB+ABO+B−BA−BAB+O	N3
F38	−A+AB+ABA+BA	OB	AB+ABB+B−BA−BAB	0	−A+AAB+AB−ABA−BA−BAB+OAB	N1
F39	A+ABA−BAB	OB	BO−OA−OB	0	ABO+BO+O−OA−OB	N10
F40	A+ABA−BAB	OB	BO−OA−OB	0	−A+AAB+AB−ABA−BA−OA+OAB	N1
F41	A+ABA−BAB	OB	ABB+B	−ABB−B+BO−OA−OB	ABB+ABO+B+O	N10
F42	A+ABA−BAB	OB	ABB+B	−ABB−B+BO−OA−OB	−A+AAB+AB−ABA+ABB−B−BA−BO+OAB+OB	N1
F43	A+ABA−BAB	OB	ABB+B	AB−BA−BAB−OA	ABB+ABO+B+O	N3
F44	A+ABA−BAB	OB	ABB+B	AB−BA−BAB−OA	−A+AAB−ABA−ABA−BA+BAB+OAB	N1
F45	A+ABA−BAB	OB	−AB+BA+BAB+BO−OB	0	−AB+ABO+BA+BAB+BO+O−OB	N10
F46	A+ABA−BAB	OB	−AB+BA+BAB+BO−OB	0	−A+AAB−ABA+BAB+BO+O−OB	N1
F47	A+ABA−BAB	OB	ABB+B	0	ABB+ABO+B+O	N3
F48	A+ABA−BAB	OB	ABB+B	0	−A+AAB−ABA+BAB+OAB	N1

Serial	$2*g_1$	$2*g_2$	$2*g_3$	$2*g_4$	w_1	w_2
F49	0	$2*(-AO+OA)$	$2*(A+ABA)$	$2*AO$	0	$-A-ABA+BAB$
F50	0	$2*(-AO+OA)$	$2*(A+ABA)$	$2*AO$	0	$-A-ABA+BAB$
F51	0	$2*(-AO+OA)$	$2*(A+ABA)$	$2*AO$	0	$-A-ABA+BAB$
F52	0	$2*(-AO+OA)$	$2*(A+ABA)$	$2*AO$	0	$-A-ABA+BAB$
F53	0	$2*(-AO+OA)$	$2*(A+ABA)$	$2*AO$	0	$-A-ABA+BAB$
F54	0	$2*(-AO+OA)$	$2*(A+ABA)$	$2*AO$	0	$-A-ABA+BAB$
F55	0	$2*(-AO+OA)$	$2*(A+ABA)$	$2*(-A+AB-ABA+AO-BA-OA)$	$A-AB+ABA+BA+OA$	$-A-ABA+BAB$
F56	0	$2*(-AO+OA)$	$2*(A+ABA)$	$2*(-A+AB-ABA+AO-BA-OA)$	$A-AB+ABA+BA+OA$	$-A-ABA+BAB$
F57	0	$2*(-AO+OA)$	$2*(A+ABA)$	$2*(-A+AB-ABA+AO-BA-OA)$	$A-AB+ABA+BA+OA$	$-A-ABA+BAB$
F58	0	$2*(-AO+OA)$	$2*(A+ABA)$	$2*(-A+AB-ABA+AO-BA-OA)$	$A-AB+ABA+BA+OA$	$-A-ABA+BAB$
F59	0	$2*(-AO+OA)$	$2*(AB+AO-BA-OA)$	0	AO	$-AB-AO+BA+BAB+OA$
F60	0	$2*(-AO+OA)$	$2*(AB+AO-BA-OA)$	0	AO	$-AB-AO+BA+BAB+OA$
F61	0	$2*(-AO+OA)$	$2*(AB+AO-BA-OA)$	0	AO	$-AB-AO+BA+BAB+OA$
F62	0	$2*(-AO+OA)$	$2*(AB+AO-BA-OA)$	0	AO	$-AB-AO+BA+BAB+OA$
F63	0	$2*(-AO+OA)$	$2*BAB$	$2*AO$	0	0
F64	0	$2*(-AO+OA)$	$2*BAB$	$2*AO$	0	0
F65	0	$2*(-AO+OA)$	$2*BAB$	$2*AO$	0	0
F66	0	$2*(-AO+OA)$	$2*BAB$	$2*AO$	0	0
F67	0	$2*(-AO+OA)$	$2*BAB$	$2*AO$	0	0
F68	0	$2*(-AO+OA)$	$2*BAB$	$2*AO$	0	0
F69	0	$2*(-AO+OA)$	$2*BAB$	$2*(AB+AO-BA-BAB-OA)$	$-AB+BA+BAB+OA$	0
F70	0	$2*(-AO+OA)$	$2*BAB$	$2*(AB+AO-BA-BAB-OA)$	$-AB+BA+BAB+OA$	0
F71	0	$2*(-AO+OA)$	$2*BAB$	$2*(AB+AO-BA-BAB-OA)$	$-AB+BA+BAB+OA$	0
F72	0	$2*(-AO+OA)$	$2*BAB$	$2*(AB+AO-BA-BAB-OA)$	$-AB+BA+BAB+OA$	0

Serial	w_3	w_4	c_3	s_1	a_g	Result
F49	0	OB	BO–OA–OB	0	ABO+BO+O–OA–OB	N10
F50	0	OB	BO–OA–OB	0	–A+AAB+AB–ABA–BA–OA+OAB	N1
F51	0	OB	A+ABA+ABB+B–BAB	–A–ABA–ABB–B+BAB+BO–OA–OB	A+ABA+ABB+ABO+B–BAB+O	N10
F52	0	OB	A+ABA+ABB+B–BAB	–A–ABA–ABB–B+BAB+BO–OA–OB	AAB+AB+ABA+B–BA–BAB–BO+OAB–OB	N1
F53	0	OB	A+ABA+ABB+B–BAB	0	–A+ABA+ABB+ABO+B–BAB+O	N3
F54	0	OB	A+ABA+ABB+B–BAB	0	AAB+OAB	N1
F55	0	OB	A–ABA+ABA+BO–OB	0	A–ABA+ABO+BA+BO+O–OB	N10
F56	0	OB	A–ABA+ABA+BO–OB	0	AAB+OAB	N1
F57	0	OB	A+ABA+ABB+B–BAB	0	A+ABA+ABO+B–BAB+O	N3
F58	0	OB	A+ABA+ABB+B–BAB	0	AAB+OAB	N1
F59	A–AB+ABA–AO+BA+OA	OB	AO+BO–OA–OB	0	ABO+AO+BO+O–OA–OB	N10
F60	–A+ABA–AO+BA+OA	OB	AO+BO–OA–OB	0	–A+AAB+AB–ABA+AO–BA–OA+OAB	N1
F61	–A+ABA–AO+BA+OA	OB	AB+ABB+AO+B–BA–BAB–OA	0	AB+ABB+AO+B–BA–BAB+O–OA	N3
F62	–A+ABA–AO+BA+OA	OB	AB+ABB+AO–B–BA–BAB–OA	0	–A+AAB+AB–ABA+AO–BA–OA+OAB	N1
F63	A+ABA–BAB	OB	BO–OA–OB	0	ABO+BO+O–OA–OB	N10
F64	A+ABA–BAB	OB	BO–OA–OB	0	–A+AAB+AB–ABA–BA–OA+OAB	N1
F65	A+ABA–BAB	OB	ABB+B	–ABB–B+BO–OA–OB	ABB+ABO+B+O	N10
F66	A+ABA–BAB	OB	ABB+B	–ABB–B+BO–OA–OB	–A+AAB+AB–ABA+ABB+B–BA–BO+OAB+OB	N1
F67	A+ABA–BAB	OB	ABB+B	AB–BA–BAB–OA	ABB+ABO+B+O	N3
F68	A+ABA–BAB	OB	ABB+B	AB–BA–BAB–OA	–A+AAB–ABA+BAB+BAB+OAB	N1
F69	A+ABA–BAB	OB	–AB+BA+BAB+BO–OB	0	–ABB+ABO+BA+BAB+BO+O–OB	N10
F70	A+ABA–BAB	OB	–AB+BA+BAB+BO–OB	0	–A+AAB+ABO+BA+BAB+OAB	N1
F71	A+ABA–BAB	OB	ABB+B	0	ABB+ABO+B+O	N3
F72	A+ABA–BAB	OB	ABB+B	0	–A+AAB–ABA+BA+BAB+OAB	N1

Serial	$2*g_1$	$2*g_2$	$2*g_3$	$2*g_4$	w_1	w_2
F73	$2*(A-AAB+ABA)$	$2*(-AO+OA)$	$2*AAB$	$2*AO$	0	$-A-ABA+BAB$
F74	$2*(A-AAB+ABA)$	$2*(-AO+OA)$	$2*AAB$	$2*AO$	0	$-A-ABA+BAB$
F75	$2*(A-AAB+ABA)$	$2*(-AO+OA)$	$2*AAB$	$2*AO$	0	$-A-ABA+BAB$
F76	$2*(A-AAB+ABA)$	$2*(-AO+OA)$	$2*AAB$	$2*AO$	0	$-A-ABA+BAB$
F77	$2*(A-AAB+ABA)$	$2*(-AO+OA)$	$2*AAB$	$2*AO$	0	$-A-ABA+BAB$
F78	$2*(A-AAB+ABA)$	$2*(-AO+OA)$	$2*AAB$	$2*AO$	0	$-A-ABA+BAB$
F79	$2*(A-AAB+ABA)$	$2*(-AO+OA)$	$2*AAB$	$2*(-A+AB-ABA+AO-BA-OA)$	$A-AB+ABA+BA+OA$	$-A-ABA+BAB$
F80	$2*(A-AAB+ABA)$	$2*(-AO+OA)$	$2*AAB$	$2*(-A+AB-ABA+AO-BA-OA)$	$A-AB+ABA+BA+OA$	$-A-ABA+BAB$
F81	$2*(A-AAB+ABA)$	$2*(-AO+OA)$	$2*AAB$	$2*(-A+AB-ABA+AO-BA-OA)$	$A-AB+ABA+BA+OA$	$-A-ABA+BAB$
F82	$2*(A-AAB+ABA)$	$2*(-AO+OA)$	$2*AAB$	$2*(-A+AB-ABA+AO-BA-OA)$	$A-AB+ABA+BA+OA$	$-A-ABA+BAB$
F83	$2*(A-AAB+ABA)$	$2*(-AO+OA)$	$2*(-A+AAB+AB-ABA+AO-BA-OA)$	0	AO	$-AB-AO+BA+BAB+OA$
F84	$2*(A-AAB+ABA)$	$2*(-AO+OA)$	$2*(-A+AAB+AB-ABA+AO-BA-OA)$	0	AO	$-AB-AO+BA+BAB+OA$
F85	$2*(A-AAB+ABA)$	$2*(-AO+OA)$	$2*(-A+AAB+AB-ABA+AO-BA-OA)$	0	AO	$-AB-AO+BA+BAB+OA$
F86	$2*(A-AAB+ABA)$	$2*(-AO+OA)$	$2*(-A+AAB+AB-ABA+AO-BA-OA)$	0	AO	$-AB-AO+BA+BAB+OA$
F87	$2*(A-AAB+ABA)$	$2*(-AO+OA)$	$2*(-A+AAB-ABA+BAB)$	$2*AO$	0	0
F88	$2*(A-AAB+ABA)$	$2*(-AO+OA)$	$2*(-A+AAB-ABA+BAB)$	$2*AO$	0	0
F89	$2*(A-AAB+ABA)$	$2*(-AO+OA)$	$2*(-A+AAB-ABA+BAB)$	$2*AO$	0	0
F90	$2*(A-AAB+ABA)$	$2*(-AO+OA)$	$2*(-A+AAB-ABA+BAB)$	$2*AO$	0	0
F91	$2*(A-AAB+ABA)$	$2*(-AO+OA)$	$2*(-A+AAB-ABA+BAB)$	$2*AO$	0	0
F92	$2*(A-AAB+ABA)$	$2*(-AO+OA)$	$2*(-A+AAB-ABA+BAB)$	$2*AO$	0	0
F93	$2*(A-AAB+ABA)$	$2*(-AO+OA)$	$2*(-A+AAB-ABA+BAB)$	$2*(AB+AO-BA-BAB-OA)$	$-AB+BA+BAB+OA$	0
F94	$2*(A-AAB+ABA)$	$2*(-AO+OA)$	$2*(-A+AAB-ABA+BAB)$	$2*(AB+AO-BA-BAB-OA)$	$-AB+BA+BAB+OA$	0
F95	$2*(A-AAB+ABA)$	$2*(-AO+OA)$	$2*(-A+AAB-ABA+BAB)$	$2*(AB+AO-BA-BAB-OA)$	$-AB+BA+BAB+OA$	0
F96	$2*(A-AAB+ABA)$	$2*(-AO+OA)$	$2*(-A+AAB-ABA+BAB)$	$2*(AB+AO-BA-BAB-OA)$	$-AB+BA+BAB+OA$	0

Serial	w_3	w_4	c_3	s_1	a_9	Result
F73	0	OB	BO−OA−OB	0	ABO+BO+O−OA−OB	N10
F74	0	OB	BO−OA−OB	0	−A+AAB+AB−ABA−BA−OA+OAB	N1
F75	0	OB	A+ABA+ABB+B−BAB	−A−ABA−ABB−B+BAB+BO−OA−OB	ABO+AB+ABB+ABO+B−BAB+O	N10
F76	0	OB	A+ABA+ABB+B−BAB	−A−ABA−ABB−B+BAB+BO−OA−OB	AAB+AB+ABB+B−BA−BAB−BO+OAB+OB	N1
F77	0	OB	A+ABA+ABB+B−BAB	−A+AB−ABA−BA−OA	A+ABA+ABB+ABO+B−BAB+O	N3
F78	0	OB	A+ABA+ABB+B−BAB	−A+AB−ABA−BA−OA	AAB+OAB	N1
F79	0	OB	A−AB+ABA+BA+BO−OB	0	A−AB+ABA+ABO+BA+BO+O−OB	N10
F80	0	OB	A−AB+ABA+BA+BO−OB	0	AAB+OAB	N1
F81	0	OB	A+ABA+ABB+B−BAB	0	A+ABA+ABB+ABO+B−BAB+O	N3
F82	0	OB	A+ABA+ABB+B−BAB	0	AAB+OAB	N1
F83	A−AB+ABA−AO+BA+OA	OB	AO+BO−OA−OB	0	ABO+AO+BO+O−OA−OB	N10
F84	A−AB+ABA−AO+BA+OA	OB	AO+BO−OA−OB	0	−A+AAB+AB−ABA+AO−BA−OA+OAB	N1
F85	A−AB+ABA−AO+BA+OA	OB	AB+ABB+AO+B−BA−BAB−OA	0	AB+ABB+ABO+AO+B−BA−BAB−O−OA	N3
F86	A−AB+ABA−AO+BA+OA	OB	AB+ABB+AO+B−BA−BAB−OA	0	−A+AAB+AB−ABA+AO−BA−OA+OAB	N1
F87	A+ABA−BAB	OB	BO−OA−OB	0	ABO+BO+O−OA−OB	N10
F88	A+ABA−BAB	OB	BO−OA−OB	0	−A+AAB+AB−ABA−BA−OA+OAB	N1
F89	A+ABA−BAB	OB	ABB+B	−ABB−B+BO−OA−OB	ABB+ABO+B+O	N10
F90	A+ABA−BAB	OB	ABB+B	−ABB−B+BO−OA−OB	−A+AAB+AB−ABA+AB−BA−BAB−BO+OAB+OB	N1
F91	A+ABA−BAB	OB	ABB+B	AB−BA−BAB−OA	ABB+ABO−B+O	N3
F92	A+ABA−BAB	OB	ABB+B	AB−BA−BAB−OA	−A+AAB−ABA−BAB+OAB	N1
F93	A+ABA−BAB	OB	−AB+BA+BAB+BO−OB	0	−AB+ABO+BA+BAB+BO+O−OB	N10
F94	A+ABA−BAB	OB	−AB+BA+BAB+BO−OB	0	−A+AAB−ABA+BAB+OAB	N1
F95	A+ABA−BAB	OB	ABB+B	0	ABB+ABO+B+O	N3
F96	A+ABA−BAB	OB	ABB+B	0	−A+AAB−ABA−BAB+OAB	N1

附表 B7 The maximum number of paired patients from pairs of types (O-A), (O-B), (O-AB), (A-AB), (B-AB), (A-B) in situation (7) under three-way exchanges

Serial	$2 * g_1$	$2 * g_2$	$2 * g_4$	w_1	w_2
G1	$2 * (AB-BA)$	0	0	OA	-AB+BA+BAB
G2	$2 * (AB-BA)$	0	0	OA	-AB+BA+BAB
G3	$2 * (AB-BA)$	0	0	OA	-AB+BA+BAB
G4	$2 * (AB-BA)$	0	0	OA	-AB+BA+BAB
G5	$2 * BAB$	0	$2 * BO$	-BO+OA	0
G6	$2 * BAB$	0	$2 * BO$	-BO+OA	0
G7	$2 * BAB$	0	$2 * BO$	-BO+OA	0
G8	$2 * BAB$	0	$2 * BO$	-BO+OA	0
G9	$2 * BAB$	0	$2 * BO$	-BO+OA	0
G10	$2 * BAB$	0	$2 * BO$	-BO+OA	0
G11	$2 * BAB$	0	$2 * OA$	0	0
G12	$2 * BAB$	0	$2 * OA$	0	0
G13	$2 * BAB$	0	$2 * OA$	0	0
G14	$2 * BAB$	0	$2 * OA$	0	0
G15	$2 * BAB$	0	$2 * OA$	0	0
G16	$2 * BAB$	0	$2 * OA$	0	0
G17	$2 * BAB$	0	$2 * (AB-BA-BAB)$	-AB+BA+BAB+OA	0
G18	$2 * BAB$	0	$2 * (AB-BA-BAB)$	-AB+BA+BAB+OA	0
G19	$2 * BAB$	0	$2 * (AB-BA-BAB)$	-AB+BA+BAB+OA	0
G20	$2 * BAB$	0	$2 * (AB-BA-BAB)$	-AB+BA+BAB+OA	0
G21	$2 * BAB$	$2 * (-AO+OA)$	$2 * (AO+BO-OA)$	-BO+OA	0
G22	$2 * BAB$	$2 * (-AO+OA)$	$2 * (AO+BO-OA)$	-BO+OA	0
G23	$2 * BAB$	$2 * (-AO+OA)$	$2 * (AO+BO-OA)$	-BO+OA	0
G24	$2 * BAB$	$2 * (-AO+OA)$	$2 * (AO+BO-OA)$	-BO+OA	0

Serial	w3	w4	c2	s1	w5	Result
G1	AAB	BO	A−AAB−AB−ABA+BA	0	A−AAB−AB+ABA+ABO+BA+O	N10
G2	AAB	BO	A−AAB−AB−ABA+BA	0	−BO+OAB+OB	N1
G3	AAB	BO	AO−OA	0	ABO+AO+O−OA	N17
G4	AAB	BO	AO−OA	0	−BO+OAB+OB	N1
G5	AAB	0	A−AAB+ABA−BAB	0	A−AAB+ABA+ABO−BAB+O	N10
G6	AAB	0	A−AAB+ABA−BAB	0	AB−BA−BAB−BO+OAB+OB	N1
G7	AAB	0	AO+BO−OA	A−AAB+ABA−AO−BAB−BO+OA	ABO+AO+BO+O−OA	N10
G8	AAB	0	AO+BO−OA	A−AAB+ABA−AO−BAB−BO+OA	−A+AAB+AB−ABA−AO−BA−BO+OA+OAB+OB	N1
G9	AAB	0	AO+BO−OA	AB−BA−BAB−BO	ABO+AO+BO+O−OA	N17
G10	AAB	0	AO+BO−OA	AB−BA−BAB−BO	OAB+OB	N1
G11	AAB	BO−OA	A−AAB+ABA−BAB	0	A−AAB+ABA+ABO−BAB+O	N10
G12	AAB	BO−OA	A−AAB+ABA−BAB	0	AB−BA−BAB−BO+OAB+OB	N1
G13	AAB	BO−OA	AO	A−AAB+ABA−AO−BAB	ABO+AO+O	N10
G14	AAB	BO−OA	AO	A−AAB+ABA−AO−BAB	−A+AAB+AB−ABA−AO−BA−BO+OAB+OB	N1
G15	AAB	BO−OA	AO	AB−BA−BAB−BO	ABO+AO+O	N17
G16	AAB	BO−OA	AO	AB−BA−BAB−BO	−BO+OA+OAB+OB	N1
G17	AAB	−AB+BA+BAB+BO	A−AAB+ABA−BAB	0	A−AAB+ABA+ABO−BAB+O	N10
G18	AAB	−AB+BA+BAB+BO	A−AAB+ABA−BAB	0	AB−BA−BAB−BO+OAB+OB	N1
G19	AAB	−AB+BA+BAB+BO	AB+AO−BA−BAB−OA	0	AB+ABO+AO−BA−BO+OAB+O−OA	N17
G20	AAB	−AB+BA+BAB+BO	AB+AO−BA−BAB−OA	0	AB−BA+ABA+ABO+OAB+OB	N1
G21	AAB	0	A−AAB+ABA−BAB	0	A−AAB+ABA+ABO−BAB+O	N10
G22	AAB	0	A−AAB+ABA−BAB	0	AB−BA−BAB−BO+OAB+OB	N1
G23	AAB	0	AO+BO−OA	A−AAB+ABA−AO−BAB−BO+OA	ABO+AO+BO+O−OA	N10
G24	AAB	0	AO+BO−OA	A−AAB+ABA−AO−BAB−BO+OA	−A+AAB+AB−ABA+AO−BA−OA+OAB+OB	N1

Serial	2*g1	2*g2	2*g4	w1	w2
G25	2*BAB	2*(-AO+OA)	2*(AO+BO-OA)	-BO+OA	0
G26	2*BAB	2*(-AO+OA)	2*(AO+BO-OA)	-BO+OA	0
G27	2*BAB	2*(-AO+OA)	2*AO	0	0
G28	2*BAB	2*(-AO+OA)	2*AO	0	0
G29	2*BAB	2*(-AO+OA)	2*AO	0	0
G30	2*BAB	2*(-AO+OA)	2*AO	0	0
G31	2*BAB	2*(-AO+OA)	2*AO	0	0
G32	2*BAB	2*(-AO+OA)			0
G33	2*BAB	2*(-AO+OA)	2*(AB+AO-BA-BAB-OA)	-AB+BA+BAB+OA	0
G34	2*BAB	2*(-AO+OA)	2*(AB+AO-BA-BAB-OA)	-AB+BA+BAB+OA	0
G35	2*BAB	2*(-AO+OA)	2*(AB+AO-BA-BAB-OA)	-AB+BA+BAB+OA	0
G36	2*BAB	2*(-AO+OA)	2*(AB+AO-BA-BAB-OA)	-AB+BA+BAB+OA	0

Serial	w3	w4	c2	s1	w5	Result
G25	AAB	0	AO+BO-OA	AB-BA-BAB-BO	ABO+AO+BO+O-OA	N17
G26	AAB	0	AO+BO-OA	AB-BA-BAB-BO	OAB+OB	N1
G27	AAB	BO-OA	A-AAB+ABA-BAB	0	A-AAB+ABA+ABO-BAB+O	N10
G28	AAB	BO-OA	A-AAB+ABA-BAB	0	AB-BA-BAB-BO+OAB+OB	N1
G29	AAB	BO-OA	AO	A-AAB+ABA-AO-BAB	ABO+AO+O	N10
G30	AAB	BO-OA	AO	A-AAB+ABA-AO-BAB	-A+AAB+AB-ABA+AO-BA-BO+OAB+OB	N1
G31	AAB	BO-OA	AO	AB-BA-BAB-OA	ABO+AO+O	N17
G32	AAB	BO-OA	AO	AB-BA-BAB-OA	-BO+OA+OAB+OB	N1
G33	AAB	-AB+BA+BAB+BO	A-AAB+ABA-BAB	0	A-AAB+ABA+ABO-BAB+O	N10
G34	AAB	-AB+BA+BAB+BO	A-AAB+ABA-BAB	0	AB-BA-BAB-BO+OAB+OB	N1
G35	AAB	-AB+BA+BAB+BO	AB+AO-BA-BAB-OA	0	AB+ABO+AO-BA-BAB-O-OA	N17
G36	AAB	-AB+BA+BAB+BO	AB+AO-BA-BAB-OA	0	AB-BA-BAB-BO+OAB+OB	N1

附表 B8　The maximum number of paired patients from pairs of types (O–A), (O–B), (O–AB), (A–AB), (B–AB), (A–B) in situation (8) under three-way exchanges

Serial	$2*g_1$	$2*g_2$	w_1	w_2	w_3	w_4	c_3	w_5	Result
H1	$2*(AB-BA)$	0	AO	$-AB+BA+BAB$	AAB	OB	BO-OB	ABO+BO+O-OB	N17
H2	$2*(AB-BA)$	0	AO	$-AB+BA+BAB$	AAB	OB	BO-OB	-AO+OA+OAB	N1
H3	$2*(AB-BA)$	0	AO	$-AB+BA+BAB$	AAB	OB	AB+ABB+B-BA-BAB	AB+ABB+ABO+B-BA-BAB+O	N7
H4	$2*(AB-BA)$	0	AO	$-AB+BA+BAB$	AAB	OB	AB+ABB+B-BA-BAB	-AO+OA+OAB	N1
H5	$2*BAB$	$2*(AB-BA-BAB)$	AO	0	AAB	OB	-AB+BA+BAB+BO-OB	-AB+ABO+BA+BAB+BO+O-OB	N17
H6	$2*BAB$	$2*(AB-BA-BAB)$	AO	0	AAB	OB	-AB+BA+BAB+BO-OB	-AB-AO+BA+BAB+OA+OAB	N1
H7	$2*BAB$	$2*(AB-BA-BAB)$	AO	0	AAB	OB	ABB+B	ABB+ABO+B+O	N7
H8	$2*BAB$	$2*(AB-BA-BAB)$	AO	0	AAB	OB	ABB+B	-AB-AO+BA+BAB+OA+OAB	N1

附表 B9　The maximum number of paired patients from pairs of types (O−A), (O−B), (O−AB), (A−AB), (B−AB), (A−B) in situation (9) under three−way exchanges

Serial	$2*g_1$	$2*g_2$	$2*g_3$	$2*g_4$	w_1
I1	$2*(A-AAB+ABA)$	$2*(-AO+OA)$	$2*AAB$	$2*(AO+BO-OA)$	$-BO+OA$
I2	$2*(A-AAB+ABA)$	$2*(-AO+OA)$	$2*AAB$	$2*(AO+BO-OA)$	$-BO+OA$
I3	$2*(A-AAB+ABA)$	$2*(-AO+OA)$	$2*AAB$	$2*AO$	0
I4	$2*(A-AAB+ABA)$	$2*(-AO+OA)$	$2*AAB$	$2*AO$	0
I5	$2*(A-AAB+ABA)$	$2*(-AO+OA)$	$2*AAB$	$2*(-A+AB-ABA+AO-BA-OA)$	$A-AB+ABA+BA+OA$
I6	$2*(A-AAB+ABA)$	$2*(-AO+OA)$	$2*AAB$	$2*(-A+AB-ABA+AO-BA-OA)$	$A-AB+ABA+BA+OA$
I7	$2*(A-AAB+ABA)$	$2*(-AO+OA)$	$2*(-A+AAB+AB-ABA+AO-BA-OA)$	0	AO
I8	$2*(A-AAB+ABA)$	$2*(-AO+OA)$	$2*(-A+AAB+AB-ABA+AO-BA-OA)$	0	AO
I9	$2*(A-AAB+ABA)$	$2*(-AO+OA)$	$2*(-A+AAB-ABA+BAB)$	$2*(AO+BO-OA)$	$-BO+OA$
I10	$2*(A-AAB+ABA)$	$2*(-AO+OA)$	$2*(-A+AAB-ABA+BAB)$	$2*(AO+BO-OA)$	$-BO+OA$
I11	$2*(A-AAB+ABA)$	$2*(-AO+OA)$	$2*(-A+AAB-ABA+BAB)$	$2*AO$	0
I12	$2*(A-AAB+ABA)$	$2*(-AO+OA)$	$2*(-A+AAB-ABA+BAB)$	$2*AO$	0
I13	$2*(A-AAB+ABA)$	$2*(-AO+OA)$	$2*(-A+AAB-ABA+BAB)$	$2*(AB+AO-BA-BAB-OA)$	$-AB+BA+BAB-OA$
I14	$2*(A-AAB+ABA)$	$2*(-AO+OA)$	$2*(-A+AAB-ABA+BAB)$	$2*(AB+AO-BA-BAB-OA)$	$-AB+BA+BAB-OA$
I15	0	$2*(-AO+OA)$	$2*(A+ABA)$	$2*(AO+BO-OA)$	$-BO+OA$
I16	0	$2*(-AO+OA)$	$2*(A+ABA)$	$2*(AO+BO-OA)$	$-BO+OA$
I17	0	$2*(-AO+OA)$	$2*(A+ABA)$	$2*AO$	0
I18	0	$2*(-AO+OA)$	$2*(A+ABA)$	$2*AO$	0
I19	0	$2*(-AO+OA)$	$2*(A+ABA)$	$2*(-A+AB-ABA+AO-BA-OA)$	$A-AB+ABA+BA+OA$
I20	0	$2*(-AO+OA)$	$2*(A+ABA)$	$2*(-A+AB-ABA+AO-BA-OA)$	$A-AB+ABA+BA+OA$
I21	0	$2*(-AO+OA)$	$2*(AB+AO-BA-OA)$	0	AO
I22	0	$2*(-AO+OA)$	$2*(AB+AO-BA-OA)$	0	AO
I23	0	$2*(-AO+OA)$	$2*BAB$	$2*(AO+BO-OA)$	$-BO+OA$
I24	0	$2*(-AO+OA)$	$2*BAB$	$2*(AO+BO-OA)$	$-BO+OA$

Serial	w_2	w_3	w_4	w_5	Result
I1	-A-ABA+BAB	0	0	ABO+0	N10
I2	-A-ABA+BAB	0	0	-A+AAB+AB-ABA-BA-BO+OAB+OB	N1
I3	-A-ABA+BAB	0	BO-OA	ABO+0	N10
I4	-A-ABA+BAB	0	BO-OA	-A+AAB+AB-ABA-BA-BO+OAB+OB	N1
I5	-A-ABA+BAB	0	A-AB+ABA+BA+BO	ABO+0	N10
I6	-A-ABA+BAB	0	-A-AB+ABA+BA+BO	-A+AAB+AB-ABA-BA-BO+OAB+OB	N1
I7	-AB-AO+BA+BAB+OA	A-AB+ABA-AO+BA+OA	AO+BO-OA	ABO+0	N10
I8	-AB-AO+BA+BAB+OA	A-AB+ABA-AO+BA+OA	AO+BO-OA	-A+AAB+AB-ABA-BA-BO+OAB+OB	N1
I9	0	A+ABA-BAB	0	ABO+0	N10
I10	0	A+ABA-BAB	0	-A+AAB+AB-ABA-BA-BO+OAB+OB	N1
I11	0	A+ABA-BAB	BO-OA	ABO+0	N10
I12	0	A+ABA-BAB	BO-OA	-A+AAB+AB-ABA-BA-BO+OAB+OB	N1
I13	0	A+ABA-BAB	-AB+BA+BAB+BO	ABO+0	N10
I14	0	A+ABA-BAB	-AB+BA+BAB+BO	-A+AAB+AB-ABA-BA-BO+OAB+OB	N1
I15	-A-ABA+BAB	0	0	ABO+0	N10
I16	-A-ABA+BAB	0	0	-A+AAB+AB-ABA-BA-BO+OAB+OB	N1
I17	-A-ABA+BAB	0	BO-OA	ABO+0	N10
I18	-A-ABA+BAB	0	BO-OA	-A+AAB+AB-ABA-BA-BO+OAB+OB	N1
I19	-A-ABA+BAB	0	A-AB+ABA+BA+BO	ABO+0	N10
I20	-A-ABA+BAB	0	-A-AB+ABA+BA+BO	-A+AAB+AB-ABA-BA-BO+OAB+OB	N1
I21	-AB-AO+BA+BAB+OA	A-AB+ABA-AO+BA+OA	AO+BO-OA	ABO+0	N10
I22	-AB-AO+BA+BAB+OA	A-AB+ABA-AO+BA+OA	AO+BO-OA	-A+AAB+AB-ABA-BA-BO+OAB+OB	N1
I23	0	A+ABA-BAB	0	ABO+0	N10
I24	0	A+ABA-BAB	0	-A+AAB+AB-ABA-BA-BO+OAB+OB	N1

Serial	$2*g_1$	$2*g_2$	$2*g_3$	$2*g_4$	w_1
125	0	2*(−AO+OA)	2*BAB	2*AO	0
126	0	2*(−AO+OA)	2*BAB	2*AO	0
127	0	2*(−AO+OA)	2*BAB	2*(AB+AO−BA−BAB−OA)	−AB+BA+BAB+OA
128	0	2*(−AO+OA)	2*BAB	2*(AB+AO−BA−BAB−OA)	−AB+BA+BAB+OA
129	2*(A−AAB+ABA)	0	2*AAB	2*BO	−BO+OA
130	2*(A−AAB+ABA)	0	2*AAB	2*BO	−BO+OA
131	2*(A−AAB+ABA)	0	2*AAB	2*OA	0
132	2*(A−AAB+ABA)	0	2*AAB	2*OA	0
133	2*(A−AAB+ABA)	0	2*AAB	2*(−A+AB−ABA−BA)	A−AB+ABA+BA+OA
134	2*(A−AAB+ABA)	0	2*AAB	2*(−A+AB−ABA−BA)	A−AB+ABA+BA+OA
135	2*(A−AAB+ABA)	0	2*(−A+AAB+AB−ABA−BA)	0	OA
136	2*(A−AAB+ABA)	0	2*(−A+AAB+AB−ABA−BA)	0	OA
137	2*(A−AAB+ABA)	0	2*(−A+AAB−ABA+BAB)	2*BO	−BO+OA
138	2*(A−AAB+ABA)	0	2*(−A+AAB−ABA+BAB)	2*BO	−BO+OA
139	2*(A−AAB+ABA)	0	2*(−A+AAB−ABA+BAB)	2*OA	0
140	2*(A−AAB+ABA)	0	2*(−A+AAB−ABA+BAB)	2*OA	0
141	2*(A−AAB+ABA)	0	2*(−A+AAB−ABA+BAB)	2*(AB−BA−BAB)	−AB+BA+BAB+OA
142	2*(A−AAB+ABA)	0	2*(−A+AAB−ABA+BAB)	2*(AB−BA−BAB)	−AB+BA+BAB+OA
143	0	0	2*(A+ABA)	2*BO	−BO+OA
144	0	0	2*(A+ABA)	2*BO	−BO+OA
145	0	0	2*(A+ABA)	2*OA	0
146	0	0	2*(A+ABA)	2*OA	0
147	0	0	2*(A+ABA)	2*(−A+AB−ABA−BA)	A−AB+ABA+BA+OA
148	0	0	2*(A+ABA)	2*(−A+AB−ABA−BA)	A−AB+ABA+BA+OA

Serial	w_2	w_3	w_4	w_5	Result
125	0	A+ABA−BAB	BO−OA	ABO+O	N10
126	0	A+ABA−BAB	BO−OA	−A+AAB+AB−ABA−BA−BO+OAB+OB	N1
127	0	A+ABA−BAB	−AB+BA+BAB+BO	ABO+O	N10
128	0	A+ABA−BAB	−AB+BA+BAB+BO	−A+AAB+AB−ABA−BA−BO+OAB+OB	N1
129	−A−ABA+BAB	0	0	ABO+O	N10
130	−A−ABA+BAB	0	0	−A+AAB+AB−ABA−BA−BO+OAB+OB	N1
131	−A−ABA+BAB	0	BO−OA	ABO+O	N10
132	−A−ABA+BAB	0	BO−OA	−A+AAB+AB−ABA−BA−BO+OAB+OB	N1
133	−A−ABA+BAB	0	A−AB+ABA+BA+BO	ABO+O	N10
134	−A−ABA+BAB	0	A−AB+ABA+BA+BO	−A+AAB+AB−ABA−BA−BO+OAB+OB	N1
135	−AB+BA+BAB	A−AB+ABA+BA	BO	ABO+O	N10
136	−AB+BA+BAB	A−AB+ABA+BA	BO	−A+AAB+AB−ABA−BA−BO+OAB+OB	N1
137	0	A+ABA−BAB	0	ABO+O	N10
138	0	A+ABA−BAB	0	−A+AAB+AB−ABA−BA−BO+OAB+OB	N1
139	0	A+ABA−BAB	BO−OA	ABO+O	N10
140	0	A+ABA−BAB	BO−OA	−A+AAB+AB−ABA−BA−BO+OAB+OB	N1
141	0	A+ABA−BAB	−AB+BA+BAB+BO	ABO+O	N10
142	0	A+ABA−BAB	−AB+BA+BAB+BO	−A+AAB+AB−ABA−BA−BO+OAB+OB	N1
143	−A−ABA+BAB	0	0	ABO+O	N10
144	−A−ABA+BAB	0	0	−A+AAB+AB−ABA−BA−BO+OAB+OB	N1
145	−A−ABA+BAB	0	BO−OA	ABO+O	N10
146	−A−ABA+BAB	0	BO−OA	−A+AAB+AB−ABA−BA−BO+OAB+OB	N1
147	−A−ABA+BAB	0	A−AB+ABA+BA+BO	ABO+O	N10
148	−A−ABA+BAB	0	A−AB+ABA+BA+BO	−A+AAB+AB−ABA−BA−BO+OAB+OB	N1

Serial	$2*g_1$	$2*g_2$	$2*g_3$	$2*g_4$	w_1
149	0	0	$2*(AB-BA)$	0	OA
150	0	0	$2*(AB-BA)$	0	OA
151	0	0	$2*BAB$	$2*BO$	$-BO+OA$
152	0	0	$2*BAB$	$2*BO$	$-BO+OA$
153	0	0	$2*BAB$	$2*OA$	0
154	0	0	$2*BAB$	$2*OA$	0
155	0	0	$2*BAB$	$2*(AB-BA-BAB)$	$-AB+BA+BAB+OA$
156	0	0	$2*BAB$	$2*(AB-BA-BAB)$	$-AB+BA+BAB+OA$

Serial	w_2	w_3	w_4	w_5	Result
149	$-AB+BA+BAB$	$A-AB+ABA+BA$	BO	$ABO+O$	N10
150	$-AB+BA+BAB$	$A-AB+ABA+BA$	BO	$-A+AAB+AB-ABA-BA-BO+OAB+OB$	N1
151	0	$A+ABA-BAB$	0	$ABO+O$	N10
152	0	$A+ABA-BAB$	0	$-A+AAB+AB-ABA-BA-BO+OAB+OB$	N1
153	0	$A+ABA-BAB$	$BO-OA$	$ABO+O$	N10
154	0	$A+ABA-BAB$	$BO-OA$	$-A+AAB+AB-ABA-BA-BO+OAB+OB$	N1
155	0	$A+ABA-BAB$	$-AB+BA+BAB+BO$	$ABO+O$	N10
156	0	$A+ABA-BAB$	$-AB+BA+BAB+BO$	$-A+AAB+AB-ABA-BA-BO+OAB+OB$	N1

附表 B10　The maximum number of paired patients from pairs of types (O–A), (O–B), (O–AB), (A–AB), (B–AB), (A–B) in situation (10) under three-way exchanges

Serial	2 * g₁	w_1	w_2	w_3	w_4	w_5	Result
J1	2 * (AB–BA)	AO	ABB+B	AAB	OB	ABO+O	N7
J2	2 * (AB–BA)	AO	ABB+B	AAB	OB	–AB–ABB–AO–B+BA+BAB+OA+OAB	N1

附表 B11　The maximum number of paired patients from pairs of types (O–A), (O–B), (O–AB), (A–AB), (B–AB), (A–B) in situation (11) under three–way exchanges

Serial	$2*g_1$	w_1	w_2	w_3	w_4	$2*u_1$	v_1	v_2
K1	$2*(AB-BA)$	OA	ABB+B	AAB	BO	$2*(AO-OA)$	0	OA
K2	$2*(AB-BA)$	OA	ABB+B	AAB	BO	$2*(AO-OA)$	0	OA
K3	$2*(AB-BA)$	OA	ABB+B	AAB	BO	$2*(AO-OA)$	0	OA
K4	$2*(AB-BA)$	OA	ABB+B	AAB	BO	$2*(AO-OA)$	0	OA
K5	$2*(AB-BA)$	OA	ABB+B	AAB	BO	$2*(AO-OA)$	0	OA
K6	$2*(AB-BA)$	OA	ABB+B	AAB	BO	$2*(AO-OA)$	0	$-AO+BA+OA$
K7	$2*(AB-BA)$	OA	ABB+B	AAB	BO	$2*(AO-OA)$	0	$-AO+BA+OA$
K8	$2*(AB-BA)$	OA	ABB+B	AAB	BO	$2*(AO-OA)$	0	$-AO+BA+OA$
K9	$2*(AB-BA)$	OA	ABB+B	AAB	BO	$2*(AO-OA)$	0	$-AO+BA+OA$
K10	$2*(AB-BA)$	OA	ABB+B	AAB	BO	$2*(AO-OA)$	0	$-AO+BA+OA$
K11	$2*(AB-BA)$	OA	ABB+B	AAB	BO	$2*(AO-OA)$	0	$-AO+BO+OA+OB$
K12	$2*(AB-BA)$	OA	ABB+B	AAB	BO	$2*(AO-OA)$	0	$-AO+BO+OA+OB$
K13	$2*(AB-BA)$	OA	ABB+B	AAB	BO	$2*(AO-OA)$	0	$A-AAB-AB+ABA-AO+BA+OA$
K14	$2*(AB-BA)$	OA	ABB+B	AAB	BO	$2*(AO-OA)$	0	$A-AAB-AB+ABA-AO+BA+OA$
K15	$2*(AB-BA)$	OA	ABB+B	AAB	BO	$2*(AO-OA)$	0	$A-AAB-AB+ABA-AO+BA+OA$
K16	$2*(AB-BA)$	OA	ABB+B	AAB	BO	$2*(AO-OA)$	0	$A-AAB-AB+ABA-AO+BA+OA$
K17	$2*(AB-BA)$	OA	ABB+B	AAB	BO	$2*(AO-OA)$	0	$A-AAB-AB+ABA-AO+BA+OA$
K18	$2*(AB-BA)$	OA	ABB+B	AAB	BO	$2*(AO-OA)$	0	$-AB-ABB-AO-B+BA+BAB+OA$
K19	$2*(AB-BA)$	OA	ABB+B	AAB	BO	$2*(AO-OA)$	0	$-AB-ABB-AO-B+BA+BAB+OA$
K20	$2*(AB-BA)$	OA	ABB+B	AAB	BO	$2*BA$	0	0
K21	$2*(AB-BA)$	OA	ABB+B	AAB	BO	$2*BA$	0	0
K22	$2*(AB-BA)$	OA	ABB+B	AAB	BO	$2*BA$	0	0
K23	$2*(AB-BA)$	OA	ABB+B	AAB	BO	$2*BA$	0	0
K24	$2*(AB-BA)$	OA	ABB+B	AAB	BO	$2*BA$	0	0

Serial	c_2	$2*g_6$	w_5	Result
K1	0	$2*(ABO+O)$	0	N14
K2	0	$2*(-AO-BO+OB)$	$ABO+AO+BO+O-OB$	N7
K3	0	$2*(-AO-BO+OB)$	$-AB-ABB-B+BA+BAB+BO+OA+OAB-OB$	N1
K4	0	$2*(-AB-ABB-AO+B+BA+BAB)$	$AB+ABB-AO+B-BA-BAB+O$	N17
K5	0	$2*(-AB-ABB-AO+B+BA+BAB)$	$AB+ABB+B-BA-BAB-BO+OA+OAB+OB$	N1
K6	0	$2*(ABO+O)$	0	N16
K7	0	$2*(-BA-BO+OB)$	$ABO+BA+BO+O-OB$	N7
K8	0	$2*(-BA-BO+OB)$	$-AB-ABB-AO-B+2*BA+BAB+BO+OA+OAB-OB$	N1
K9	0	$2*(-AB-ABB-B+BAB)$	$AB+ABB+ABO-B-BAB+O$	N17
K10	0	$2*(-AB-ABB-B+BAB)$	$AB+ABB-AO-B-BAB-BO+OA+OAB+OB$	N1
K11	0	0	$ABO+O$	N7
K12	0	0	$-AB-ABB-AO-B+BA+BAB+OA+OAB$	N1
K13	0	$2*(ABO+O)$	0	N15
K14	0	$2*(-A+AAB+AB+ABA-BA-BO+OB)$	0	N7
K15	0	$2*(-A+AAB-ABA-ABB-B+BAB)$	$A-AAB-2*AB+ABA-ABB-AO-B+2*BA+BAB+BO+OA+OAB-OB$	N1
K16	0	$2*(-A+AAB-ABA-ABB-B+BAB)$	$A-AAB+ABA+ABB+ABO+B-BAB+O$	N17
K17	0	$2*(-A+AAB-ABA-ABB-B+BAB)$	$A-AAB+ABA+ABB-AO+B-BAB-BO+OA+OAB+OB$	N1
K18	0	0	$ABO+O$	N17
K19	0	0	$-AO-BO+OA+OAB+OB$	N1
K20	$A-AAB-AB+ABA$	0	$A-AAB-AB+ABA$	N9
K21	$A-AAB-AB+ABA$	$2*(ABO+O)$	$-AB-ABB-2*ABO-B-BAB-BO-2*O+OAB+OB$	N1
K22	$A-AAB-AB+ABA$	$2*(-BA-BO+OB)$	$A-AAB+ABA+ABO+BA+BO+O-OB$	N3
K23	$A-AAB-AB+ABA$	$2*(-BA-BO+OB)$	$A-AAB-ABB-B+BA+BAB+BO+OA+OAB-OB$	N1
K24	$A-AAB-AB+ABA$	$2*(-AB-ABB-B+BAB)$	$A-AAB+ABA+ABB+ABO+B-BAB+O$	N10

Serial	$2*g_1$	w_1	w_2	w_3	w_4	$2*u_1$	v_1	v_2
K25	$2*(AB-BA)$	OA	ABB+B	AAB	BO	$2*BA$	0	0
K26	$2*(AB-BA)$	OA	ABB+B	AAB	BO	$2*BA$	0	0
K27	$2*(AB-BA)$	OA	ABB+B	AAB	BO	$2*BA$	0	0
K28	$2*(AB-BA)$	OA	ABB+B	AAB	BO	$2*BA$	0	0
K29	$2*(AB-BA)$	OA	ABB+B	AAB	BO	$2*BA$	0	0
K30	$2*(AB-BA)$	OA	ABB+B	AAB	BO	$2*BA$	0	0
K31	$2*(AB-BA)$	OA	ABB+B	AAB	BO	$2*BA$	0	0
K32	$2*(AB-BA)$	OA	ABB+B	AAB	BO	$2*(A-AAB-AB+ABA+BA)$	AAB	0
K33	$2*(AB-BA)$	OA	ABB+B	AAB	BO	$2*(A-AAB-AB+ABA+BA)$	AAB	0
K34	$2*(AB-BA)$	OA	ABB+B	AAB	BO	$2*(A-AAB-AB+ABA+BA)$	AAB	0
K35	$2*(AB-BA)$	OA	ABB+B	AAB	BO	$2*(A-AAB-AB+ABA+BA)$	AAB	0
K36	$2*(AB-BA)$	OA	ABB+B	AAB	BO	$2*(A-AAB-AB+ABA+BA)$	AAB	0
K37	$2*(AB-BA)$	OA	ABB+B	AAB	BO	$2*(A-AAB-AB+ABA+BA)$	$-A+AAB+AB-ABA$	0
K38	$2*(AB-BA)$	OA	ABB+B	AAB	BO	$2*(A-AAB-AB+ABA+BA)$	$-A+AAB+AB-ABA$	0
K39	$2*(AB-BA)$	OA	ABB+B	AAB	BO	$2*(A-AAB-AB+ABA+BA)$	$-A+AAB+AB-ABA$	0
K40	$2*(AB-BA)$	OA	ABB+B	AAB	BO	$2*(A-AAB-AB+ABA+BA)$	$-A+AAB+AB-ABA$	0
K41	$2*(AB-BA)$	OA	ABB+B	AAB	BO	$2*(A-AAB-AB+ABA+BA)$	$-A+AAB+AB-ABA$	0
K42	$2*(AB-BA)$	OA	ABB+B	AAB	BO	$2*(A-AAB-AB+ABA+BA)$	$-A+AAB-ABA-ABB-B+BAB$	0
K43	$2*(AB-BA)$	OA	ABB+B	AAB	BO	$2*(A-AAB-AB+ABA+BA)$	$-A+AAB-ABA-ABB-B+BAB$	0
K44	$2*(AB-BA)$	OA	ABB+B	AAB	BO	$2*(A-AAB-AB+ABA+BA)$	$-A+AAB+AB-ABA+AO-BA-OA$	0
K45	$2*(AB-BA)$	OA	ABB+B	AAB	BO	$2*(A-AAB-AB+ABA+BA)$	$-A+AAB+AB-ABA+AO-BA-OA$	0
K46	$2*(AB-BA)$	OA	ABB+B	AAB	BO	$2*(A-AAB-AB+ABA+BA)$	$-A+AAB+AB-ABA+AO-BA-OA$	0
K47	$2*(AB-BA)$	OA	ABB+B	AAB	BO	$2*(A-AAB-AB+ABA+BA)$	$-A+AAB+AB-ABA+AO-BA-OA$	0
K48	$2*(AB-BA)$	OA	ABB+B	AAB	BO	$2*(A-AAB-AB+ABA+BA)$	$-A+AAB+AB-ABA+AO-BA-OA$	0

Serial	c_2	$2*g_6$	w_5	Result
K25	A−AAB−AB+ABA	$2*(-AB-ABB-B+BAB)$	AB+ABB−B−BA−BAB−BO+OAB+OB	N1
K26	AO−BA−OA	$2*(ABO+O)$	AO−BA−OA	N16
K27	AO−BA−OA	$2*(ABO+O)$	−AB−ABB−2*ABO−B−BA+BAB−BO−2*O+OAB+OB	N1
K28	AO−BA−OA	$2*(-BA-BO+OB)$	ABO+AO+BO+O−OA−OB	N7
K29	AO−BA−OA	$2*(-BA-BO+OB)$	−AB−ABB−B+BA+BAB+BO+OAB−OB	N1
K30	AO−BA−OA	$2*(-AB-ABB-B+BAB)$	ABB+ABO+AO+B−BA−BAB+O−OA	N17
K31	AO−BA−OA	$2*(-AB-ABB-B+BAB)$	AB+ABB−B−BA−BAB+BO+OAB+OB	N1
K32	0	$2*(ABO+O)$	0	N8
K33	0	$2*(-A+AB-ABA-BA-BO+OB)$	A−AB+ABA+ABO+AB+BO+O−OB	N3
K34	0	$2*(-A+AB-ABA-BA-BO+OB)$	AAB−AB−ABA−ABB+BA+BAB+BO+OAB−OB	N1
K35	0	$2*(-A-ABA-ABB-B+BAB)$	A+ABA+ABB+ABO+B−BAB+O	N10
K36	0	$2*(-A-ABA-ABB-B+BAB)$	AAB+AB+ABB−B−BA−BAB−BO+OAB+OB	N1
K37	0	$2*(ABO+O)$	0	N9
K38	0	$2*(-BA-BO+OB)$	ABO+BA+BO+O−OB	N3
K39	0	$2*(-BA-BO+OB)$	−A+AAB−ABA−ABB−B+BA+BAB+BO+OAB−OB	N1
K40	0	$2*(-AB-ABB-B+BAB)$	AB+ABB+ABO+B−BAB+O	N10
K41	0	$2*(-AB-ABB-B+BAB)$	−A+AAB+2*AB−ABA+ABB−B−BA−BAB−BO+OAB+OB	N1
K42	0	0	ABO+O	N10
K43	0	0	−A+AAB+AB−ABA−BA−BO+OAB+OB	N1
K44	0	$2*(ABO+O)$	0	N15
K45	0	$2*(-AO-BO+OA+OB)$	ABO+AO+BO+O−OA−OB	N3
K46	0	$2*(-AO-BO+OA+OB)$	−A+AAB−ABA−ABB+AO−B+BO−OA+OAB−OB	N1
K47	0	$2*(-AB-ABB-AO-B+BA+BAB+OA)$	AB+ABB+ABO+AO+B−BA−BAB−BO−OA	N10
K48	0	$2*(-AB-ABB-AO-B+BA+BAB+BAB+OA)$	−A+AAB+2*AB−ABA+ABB+AO+B−2*BA−BAB−BO−OA+OAB+OB	N1

Serial	$2*g_1$	w_1	w_2	w_3	w_4	$2*u_1$	v_1	v_2
K49	$2*(AB-BA)$	OA	ABB+B	AAB	BO	$2*(A-AAB-AB+ABA+BA)$	$-A+AAB+AB-ABA-BA-BO+OB$	0
K50	$2*(AB-BA)$	OA	ABB+B	AAB	BO	$2*(A-AAB-AB+ABA+BA)$	$-A+AAB-AB-ABA-BA-BO+OB$	0
K51	$2*(AB-BA)$	OA	ABB+B	AAB	BO	$2*(-BO+OB)$	0	0
K52	$2*(AB-BA)$	OA	ABB+B	AAB	BO	$2*(-BO+OB)$	0	0
K53	$2*(AB-BA)$	OA	ABB+B	AAB	BO	$2*(-BO+OB)$	0	0
K54	$2*(AB-BA)$	OA	ABB+B	AAB	BO	$2*(-BO+OB)$	0	0
K55	$2*(AB-BA)$	OA	ABB+B	AAB	BO	$2*(-AB-ABB-B+BA+BAB)$	0	0
K56	$2*(AB-BA)$	OA	ABB+B	AAB	BO	$2*(-AB-ABB-B+BA+BAB)$	0	0
K57	$2*(AB-BA)$	OA	ABB+B	AAB	BO	$2*(-AB-ABB-B+BA+BAB)$	0	0
K58	$2*(AB-BA)$	OA	ABB+B	AAB	BO	$2*(-AB-ABB-B+BA+BAB)$	0	0

Serial	c_2	$2*g_6$	w_5	Result
K49	0	0	ABO+O	N3
K50	0	0	$-A+AAB-ABA-B+BAB+OAB$	N1
K51	$A-AAB-AB+ABA+BA+BO-OB$	0	$-A-AAB-AB+ABA+ABO+BA+BO+O-OB$	N3
K52	$A-AAB-AB+ABA+BA+BO-OB$	0	$-AB-ABB-B+BA+BAB+BO+OAB-OB$	N1
K53	$AO+BO-OA-OB$	0	$ABO+AO+BO+O-OA-OB$	N7
K54	$AO+BO-OA-OB$	0	$-AB-ABB-B+BA+BAB+BO+OAB-OB$	N1
K55	$A-AAB+ABA+ABB+B-BAB$	0	$A-AAB+ABA+ABB+ABO+B-BO+OAB+O$	N10
K56	$A-AAB+ABA+ABB+B-BAB$	0	$AB+ABB+B-BA-BAB-BO+OAB+OB$	N1
K57	$AB+ABB+AO+B-BA-BAB-OA$	0	$AB+ABB+AO+B-BA-BAB-BO+O-OA$	N17
K58	$AB+ABB+AO+B-BA-BAB-OA$	0	$AB+ABB+B-BA-BAB-BO+OAB+OB$	N1

附表 B12　The maximum number of paired patients from pairs of types (O-A), (O-B), (O-AB), (A-AB), (B-AB), (A-B) in situation (12) under three-way exchanges

Serial	$2*g_1$	w_1	w_2	w_3	w_4	v_2	$2*g_6$	w_5	Result
L1	$2*(AB-BA)$	AO	ABB+B	AAB	BO	AO	$2*(ABO+O)$	0	N14
L2	$2*(AB-BA)$	AO	ABB+B	AAB	BO	AO	$2*(-AO-BO+OB)$	ABO+AO+BO+O-OB	N7
L3	$2*(AB-BA)$	AO	ABB+B	AAB	BO	AO	$2*(-AO-BO+OB)$	-AB-ABB-B+BA+BAB+BO+OA+OAB-OB	N1
L4	$2*(AB-BA)$	AO	ABB+B	AAB	BO	AO	$2*(-AB-ABB-AO-B+BA+BAB)$	AB+ABB+ABO+AO+B-BA-BAB-BO	N17
L5	$2*(AB-BA)$	AO	ABB+B	AAB	BO	AO	$2*(-AB-ABB-AO-B+BA+BAB)$	AB+ABB+B-BA-BAB-BO+OA+OAB+OB	N1
L6	$2*(AB-BA)$	AO	ABB+B	AAB	BO	BA	$2*(ABO+O)$	0	N16
L7	$2*(AB-BA)$	AO	ABB+B	AAB	BO	BA	$2*(-BA-BO+OB)$	ABO+BA+BO+O-OB	N7
L8	$2*(AB-BA)$	AO	ABB+B	AAB	BO	BA	$2*(-BA-BO+OB)$	-AB-ABB-AO-B+2*BA+BAB+BO+OA+OAB-OB	N1
L9	$2*(AB-BA)$	AO	ABB+B	AAB	BO	BA	$2*(-AB-ABB-B+BAB)$	AB+ABB+ABO+B-BAB+O	N17
L10	$2*(AB-BA)$	AO	ABB+B	AAB	BO	BA	$2*(-AB-ABB-B+BAB)$	AB+ABB-AO-B-BAB-BO+OA+OAB+OB	N1
L11	$2*(AB-BA)$	AO	ABB+B	AAB	BO	-BO+OB	0	ABO+O	N7
L12	$2*(AB-BA)$	AO	ABB+B	AAB	BO	-BO+OB	0	-AB-ABB-AO-B+BA+BAB+OA+OAB	N1
L13	$2*(AB-BA)$	AO	ABB+B	AAB	BO	A-AAB-AB+ABA+BA	$2*(ABO+O)$	0	N15
L14	$2*(AB-BA)$	AO	ABB+B	AAB	BO	A-AAB-AB+ABA+BA	$2*(-A+AAB+AB+ABA-BA-BO+OB)$	A-AAB-AB+ABA+ABO-BA-BO+O-OB	N7
L15	$2*(AB-BA)$	AO	ABB+B	AAB	BO	A-AAB-AB+ABA+BA	$2*(-A+AAB+AB+ABA-BA-BO+OB)$	A-AAB-2*AB+ABA-AO-B+2*BA+BAB+BO+OA+OAB-OB	N1
L16	$2*(AB-BA)$	AO	ABB+B	AAB	BO	A-AAB-AB+ABA+BA	$2*(-A+AAB+ABA-ABB-B+BAB)$	A-AAB+ABA+ABB+ABO+B-BAB+O	N17
L17	$2*(AB-BA)$	AO	ABB+B	AAB	BO	A-AAB-AB+ABA+BA	$2*(-A+AAB+ABA-ABB-B+BAB)$	A-AAB+ABA+ABB-AO-B-BAB-BO+OA+OAB+OB	N1
L18	$2*(AB-BA)$	AO	ABB+B	AAB	BO	-AB-ABB-B+BA+BAB	0	ABO+O	N17
L19	$2*(AB-BA)$	AO	ABB+B	AAB	BO	-AB-ABB-B+BA+BAB	0	-AO-BO+OA+OAB+OB	N1

附表 B13　The maximum number of paired patients from pairs of types （O-A），（O-B），（O-AB），（A-AB），（B-AB），（A-B） in situation （13） under three-way exchanges

Serial	2 * g₁	2 * g₂	2 * g₃	2 * g₄	w₁	w₂	w₃
M1	2 * (A−AAB+ABA)	2 * (−AO+OA)	2 * AAB	2 * AO	0	ABB+B	0
M2	2 * (A−AAB+ABA)	2 * (−AO+OA)	2 * AAB	2 * AO	0	ABB+B	0
M3	2 * (A−AAB+ABA)	2 * (−AO+OA)	2 * AAB	2 * AO	0	ABB+B	0
M4	2 * (A−AAB+ABA)	2 * (−AO+OA)	2 * AAB	2 * AO	0	ABB+B	0
M5	2 * (A−AAB+ABA)	2 * (−AO+OA)	2 * AAB	2 * AO	0	ABB+B	0
M6	2 * (A−AAB+ABA)	2 * (−AO+OA)	2 * AAB	2 * AO	0	ABB+B	0
M7	2 * (A−AAB+ABA)	2 * (−AO+OA)	2 * AAB	2 * AO	0	ABB+B	0
M8	2 * (A−AAB+ABA)	2 * (−AO+OA)	2 * AAB	2 * AO	0	ABB+B	0
M9	2 * (A−AAB+ABA)	2 * (−AO+OA)	2 * AAB	2 * (−A+AB−ABA+AO−BA−OA)	A−AB+ABA+BA+OA	ABB+B	0
M10	2 * (A−AAB+ABA)	2 * (−AO+OA)	2 * AAB	2 * (−A+AB−ABA+AO−BA−OA)	A−AB+ABA+BA+OA	ABB+B	0
M11	2 * (A−AAB+ABA)	2 * (−AO+OA)	2 * AAB	2 * (−A+AB−ABA+AO−BA−OA)	A−AB+ABA+BA+OA	ABB+B	0
M12	2 * (A−AAB+ABA)	2 * (−AO+OA)	2 * AAB	2 * (−A+AB−ABA+AO−BA−OA)	A−AB+ABA+BA+OA	ABB+B	0
M13	2 * (A−AAB+ABA)	2 * (−AO+OA)	2 * AAB	2 * (−A+AB−ABA+AO−BA−OA)	A−AB+ABA+BA+OA	ABB+B	0
M14	2 * (A−AAB+ABA)	2 * (−AO+OA)	2 * (−A+AAB+AB−ABA+AO−BA−OA)	0	AO	ABB+B	A−AB+ABA−AO+BA+OA
M15	2 * (A−AAB+ABA)	2 * (−AO+OA)	2 * (−A+AAB+AB−ABA+AO−BA−OA)	0	AO	ABB+B	A−AB+ABA−AO+BA+OA
M16	2 * (A−AAB+ABA)	2 * (−AO+OA)	2 * (−A+AAB+AB−ABA+AO−BA−OA)	0	AO	ABB+B	A−AB+ABA−AO+BA+OA
M17	2 * (A−AAB+ABA)	2 * (−AO+OA)	2 * (−A+AAB+AB−ABA+AO−BA−OA)	0	AO	ABB+B	A−AB+ABA−AO+BA+OA
M18	2 * (A−AAB+ABA)	2 * (−AO+OA)	2 * (−A+AAB+AB−ABA+AO−BA−OA)	0	AO	ABB+B	A−AB+ABA−AO+BA+OA
M19	0	2 * (−AO+OA)	2 * (A+ABA)	2 * AO	0	ABB+B	0
M20	0	2 * (−AO+OA)	2 * (A+ABA)	2 * AO	0	ABB+B	0
M21	0	2 * (−AO+OA)	2 * (A+ABA)	2 * AO	0	ABB+B	0
M22	0	2 * (−AO+OA)	2 * (A+ABA)	2 * AO	0	ABB+B	0
M23	0	2 * (−AO+OA)	2 * (A+ABA)	2 * AO	0	ABB+B	0
M24	0	2 * (−AO+OA)	2 * (A+ABA)	2 * AO	0	ABB+B	0

Serial	2*g2	2*g3	2*g4	w1	w2	Result
M1	BO-OA	0	2*(ABO+O)	0	0	N8
M2	BO-OA	0	2*(-BO+OA+OB)	2*(ABO+BO+O-OA-OB)	0	N8
M3	BO-OA	0	2*(-BO+OA+OB)	2*(-A+AB-ABA-BA-OA)	A-AB+ABA+ABO+BA+BO+O-OB	N3
M4	BO-OA	0	2*(-BO+OA+OB)	2*(-A+AB-ABA-BA-OA)	AAB-AB-ABB-B+BA+BAB+BO+OAB-OB	N1
M5	BO-OA	0	2*(-BO+OA+OB)	2*(-A-ABA-ABB-B+BAB+BO-OA-OB)	A+ABA+ABB+ABO+B-BAB+O	N10
M6	BO-OA	0	2*(-BO+OA+OB)	2*(-A-ABA-ABB+BAB+BO-OA-OB)	AAB+AB+ABB-B-BA-BAB-BO+OA-OB	N1
M7	BO-OA	0	2*(-A-ABA-ABB-B+BAB)	0	A+ABA+ABB+ABO+B-BAB+O	N10
M8	BO-OA	0	2*(-A-ABA-ABB-B+BAB)	0	AAB+AB+ABB-B-BA-BAB-BO+OAB+OB	N1
M9	A-AB+ABA+BA+BO	0	2*(ABO+O)	0	0	N8
M10	A-AB+ABA+BA+BO	0	2*(-A+AB-ABA-BA-BO+OB)	0	A-AB+ABA+ABO+BA+BO+O-OB	N3
M11	A-AB+ABA+BA+BO	0	2*(-A+AB-ABA-BA-BO+OB)	0	AAB-AB-ABB-B+BA+BAB+BO+OAB-OB	N1
M12	A-AB+ABA+BA+BO	0	2*(-A-ABA-ABB-B+BAB)	0	A+ABA+ABB+ABO+B-BAB+O	N10
M13	A-AB+ABA+BA+BO	0	2*(-A-ABA-ABB-B+BAB)	0	AAB+AB+ABB-B-BA-BAB-BO+OAB+OB	N1
M14	AO+BO-OA	0	2*(ABO+O)	0	0	N15
M15	AO+BO-OA	0	2*(-AO-BO+OA+OB)	0	ABO+AO+BO+O-OA-OB	N3
M16	AO+BO-OA	0	2*(-AO-BO+OA+OB)	0	-A+AAB-ABA-ABB+AO-B-BAB+BO-OA+OAB-OB	N1
M17	AO+BO-OA	0	2*(-AB-ABB-AO-B+BA+BAB+OA)	0	AB+ABB-ABO+AO-B-BA-BAB+O-OA	N10
M18	AO+BO-OA	0	2*(-AB-ABB-AO+BA+BAB+OA)	0	-A+AAB+2*AB-ABA+ABB+AO+B-2*BA-BAB-BO-OA+OAB+OB	N1
M19	BO-OA	0	2*(ABO+O)	0	0	N8
M20	BO-OA	0	2*(-BO+OA+OB)	2*(ABO+BO+O-OA-OB)	0	N8
M21	BO-OA	0	2*(-BO+OA+OB)	2*(-A+AB-ABA-BA-OA)	A-AB+ABA+ABO+BA+BO+O-OB	N3
M22	BO-OA	0	2*(-BO+OA+OB)	2*(-A+AB-ABA-BA-OA)	AAB-AB-ABB-B+BA+BAB+BO+OAB-OB	N1
M23	BO-OA	0	2*(-BO+OA+OB)	2*(-A-ABA-ABB-B+BAB+BO-OA-OB)	A+ABA+ABB+ABO+B-BAB+O	N10
M24	BO-OA	0	2*(-BO+OA+OB)	2*(-A-ABA-ABB+BAB+BO-OA-OB)	AAB+AB+ABB-B-BA-BAB-BO+OA+OB	N1

Serial	$2*g_1$	$2*g_2$	$2*g_3$	$2*g_4$	w_1	w_2	w_3
M25	0	$2*(-AO+OA)$	$2*(A+ABA)$	$2*AO$	0	ABB+B	0
M26	0	$2*(-AO+OA)$	$2*(A+ABA)$	$2*AO$	0	ABB+B	0
M27	0	$2*(-AO+OA)$	$2*(A+ABA)$	$2*(-A+AB-ABA+AO-BA-OA)$	A−AB+ABA+BA+OA	ABB+B	0
M28	0	$2*(-AO+OA)$	$2*(A+ABA)$	$2*(-A+AB-ABA+AO-BA-OA)$	A−AB+ABA+BA+OA	ABB+B	0
M29	0	$2*(-AO+OA)$	$2*(A+ABA)$	$2*(-A+AB-ABA+AO-BA-OA)$	A−AB+ABA+BA+OA	ABB+B	0
M30	0	$2*(-AO+OA)$	$2*(A+ABA)$	$2*(-A+AB-ABA+AO-BA-OA)$	A−AB+ABA+BA+OA	ABB+B	0
M31	0	$2*(-AO+OA)$	$2*(A+ABA)$	$2*(-A+AB-ABA+AO-BA-OA)$	A−AB+ABA+BA+OA	ABB+B	0
M32	0	$2*(-AO+OA)$	$2*(AB+AO-BA-OA)$	0	AO	ABB+B	A−AB+ABA−AO+BA+OA
M33	0	$2*(-AO+OA)$	$2*(AB+AO-BA-OA)$	0	AO	ABB+B	A−AB+ABA−AO+BA+OA
M34	0	$2*(-AO+OA)$	$2*(AB+AO-BA-OA)$	0	AO	ABB+B	A−AB+ABA−AO+BA+OA
M35	0	$2*(-AO+OA)$	$2*(AB+AO-BA-OA)$	0	AO	ABB+B	A−AB+ABA−AO+BA+OA
M36	0	$2*(-AO+OA)$	$2*(AB+AO-BA-OA)$	0	AO	ABB+B	A−AB+ABA−AO+BA+OA
M37	$2*(A-AAB+ABA)$	0	$2*AAB$	$2*OA$	0	ABB+B	0
M38	$2*(A-AAB+ABA)$	0	$2*AAB$	$2*OA$	0	ABB+B	0
M39	$2*(A-AAB+ABA)$	0	$2*AAB$	$2*OA$	0	ABB+B	0

Serial	w4	v1	2 * g6	2 * g8	w5	Result
M25	BO−OA	0	2 * (−A−ABA−ABB−B+BAB)	0	A+ABA+ABB+ABO+B−BAB+O	N10
M26	BO−OA	0	2 * (−A−ABA−ABB−B+BAB)	0	AAB+AB+ABB+B−BA−BAB−BO+OAB−OB	N1
M27	A−AB+ABA+BA+BO	0	2 * (ABO+O)	0	0	N8
M28	A−AB+ABA+BA+BO	0	2 * (−A+AB−ABA−BA−BO+OB)	0	A−AB+ABA+ABO+BA+BO+O−OB	N3
M29	A−AB+ABA+BA+BO	0	2 * (−A+AB−ABA−BA−BO+OB)	0	AAB−ABB−B+BA+BAB+BO+OAB−OB	N1
M30	A−AB+ABA+BA+BO	0	2 * (−A−ABA−ABB−B+BAB)	0	A+ABA+ABB+ABO+B−BAB+O	N10
M31	A−AB+ABA+BA+BO	0	2 * (−A−ABA−ABB−B+BAB)	0	AAB+AB+ABB+B−BA−BAB−BO+OAB−OB	N1
M32	AO+BO−OA	0	2 * (ABO+O)	0	0	N15
M33	AO+BO−OA	0	2 * (−AO−BO+OA+OB)	0	ABO+AO−BO+O−OA−OB	N3
M34	AO+BO−OA	0	2 * (−AO−BO+OA+OB)	0	−A+AAB−ABA−ABB+AO+B+BAB+BO−OA+OAB−OB	N1
M35	AO+BO−OA	0	2 * (−AB−ABB−AO−B+BA+BAB+OA)	0	AB+ABB+ABO+AO+B−BA−BAB+O−OA	N10
M36	AO+BO−OA	0	2 * (−AB−ABB−AO−B+BA+BAB+OA)	0	−A+AAB+2 * AB−ABA+ABB+AO+B−2 * BA−BAB−BO−OA+OAB+OB	N1
M37	BO−OA	0	2 * (ABO+O)	0	0	N8
M38	BO−OA	0	2 * (−BO−OA+OB)	2 * (ABO+BO+O−OA−OB)	0	N8
M39	BO−OA	0	2 * (−BO−OA+OB)	2 * (−A+AB−ABA−BA−OA)	A−AB+ABA+ABA+BA+BO+O−OB	N3

附表 B14　The maximum number of paired patients from pairs of types (O−A), (O−B), (O−AB), (A−AB), (B−AB), (A−B) in situation (14) under three-way exchanges

Serial	$2*g_1$	$2*g_2$	w_1	w_2	w_3	w_4	$2*u_2$	v_3	v_4
N'1	$2*(A-AAB+ABA)$	$2*(-A+AAB+AB-ABA-BA)$	AO	$-A+AAB-ABA+BAB$	AAB	OB	0	0	0
N'2	$2*(A-AAB+ABA)$	$2*(-A+AAB+AB-ABA-BA)$	AO	$-A+AAB-ABA+BAB$	AAB	OB	0	0	0
N'3	$2*(A-AAB+ABA)$	$2*(-A+AAB+AB-ABA-BA)$	AO	$-A+AAB-ABA+BAB$	AAB	OB	0	0	0
N'4	$2*(A-AAB+ABA)$	$2*(-A+AAB+AB-ABA-BA)$	AO	$-A+AAB-ABA+BAB$	AAB	OB	0	0	0
N'5	0	$2*(AB-BA)$	AO	BAB	$A+ABA$	OB	$2*(ABB+B-BAB)$	BAB	0
N'6	0	$2*(AB-BA)$	AO	BAB	$A+ABA$	OB	$2*(ABB+B-BAB)$	BAB	0
N'7	0	$2*(AB-BA)$	AO	BAB	$A+ABA$	OB	$2*(ABB+B-BAB)$	BAB	0
N'8	0	$2*(AB-BA)$	AO	BAB	$A+ABA$	OB	$2*(ABB+B-BAB)$	BAB	0
N'9	0	$2*(AB-BA)$	AO	BAB	$A+ABA$	OB	$2*(ABB+B-BAB)$	BAB	0
N'10	0	$2*(AB-BA)$	AO	BAB	$A+ABA$	OB	$2*(ABB+B-BAB)$	$-ABB-B+BA+BAB$	0
N'11	0	$2*(AB-BA)$	AO	BAB	$A+ABA$	OB	$2*(ABB+B-BAB)$	$-ABB-B+BA+BAB$	0
N'12	0	$2*(AB-BA)$	AO	BAB	$A+ABA$	OB	$2*(ABB+B-BAB)$	$-ABB-B+BA+BAB$	0
N'13	0	$2*(AB-BA)$	AO	BAB	$A+ABA$	OB	$2*(ABB+B-BAB)$	$-ABB-B+BA+BAB$	0
N'14	0	$2*(AB-BA)$	AO	BAB	$A+ABA$	OB	$2*(ABB+B-BAB)$	$-ABB-B+BA+BAB$	0
N'15	0	$2*(AB-BA)$	AO	BAB	$A+ABA$	OB	$2*(ABB+B-BAB)$	$-A+AAB-ABA-ABB-B+BAB$	0
N'16	0	$2*(AB-BA)$	AO	BAB	$A+ABA$	OB	$2*(ABB+B-BAB)$	$-A+AAB-ABA-ABB-B+BAB$	0
N'17	0	$2*(AB-BA)$	AO	BAB	$A+ABA$	OB	$2*(ABB+B-BAB)$	$-AB-ABB-B+BA+BAB+BO-OB$	0
N'18	0	$2*(AB-BA)$	AO	BAB	$A+ABA$	OB	$2*(ABB+B-BAB)$	$-AB-ABB-B+BA+BAB+BO-OB$	0
N'19	0	$2*(AB-BA)$	AO	BAB	$A+ABA$	OB	$2*(ABB+B-BAB)$	$-AB-ABB-B+BA+BAB+BO-OB$	0
N'20	0	$2*(AB-BA)$	AO	BAB	$A+ABA$	OB	$2*(ABB+B-BAB)$	$-AB-ABB-B+BA+BAB+BO-OB$	0
N'21	0	$2*(AB-BA)$	AO	BAB	$A+ABA$	OB	$2*(ABB+B-BAB)$	$-AB-ABB-B+BA+BAB+BO-OB$	0
N'22	0	$2*(AB-BA)$	AO	BAB	$A+ABA$	OB	$2*(ABB+B-BAB)$	$-AB-ABB-AO-B+BA+BAB+OA$	0
N'23	0	$2*(AB-BA)$	AO	BAB	$A+ABA$	OB	$2*(ABB+B-BAB)$	$-AB-ABB-AO-B+BA+BAB+OA$	0
N'24	0	$2*(AB-BA)$	AO	BAB	$A+ABA$	OB	$2*(-A+AAB-ABA)$	0	0

附表B14（续）

Serial	c_3	$2*g_5$	w_5	Result
N'1	A−AAB−AB+ABA+BA+BO−OB	0	A−AAB−AB+ABA+ABO+BA+BO+O−OB	N17
N'2	A−AAB−AB+ABA+BA+BO−OB	0	A−AAB−ABA−AO−BA+OA+OAB	N1
N'3	A−AAB+ABA+ABB+B−BAB	0	A−AAB+ABA+ABB+ABO+B−BAB+O	N7
N'4	A−AAB+ABA+ABB+B−BAB	0	A−AAB−ABA−AO+BA+OA+OAB	N1
N'5	0	2*(ABO+O)	0	N4
N'6	0	2*(−AB−ABB−AO−B+BA+OA)	AB+ABB+ABO+AO+B−BA+O−OA	N3
N'7	0	2*(−AB−ABB−AO−B+BA+OA)	−A+AAB+AB−ABA+AO−BA−BAB−OA+OAB	N1
N'8	0	2*(−A+AAB−ABA−ABB−B)	A−AAB+ABA+ABB+ABO+B+O	N7
N'9	0	2*(−A+AAB−ABA−ABB−B)	A−AAB−ABA−AO+BA+BAB+OA+OAB	N1
N'10	0	2*(ABO+O)	0	N5
N'11	0	2*(−AB−AO+OA)	AB+ABO+AO+O−OA	N3
N'12	0	2*(−AB−AO+OA)	−A+AAB+AB−ABA−ABB+AO−B+BAB−OA+OAB	N1
N'13	0	2*(−A+AAB−ABA−BA)	A−AAB+ABA+ABO+BA+O	N7
N'14	0	2*(−A+AAB−ABA−BA)	A−AAB−ABA−AO−B−2*BA+BAB+OA+OAB	N1
N'15	0	0	ABO+O	N7
N'16	0	0	−AB−ABB−AO−B+BA+BAB+OA+OAB	N1
N'17	0	2*(ABO+O)	0	N15
N'18	0	2*(−AO−BO+OA+OB)	ABO+AO+BO+O−OA−OB	N3
N'19	0	2*(−AO−BO+OA+OB)	−A+AAB−ABA−ABB+AO−B+BAB−BO−OA+OAB−OB	N1
N'20	0	2*(−A+AAB+AB−ABA−BA−BO+OB)	A−AAB−AB+ABA+ABB+ABO+B+BO+O−OB	N7
N'21	0	2*(−A+AAB+AB−ABA−BA−BO+OB)	A−AAB−2*AB+ABA−ABB−AO−B−2*BA+BAB+BO+OA+OAB−OB	N1
N'22	0	0	ABO+O	N3
N'23	0	0	−A+AAB−ABA−ABB−B+BAB+OAB	N1
N'24	A−AAB−AB+ABA+BA+BO−OB	0	A−AAB−AB+ABA+ABO+BA+BO+O−OB	N17

Serial	$2*g_1$	$2*g_2$	w_1	w_2	w_3	w_4	$2*u_2$	v_3	v_4
N'25	0	$2*(AB-BA)$	AO	BAB	A+ABA	OB	$2*(-A+AAB-ABA)$	0	0
N'26	0	$2*(AB-BA)$	AO	BAB	A+ABA	OB	$2*(-A+AAB-ABA)$	0	0
N'27	0	$2*(AB-BA)$	AO	BAB	A+ABA	OB	$2*(-A+AAB-ABA)$	0	0
N'28	0	$2*(AB-BA)$	AO	BAB	A+ABA	OB	$2*(-AB+BA+BO-OB)$	0	OB
N'29	0	$2*(AB-BA)$	AO	BAB	A+ABA	OB	$2*(-AB+BA+BO-OB)$	0	OB
N'30	0	$2*(AB-BA)$	AO	BAB	A+ABA	OB	$2*(-AB+BA+BO-OB)$	0	OB
N'31	0	$2*(AB-BA)$	AO	BAB	A+ABA	OB	$2*(-AB+BA+BO-OB)$	0	OB
N'32	0	$2*(AB-BA)$	AO	BAB	A+ABA	OB	$2*(-AB+BA+BO-OB)$	0	OB
N'33	0	$2*(AB-BA)$	AO	BAB	A+ABA	OB	$2*(-AB+BA+BO-OB)$	0	AB-BO+OB
N'34	0	$2*(AB-BA)$	AO	BAB	A+ABA	OB	$2*(-AB+BA+BO-OB)$	0	AB-BO+OB
N'35	0	$2*(AB-BA)$	AO	BAB	A+ABA	OB	$2*(-AB+BA+BO-OB)$	0	AB-BO+OB
N'36	0	$2*(AB-BA)$	AO	BAB	A+ABA	OB	$2*(-AB+BA+BO-OB)$	0	AB-BO+OB
N'37	0	$2*(AB-BA)$	AO	BAB	A+ABA	OB	$2*(-AB+BA+BO-OB)$	0	AB-BO+OB
N'38	0	$2*(AB-BA)$	AO	BAB	A+ABA	OB	$2*(-AB+BA+BO-OB)$	0	$-AO-BO+OA+OB$
N'39	0	$2*(AB-BA)$	AO	BAB	A+ABA	OB	$2*(-AB+BA+BO-OB)$	0	$-AO-BO-OA+OB$
N'40	0	$2*(AB-BA)$	AO	BAB	A+ABA	OB	$2*(-AB+BA+BO-OB)$	0	AB+ABB+B-BA-BAB-BO+OB
N'41	0	$2*(AB-BA)$	AO	BAB	A+ABA	OB	$2*(-AB+BA+BO-OB)$	0	AB+ABB+B-BA-BAB-BO+OB
N'42	0	$2*(AB-BA)$	AO	BAB	A+ABA	OB	$2*(-AB+BA+BO-OB)$	0	AB+ABB+B-BA-BAB-BO+OB
N'43	0	$2*(AB-BA)$	AO	BAB	A+ABA	OB	$2*(-AB+BA+BO-OB)$	0	AB+ABB+B-BA-BAB-BO+OB
N'44	0	$2*(AB-BA)$	AO	BAB	A+ABA	OB	$2*(-AB+BA+BO-OB)$	0	AB+ABB+B-BA-BAB-BO+OB
N'45	0	$2*(AB-BA)$	AO	BAB	A+ABA	OB	$2*(-AB+BA+BO-OB)$	0	$-A+AAB+AB-ABA-BA-ABA-BA-BO+OB$
N'46	0	$2*(AB-BA)$	AO	BAB	A+ABA	OB	$2*(-AB+BA+BO-OB)$	0	$-A+AAB+AB-ABA-BA-ABA-BA-BO+OB$
N'47	0	$2*(AB-BA)$	AO	BAB	A+ABA	OB	$2*(-AB-AO+BA+OA)$	0	0
N'48	0	$2*(AB-BA)$	AO	BAB	A+ABA	OB	$2*(-AB-AO+BA+OA)$	0	0

Serial	c_3	$2*g_5$	w_5	Result
N'25	A−AAB−AB+ABA+BO−OB	0	A−AAB−AB+ABA−AO+BA−OA+OAB	N1
N'26	A−AAB+ABA+ABB+B−BAB	0	A−AAB+ABA+ABB+ABO+B−BAB+0	N7
N'27	A−AAB+ABA+ABB+B−BAB	0	A−AAB−AB+ABA−AO+BA+OA+OAB	N1
N'28	0	2*(ABO+O)	0	N11
N'29	0	2*(−AO−BO+OA)	ABO+AO+BO+O−OA	N10
N'30	0	2*(−AO−BO+OA)	−A+AAB+AB−ABA+AO−BA−OA+OAB+OB	N1
N'31	0	2*(−A+AAB+AB−ABA−BA−BO)	A−AAB−AB+ABA+ABO+BA+BO+0	N17
N'32	0	2*(−A+AAB+AB−ABA−BA−BO)	A−AAB+ABA−AO+BA+OA+OAB+OB	N1
N'33	0	2*(ABO+O)	0	N13
N'34	0	2*(−AB−AO+OA)	AB+ABO+AO+O−OA	N10
N'35	0	2*(−AB−AO+OA)	−A+AAB+2*AB−ABA+AO−BA−BO−OA+OAB+OB	N1
N'36	0	2*(−A+AAB−ABA−BA)	A−AAB+ABA+ABO+BA+0	N17
N'37	0	2*(−A+AAB−ABA−BA)	A−AAB+ABA−AO+BA−BO+OA+OAB+OB	N1
N'38	0	0	ABO+0	N10
N'39	0	2*(ABO+O)	−A+AAB+AB−ABA−BA−BO+OAB+OB	N1
N'40	0	2*(ABO+O)	0	N15
N'41	0	2*(−AB−ABB−AO−B+BA+BAB+OA)	AB+ABB+ABO+AO+B−BA−BAB+O−OA	N10
N'42	0	2*(−AB−ABB−AO−B+BA+BAB+OA)	−A+AAB+2*AB−ABA+ABB+AO+B−2*BA−BAB−BO−OA+OAB+OB	N1
N'43	0	2*(−A+AAB−ABA−ABB−B+BAB)	A−AAB+ABA+ABB+ABO+B−BAB+0	N17
N'44	0	2*(−A+AAB−ABA−ABB−B+BAB)	A−AAB+ABA+ABB−BAB−BO+OA+OAB+OB	N1
N'45	0	0	ABO+0	N17
N'46	0	0	−AO−BO+OA+OAB+OB	N1
N'47	AO+BO−OA−OB	0	ABO+AO+BO+O−OA−OB	N10
N'48	AO+BO−OA−OB	0	−A+AAB+AB−ABA+AO−BA−OA+OAB	N1

Serial	$2*g_1$	$2*g_2$	w_1	w_2	w_3	w_4	$2*u_2$	v_3	v_4
N'49	0	$2*(AB-BA)$	AO	BAB	A+ABA	OB	$2*(-AB-AO+BA+OA)$	0	0
N'50	0	$2*(AB-BA)$	AO	BAB	A+ABA	OB	$2*(-AB-AO+BA+OA)$	0	0
N'51	0	$2*(AB-BA)$	AO	BAB	A+ABA	OB	$2*BA$	0	0
N'52	0	$2*(AB-BA)$	AO	BAB	A+ABA	OB	$2*BA$	0	0
N'53	0	$2*(AB-BA)$	AO	BAB	A+ABA	OB	$2*BA$	0	0
N'54	0	$2*(AB-BA)$	AO	BAB	A+ABA	OB	$2*BA$	0	0
N'55	0	$2*(AB-BA)$	AO	BAB	A+ABA	OB	$2*BA$	0	0
N'56	0	$2*(AB-BA)$	AO	BAB	A+ABA	OB	$2*BA$	0	0
N'57	0	$2*(AB-BA)$	AO	BAB	A+ABA	OB	$2*BA$	0	0
N'58	0	$2*(AB-BA)$	AO	BAB	A+ABA	OB	$2*BA$	0	0
N'59	0	$2*(AB-BA)$	AO	BAB	A+ABA	OB	$2*BA$	0	0
N'60	0	$2*(AB-BA)$	AO	BAB	A+ABA	OB	$2*BA$	0	0
N'61	0	$2*(AB-BA)$	AO	BAB	A+ABA	OB	$2*BA$	0	0
N'62	0	$2*(AB-BA)$	AO	BAB	A+ABA	OB	$2*BA$	0	0

Serial	c_3	$2*g_5$	w_5	Result
N°49	AB+ABB+AO+B−BA−BAB−OA	0	AB+ABB+ABO+AO+B−BA−BAB+O−OA	N3
N°50	AB+ABB+AO+B−BA−BAB−OA	0	−A+AAB+AB−ABA+AO−BA−OA+OAB	N1
N°51	−AB+BO−OB	2*(ABO+O)	−AB+BO−OB	N13
N°52	−AB+BO−OB	2*(ABO+O)	−A+AAB−AB−ABA−2*ABO−AO−BA−2*O+OA+OAB	N1
N°53	−AB+BO−OB	2*(−AB−AO+OA)	ABO+AO+BO+O−OA−OB	N10
N°54	−AB+BO−OB	2*(−AB−AO+OA)	−A+AAB+AB−ABA+AO−BA−OA+OAB	N1
N°55	−AB+BO−OB	2*(−A+AAB−ABA−BA)	A−AAB−AB+ABA+ABO+BA+BO+O−OB	N17
N°56	−AB+BO−OB	2*(−A+AAB−ABA−BA)	A−AAB−AB−ABA−AO+BA+OA+OAB	N1
N°57	ABB+B−BA−BAB	2*(ABO+O)	ABB+B−BA−BAB	N5
N°58	ABB+B−BA−BAB	2*(ABO+O)	−A+AAB−AB−ABA−2*ABO−AO−BA−2*O+OA+OAB	N1
N°59	ABB+B−BA−BAB	2*(−AB−AO+OA)	AB+ABB+ABO+AO+B−BA−BAB+O−OA	N3
N°60	ABB+B−BA−BAB	2*(−AB−AO+OA)	−A+AAB+AB−ABA+AO−BA−OA+OAB	N1
N°61	ABB+B−BA−BAB	2*(−A+AAB−ABA−BA)	A−AAB−AB+ABA+ABB+ABO+B−BAB+O	N7
N°62	ABB+B−BA−BAB	2*(−A+AAB−ABA−BA)	A−AAB−AB−ABA−AO+BA+OA+OAB	N1

附表 B15 The maximum number of paired patients from pairs of types (O−A), (O−B), (O−AB), (A−AB), (B−AB), (A−B) in situation (15) under three-way exchanges

Serial	2*g1	2*g2	w1	w2	w3	w4	v3	2*g5	w5	Result
O1	2*(A−AAB+ABA)	2*(−A+AAB+AB−ABA−BA)	AO	ABB+B	AAB	OB	0	0	ABO+O	N7
O2	2*(A−AAB+ABA)	2*(−A+AAB+AB−ABA−BA)	AO	ABB+B	AAB	OB	0	0	−AB−ABB−AO−B+BA+BAB+OA+OAB	N1
O3	0	2*(AB−BA)	AO	ABB+B	A+ABA	OB	ABB+B	2*(ABO+O)	0	N4
O4	0	2*(AB−BA)	AO	ABB+B	A+ABA	OB	ABB+B	2*(−AB−ABB−AO−B+BA+BA+OA)	AB+ABB+ABO+AO+B−BA+O−OA	N3
O5	0	2*(AB−BA)	AO	ABB+B	A+ABA	OB	ABB+B	2*(−AB−ABB−AO−B+BA+OA)	−A+AAB+ABB+AO+B−BA+BAB−OA+OAB	N1
O6	0	2*(AB−BA)	AO	ABB+B	A+ABA	OB	ABB+B	2*(−AB−ABA−ABB−B)	−A+AAB+ABA+ABB+AO+B+O	N7
O7	0	2*(AB−BA)	AO	ABB+B	A+ABA	OB	ABB+B	2*(−AB−ABA−ABB−B)	A−AAB−ABA−ABB+AO+BA+BAB+OA+OAB	N1
O8	0	2*(AB−BA)	AO	ABB+B	A+ABA	OB	BA	2*(ABO+O)	0	N5
O9	0	2*(AB−BA)	AO	ABB+B	A+ABA	OB	BA	2*(−AB−AO+OA)	AB+ABO+AO+O−OA	N3
O10	0	2*(AB−BA)	AO	ABB+B	A+ABA	OB	BA	2*(−AB−AO+OA)	−A+AAB+AB−ABA−ABB+AO−B+BAB−OA+OAB	N1
O11	0	2*(AB−BA)	AO	ABB+B	A+ABA	OB	BA	2*(−A+AAB−ABA−BA)	−A−AAB+ABA+ABO+BA+O	N7
O12	0	2*(AB−BA)	AO	ABB+B	A+ABA	OB	BA	2*(−A+AAB−ABA−BA)	A−AAB−ABA−ABB+AO−B+2*BA+BAB+OA+OAB	N1
O13	0	2*(AB−BA)	AO	ABB+B	A+ABA	OB	−A+AAB−ABA			N7
O14	0	2*(AB−BA)	AO	ABB+B	A+ABA	OB	−A+AAB−ABA	0	−AB−ABB−AO−B+BA+BAB+OA+OAB	N1
O15	0	2*(AB−BA)	AO	ABB+B	A+ABA	OB	−AB+BA+BO−OB	2*(ABO+O)	0	N15
O16	0	2*(AB−BA)	AO	ABB+B	A+ABA	OB	−AB+BA+BO−OB		ABO+AO+BO+O−OA−OB	N3
O17	0	2*(AB−BA)	AO	ABB+B	A+ABA	OB	−AB+BA+BO−OB	2*(−AO−BO+OA+OB)	−A+AAB−ABB+AO−B+BAB+BO−OA+OAB−OB	N1
O18	0	2*(AB−BA)	AO	ABB+B	A+ABA	OB	−AB+BA+BO−OB	2*(−AO−BO+OA+OB)	−A−AAB+ABA+ABO+BA+BO+O−OB	N7
O19	0	2*(AB−BA)	AO	ABB+B	A+ABA	OB	−AB+BA+BO−OB	2*(−A+AAB+AB−ABA−BA−BO+OB)	A−AAB−2*ABA−ABB+AO−B+2*BA+BAB +BO+OAB−OB	N1
O20	0	2*(AB−BA)	AO	ABB+B	A+ABA	OB	−AB−AO+BA+OA	0	ABO+O	N3
O21	0	2*(AB−BA)	AO	ABB+B	A+ABA	OB	−AB−AO+BA+OA	0	−A+AAB−ABA−ABB−B+BAB+OAB	N1

附表 B16　The maximum number of paired patients from pairs of types (O−A), (O−B), (O−AB), (A−AB), (B−AB), (A−B) in situation (16) under three−way exchanges

Serial	$2*g_1$	$2*g_2$	$2*g_3$	w_1	w_2	w_3
P1	$2*(A−AAB+ABA)$	$2*BO$	$2*AAB$	AO	$−A−ABA+BAB$	0
P2	$2*(A−AAB+ABA)$	$2*BO$	$2*AAB$	AO	$−A−ABA+BAB$	0
P3	$2*(A−AAB+ABA)$	$2*BO$	$2*AAB$	AO	$−A−ABA+BAB$	0
P4	$2*(A−AAB+ABA)$	$2*BO$	$2*AAB$	AO	$−A−ABA+BAB$	0
P5	$2*(A−AAB+ABA)$	$2*BO$	$2*AAB$	AO	$−A−ABA+BAB$	0
P6	$2*(A−AAB+ABA)$	$2*BO$	$2*AAB$	AO	$−A−ABA+BAB$	0
P7	$2*(A−AAB+ABA)$	$2*BO$	$2*AAB$	AO	$−A−ABA+BAB$	0
P8	$2*(A−AAB+ABA)$	$2*BO$	$2*AAB$	AO	$−A−ABA+BAB$	0
P9	$2*(A−AAB+ABA)$	$2*BO$	$2*(−A+AAB+AB−ABA−BA−BO)$	AO	$−AB+BA+BAB+BO$	$A−AB+ABA+BA+BO$
P10	$2*(A−AAB+ABA)$	$2*BO$	$2*(−A+AAB+AB−ABA−BA−BO)$	AO	$−AB+BA+BAB+BO$	$A−AB+ABA+BA+BO$
P11	$2*(A−AAB+ABA)$	$2*BO$	$2*(−A+AAB+AB−ABA−BA−BO)$	AO	$−AB+BA+BAB+BO$	$A−AB+ABA+BA+BO$
P12	$2*(A−AAB+ABA)$	$2*BO$	$2*(−A+AAB+AB−ABA−BA−BO)$	AO	$−AB+BA+BAB+BO$	$A−AB+ABA+BA+BO$
P13	$2*(A−AAB+ABA)$	$2*BO$	$2*(−A+AAB+AB−ABA−BA−BO)$	AO	$−AB+BA+BAB+BO$	$A−AB+ABA+BA+BO$
P14	$2*(A−AAB+ABA)$	$2*BO$	$2*(−A+AAB−ABA+BAB)$	AO	0	$A+ABA−BAB$
P15	$2*(A−AAB+ABA)$	$2*BO$	$2*(−A+AAB−ABA+BAB)$	AO	0	$A+ABA−BAB$
P16	$2*(A−AAB+ABA)$	$2*BO$	$2*(−A+AAB−ABA+BAB)$	AO	0	$A+ABA−BAB$
P17	$2*(A−AAB+ABA)$	$2*BO$	$2*(−A+AAB−ABA+BAB)$	AO	0	$A+ABA−BAB$
P18	$2*(A−AAB+ABA)$	$2*BO$	$2*(−A+AAB−ABA+BAB)$	AO	0	$A+ABA−BAB$
P19	$2*(A−AAB+ABA)$	$2*BO$	$2*(−A+AAB−ABA+BAB)$	AO	0	$A+ABA−BAB$
P20	$2*(A−AAB+ABA)$	$2*BO$	$2*(−A+AAB−ABA+BAB)$	AO	0	$A+ABA−BAB$
P21	$2*(A−AAB+ABA)$	$2*BO$	$2*(−A+AAB−ABA+BAB)$	AO	0	$A+ABA−BAB$
P22	$2*(A−AAB+ABA)$	$2*(−A+AAB+AB−ABA−BA)$	0	AO	$−A+AAB−ABA+BAB$	AAB
P23	$2*(A−AAB+ABA)$	$2*(−A+AAB+AB−ABA−BA)$	0	AO	$−A+AAB−ABA+BAB$	AAB
P24	0	$2*BO$	$2*(A+ABA)$	AO	$−A−ABA+BAB$	0

附表B16（续）

Serial	w_4	v_4	$2*g_5$	$2*g_7$	w_5	Result
P1	0	0	$2*(ABO+O)$	0	0	N11
P2	0	0	$2*(-AO-BO+OA)$	0	$ABO+AO+BO+O-OA$	N10
P3	0	0	$2*(-AO-BO+OA)$	0	$-A+AAB+AB-ABA+AO-BA-OA+OAB+OB$	N1
P4	0	0	$2*AAB$	$2*(-AAB+ABO+O)$	0	N11
P5	0	0	$2*AAB$	$2*(-AAB-AO-BO+OA)$	$ABO+AO+BO+O-OA$	N10
P6	0	0	$2*AAB$	$2*(-AAB-AO-BO+OA)$	$-A+AAB+AB-ABA+AO-BA-OA+OAB+OB$	N1
P7	0	0	$2*AAB$	$2*(-A+AB-ABA-BA-BO)$	$A-AAB-AB+ABA-AO+BA+ABO+BO+O$	N17
P8	0	0	$2*AAB$	$2*(-A+AB-ABA-BA-BO)$	$A-AAB-AB+ABA-AO+BA+OA+OAB+OB$	N1
P9	0	0	$2*(ABO+O)$	0	0	N11
P10	0	0	$2*(-AO-BO+OA)$	0	$ABO+AO+BO+O-OA$	N10
P11	0	0	$2*(-AO-BO+OA)$	0	$-A+AAB+AB-ABA+AO-BA-OA+OAB+OB$	N1
P12	0	0	$2*(-A+AAB+AB-ABA-BA-BO)$	0	$-A+AAB+AB-ABA+AO+BA+BO+O$	N17
P13	0	0	$2*(-A+AAB+AB-ABA-BA-BO)$	0	$A-AAB-AB+ABA-AO+BA+OA+OAB+OB$	N1
P14	0	0	$2*(ABO+O)$	0	0	N11
P15	0	0	$2*(-AO-BO+OA)$	0	$ABO+AO+BO+O-OA$	N10
P16	0	0	$2*(-AO-BO+OA)$	0	$-A+AAB+AB-ABA+AO-BA-OA+OAB+OB$	N1
P17	0	0	$2*(-A+AAB-ABA+BAB)$	$2*(A-AAB+ABA+ABO-BAB+O)$	0	N11
P18	0	0	$2*(-AAB-ABA+BAB)$	$2*(A-AAB+ABA+AO-BAB-BO+OA)$	$ABO+AO+BO+O-OA$	N10
P19	0	0	$2*(-AAB-ABA+BAB)$	$2*(A-AAB+ABA+AO-BAB-BO+OA)$	$-A+AAB+AB-ABA+AO-BA-OA+OAB+OB$	N1
P20	0	0	$2*(-AAB-ABA+BAB)$	$2*(AB-BA-BAB-BO)$	$A-AAB-AB+ABA-AO+BA+ABO+BO+O$	N17
P21	0	0	$2*(-AAB-ABA+BAB)$	$2*(AB-BA-BAB-BO)$	$A-AAB-AB+ABA-AO+BA+OA+OAB+OB$	N1
P22	$A-AAB-AB+ABA+BA+BO$	0	0	0	$ABO+O$	N17
P23	$A-AAB-AB+ABA+BA+BO$	0	0	0	$-AO-BO+OA+OAB+OB$	N1
P24	0	0	$2*(ABO+O)$	0	0	N11

Serial	2*g1	2*g2	2*g3	w1	w2	w3	Result
P25	0	2*BO	2*(A+ABA)	AO	−A−ABA+BAB	0	N10
P26	0	2*BO	2*(A+ABA)	AO	−A−ABA+BAB	0	N1
P27	0	2*BO	2*(A+ABA)	AO	−A−ABA+BAB	0	N11
P28	0	2*BO	2*(A+ABA)	AO	−A−ABA+BAB	0	N10
P29	0	2*BO	2*(A+ABA)	AO	−A−ABA+BAB	0	N1
P30	0	2*BO	2*(A+ABA)	AO	−A−ABA+BAB	0	N17
P31	0	2*BO	2*(A+ABA)	AO	−A−ABA+BAB	0	N1
P32	0	2*BO	2*(AB−BA−BO)	AO	−AB+BA+BAB+BO	A−AB+ABA+BA+BO	N11

Serial	w4	v4	2*g5	2*g7	w5
P25	0	0	2*(−AO−BO+OA)	0	ABO−AO+BO+O−OA
P26	0	0	2*(−AO−BO+OA)		−A+AAB+AB−ABA+AO−BA−OA+OAB+OB
P27	0	0	2*AAB	2*(−AAB+ABO+O)	0
P28	0	0	2*AAB	2*(−AAB−AO−BO+OA)	ABO+AO+BO+O−OA
P29	0	0	2*AAB	2*(−AAB−AO−BO+OA)	−A+AAB+AB−ABA+AO−BA−OA+OAB+OB
P30	0	0	2*AAB	2*(−A+AB−ABA−BA−BO)	A−AAB−AB−ABA−AO+BA−OA+OAB+OB
P31	0	0	2*AAB	2*(−A+AB−ABA−BA−BO)	0
P32	0	0	2*(ABO+O)	0	0

附录 C 交换规模为 4 的证明

附表 C1 The maximum number of paired patients in situation (1) under four-way exchanges

Serial	2 * g₁	2 * g₂	2 * g₃	w₁	w₂	w₃	w₄	3 * d₁	2 * g₅
R1	0	2 * BO	2 * (A+ABA)	AO	ABB+B	0	0	3 * (ABO+O)	0
R2	0	2 * BO	2 * (A+ABA)	AO	ABB+B	0	0	3 * (−AO−BO+OA)	0
R3	0	2 * BO	2 * (A+ABA)	AO	ABB+B	0	0	3 * (−AO−BO+OA)	0
R4	0	2 * BO	2 * (A+ABA)	AO	ABB+B	0	0	3 * (−AO−BO+OA)	0
R5	0	2 * BO	2 * (A+ABA)	AO	ABB+B	0	0	3 * (−AO−BO+OA)	0
R6	0	2 * BO	2 * (A+ABA)	AO	ABB+B	0	0	3 * (−AO−BO+OA)	0
R7	0	2 * BO	2 * (A+ABA)	AO	ABB+B	0	0	3 * (−AO−BO+OA)	0
R8	0	2 * BO	2 * (A+ABA)	AO	ABB+B	0	0	3 * (−AO−BO+OA)	0
R9	0	2 * BO	2 * (A+ABA)	AO	ABB+B	0	0	3 * (−AO−BO+OA)	0
R10	0	2 * BO	2 * (A+ABA)	AO	ABB+B	0	0	3 * (−AB+AB−ABA−BA−BO)	2 * (A−AB+ABA+ABO+BA+BO+O)
R11	0	2 * BO	2 * (A+ABA)	AO	ABB+B	0	0	3 * (−AB+AB−ABA−BA−BO)	2 * (A+AB−ABA−AO+BA+OA)
R12	0	2 * BO	2 * (A+ABA)	AO	ABB+B	0	0	3 * (−AB+AB−ABA−BA−BO)	2 * (A+AB−ABA−AO+BA+OA)
R13	0	2 * BO	2 * (A+ABA)	AO	ABB+B	0	0	3 * (−AB+AB−ABA−BA−BO)	2 * (A+AB−ABA−AO+BA+OA)
R14	0	2 * BO	2 * (A+ABA)	AO	ABB+B	0	0	3 * (−AB+AB−ABA−BA−BO)	2 * (A+AB−ABA−AO+BA+OA)
R15	0	2 * BO	2 * (A+ABA)	AO	ABB+B	0	0	3 * (−AB+AB−ABA−BA−BO)	2 * (A+AB−ABA−AO+BA+OA)
R16	0	2 * BO	2 * (A+ABA)	AO	ABB+B	0	0	3 * (−AB+AB−ABA−BA−BO)	2 * AAB
R17	0	2 * BO	2 * (A+ABA)	AO	ABB+B	0	0	3 * (−AB+AB−ABA−BA−BO)	2 * AAB
R18	0	2 * BO	2 * (A+ABA)	AO	ABB+B	0	0	3 * (−AB+AB−ABA−BA−BO)	2 * AAB
R19	0	2 * BO	2 * (A+ABA)	AO	ABB+B	0	0	3 * (−AB+AB−ABA−BA−BO)	2 * AAB
R20	0	2 * BO	2 * (A+ABA)	AO	ABB+B	0	0	3 * (−AB+AB−ABA−BA−BO)	2 * AAB
R21	0	2 * BO	2 * (A+ABA)	AO	ABB+B	0	0	3 * (−A−ABA−ABB−B+BAB)	2 * (A+ABA+ABB+ABO+B−BAB+O)
R22	0	2 * BO	2 * (A+ABA)	AO	ABB+B	0	0	3 * (−A−ABA−ABB−B+BAB)	2 * (A+ABA+ABB−AO+B−BAB−BO+OA)
R23	0	2 * BO	2 * (A+ABA)	AO	ABB+B	0	0	3 * (−A−ABA−ABB−B+BAB)	2 * (A+ABA+ABB−AO+B−BAB−BO+OA)
R24	0	2 * BO	2 * (A+ABA)	AO	ABB+B	0	0	3 * (−A−ABA−ABB−B+BAB)	2 * AAB

Serial	$2*g6$	$2*g7$	$2*g8$	$w5$	Result
R1	0	0	0	0	N7
R2	$2*(ABO+AO+BO+O-OA)$	0	0	0	N5
R3	$2*OB$	0	$2*(ABO+AO+BO+O-OA-OB)$	0	N5
R4	$2*OB$	0	$2*(-A+AB-ABA+AO-BA-OA)$	$A-AB+ABA+ABO+BA+BO+O-OB$	N2
R5	$2*OB$	0	$2*(-A+AB-ABA+AO-BA-OA)$	$AAB-AB-ABB-B+BA+BAB+BO+OAB-OB$	N1
R6	$2*OB$	0	$2*(-A-ABA-ABB+AO-B+BAB+BO+OA-OB)$	$A+ABA+ABB+ABO+B-BAB+O$	N6
R7	$2*OB$	0	$2*(-A-ABA-ABB+AO-B+BAB+BO+OA-OB)$	$AAB+ABB+B-BA-BAB-BO+OAB+OB$	N1
R8	$2*(-A-ABA-ABB+AO-B+BAB+BO+OA)$	0	0	$A+ABA+ABB+ABO+B-BAB+O$	N6
R9	$2*(-A-ABA-ABB+AO-B+BAB+BO+OA)$	0	0	$AAB+ABB+B-BA-BAB-BO+OAB+OB$	N1
R10	0	0	0	0	N10
R11	$2*(ABO+AO+BO+O-OA)$	0	0	0	N10
R12	$2*OB$	0	0	$ABO+AO+BO+O-OA-OB$	N2
R13	$2*OB$	0	0	$-A+AAB-ABA-ABB+AO-B+BAB+BO-OA+OAB-OB$	N1
R14	$2*(-AB-ABB-B+BA+BAB+BO)$	0	0	$AB+ABB+AO+B+BA-BAB+O-OA$	N6
R15	$2*(-AB-ABB-B+BA+BAB+BO)$	0	0	$-A+AAB-2*AB-ABA+AO-2*BA-BAB-BO-OA+OAB+OB$	N1
R16	$2*(A-AAB-AB+ABA+ABO+BA+BO+O)$	0	0	0	N10
R17	$2*OB$	0	0	$A-AAB-AB+ABA+ABO+BA+BO+O-OB$	N4
R18	$2*OB$	0	0	$A-AAB-2*AB+ABA-ABA-ABO-B-2*BA+BAB+BO+OA+OAB-OB$	N1
R19	$2*(-AB-ABB-B+BA+BAB+BO)$	0	0	$-A+AAB+ABA+ABB+ABO+B-BAB+O$	N11
R20	$2*(-AB-ABB-B+BA+BAB+BO)$	0	0	$A-AAB+ABA+ABB+AO+B-BAB-BO+OA+OAB+OB$	N1
R21	0	0	0	0	N8
R22	0	0	0	$ABO+AO+BO+O-OA$	N6
R23	0	0	0	$-A+AAB-AB-ABA+AO-BA-OA+OAB+OB$	N1
R24	0	$2*(A-AAB+ABA+ABB+ABO+B-BAB+O)$	0	0	N8

Serial	2*g1	2*g2	2*g3	w1	w2	w3	w4	3*d1	2*g5
R25	0	2*BO	2*(A+ABA)	AO	ABB+B	0	0	3*(−A−ABA−ABB−B+BAB)	2*AAB
R26	0	2*BO	2*(A+ABA)	AO	ABB+B	0	0	3*(−A−ABA−ABB−B+BAB)	2*AAB
R27	0	2*BO	2*(A+ABA)	AO	ABB+B	0	0	3*(−A−ABA−ABB−B+BAB)	2*AAB
R28	0	2*BO	2*(A+ABA)	AO	ABB+B	0	0	3*(−A−ABA−ABB−B+BAB)	2*AAB
R29	0	2*BO	2*(AB−BA−BO)	AO	ABB+B	A−AB+ABA+BA+BO	0	0	2*(ABO+O)
R30	0	2*BO	2*(AB−BA−BO)	AO	ABB+B	A−AB+ABA+BA+BO	0	0	2*(−AO−BO+OA)
R31	0	2*BO	2*(AB−BA−BO)	AO	ABB+B	A−AB+ABA+BA+BO	0	0	2*(−AO−BO+OA)
R32	0	2*BO	2*(AB−BA−BO)	AO	ABB+B	A−AB+ABA+BA+BO	0	0	2*(−AO−BO+OA)
R33	0	2*BO	2*(AB−BA−BO)	AO	ABB+B	A−AB+ABA+BA+BO	0	0	2*(−AO−BO+OA)
R34	0	2*BO	2*(AB−BA−BO)	AO	ABB+B	A−AB+ABA+BA+BO	0	0	2*(−AO−BO+OA)
R35	0	2*BO	2*(AB−BA−BO)	AO	ABB+B	A−AB+ABA+BA+BO	0	0	2*(−A+AAB+AB−ABA−BA−BO)
R36	0	2*BO	2*(AB−BA−BO)	AO	ABB+B	A−AB+ABA+BA+BO	0	0	2*(−A+AAB+AB−ABA−BA−BO)
R37	0	2*BO	2*(AB−BA−BO)	AO	ABB+B	A−AB+ABA+BA+BO	0	0	2*(−A+AAB+AB−ABA−BA−BO)
R38	0	2*BO	2*(AB−BA−BO)	AO	ABB+B	A−AB+ABA+BA+BO	0	0	2*(−A+AAB+AB−ABA−BA−BO)
R39	0	2*BO	2*(AB−BA−BO)	AO	ABB+B	A−AB+ABA+BA+BO	0	0	2*(−A+AAB+AB−ABA−BA−BO)
R40	0	2*(AB−BA)	0	AO	ABB+B	A+ABA	−AB+BA+BO	0	2*(ABO+O)
R41	0	2*(AB−BA)	0	AO	ABB+B	A+ABA	−AB+BA+BO	0	2*(−AB−AO+BA+OA)
R42	0	2*(AB−BA)	0	AO	ABB+B	A+ABA	−AB+BA+BO	0	2*(−AB−AO+BA+OA)
R43	0	2*(AB−BA)	0	AO	ABB+B	A+ABA	−AB+BA+BO	0	2*(−AB−AO+BA+OA)
R44	0	2*(AB−BA)	0	AO	ABB+B	A+ABA	−AB+BA+BO	0	2*(−AB−AO+BA+OA)
R45	0	2*(AB−BA)	0	AO	ABB+B	A+ABA	−AB+BA+BO	0	2*(−AB−AO+BA+OA)
R46	0	2*(AB−BA)	0	AO	ABB+B	A+ABA	−AB+BA+BO	0	2*(−A+AAB−ABA)
R47	0	2*(AB−BA)	0	AO	ABB+B	A+ABA	−AB+BA+BO	0	2*(−A+AAB−ABA)
R48	0	2*(AB−BA)	0	AO	ABB+B	A+ABA	−AB+BA+BO	0	2*(−A+AAB−ABA)

Serial	2 * g6	2 * g7	2 * g8	w5	Result
R25	0	2 * (A−AAB+ABA+ABB−AO+B−BAB−BO+OA)	0	ABO+AO+BO+O−OA	N6
R26	0	2 * (A−AAB+ABA+ABB−AO+B−BAB−BO+OA)	0	−A+AAB+AB−ABA+AO−BA−OA+OAB+OB	N1
R27	0	2 * (AB+ABB+B−BA−BAB−BO)	0	−A−AAB−AB+ABA+ABO+BA+BO+O	N11
R28	0	2 * (AB+ABB+B−BA−BAB−BO)	0	A−AAB−AB+ABA−AO+BA+OA+OAB+OB	N1
R29	0	0	0	0	N10
R30	2 * (ABO+AO+BO+O−OA)	0	0	0	N10
R31	2 * OB	0	0	ABO+AO+BO+O−OA−OB	N2
R32	2 * OB	0	0	−A+AAB−ABB−AO−B+BAB−BO−OA+OAB−OB	N1
R33	2 * (−AB−ABB−B−BA+BAB+BO)	0	0	AB+ABB+ABO+AO−B−BA−BAB+O−OA	N6
R34	2 * (−AB−ABB−B−BA+BAB+BO)	0	0	−A+AAB+2 * AB−ABA+ABB+AO−B−BA−BAB−BO−OA+OAB+OB	N1
R35	2 * (A−AAB−AB+ABA+ABO+BA+BO+O)	0	0	0	N10
R36	2 * OB	0	0	A−AAB−AB+ABA+ABO+BA+BO+O−OB	N4
R37	2 * OB	0	0	A−AAB−2 * AB+ABA+ABB−AO−B+2 * BA+BAB+BO+OA+OAB−OB	N1
R38	2 * (−AB−ABB−B−BA+BAB+BO)	0	0	−A+AAB+ABA+ABB+ABO+B−BAB+O−OA	N11
R39	2 * (−AB−ABB−B−BA+BAB+BO)	0	0	−A−AAB+ABA+ABB+AO−B−BA−BAB+O−OA+OAB+OB	N1
R40	2 * (AB+ABO+AO−BA+O−OA)	0	0	0	N10
R41	0	0	0	0	N10
R42	2 * (AB−BA−BO+OB)	0	0	ABO+AO+BO+O−OA−OB	N2
R43	2 * (AB−BA−BO+OB)	0	0	−A+AAB−ABA−ABB−AO−B+BAB+BO−OA+OAB−OB	N1
R44	2 * (−ABB−B+BAB)	0	0	AB+ABB+ABO+AO−B−BA−BAB+O−OA	N6
R45	2 * (−ABB−B+BAB)	0	0	−A+AAB+2 * AB−ABA+ABB+AO−B−2 * BA−BAB−BO−OA+OAB+OB	N1
R46	2 * (A−AAB+ABA+ABO+O)	0	0	0	N10
R47	2 * (AB−BA−BO+OB)	0	0	A−AAB−AB+ABA+ABO+BA+BO+O−OB	N4
R48	2 * (AB−BA−BO+OB)	0	0	A−AAB−2 * AB+ABA+ABB−AO−B+2 * BA+BAB+BO+OA+OAB−OB	N1

Serial	2*g1	2*g2	2*g3	w1	w2	w3	w4	3*d1	2*g5
R49	0	2*(AB-BA)	0	AO	ABB+B	A+ABA	-AB+BA+BO	0	2*(-A+AAB-ABA)
R50	0	2*(AB-BA)	0	AO	ABB+B	A+ABA	-AB+BA+BO	0	2*(-A+AAB-ABA)
R51	2*(A-AAB+ABA)	2*BO	2*AAB	AO	ABB+B	0	0	3*(ABO+O)	0
R52	2*(A-AAB+ABA)	2*BO	2*AAB	AO	ABB+B	0	0	3*(-AO-BO+OA)	0
R53	2*(A-AAB+ABA)	2*BO	2*AAB	AO	ABB+B	0	0	3*(-AO-BO+OA)	0
R54	2*(A-AAB+ABA)	2*BO	2*AAB	AO	ABB+B	0	0	3*(-AO-BO+OA)	0
R55	2*(A-AAB+ABA)	2*BO	2*AAB	AO	ABB+B	0	0	3*(-AO-BO+OA)	0
R56	2*(A-AAB+ABA)	2*BO	2*AAB	AO	ABB+B	0	0	3*(-AO-BO+OA)	0
R57	2*(A-AAB+ABA)	2*BO	2*AAB	AO	ABB+B	0	0	3*(-AO-BO+OA)	0
R58	2*(A-AAB+ABA)	2*BO	2*AAB	AO	ABB+B	0	0	3*(-AO-BO+OA)	0
R59	2*(A-AAB+ABA)	2*BO	2*AAB	AO	ABB+B	0	0	3*(-AO-BO+OA)	0
R60	2*(A-AAB+ABA)	2*BO	2*AAB	AO	ABB+B	0	0	3*(-A+AB+ABA-ABA-BA-BO)	2*(A-AB+ABA+ABO+BA+BO+O)
R61	2*(A-AAB+ABA)	2*BO	2*AAB	AO	ABB+B	0	0	3*(-A+AB+ABA-ABA-BA-BO)	2*(A-AB+ABA-AO+BA+OA)
R62	2*(A-AAB+ABA)	2*BO	2*AAB	AO	ABB+B	0	0	3*(-A+AB+ABA-ABA-BA-BO)	2*(A-AB+ABA-AO+BA+OA)
R63	2*(A-AAB+ABA)	2*BO	2*AAB	AO	ABB+B	0	0	3*(-A+AB+ABA-ABA-BA-BO)	2*(A-AB+ABA-AO+BA+OA)
R64	2*(A-AAB+ABA)	2*BO	2*AAB	AO	ABB+B	0	0	3*(-A+AB+ABA-ABA-BA-BO)	2*(A-AB+ABA-AO+BA+OA)
R65	2*(A-AAB+ABA)	2*BO	2*AAB	AO	ABB+B	0	0	3*(-A+AB+ABA-ABA-BA-BO)	2*(A-AB+ABA-AO+BA+OA)
R66	2*(A-AAB+ABA)	2*BO	2*AAB	AO	ABB+B	0	0	3*(-A+AB+ABA-ABA-BA-BO)	2*AAB
R67	2*(A-AAB+ABA)	2*BO	2*AAB	AO	ABB+B	0	0	3*(-A+AB+ABA-ABA-BA-BO)	2*AAB
R68	2*(A-AAB+ABA)	2*BO	2*AAB	AO	ABB+B	0	0	3*(-A+AB+ABA-ABA-BA-BO)	2*AAB
R69	2*(A-AAB+ABA)	2*BO	2*AAB	AO	ABB+B	0	0	3*(-A+AB+ABA-ABA-BA-BO)	2*AAB
R70	2*(A-AAB+ABA)	2*BO	2*AAB	AO	ABB+B	0	0	3*(-A+AB+ABA-ABA-BA-BO)	2*AAB
R71	2*(A-AAB+ABA)	2*BO	2*AAB	AO	ABB+B	0	0	3*(-A-ABA-ABB-B+BAB)	2*(A+ABA+ABB+ABO+B-BAB-BO+O)
R72	2*(A-AAB+ABA)	2*BO	2*AAB	AO	ABB+B	0	0	3*(-A-ABA-ABB-AO-B+BAB)	2*(A+ABA+ABB-AO+B-BAB-BO+OA)

Serial	$2*g_6$	$2*g_7$	$2*g_8$	w_5	Result
R49	$2*(-ABB-B+BAB)$	0	0	$A-AAB+ABA+ABB+ABO+B-BAB+O$	N11
R50	$2*(-ABB-B+BAB)$	0	0	$A-AAB+ABA+ABB-AO+B-BAB-BO+OA+OAB-OB$	N1
R51	0	0	0	0	N7
R52	$2*(ABO+AO+BO+O-OA)$	0	0	0	N5
R53	$2*OB$	0	$2*(ABO+AO+BO+O-OA-OB)$	0	N5
R54	$2*OB$	0	$2*(-A+AB-ABA+AO-BA-OA)$	$A-AB+ABA+ABO+BA+BO+O-OB$	N2
R55	$2*OB$	0	$2*(-A+AB-ABA+AO-BA-OA)$	$AAB-ABB-B+BA+BAB+BO+OAB-OB$	N1
R56	$2*OB$	0	$2*(-A-ABA-ABB+AO-B+BAB+BO-OA-OB)$	$A+ABA+ABB+ABO+B-BAB+O$	N6
R57	$2*OB$	0	$2*(-A-ABA-ABB+AO-B+BAB+BO-OA-OB)$	$AAB+ABB+B-BA-BAB-BO+OAB-OB$	N1
R58	$2*(-A-ABA-ABB+AO-B+BAB+BO-OA)$	0	0	$A+ABA+ABB+ABO+B-BAB+O$	N6
R59	$2*(-A-ABA-ABB+AO-B+BAB+BO-OA)$	0	0	$AAB+ABB+B-BA-BAB-BO+OAB+OB$	N1
R60	0	0	0	0	N10
R61	$2*(ABO+AO+BO+O-OA)$	0	0	0	N10
R62	$2*OB$	0	0	$ABO+AO+BO+O-OA-OB$	N2
R63	$2*OB$	0	0	$-A+AAB-ABA-ABB+AO-B+BAB+BO-OA+OAB-OB$	N1
R64	$2*(-AB-ABB-B+BA+BAB+BO)$	0	0	$AB+ABB+ABO+AO+B-BA-BAB+O-OA$	N6
R65	$2*(-AB-ABB-B+BA+BAB+BO)$	0	0	$-A+AAB+2*AB-ABA+ABB+AO-B-2*BA-BAB-BO-OA+OAB+OB$	N1
R66	$2*(A-AAB-ABA+ABB+AO+BA+BO+O)$	0	0	0	N10
R67	$2*OB$	0	0	$A-AAB-AB+ABA+ABO+BA+BO+O-OB$	N4
R68	$2*OB$	0	0	$A-AAB-2*AB+ABA-ABB-AO-B+2*BA+BAB+BO+OA+OAB-OB$	N1
R69	$2*(-AB-ABB-B+BA+BAB+BO)$	0	0	$A+ABA+ABB+ABO+AO+B-BAB+O$	N11
R70	$2*(-AB-ABB-B+BA+BAB+BO)$	0	0	$A-AAB+ABA+ABB-AO+B-BAB-BO+OA+OAB-OB$	N1
R71	0	0	0	0	N8
R72	0	0	0	$ABO+AO+BO+O-OA$	N6

Serial	$2*g_1$	$2*g_2$	$2*g_3$	w_1	w_2	w_3	w_4	$3*d_1$	$2*g_5$
R73	2*(A−AAB+ABA)	2*BO	2*AAB	AO	ABB+B	0	0	3*(−A−ABA−ABB−B+BAB)	2*(A+ABA+ABB+AO+B−BAB−BO+OA)
R74	2*(A−AAB+ABA)	2*BO	2*AAB	AO	ABB+B	0	0	3*(−A−ABA−ABB−B+BAB)	2*AAB
R75	2*(A−AAB+ABA)	2*BO	2*AAB	AO	ABB+B	0	0	3*(−A−ABA−ABB−B+BAB)	2*AAB
R76	2*(A−AAB+ABA)	2*BO	2*AAB	AO	ABB+B	0	0	3*(−A−ABA−ABB−B+BAB)	2*AAB
R77	2*(A−AAB+ABA)	2*BO	2*AAB	AO	ABB+B	0	0	3*(−A−ABA−ABB−B+BAB)	2*AAB
R78	2*(A−AAB+ABA)	2*BO	2*AAB	AO	ABB+B	0	0	3*(−A−ABA−ABB−B+BAB)	2*AAB
R79	2*(A−AAB+ABA)	2*BO	2*(−A+AAB+AB−ABA−BA−BO)	AO	ABB+B	A−AB+ABA+BA+BO	0	0	2*(ABO+O)
R80	2*(A−AAB+ABA)	2*BO	2*(−A+AAB+AB−ABA−BA−BO)	AO	ABB+B	A−AB+ABA+BA+BO	0	0	2*(−AO−BO+OA)
R81	2*(A−AAB+ABA)	2*BO	2*(−A+AAB+AB−ABA−BA−BO)	AO	ABB+B	A−AB+ABA+BA+BO	0	0	2*(−AO−BO+OA)
R82	2*(A−AAB+ABA)	2*BO	2*(−A+AAB+AB−ABA−BA−BO)	AO	ABB+B	A−AB+ABA+BA+BO	0	0	2*(−AO−BO+OA)
R83	2*(A−AAB+ABA)	2*BO	2*(−A+AAB+AB−ABA−BA−BO)	AO	ABB+B	A−AB+ABA+BA+BO	0	0	2*(−AO−BO+OA)
R84	2*(A−AAB+ABA)	2*BO	2*(−A+AAB+AB−ABA−BA−BO)	AO	ABB+B	A−AB+ABA+BA+BO	0	0	2*(−AO−BO+OA)
R85	2*(A−AAB+ABA)	2*BO	2*(−A+AAB+AB−ABA−BA−BO)	AO	ABB+B	A−AB+ABA+BA+BO	0	0	2*(−A+AAB+AB−ABA−BA−BO)
R86	2*(A−AAB+ABA)	2*BO	2*(−A+AAB+AB−ABA−BA−BO)	AO	ABB+B	A−AB+ABA+BA+BO	0	0	2*(−A+AAB+AB−ABA−BA−BO)
R87	2*(A−AAB+ABA)	2*BO	2*(−A+AAB+AB−ABA−BA−BO)	AO	ABB+B	A−AB+ABA+BA+BO	0	0	2*(−A+AAB+AB−ABA−BA−BO)
R88	2*(A−AAB+ABA)	2*BO	2*(−A+AAB+AB−ABA−BA−BO)	AO	ABB+B	A−AB+ABA+BA+BO	0	0	2*(−A+AAB+AB−ABA−BA−BO)
R89	2*(A−AAB+ABA)	2*BO	2*(−A+AAB+AB−ABA−BA−BO)	AO	ABB+B	A−AB+ABA+BA+BO	0	0	2*(−A+AAB+AB−ABA−BA−BO)
R90	2*(A−AAB+ABA)	2*(−A+AAB+AB−ABA−BA)	0	AO	ABB+B	AAB	A−AAB−AB+ABA+BA+BO	0	0
R91	2*(A−AAB+ABA)	2*(−A+AAB+AB−ABA−BA)	0	AO	ABB+B	AAB	A−AAB−AB+ABA+BA+BO	0	0
R92	2*(A−AAB+ABA)	2*(−A+AAB+AB−ABA−BA)	0	AO	ABB+B	AAB	A−AAB−AB+ABA+BA+BO	0	0
R93	2*(A−AAB+ABA)	2*(−A+AAB+AB−ABA−BA)	0	AO	ABB+B	AAB	A−AAB−AB+ABA+BA+BO	0	0
R94	2*(A−AAB+ABA)	2*(−A+AAB+AB−ABA−BA)	0	AO	ABB+B	AAB	A−AAB−AB+ABA+BA+BO	0	0

Serial	$2*g_6$	$2*g_7$	$2*g_8$	w_5	Result
R73	0	0	0	$-A+AAB+AB-BA+AO-BA-OA+OAB+OB$	N1
R74	0	$2*(A-AAB+ABA+ABB+ABO+B-BAB+O)$	0	0	N8
R75	0	$2*(A-AAB+ABA+ABB-AO+B-BAB-BO+OA)$	0	$ABO+AO+BO+O-OA$	N6
R76	0	$2*(A-AAB+ABA+ABB-AO+B-BAB-BO+OA)$	0	$-A+AAB+AB-ABA+AO-BA-OA+OAB+OB$	N1
R77	0	0	0	$A-AAB-AB+ABA+ABO+BA+BO+O$	N11
R78	0	0	0	$A-AAB-AB+ABA-AO+BA-AO+OA+OAB+OB$	N1
R79	0	0	0	0	N10
R80	$2*(ABO+AO+BO+O-OA)$	0	0	0	N10
R81	$2*OB$	0	0	$ABO+AO+BO+O-OA-OB$	N2
R82	$2*OB$	0	0	$-A+AAB-ABA-ABB+AO-B+BAB+BO-OA+OAB-OB$	N1
R83	$2*(-AB-ABB-B+BA+BAB+BO)$	0	0	$AB+ABB+AO+B-BA-BAB+O-OA$	N6
R84	$2*(-AB-ABB-B+BA+BAB+BO)$	0	0	$-A+AAB+2*AB-ABA+ABB-AO+B-2*BA-BAB-BO-OA+OAB+OB$	N1
R85	$2*(A-AAB-AB+ABA+ABO+BA+BO+O)$	0	0	0	N10
R86	$2*OB$	0	0	$A-AAB-AB+ABA+ABO+BA+BO+O-OB$	N4
R87	$2*OB$	0	0	$A-AAB-2*AB+ABA-ABB-AO-B+2*BA+BAB+BO+OA+OAB-OB$	N1
R88	$2*(-AB-ABB-B+BA+BAB+BO)$	0	0	$A-AAB+ABA+ABB-AO+B-BAB+O$	N11
R89	$2*(-AB-ABB-B+BA+BAB+BO)$	0	0	$A-AAB+ABA+ABB-AO+B-BAB-BO+OA+OAB-OB$	N1
R90	$2*(ABO+O)$	0	0	0	N10
R91	$2*(-A+AAB+ABA-ABA-BA-BO+OB)$	0	0	$A-AAB-AB+ABA+ABO+BA+BO+O-OB$	N4
R92	$2*(-A+AAB+ABA-ABA-BA-BO+OB)$	0	0	$A-AAB-2*AB+ABA-ABB-AO-B+2*BA+BAB+BO+OA+OAB-OB$	N1
R93	$2*(-A+AAB-ABA-ABB-B+BAB)$	0	0	$A-AAB+ABA+ABB-AO+B-BAB+O$	N11
R94	$2*(-A+AAB-ABA-ABB-B+BAB)$	0	0	$A-AAB+ABA+ABB-AO+B-BAB-BO+OA+OAB-OB$	N1

附表 C2 The maximum number of paired patients in situation (2) under four-way exchanges

Serial	$2*g_1$	$2*g_2$	$2*g_4$	w_1	w_2	w_3	w_4
S1	2*(AB−BA)	0	0	OA	−AB+BA+BAB	AAB	OB
S2	2*(AB−BA)	0	0	OA	−AB+BA+BAB	AAB	OB
S3	2*(AB−BA)	0	0	OA	−AB+BA+BAB	AAB	OB
S4	2*(AB−BA)	0	0	OA	−AB+BA+BAB	AAB	OB
S5	2*(AB−BA)	0	0	OA	−AB+BA+BAB	AAB	OB
S6	2*(AB−BA)	0	0	OA	−AB+BA+BAB	AAB	OB
S7	2*(AB−BA)	0	0	OA	−AB+BA+BAB	AAB	OB
S8	2*(AB−BA)	0	0	OA	−AB+BA+BAB	AAB	OB
S9	2*BAB	0	2*OA	0	0	AAB	OB
S10	2*BAB	0	2*OA	0	0	AAB	OB
S11	2*BAB	0	2*OA	0	0	AAB	OB
S12	2*BAB	0	2*OA	0	0	AAB	OB
S13	2*BAB	0	2*OA	0	0	AAB	OB
S14	2*BAB	0	2*OA	0	0	AAB	OB
S15	2*BAB	0	2*OA	0	0	AAB	OB
S16	2*BAB	0	2*OA	0	0	AAB	OB
S17	2*BAB	0	2*OA	0	0	AAB	OB
S18	2*BAB	0	2*OA	0	0	AAB	OB
S19	2*BAB	0	2*OA	0	0	AAB	OB
S20	2*BAB	0	2*OA	0	0	AAB	OB
S21	2*BAB	0	2*OA	0	0	AAB	OB
S22	2*BAB	0	2*OA	0	0	AAB	OB
S23	2*BAB	0	2*OA	0	0	AAB	OB
S24	2*BAB	0	2*OA	0	0	AAB	OB

Serial	c_2	c_3	c_4	s_1	w_5	Result
S1	A−AAB−AB+ABA+BA	BO−OB	0	0	A−AAB−AB+ABA+ABO+BA+BO+O−OB	N6
S2	A−AAB−AB+ABA+BA	BO−OB	0	0	OAB	N1
S3	A−AAB−AB+ABA+BA	AB+ABB+B−BA−BAB	0	0	A−AAB+ABA+ABB−ABO+B−BAB+O	N2
S4	A−AAB−AB+ABA+BA	AB+ABB+B−BA−BAB	0	0	OAB	N1
S5	AO−OA	BO−OB	0	0	ABO+AO+BO+O−OA−OB	N11
S6	AO−OA	BO−OB	0	0	OAB	N1
S7	AO−OA	AB+ABB+B−BA−BAB	0	0	AB+ABB+ABO+AO+B−BA−BAB+O−OA	N4
S8	AO−OA	AB+ABB+B−BA−BAB	0	0	OAB	N1
S9	A−AAB+ABA−BAB	BO−OA−OB	0	0	A−AAB+ABA+ABB−BAB+BO+O−OA−OB	N6
S10	A−AAB+ABA−BAB	BO−OA−OB	0	0	AB−BA−BAB−OA+OAB	N1
S11	A−AAB+ABA−BAB	ABB+B	0	−ABB−B+BO−OA−OB	A−AAB+ABA+ABB+ABO+B−BAB−BO+O	N6
S12	A−AAB+ABA−BAB	ABB+B	0	−ABB−B+BO−OA−OB	AB+ABB+B−BA−BAB−BO+OAB+OB	N1
S13	A−AAB+ABA−BAB	ABB+B	0	AB−BA−BAB−OA	A−AAB+ABA+ABB+ABO+B−BAB+O	N2
S14	A−AAB+ABA−BAB	ABB+B	0	AB−BA−BAB−OA	OAB	N1
S15	AO	BO−OA−OB	0	A−AAB+ABA−AO−BAB	ABO+AO+BO+O−OA−OB	N6
S16	AO	BO−OA−OB	0	A−AAB+ABA−AO−BAB	−A+AAB−AB−ABA+AO−BA−BAB−OA+OAB	N1
S17	AO	BO−OA−OB	0	AB−BA−BAB−OA	ABO+AO+BO+O−OA−OB	N11
S18	AO	BO−OA−OB	0	AB−BA−BAB−OA	OAB	N1
S19	AO	ABB+B	A−AAB+ABA−AO−BAB	−A+AAB−ABA−ABB+AO−B−BAB+BO−OA−OB	A−AAB+ABA+ABB+ABO+B−BAB+O	N6
S20	AO	ABB+B	A−AAB+ABA−AO−BAB	−A+AAB−ABA−ABB+AO−B−BAB+BO−OA−OB	AB+ABB+B−BA−BAB−BO+OAB+OB	N1
S21	AO	ABB+B	A−AAB+ABA−AO−BAB	−A+AAB+AB−ABA+AO−BA−OA	A−AAB+ABA+ABB+ABO+B−BAB+O	N2
S22	AO	ABB+B	A−AAB+ABA−AO−BAB	−A+AAB+AB−ABA+AO−BA−OA	OAB	N1
S23	AO	ABB+B	−ABB−B+BO−OA	A−AAB+ABA+ABB−AO+B−BAB−BO+OA−OB	ABO+AO+BO+O−OA−OB	N6
S24	AO	ABB+B	−ABB−B+BO−OA	A−AAB+ABA+ABB−AO+B−BAB−BO+OA−OB	−A+AAB+AB−ABA+AO−BA−OA+OAB	N1

Serial	$2*g_1$	$2*g_2$	$2*g_4$	w_1	w_2	w_3	w_4
S25	2*BAB	0	2*OA	0	0	AAB	OB
S26	2*BAB	0	2*OA	0	0	AAB	OB
S27	2*BAB	0	2*OA	0	0	AAB	OB
S28	2*BAB	0	2*OA	0	0	AAB	OB
S29	2*BAB	0	2*(AB−BA−BAB)	−AB+BA+BAB+OA	0	AAB	OB
S30	2*BAB	0	2*(AB−BA−BAB)	−AB+BA+BAB+OA	0	AAB	OB
S31	2*BAB	0	2*(AB−BA−BAB)	−AB+BA+BAB+OA	0	AAB	OB
S32	2*BAB	0	2*(AB−BA−BAB)	−AB+BA+BAB+OA	0	AAB	OB
S33	2*BAB	0	2*(AB−BA−BAB)	−AB+BA+BAB+OA	0	AAB	OB
S34	2*BAB	0	2*(AB−BA−BAB)	−AB+BA+BAB+OA	0	AAB	OB
S35	2*BAB	0	2*(AB−BA−BAB)	−AB+BA+BAB+OA	0	AAB	OB
S36	2*BAB	0	2*(AB−BA−BAB)	−AB+BA+BAB+OA	0	AAB	OB
S37	2*BAB	2*(−AO+OA)	2*AO	0	0	AAB	OB
S38	2*BAB	2*(−AO+OA)	2*AO	0	0	AAB	OB
S39	2*BAB	2*(−AO+OA)	2*AO	0	0	AAB	OB
S40	2*BAB	2*(−AO+OA)	2*AO	0	0	AAB	OB
S41	2*BAB	2*(−AO+OA)	2*AO	0	0	AAB	OB
S42	2*BAB	2*(−AO+OA)	2*AO	0	0	AAB	OB
S43	2*BAB	2*(−AO+OA)	2*AO	0	0	AAB	OB
S44	2*BAB	2*(−AO+OA)	2*AO	0	0	AAB	OB
S45	2*BAB	2*(−AO+OA)	2*AO	0	0	AAB	OB
S46	2*BAB	2*(−AO+OA)	2*AO	0	0	AAB	OB
S47	2*BAB	2*(−AO+OA)	2*AO	0	0	AAB	OB
S48	2*BAB	2*(−AO+OA)	2*AO	0	0	AAB	OB

Serial	c_2	c_3	c_4	s_1	w_5	Result
S25	AO	ABB+B	−ABB−B+BO−OA−OB	AB+ABB+B−BA−BAB−BO+OB	ABO+AO+BO+O−OA−OB	N11
S26	AO	ABB+B	−ABB−B+BO−OA−OB	AB+ABB+B−BA−BAB−BO+OB	OAB	N1
S27	AO	ABB+B	AB−BA−BAB−OA	0	AB+ABB+ABO+AO+B−BA−BAB+O−OA	N4
S28	AO	ABB+B	AB−BA−BAB−OA	0	OAB	N1
S29	A−AAB+ABA−BAB	−AB+BA+BAB+BO−OB	0	0	A−AAB−AB+ABA+ABO+BA+BO+O−OB	N6
S30	A−AAB+ABA−BAB	−AB+BA+BAB+BO−OB	0	0	OAB	N1
S31	A−AAB+ABA−BAB	ABB+B		0	A−AAB+ABA+ABB+ABO+B−BAB+O	N2
S32	A−AAB+ABA−BAB	ABB+B	0	0	OAB	N1
S33	AB+AO−BA−BAB−OA	−AB+BA+BAB+BO−OB	0	0	ABO+AO+BO+O−OA−OB	N11
S34	AB+AO−BA−BAB−OA	−AB+BA+BAB+BO−OB	0	0	OAB	N1
S35	AB+AO−BA−BAB−OA	ABB+B	0		AB+ABB+ABO+AO+B−BA−BAB+O−OA	N4
S36	AB+AO−BA−BAB−OA	ABB+B	0	0	OAB	N1
S37	A−AAB+ABA−BAB	BO−OA−OB	0	0	A−AAB+ABA+ABO−BAB+BO+O−OA−OB	N6
S38	A−AAB+ABA−BAB	BO−OA−OB	0	0	AB−BA−BAB−OA+OAB	N1
S39	A−AAB+ABA−BAB	ABB+B	0	−ABB−B+BO−OA−OB	A−AAB+ABA+ABB+ABO+B−BAB+O	N6
S40	A−AAB+ABA−BAB	ABB+B	0	−ABB−B+BO−OA−OB	AB+ABA+ABB+BA−BAB−BO+OAB+O	N1
S41	A−AAB+ABA−BAB	ABB+B	0	AB−BA−BAB−OA	A−AAB+ABA+ABB+ABO+B−BAB+O	N2
S42	A−AAB+ABA−BAB	ABB+B	0	AB−BA−BAB−OA	OAB	N1
S43	AO	BO−OA−OB	0	A−AAB+ABA+AO−BAB	ABO+AO+BO+O−OA−OB	N6
S44	AO	BO−OA−OB	0	A−AAB+ABA+AO−BAB	−A+AAB+ABA+AO−BA−OA+OAB	N1
S45	AO	BO−OA−OB	0	AB−BA−BAB−OA	ABO+AO+BO+O−OA−OB	N11
S46	AO	BO−OA−OB	0	AB−BA−BAB−OA	OAB	N1
S47	AO	ABB+B	A−AAB+ABA−AO−BAB	−A+AAB−ABA−ABB+AO+BAB+BO−OA−OB	A−AAB+ABA+ABB+ABO+B−BAB+O	N6
S48	AO	ABB+B	A−AAB+ABA−AO−BAB	−A+AAB−ABA−ABB+AO+B+BAB−BO−OA−OB	AB+ABB+ABO+B−BA−BAB−BO+OAB+OB	N1

Serial	$2*g_1$	$2*g_2$	$2*g_4$	w_1	w_2	w_3	w_4
S49	$2*BAB$	$2*(-AO+OA)$	$2*AO$	0	0	AAB	OB
S50	$2*BAB$	$2*(-AO+OA)$	$2*AO$	0	0	AAB	OB
S51	$2*BAB$	$2*(-AO+OA)$	$2*AO$	0	0	AAB	OB
S52	$2*BAB$	$2*(-AO+OA)$	$2*AO$	0	0	AAB	OB
S53	$2*BAB$	$2*(-AO+OA)$	$2*AO$	0	0	AAB	OB
S54	$2*BAB$	$2*(-AO+OA)$	$2*AO$	0	0	AAB	OB
S55	$2*BAB$	$2*(-AO+OA)$	$2*AO$	0	0	AAB	OB
S56	$2*BAB$	$2*(-AO+OA)$	$2*AO$	0	0	AAB	OB
S57	$2*BAB$	$2*(-AO+OA)$	$2*(AB+AO-BA-BAB-OA)$	$-AB+BA+BAB+OA$	0	AAB	OB
S58	$2*BAB$	$2*(-AO+OA)$	$2*(AB+AO-BA-BAB-OA)$	$-AB+BA+BAB+OA$	0	AAB	OB
S59	$2*BAB$	$2*(-AO+OA)$	$2*(AB+AO-BA-BAB-OA)$	$-AB+BA+BAB+OA$	0	AAB	OB
S60	$2*BAB$	$2*(-AO+OA)$	$2*(AB+AO-BA-BAB-OA)$	$-AB+BA+BAB+OA$	0	AAB	OB
S61	$2*BAB$	$2*(-AO+OA)$	$2*(AB+AO-BA-BAB-OA)$	$-AB+BA+BAB+OA$	0	AAB	OB
S62	$2*BAB$	$2*(-AO+OA)$	$2*(AB+AO-BA-BAB-OA)$	$-AB+BA+BAB+OA$	0	AAB	OB
S63	$2*BAB$	$2*(-AO+OA)$	$2*(AB+AO-BA-BAB-OA)$	$-AB+BA+BAB+OA$	0	AAB	OB
S64	$2*BAB$	$2*(-AO+OA)$	$2*(AB+AO-BA-BAB-OA)$	$-AB+BA+BAB+OA$	0	AAB	OB

附表C2（续）

Serial	c_2	c_3	c_4	s_1	w_5	Result
S49	AO	ABB+B	A−AAB+ABA−AO−BAB	−A+AAB+AB−ABA+AO−BA−OA	A−AAB+ABA+ABB+ABO+B−BAB+O	N2
S50	AO	ABB+B	A−AAB+ABA−AO−BAB	−A+AAB+ABA+ABA+AO−BA−OA	OAB	N1
S51	AO	ABB+B	−ABB−B+BO−OA−OB	A−AAB+ABA+ABB−AO+B−BAB−BO+OA+OB	ABO+AO+BO+O−OA−OB	N6
S52	AO	ABB+B	−ABB−B+BO−OA−OB	A−AAB+ABA+ABB−AO+B−BAB−BO+OA+OB	−A+AAB+AB−ABA+AO−BA−OA+OAB	N1
S53	AO	ABB+B	−ABB−B+BO−OA−OB	AB+ABB+B−BA−BAB−BO+OB	ABO+AO+BO+O−OA−OB	N11
S54	AO	ABB+B	−ABB−B+BO−OA−OB	AB+ABB+B−BA−BAB−BO+OB	OAB	N1
S55	AO	ABB+B	AB−BA−BAB−OA	O	AB+ABB+ABO+AO+B−BA−BAB+O−OA	N4
S56	AO	ABB+B	AB−BA−BAB−OA	O	OAB	N1
S57	A−AAB+ABA−BAB	−AB+BA+BAB+BO−OB	O	O	A−AAB−AB+ABA+ABO+BA+BO+O−OB	N6
S58	A−AAB+ABA−BAB	−AB+BA+BAB+BO−OB	O	O	OAB	N1
S59	A−AAB+ABA−BAB	ABB+B	O	O	A−AAB+ABA+ABB+ABO+B−BAB+O	N2
S60	A−AAB+ABA−BAB	ABB+B	O	O	OAB	N1
S61	AB+AO−BA−BAB−OA	−AB+BA+BAB+BO−OB	O	O	ABO+AO+BO+O−OA−OB	N11
S62	AB+AO−BA−BAB−OA	−AB+BA+BAB+BO−OB	O	O	OAB	N1
S63	AB+AO−BA−BAB−OA	ABB+B	O	O	AB+ABB+ABO+AO+B−BA−BAB+O−OA	N4
S64	AB+AO−BA−BAB−OA	ABB+B	O	O	OAB	N1

附表 C3　The maximum number of paired patients in situation (3) under four-way exchanges

Serial	$2*g_1$	w_1	w_2	w_3	w_4	$2*u_1$	v_1	v_2
T1	$2*(AB-BA)$	OA	ABB+B	AAB	BO	$2*(AO-OA)$	0	OA
T2	$2*(AB-BA)$	OA	ABB+B	AAB	BO	$2*(AO-OA)$	0	OA
T3	$2*(AB-BA)$	OA	ABB+B	AAB	BO	$2*(AO-OA)$	0	OA
T4	$2*(AB-BA)$	OA	ABB+B	AAB	BO	$2*(AO-OA)$	0	OA
T5	$2*(AB-BA)$	OA	ABB+B	AAB	BO	$2*(AO-OA)$	0	OA
T6	$2*(AB-BA)$	OA	ABB+B	AAB	BO	$2*(AO-OA)$	0	$-AO-BO+OA+OB$
T7	$2*(AB-BA)$	OA	ABB+B	AAB	BO	$2*(AO-OA)$	0	$-AO-BO+OA+OB$
T8	$2*(AB-BA)$	OA	ABB+B	AAB	BO	$2*(AO-OA)$	0	$A-AAB-AB+ABA-AO+BA+OA$
T9	$2*(AB-BA)$	OA	ABB+B	AAB	BO	$2*(AO-OA)$	0	$A-AAB-AB+ABA-AO+BA+OA$
T10	$2*(AB-BA)$	OA	ABB+B	AAB	BO	$2*(AO-OA)$	0	$A-AAB-AB+ABA-AO+BA+OA$
T11	$2*(AB-BA)$	OA	ABB+B	AAB	BO	$2*(AO-OA)$	0	$A-AAB-AB+ABA-AO+BA+OA$
T12	$2*(AB-BA)$	OA	ABB+B	AAB	BO	$2*(AO-OA)$	0	$A-AAB-AB+ABA-AO+BA+OA$
T13	$2*(AB-BA)$	OA	ABB+B	AAB	BO	$2*(AO-OA)$	0	$-AB-ABB-AO-B+BA+BAB+OA$
T14	$2*(AB-BA)$	OA	ABB+B	AAB	BO	$2*(AO-OA)$	0	$-AB-ABB-AO-B+BA+BAB+OA$
T15	$2*(AB-BA)$	OA	ABB+B	AAB	BO	$2*(A-AAB-AB+ABA+BA)$	$-A+AAB+AB-ABA+AO-BA-OA$	0
T16	$2*(AB-BA)$	OA	ABB+B	AAB	BO	$2*(A-AAB-AB+ABA+BA)$	$-A+AAB+AB-ABA+AO-BA-OA$	0
T17	$2*(AB-BA)$	OA	ABB+B	AAB	BO	$2*(A-AAB-AB+ABA+BA)$	$-A+AAB+AB-ABA+AO-BA-OA$	0
T18	$2*(AB-BA)$	OA	ABB+B	AAB	BO	$2*(A-AAB-AB+ABA+BA)$	$-A+AAB+AB-ABA+AO-BA-OA$	0
T19	$2*(AB-BA)$	OA	ABB+B	AAB	BO	$2*(A-AAB-AB+ABA+BA)$	$-A+AAB+AB-ABA+AO-BA-OA$	0
T20	$2*(AB-BA)$	OA	ABB+B	AAB	BO	$2*(A-AAB-AB+ABA+BA)$	$-A+AAB+AB-ABA-BA-BO+OB$	0
T21	$2*(AB-BA)$	OA	ABB+B	AAB	BO	$2*(A-AAB-AB+ABA+BA)$	$-A+AAB+AB-ABA-BA-BO+OB$	0
T22	$2*(AB-BA)$	OA	ABB+B	AAB	BO	$2*(A-AAB-AB+ABA+BA)$	AAB	0
T23	$2*(AB-BA)$	OA	ABB+B	AAB	BO	$2*(A-AAB-AB+ABA+BA)$	AAB	0
T24	$2*(AB-BA)$	OA	ABB+B	AAB	BO	$2*(A-AAB-AB+ABA+BA)$	AAB	0

Serial	c_2	$2*g_6$	w_5	Result
T1	0	$2*(ABO+O)$	0	N9
T2	0	$2*(-AO-BO+OB)$	$ABO+AO+BO+O-OB$	N4
T3	0	$2*(-AO-BO+OB)$	$-AB-ABB-B-BA+BAB+BO+OA+OAB-OB$	N1
T4	0	$2*(-AB-ABB-AO-B+BA-BAB)$	$AB+ABB+ABO+AO+B-BA-BAB+O$	N11
T5	0	$2*(-AB-ABB-AO-B+BA-BAB)$	$AB+ABB+B-BA-BAB-BO+OA+OAB+OB$	N1
T6	0	0	$ABO+O$	N4
T7	0	0	$-AB-ABB-AO-B+BA+BAB+OA+OAB$	N1
T8	0	$2*(ABO+O)$	0	N10
T9	0	$2*(-A+AAB+AB-ABA-BA-BO+OB)$	$A-AAB-AB+ABA+ABO+BA+BO+O-OB$	N4
T10	0	$2*(-A+AAB+AB-ABA-BA-BO+OB)$	$A-AAB-2*AB+ABA-ABB-AO-B+2*BA+BAB+BO+OA+OAB-OB$	N1
T11	0	$2*(-A+AAB-ABA-ABB-B+BAB)$	$A-AAB+ABA+ABB+ABO+A0+B-BAB+O$	N11
T12	0	$2*(-A+AAB-ABA-ABB-B+BAB)$	$A-AAB+ABA+ABB-AO-B-BAB-BO+OA+OAB+OB$	N11
T13	0	0	$ABO+O$	N1
T14	0	0	$-AO-BO+OA+OAB+OB$	N1
T15	0	$2*(ABO+O)$	0	N10
T16	0	$2*(-AO-BO+OA+OB)$	$ABO+AO+BO+O-OA-OB$	N2
T17	0	$2*(-AO-BO+OA+OB)$	$-A+AAB-ABA-ABB-AO-B+BAB+BO+OA+OAB-OB$	N1
T18	0	$2*(-AB-ABB-AO-B+BA+BAB+OA)$	$AB+ABB+ABO+AO+B-BA-BAB-BO+OA$	N6
T19	0	$2*(-AB-ABB-AO-B+BA+BAB+OA)$	$-A+AAB+2*AB-ABA+ABB+AO+B-2*BA-BAB-BO-OA+OAB+OB$	N1
T20	0	0	$ABO+O$	N2
T21	0	0	$-A+AAB-ABA-ABB-B+BAB+OA+OAB$	N1
T22	0	$2*(ABO+O)$	0	N5
T23	0	$2*(-A+AAB-ABA-BA-BO+OB)$	$A-AB+ABA+ABO+BA+BO+O-OB$	N2
T24	0	$2*(-A+AAB-ABA-BA-BO+OB)$	$AAB-AB-ABA-ABB-BA-BO+BAB+BO+OAB-OB$	N1

Serial	$2*g_1$	w_1	w_2	w_3	w_4	$2*u_1$	v_1	v_2
T25	$2*(AB-BA)$	OA	ABB+B	AAB	BO	$2*(A-AAB-AB+ABA+BA)$	AAB	0
T26	$2*(AB-BA)$	OA	ABB+B	AAB	BO	$2*(A-AAB-AB+ABA+BA)$	AAB	0
T27	$2*(AB-BA)$	OA	ABB+B	AAB	BO	$2*(A-AAB-AB+ABA+BA)$	−A+AAB−ABA−ABB−B+BAB	0
T28	$2*(AB-BA)$	OA	ABB+B	AAB	BO	$2*(A-AAB-AB+ABA+BA)$	−A+AAB−ABA−ABB−B+BAB	0
T29	$2*(AB-BA)$	OA	ABB+B	AAB	BO	$2*(-BO+OB)$	0	0
T30	$2*(AB-BA)$	OA	ABB+B	AAB	BO	$2*(-BO+OB)$	0	0
T31	$2*(AB-BA)$	OA	ABB+B	AAB	BO	$2*(-BO+OB)$	0	0
T32	$2*(AB-BA)$	OA	ABB+B	AAB	BO	$2*(-BO+OB)$	0	0
T33	$2*(AB-BA)$	OA	ABB+B	AAB	BO	$2*(-AB-ABB-B+BA+BAB)$	0	0
T34	$2*(AB-BA)$	OA	ABB+B	AAB	BO	$2*(-AB-ABB-B+BA+BAB)$	0	0
T35	$2*(AB-BA)$	OA	ABB+B	AAB	BO	$2*(-AB-ABB-B+BA+BAB)$	0	0
T36	$2*(AB-BA)$	OA	ABB+B	AAB	BO	$2*(-AB-ABB-B+BA+BAB)$	0	0

Serial	c_2	$2*g_6$	w_5	Result
T25	0	$2*(-A-ABA-ABB-B+BAB)$	A+ABA+ABB+ABO+B−BAB+O	N6
T26	0	$2*(-A-ABA-ABB-B+BAB)$	AAB+AB+ABB+B−BA−BAB−BO+OAB+OB	N1
T27	0		ABO+O	N6
T28	0	0		N1
T29	A−AAB−AB+ABA+BA+BO−OB	0	−A+AAB−AB−ABA−BA−BO+OAB+OB	N2
T30	A−AAB−AB+ABA+BA+BO−OB	0	A−AAB−AB+ABA+ABO+BA+BO+O−OB	N1
T31	AO+BO−OA−OB	0	−AB−ABB−B+BA+BAB+BO+OAB−OB	N4
T32	AO+BO−OA−OB	0	ABO+AO+BO+O−OA−OB	N1
T33	A−AAB+ABA+ABB+B−BAB	0	A−AAB+ABA+ABB+ABO+B−BAB+O	N6
T34	A−AAB+ABA+ABB+B−BAB	0	AB+ABB−B−BA−BAB−BO+OAB+OB	N1
T35	AB+ABB+AO+B−BA−BAB−OA	0	AB+ABB+ABO+B−BA−BAB+O−OA	N11
T36	AB+ABB+AO+B−BA−BAB−OA	0	AB+ABB−B−BA−BAB−BO+OAB+OB	N1

附表 C4 The maximum number of paired patients in situation (4) under four-way exchanges

Serial	$2*g_1$	w_1	w_2	w_3	w_4	v_2	$2*g_6$	w_5	Result
U1	$2*(AB-BA)$	AO	ABB+B	AAB	BO	AO	$2*(ABO+O)$	0	N9
U2	$2*(AB-BA)$	AO	ABB+B	AAB	BO	AO	$2*(-AO-BO+OB)$	ABO+AO+BO+O-OB	N4
U3	$2*(AB-BA)$	AO	ABB+B	AAB	BO	AO	$2*(-AO-BO+OB)$	-AB-ABB-B+BA+BAB-BO+OA+OAB-OB	N1
U4	$2*(AB-BA)$	AO	ABB+B	AAB	BO	AO	$2*(-AB-ABB-AO-B+BA+BAB)$	AB+ABB+ABO+AO-B-BA-BAB+O	N11
U5	$2*(AB-BA)$	AO	ABB+B	AAB	BO	AO	$2*(-AB-ABB-AO-B+BA+BAB)$	AB+ABB+B-BA-BAB-BO+OA+OAB+OB	N1
U6	$2*(AB-BA)$	AO	ABB+B	AAB	BO	-BO+OB	0	ABO+O	N4
U7	$2*(AB-BA)$	AO	ABB+B	AAB	BO	-BO+OB	0	-AB-ABB-AO-B+BA+BAB+OA+OAB	N1
U8	$2*(AB-BA)$	AO	ABB+B	AAB	BO	A-AAB-AB+ABA+BA	$2*(ABO+O)$	0	N10
U9	$2*(AB-BA)$	AO	ABB+B	AAB	BO	A-AAB-AB+ABA+BA	$2*(-A+AAB+AB-ABA-BA-BO+OB)$	A-AAB-AB+ABA+ABO+BA+BO+O-OB	N4
U10	$2*(AB-BA)$	AO	ABB+B	AAB	BO	A-AAB-AB+ABA+BA	$2*(-A+AAB+AB-ABA-BA-BO+OB)$	A-AAB-2*AB+ABA-ABB-AO-B+BA+BAB+BO+OA+OAB-OB	N1
U11	$2*(AB-BA)$	AO	ABB+B	AAB	BO	A-AAB-AB+ABA+BA	$2*(-A+AAB+ABA-ABB-B+BA)$	A-AAB+ABA+ABB-AO+B-BAB+O	N11
U12	$2*(AB-BA)$	AO	ABB+B	AAB	BO	A-AAB-AB+ABA+BA	$2*(-A+AAB+ABA-ABB-B+BAB)$	A-AAB+ABA+ABB-AO-B-BAB+BO+OA+OAB+OB	N1
U13	$2*(AB-BA)$	AO	ABB+B	AAB	BO	-AB-ABB-B+BA+BAB	0	ABO+O	N11
U14	$2*(AB-BA)$	AO	ABB+B	AAB	BO	-AB-ABB-B+BA+BAB	0	-AO-BO+OA+OAB+OB	N1

附表 C5　The maximum number of paired patients in situation (5) under four-way exchanges

Serial	$2*g_1$	$2*g_2$	$2*g_3$	$2*g_4$	w_1	w_2	w_3
V1	$2*(A-AAB+ABA)$	$2*(-AO+OA)$	$2*AAB$	$2*AO$	0	ABB+B	0
V2	$2*(A-AAB+ABA)$	$2*(-AO+OA)$	$2*AAB$	$2*AO$	0	ABB+B	0
V3	$2*(A-AAB+ABA)$	$2*(-AO+OA)$	$2*AAB$	$2*AO$	0	ABB+B	0
V4	$2*(A-AAB+ABA)$	$2*(-AO+OA)$	$2*AAB$	$2*AO$	0	ABB+B	0
V5	$2*(A-AAB+ABA)$	$2*(-AO+OA)$	$2*AAB$	$2*AO$	0	ABB+B	0
V6	$2*(A-AAB+ABA)$	$2*(-AO+OA)$	$2*AAB$	$2*AO$	0	ABB+B	0
V7	$2*(A-AAB+ABA)$	$2*(-AO+OA)$	$2*AAB$	$2*AO$	0	ABB+B	0
V8	$2*(A-AAB+ABA)$	$2*(-AO+OA)$	$2*AAB$	$2*AO$	0	ABB+B	0
V9	$2*(A-AAB+ABA)$	$2*(-AO+OA)$	$2*AAB$	$2*(-A+AB-ABA+AO-BA-OA)$	$A-AB+ABA+BA+OA$	ABB+B	0
V10	$2*(A-AAB+ABA)$	$2*(-AO+OA)$	$2*AAB$	$2*(-A+AB-ABA+AO-BA-OA)$	$A-AB+ABA+BA+OA$	ABB+B	0
V11	$2*(A-AAB+ABA)$	$2*(-AO+OA)$	$2*AAB$	$2*(-A+AB-ABA+AO-BA-OA)$	$A-AB+ABA+BA+OA$	ABB+B	0
V12	$2*(A-AAB+ABA)$	$2*(-AO+OA)$	$2*AAB$		$A-AB+ABA+BA+OA$	ABB+B	0
V13	$2*(A-AAB+ABA)$	$2*(-AO+OA)$	$2*AAB$	$2*(-A+AB-ABA+AO-BA-OA)$	$A-AB+ABA+BA+OA$	ABB+B	0
V14	$2*(A-AAB+ABA)$	$2*(-AO+OA)$	$2*(-A+AAB+AB-ABA+AO+BA-OA)$	0	AO	ABB+B	$A-AB+ABA-AO+BA+OA$
V15	$2*(A-AAB+ABA)$	$2*(-AO+OA)$	$2*(-A+AAB+AB-ABA+AO+BA-OA)$	0	AO	ABB+B	$A-AB+ABA-AO+BA+OA$
V16	$2*(A-AAB+ABA)$	$2*(-AO+OA)$	$2*(-A+AAB+AB-ABA+AO+BA-OA)$	0	AO	ABB+B	$A-AB+ABA-AO+BA+OA$
V17	$2*(A-AAB+ABA)$	$2*(-AO+OA)$	$2*(-A+AAB+AB-ABA+AO+BA-OA)$	0	AO	ABB+B	$A-AB+ABA-AO+BA+OA$
V18	$2*(A-AAB+ABA)$	$2*(-AO+OA)$	$2*(-A+AAB+AB-ABA+AO+BA-OA)$	0	AO	ABB+B	$A-AB+ABA-AO+BA+OA$
V19	0	$2*(-AO+OA)$	$2*(A+ABA)$	$2*AO$	0	ABB+B	0
V20	0	$2*(-AO+OA)$	$2*(A+ABA)$	$2*AO$	0	ABB+B	0
V21	0	$2*(-AO+OA)$	$2*(A+ABA)$	$2*AO$	0	ABB+B	0
V22	0	$2*(-AO+OA)$	$2*(A+ABA)$	$2*AO$	0	ABB+B	0
V23	0	$2*(-AO+OA)$	$2*(A+ABA)$	$2*AO$	0	ABB+B	0
V24	0	$2*(-AO+OA)$	$2*(A+ABA)$	$2*AO$	0	ABB+B	0

附表C5（续）

Serial	w_4	v_1	$2*g_6$	$2*g_8$	w_5	Result
V1	BO−OA	0	2*(ABO+O)	0	0	N5
V2	BO−OA	0	2*(−BO+OA+OB)	2*(ABO+BO+O−OA−OB)	0	N5
V3	BO−OA	0	2*(−BO+OA+OB)	2*(−A+AB−ABA−BA−OA)	A−AB+ABA+ABO+BA+BO+O−OB	N2
V4	BO−OA	0	2*(−BO+OA+OB)	2*(−A+AB−ABA−BA−OA)	AAB−AB−ABB−B+BA+BAB+BO+OAB−OB	N1
V5	BO−OA	0	2*(−BO+OA+OB)	2*(−A−ABA−ABB−B+BAB+BO−OA−OB)	A+ABA+ABB+ABO+B−BAB+O	N6
V6	BO−OA	0	2*(−BO+OA+OB)	2*(−A−ABA−ABB−B+BAB+BO−OA−OB)	AAB+ABA+ABB−B−BA−BAB−BO+OAB+OB	N1
V7	BO−OA	0	2*(−A−ABA−ABB−B+BAB)	0	A+ABA+ABB+ABO+B−BAB+O	N6
V8	BO−OA	0	2*(−A−ABA−ABB−B+BAB)	0	AAB+ABA+ABB−B−BA−BAB−BO+OAB+OB	N1
V9	A−AB+ABA+BA+BO	0	2*(ABO+O)	0	0	N5
V10	A−AB+ABA+BA+BO	0	2*(−A+AB−ABA−BA−BO+OB)	0	A−AB+ABA+ABO+BA+BO+O−OB	N2
V11	A−AB+ABA+BA+BO	0	2*(−A+AB−ABA−BA−BO+OB)	0	AAB−AB−ABB−B+BA+BAB+BO+OAB−OB	N1
V12	A−AB+ABA+BA+BO	0	2*(−A−ABA−ABB−B+BAB)		A+ABA+ABB+ABO+B−BAB+O	N6
V13	A−AB+ABA+BA+BO	0	2*(−A−ABA−ABB−B+BAB)		AAB+ABA+ABB−B−BA−BAB−BO+OAB+OB	N1
V14	AO+BO−OA	0	2*(ABO+O)	0	0	N10
V15	AO+BO−OA	0	2*(−AO−BO+OA+OB)	0	ABO+AO+BO+O−OA−OB	N2
V16	AO+BO−OA	0	2*(−AO−BO+OA+OB)		−A+AAB−ABA−ABB+AO−B+BAB+BO−OA−OAB−OB	N1
V17	AO+BO−OA	0	2*(−AB−ABB−AO+B+BA+BAB+OA)	0	AB+ABB+ABO+AO+B+BAB+BO−OA	N6
V18	AO+BO−OA	0	2*(−AB−ABB−AO+B+BA+BAB+OA)	0	−A+AAB+2*AB−ABA+ABB+AO+B−2*BA−BAB−BO−OA+OAB+OB	N1
V19	BO−OA	0	2*(ABO+O)	0	0	N5
V20	BO−OA	0	2*(−BO+OA+OB)	2*(ABO+BO+O−OA−OB)	0	N5
V21	BO−OA	0	2*(−BO+OA+OB)	2*(−A+AB−ABA−BA−OA)	A−AB+ABA+ABO+BA+BO+O−OB	N2
V22	BO−OA	0	2*(−BO+OA+OB)	2*(−A+AB−ABA−BA−OA)	AAB−AB−ABB−B+BA+BAB+BO+OAB−OB	N1
V23	BO−OA	0	2*(−BO+OA+OB)	2*(−A−ABA−ABB−B+BAB+BO−OA−OB)	A+ABA+ABB+ABO+B−BAB+O	N6
V24	BO−OA	0	2*(−BO+OA+OB)	2*(−A−ABA−ABB−B+BAB+BO−OA−OB)	AAB+ABA+ABB−B−BA−BAB−BO+OAB+OB	N1

Serial	$2*g_1$	$2*g_2$	$2*g_3$	$2*g_4$	w_1	w_2	w_3
V25	0	$2*(-AO+OA)$	$2*(A+ABA)$	$2*AO$	0	ABB+B	0
V26	0	$2*(-AO+OA)$	$2*(A+ABA)$	$2*AO$	0	ABB+B	0
V27	0	$2*(-AO+OA)$	$2*(A+ABA)$	$2*(-A+AB-ABA+AO-BA-OA)$	A−AB+ABA+BA+OA	ABB+B	0
V28	0	$2*(-AO+OA)$	$2*(A+ABA)$	$2*(-A+AB-ABA+AO-BA-OA)$	A−AB+ABA+BA+OA	ABB+B	0
V29	0	$2*(-AO+OA)$	$2*(A+ABA)$	$2*(-A+AB-ABA+AO-BA-OA)$	A−AB+ABA+BA+OA	ABB+B	0
V30	0	$2*(-AO+OA)$	$2*(A+ABA)$	$2*(-A+AB-ABA+AO-BA-OA)$	A−AB+ABA+BA+OA	ABB+B	0
V31	0	$2*(-AO+OA)$	$2*(A+ABA)$	$2*(-A+AB-ABA+AO-BA-OA)$	A−AB+ABA+BA+OA	ABB+B	0
V32	0	$2*(-AO+OA)$	$2*(AB+AO-BA-OA)$	0	AO	ABB+B	A−AB+ABA−AO+BA+OA
V33	0	$2*(-AO+OA)$	$2*(AB+AO-BA-OA)$	0	AO	ABB+B	A−AB+ABA−AO+BA+OA
V34	0	$2*(-AO+OA)$	$2*(AB+AO-BA-OA)$	0	AO	ABB+B	A−AB+ABA−AO+BA+OA
V35	0	$2*(-AO+OA)$	$2*(AB+AO-BA-OA)$		AO	ABB+B	A−AB+ABA−AO+BA+OA
V36	0	$2*(-AO+OA)$	$2*(AB+AO-BA-OA)$	0	AO	ABB+B	A−AB+ABA−AO+BA+OA
V37	$2*(A-AAB+ABA)$	0	$2*AAB$	$2*OA$	0	ABB+B	0
V38	$2*(A-AAB+ABA)$	0	$2*AAB$	$2*OA$	0	ABB+B	0
V39	$2*(A-AAB+ABA)$	0	$2*AAB$	$2*OA$	0	ABB+B	0
V40	$2*(A-AAB+ABA)$	0	$2*AAB$	$2*OA$	0	ABB+B	0
V41	$2*(A-AAB+ABA)$	0	$2*AAB$	$2*OA$	0	ABB+B	0
V42	$2*(A-AAB+ABA)$	0	$2*AAB$	$2*OA$	0	ABB+B	0
V43	$2*(A-AAB+ABA)$	0	$2*AAB$	$2*OA$	0	ABB+B	0
V44	$2*(A-AAB+ABA)$	0	$2*AAB$	$2*OA$	0	ABB+B	0
V45	$2*(A-AAB+ABA)$	0	$2*AAB$	$2*(-A+AB-ABA-BA)$	A−AB+ABA+BA+OA	ABB+B	0
V46	$2*(A-AAB+ABA)$	0	$2*AAB$	$2*(-A+AB-ABA-BA)$	A−AB+ABA+BA+OA	ABB+B	0
V47	$2*(A-AAB+ABA)$	0	$2*AAB$	$2*(-A+AB-ABA-BA)$	A−AB+ABA+BA+OA	ABB+B	0
V48	$2*(A-AAB+ABA)$	0	$2*AAB$	$2*(-A+AB-ABA-BA)$	A−AB+ABA+BA+OA	ABB+B	0

Serial	w_4	v_1	$2*g_6$	$2*g_8$	w_5	Result
V25	BO−OA	0	$2*(-A-ABA-ABB-B+BAB)$	0	A+ABA+ABB+ABO+B−BAB+O	N6
V26	BO−OA	0	$2*(-A-ABA-ABB-B+BAB)$	0	AAB+AB+ABB−B−BA−BAB−BO+OAB+OB	N1
V27	A−AB+ABA+BA+BO	0	$2*(ABO+O)$	0	0	N5
V28	A−AB+ABA+BA+BO	0	$2*(-A+ABA-BA-BO+OB)$	0	A−AB+ABA+ABO+BA+BO+O−OB	N2
V29	A−AB+ABA+BA+BO	0	$2*(-A+ABA-BA-BO+OB)$	0	AAB−AB−ABA−B+BA+BAB+BO+OAB−OB	N1
V30	A−AB+ABA+BA+BO	0	$2*(-A-ABA-ABB-B+BAB)$	0	A+ABA+ABB+ABO+B−BAB+O	N6
V31	A−AB+ABA+BA+BO	0	$2*(-A-ABA-ABB-B+BAB)$	0	AAB+AB+ABB+B−BA−BAB−BO+OAB+OB	N1
V32	AO+BO−OA	0	$2*(ABO+O)$	0	ABO+AO+BO+O−OA−OB	N10
V33	AO+BO−OA	0	$2*(-AO-BO+OA+OB)$	0	0	N2
V34	AO+BO−OA	0	$2*(-AO-BO+OA+OB)$	0	−A+AAB−ABA−ABB+AO−B+BAB+BO−OA+OAB−OB	N1
V35	AO+BO−OA	0	$2*(-AB-ABB-AO-B+BA+BAB+OA)$	0	AB−ABB+ABO+AO−B−BA−BAB+O−OA	N6
V36	AO+BO−OA	0	$2*(-AB-ABB-AO-B+BA+BAB+OA)$	0	$-A+AAB+2*AB-ABA+ABB+AO+B-2*BA-BAB-BO-OA+OAB+OB$	N1
V37	BO−OA	0	$2*(ABO+O)$	0	0	N5
V38	BO−OA	0	$2*(-BO+OA+OB)$	$2*(ABO+BO+O-OA-OB)$	0	N5
V39	BO−OA	0	$2*(-BO+OA+OB)$	$2*(-A+AB-ABA-ABA-BA-OA)$	0	N2
V40	BO−OA	0	$2*(-BO+OA+OB)$	$2*(-A+AB-ABA-ABA-BA-OA)$	A−AB−ABA−B+BAB+BO+OAB+O−OB	N1
V41	BO−OA	0	$2*(-BO+OA+OB)$	$2*(-A-ABA-ABB-B+BAB+BO+OA-OB)$	A+ABA+ABB+ABO+B−BAB+O	N6
V42	BO−OA	0	$2*(-BO+OA+OB)$	$2*(-A-ABA-ABB-B+BAB+BO+OA-OB)$	AAB−AB−ABA−B+BA+BAB+BO+OAB−OB	N1
V43	BO−OA	0	$2*(-A-ABA-ABB-B+BAB)$	0	A+ABA+ABB+ABO+B−BAB+O	N6
V44	BO−OA	0	$2*(-A-ABA-ABB-B+BAB)$	0	AAB+AB+ABB+B−BA−BAB−BO+OAB+OB	N1
V45	A−AB+ABA+BA+BO	0	$2*(ABO+O)$	0	0	N5
V46	A−AB+ABA+BA+BO	0	$2*(-A+AB-ABA-BA-BO+OB)$	0	A−AB+ABA+ABO+BA+BO+O−OB	N2
V47	A−AB+ABA+BA+BO	0	$2*(-A+AB-ABA-BA-BO+OB)$	0	AAB−AB−ABA−B+BA+BAB+BO+OAB−OB	N1
V48	A−AB+ABA+BA+BO	0	$2*(-A-ABA-ABB-B+BAB)$	0	A+ABA+ABB+ABO+B−BAB+O	N6

Serial	$2*g_1$	$2*g_2$	$2*g_3$	$2*g_4$	w_1	w_2	w_3
V49	$2*(A-AAB+ABA)$	0	$2*AAB$	$2*(-A+AB-ABA-BA)$	$A-AB+ABA+BA+OA$	$ABB+B$	0
V50	$2*(A-AAB+ABA)$	0	$2*(-A+AAB+AB-ABA-BA)$	0	OA	$ABB+B$	$A-AB+ABA+BA$
V51	$2*(A-AAB+ABA)$	0	$2*(-A+AAB+AB-ABA-BA)$	0	OA	$ABB+B$	$A-AB+ABA+BA$
V52	$2*(A-AAB+ABA)$	0	$2*(-A+AAB+AB-ABA-BA)$	0	OA	$ABB+B$	$A-AB+ABA+BA$
V53	$2*(A-AAB+ABA)$	0	$2*(-A+AAB+AB-ABA-BA)$	0	OA	$ABB+B$	$A-AB+ABA+BA$
V54	$2*(A-AAB+ABA)$	0	$2*(-A+AAB+AB-ABA-BA)$	0	OA	$ABB+B$	$A-AB+ABA+BA$
V55	$2*(A-AAB+ABA)$	0	$2*(-A+AAB+AB-ABA-BA)$	0	OA	$ABB+B$	$A-AB+ABA+BA$
V56	$2*(A-AAB+ABA)$	0	$2*(-A+AAB+AB-ABA-BA)$	0	OA	$ABB+B$	$A-AB+ABA+BA$
V57	$2*(A-AAB+ABA)$	0	$2*(-A+AAB+AB-ABA-BA)$	0	OA	$ABB+B$	$A-AB+ABA+BA$
V58	$2*(A-AAB+ABA)$	0	$2*(-A+AAB+AB-ABA-BA)$	0	OA	$ABB+B$	$A-AB+ABA+BA$
V59	$2*(A-AAB+ABA)$	0	$2*(-A+AAB+AB-ABA-BA)$	0	OA	$ABB+B$	$A-AB+ABA+BA$
V60	$2*(A-AAB+ABA)$	0	$2*(-A+AAB+AB-ABA-BA)$	0	OA	$ABB+B$	$A-AB+ABA+BA$
V61	$2*(A-AAB+ABA)$	0	$2*(-A+AAB+AB-ABA-BA)$	0	OA	$ABB+B$	$A-AB+ABA+BA$
V62	$2*(A-AAB+ABA)$	0	$2*(-A+AAB+AB-ABA-BA)$	0	OA	$ABB+B$	$A-AB+ABA+BA$
V63	$2*(A-AAB+ABA)$	0	$2*(-A+AAB+AB-ABA-BA)$	0	OA	$ABB+B$	$A-AB+ABA+BA$
V64	0	0	$2*(A+ABA)$	$2*OA$	0	$ABB+B$	0
V65	0	0	$2*(A+ABA)$	$2*OA$	0	$ABB+B$	0
V66	0	0	$2*(A+ABA)$	$2*OA$	0	$ABB+B$	0
V67	0	0	$2*(A+ABA)$	$2*OA$	0	$ABB+B$	0
V68	0	0	$2*(A+ABA)$	$2*OA$	0	$ABB+B$	0
V69	0	0	$2*(A+ABA)$	$2*OA$	0	$ABB+B$	0
V70	0	0	$2*(A+ABA)$	$2*OA$	0	$ABB+B$	0
V71	0	0	$2*(A+ABA)$	$2*OA$	0	$ABB+B$	0
V72	0	0	$2*(A+ABA)$	$2*(-A+AB-ABA-BA)$	$A-AB+ABA+BA+OA$	$ABB+B$	0

Serial	w_4	v_1	$2*g_6$	$2*g_8$	w_5	Result
V49	A−AB+ABA+BO	0	$2*$(−A−ABA−ABB−B+BAB)	0	AAB+AB+ABB+B−BA−BAB−BO+OAB+OB	N1
V50	BO	AO−OA	$2*$(ABO+O)	0	0	N10
V51	BO	AO−OA	$2*$(−AO−BO+OA+OB)	0	ABO+AO+BO+O−OA−OB	N2
V52	BO	AO−OA	$2*$(−AO−BO+OA+OB)	0	−A+AAB−ABA−ABB+AO−B+BAB+BO−OA−OAB−OB	N1
V53	BO	AO−OA	$2*$(−AB−ABB−AO−B+BA+BAB+OA)	0	AB+ABB+ABO+AO+B−BA−BAB+O−OA	N6
V54	BO	AO−OA	$2*$(−AB−ABB−AO+BA+BAB+OA)	0	−A+AAB+2$*$AB−ABA+ABB+AO+B−2$*$BA−BAB−BO−OA+OAB+OB	N1
V55	BO	−BO−OB	0	0	ABO+O	N2
V56	BO	−BO−OB	0	0	−A+AAB−ABA−ABB−B+BAB+OAB	N1
V57	BO	A−AB+ABA+BA	$2*$(ABO+O)	0	0	N5
V58	BO	A−AB+ABA+BA	$2*$(−A+AB−ABA−BA−BO+OB)	0	A−AB+ABA+ABO+BA+BO+O−OB	N2
V59	BO	A−AB+ABA+BA	$2*$(−A+AB−ABA−BA−BO+OB)	0	AAB−AB−ABB−B+BA+BAB+BO+OAB−OB	N1
V60	BO	A−AB+ABA+BA	$2*$(−A−ABA−ABB−B+BAB)	0	A+ABA+ABB+ABO+B+BAB+O	N6
V61	BO	A−AB+ABA+BA	$2*$(−A−ABA−ABB−B+BAB)	0	AAB+AB+ABB+B−BA−BAB−BO+OAB+OB	N1
V62	BO	−AB−ABB−B+BA+BAB	0	0	ABO+O	N6
V63	BO	−AB−ABB−B+BA+BAB	0	0	−A+AAB−ABA−ABA−BA−BO+OAB+OB	N1
V64	BO−OA	0	$2*$(ABO+O)	0	0	N5
V65	BO−OA	0	$2*$(−BO+OA+OB)	$2*$(ABO+BO+O−OA−OB)	0	N5
V66	BO−OA	0	$2*$(−BO+OA+OB)	$2*$(−A+AB−ABA−BA−OA)	A−AB+ABA+ABO+BA+BO+O−OB	N2
V67	BO−OA	0	$2*$(−BO+OA+OB)	$2*$(−A+AB−ABA−BA−OA)	AAB−AB−ABB−B+BA+BAB+BO+OAB−OB	N1
V68	BO−OA	0	$2*$(−BO+OA+OB)	$2*$(−A−ABA−ABB−B+BAB+BO−OA−OB)	A+ABA+ABB+ABO+B−BAB+O	N6
V69	BO−OA	0	$2*$(−BO+OA+OB)	$2*$(−A−ABA−ABB−B+BAB+BO−OA−OB)	AAB+AB+ABB+B−BA−BAB−BO+OAB+OB	N1
V70	BO−OA	0	$2*$(−A−ABA−ABB−B+BAB)	0	A+ABA+ABB+ABO+B+BAB+O	N6
V71	BO−OA	0	$2*$(−A−ABA−ABB−B+BAB)	0	AAB+AB+ABB+B−BA−BAB−BO+OAB+OB	N1
V72	A−AB+ABA+BA+BO	0	$2*$(ABO+O)	0	0	N5

Serial	2 * g_1	2 * g_2	2 * g_3	2 * g_4	w_1	w_2	w_3
V73	0	0	2*(A+ABA)	2*(−A+AB−ABA−BA)	A−AB+ABA+BA+OA	ABB+B	0
V74	0	0	2*(A+ABA)	2*(−A+AB−ABA−BA)	A−AB+ABA+BA+OA	ABB+B	0
V75	0	0	2*(A+ABA)	2*(−A+AB−ABA−BA)	A−AB+ABA+BA+OA	ABB+B	0
V76	0	0	2*(A+ABA)	2*(−A+AB−ABA−BA)	A−AB+ABA+BA+OA	ABB+B	0
V77	0	0	2*(AB−BA)	0	OA	ABB+B	A−AB+ABA+BA
V78	0	0	2*(AB−BA)	0	OA	ABB+B	A−AB+ABA+BA
V79	0	0	2*(AB−BA)	0	OA	ABB+B	A−AB+ABA+BA
V80	0	0	2*(AB−BA)	0	OA	ABB+B	A−AB+ABA+BA
V81	0	0	2*(AB−BA)	0	OA	ABB+B	A−AB+ABA+BA
V82	0	0	2*(AB−BA)	0	OA	ABB+B	A−AB+ABA+BA
V83	0	0	2*(AB−BA)	0	OA	ABB+B	A−AB+ABA+BA
V84	0	0	2*(AB−BA)	0	OA	ABB+B	A−AB+ABA+BA
V85	0	0	2*(AB−BA)	0	OA	ABB+B	A−AB+ABA+BA
V86	0	0	2*(AB−BA)	0	OA	ABB+B	A−AB+ABA+BA
V87	0	0	2*(AB−BA)	0	OA	ABB+B	A−AB+ABA+BA
V88	0	0	2*(AB−BA)	0	OA	ABB+B	A−AB+ABA+BA
V89	0	0	2*(AB−BA)	0	OA	ABB+B	A−AB+ABA+BA
V90	0	0	2*(AB−BA)	0	OA	ABB+B	A−AB+ABA+BA

Serial	w_4	v_1	$2*g_6$	$2*g_8$	w_5	Result
V73	A−AB+ABA+BA+BO	0	2*(−A+AB−ABA−BA−BO+OB)	0	A−AB+ABA+ABO+BA+BO+O−OB	N2
V74	A−AB+ABA+BA+BO	0	2*(−A+AB−ABA−BA−BO+OB)	0	AAB−AB−ABB−B+BA+BAB+BO+OAB−OB	N1
V75	A−AB+ABA+BA+BO	0	2*(−A−ABA−ABB−B+BAB)	0	A+ABA+ABB+ABO−B−BAB+O	N6
V76	A−AB+ABA+BA+BO	0	2*(−A−ABA−ABB−B+BAB)	0	AAB+AB+ABB+B−BA−BAB−BO+OAB+OB	N1
V77	BO	AO−OA	2*(ABO+O)	0	0	N10
V78	BO	AO−OA	2*(−AO−BO+OA+OB)	0	ABO+AO+BO+O−OA−OB	N2
V79	BO	AO−OA	2*(−AO−BO+OA+OB)	0	−A+AAB−ABA−ABB+AO−B+BAB+BO−OA+OAB−OB	N1
V80	BO	AO−OA	2*(−AB−ABB−AO−B−BA+BAB+OA)	0	AB−ABB+ABO+AO−B−BA−BAB+O−OA	N6
V81	BO	AO−OA	2*(−AB−ABB−AO−B+BA+BAB+OA)	0	−A+AAB+2*AB−ABA+ABB+AO+B−2*BA−BAB−BO−OA+OAB+OB	N1
V82	BO	−BO+OB	0	0	ABO+O	N2
V83	BO	−BO+OB	0	0	−A+AAB−ABA−ABB−B+BAB+OAB	N1
V84	BO	A−AB+ABA+BA	2*(ABO+O)	0	0	N5
V85	BO	A−AB+ABA+BA	2*(−A+AB−ABA−BA−BO+OB)	0	A−AB+ABA+ABO+BA+BAB+BO+O−OB	N2
V86	BO	A−AB+ABA+BA	2*(−A+AB−ABA−BA−BO+OB)	0	AAB−AB−ABB−B+BA+BAB+BO+OAB−OB	N1
V87	BO	A−AB+ABA+BA	2*(−A−ABA−ABB−B+BAB)	0	A+ABA+ABB+ABO−B−BAB+O	N6
V88	BO	A−AB+ABA+BA	2*(−A−ABA−ABB−B+BAB)	0	AAB+AB+ABB+B−BA−BAB−BO+OAB+OB	N1
V89	BO	−AB−ABB−B+BA+BAB	0	0	ABO+O	N6
V90	BO	−AB−ABB−B+BA+BAB	0	0	−A+AB+ABA+AB−ABA−BA−BO+OAB+OB	N1

附表 C6 The maximum number of paired patients in situation (6) under four-way exchanges

Serial	$2*g_1$	$2*g_2$	w_1	w_2	w_3	w_4	$2*u_2$	v_3
W1	$2*(A-AAB+ABA)$	$2*(-A+AAB+AB-ABA-BA)$	AO	$-A+AAB-ABA+BAB$	AAB	OB	0	0
W2	$2*(A-AAB+ABA)$	$2*(-A+AAB+AB-ABA-BA)$	AO	$-A+AAB-ABA+BAB$	AAB	OB	0	0
W3	$2*(A-AAB+ABA)$	$2*(-A+AAB+AB-ABA-BA)$	AO	$-A+AAB-ABA+BAB$	AAB	OB	0	0
W4	$2*(A-AAB+ABA)$	$2*(-A+AAB+AB-ABA-BA)$	AO	$-A+AAB-ABA+BAB$	AAB	OB	0	0
W5	0	$2*(AB-BA)$	AO	BAB	A+ABA	OB	$2*(ABB+B-BAB)$	BAB
W6	0	$2*(AB-BA)$	AO	BAB	A+ABA	OB	$2*(ABB+B-BAB)$	BAB
W7	0	$2*(AB-BA)$	AO	BAB	A+ABA	OB	$2*(ABB+B-BAB)$	BAB
W8	0	$2*(AB-BA)$	AO	BAB	A+ABA	OB	$2*(ABB+B-BAB)$	BAB
W9	0	$2*(AB-BA)$	AO	BAB	A+ABA	OB	$2*(ABB+B-BAB)$	BAB
W10	0	$2*(AB-BA)$	AO	BAB	A+ABA	OB	$2*(ABB+B-BAB)$	$-A+AAB-ABA-ABB-B+BAB$
W11	0	$2*(AB-BA)$	AO	BAB	A+ABA	OB	$2*(ABB+B-BAB)$	$-A+AAB-ABA-ABB-B+BAB$
W12	0	$2*(AB-BA)$	AO	BAB	A+ABA	OB	$2*(ABB+B-BAB)$	$-AB-ABB-B+BA+BAB+BO-OB$
W13	0	$2*(AB-BA)$	AO	BAB	A+ABA	OB	$2*(ABB+B-BAB)$	$-AB-ABB-B+BA+BAB+BO-OB$
W14	0	$2*(AB-BA)$	AO	BAB	A+ABA	OB	$2*(ABB+B-BAB)$	$-AB-ABB-B+BA+BAB+BO-OB$
W15	0	$2*(AB-BA)$	AO	BAB	A+ABA	OB	$2*(ABB+B-BAB)$	$-AB-ABB-B+BA+BAB+BO-OB$
W16	0	$2*(AB-BA)$	AO	BAB	A+ABA	OB	$2*(ABB+B-BAB)$	$-AB-ABB-B+BA+BAB+BO-OB$
W17	0	$2*(AB-BA)$	AO	BAB	A+ABA	OB	$2*(ABB+B-BAB)$	$-AB-ABB-AO-B+BA+BAB+OA$
W18	0	$2*(AB-BA)$	AO	BAB	A+ABA	OB	$2*(ABB+B-BAB)$	$-AB-ABB-AO-B+BA+BAB+OA$
W19	0	$2*(AB-BA)$	AO	BAB	A+ABA	OB	$2*(-A+AAB-ABA)$	0
W20	0	$2*(AB-BA)$	AO	BAB	A+ABA	OB	$2*(-A+AAB-ABA)$	0
W21	0	$2*(AB-BA)$	AO	BAB	A+ABA	OB	$2*(-A+AAB-ABA)$	0
W22	0	$2*(AB-BA)$	AO	BAB	A+ABA	OB	$2*(-A+AAB-ABA)$	0
W23	0	$2*(AB-BA)$	AO	BAB	A+ABA	OB	$2*(-A+BA+BO-OB)$	0
W24	0	$2*(AB-BA)$	AO	BAB	A+ABA	OB	$2*(-A+BA+BO-OB)$	0

Serial	v_4	c_3	$2*g_5$	w_5	Result
W1	0	A−AAB−AB+ABA+BA+BO−OB	0	A−AAB−AB+ABA+ABO+BA+BO+O−OB	N11
W2	0	A−AAB−AB+ABA+BA+BO−OB	0	A−AAB−AB+ABA−AO+BA+OA+OAB	N1
W3	0	A−AAB+ABA+ABB+B−BAB	0	A−AAB+ABA+ABB+BO−BAB+O	N4
W4	0	A−AAB+ABA+ABB+B−BAB	0	A−AAB−ABA−AO+BA+OA+OAB	N1
W5	0	0	2*(ABO+O)	0	N3
W6	0	0	2*(−AB−ABB−AO−B+BA+OA)	AB+ABB+ABO+AO+B−BA+O−OA	N2
W7	0	0	2*(−ABB−AO−B+BA+OA)	−A+AAB+AB−ABA+AO−BA+BAB+O−OA+OAB	N1
W8	0	0	2*(−A+AAB−ABA−ABB−B)	A−AAB+ABA+ABB+ABO+B+O	N4
W9	0	0	2*(−A+AAB−ABA−ABB−B)	A−AAB−AB+ABA−AO+BA+BAB+OA+OAB	N1
W10	0	0	0	ABO+O	N4
W11	0	0	0	−AB−ABB−AO−B+BA+BAB+OA+OAB	N1
W12	0	0	2*(ABO+O)	0	N10
W13	0	0	2*(−AO−BO+OA+OB)	ABO+AO+BO+O−OA−OB	N2
W14	0	0	2*(−AO−BO+OA+OB)	−A+AAB−ABA−ABB+AO−B+BAB+BO−OA+OAB−OB	N1
W15	0	0	2*(−A+AAB+ABA−ABA−BA−BO+OB)	A−AAB−AB+ABA+ABO+BA+BO+O−OB	N4
W16	0	0	2*(−A+AAB−ABA−ABA−BA−BO+OB)	A−AAB−2*AB+ABA−ABB−AO−B+2*BA+BAB+BO+OA+OAB−OB	N1
W17	0	0	0	ABO+O	N2
W18	0	0	0	−A+AAB−ABA−B+BAB+OA+OAB	N1
W19	0	A−AAB−ABA+ABA+BA+BO−OB	0	A−AAB−AB+ABA+ABO+BA+BO+O−OB	N11
W20	0	A−AAB−ABA+ABA+BA+BO−OB	0	A−AAB−AB+ABA−AO+BA+OA+OAB	N1
W21	0	A−AAB+ABA+ABB+B−BAB	0	A−AAB+ABA+ABB+ABO+B+O	N4
W22	0	A−AAB+ABA+ABB+B−BAB	0	A−AAB−ABA−AO+BA+OA+OAB	N1
W23	AB+ABB+B−BA−BAB−BO+OB	0	2*(ABO+O)	0	N10
W24	AB+ABB+B−BA−BAB−BO+OB	0	2*(−AB−ABB−AO−B+BA+BAB+OA)	AB+ABB+ABO+AO+B−BA−BAB−BO+O−OA	N6

Serial	$2*g_1$	$2*g_2$	w_1	w_2	w_3	w_4	$2*u_2$	v_3
W25	0	$2*(AB-BA)$	AO	BAB	A+ABA	OB	$2*(-AB+BA+BO-OB)$	0
W26	0	$2*(AB-BA)$	AO	BAB	A+ABA	OB	$2*(-AB+BA+BO-OB)$	0
W27	0	$2*(AB-BA)$	AO	BAB	A+ABA	OB	$2*(-AB+BA+BO-OB)$	0
W28	0	$2*(AB-BA)$	AO	BAB	A+ABA	OB	$2*(-AB+BA+BO-OB)$	0
W29	0	$2*(AB-BA)$	AO	BAB	A+ABA	OB	$2*(-AB+BA+BO-OB)$	0
W30	0	$2*(AB-BA)$	AO	BAB	A+ABA	OB	$2*(-AB+BA+BO-OB)$	0
W31	0	$2*(AB-BA)$	AO	BAB	A+ABA	OB	$2*(-AB+BA+BO-OB)$	0
W32	0	$2*(AB-BA)$	AO	BAB	A+ABA	OB	$2*(-AB+BA+BO-OB)$	0
W33	0	$2*(AB-BA)$	AO	BAB	A+ABA	OB	$2*(-AB+BA+BO-OB)$	0
W34	0	$2*(AB-BA)$	AO	BAB	A+ABA	OB	$2*(-AB+BA+BO-OB)$	0
W35	0	$2*(AB-BA)$	AO	BAB	A+ABA	OB	$2*(-AB+BA+BO-OB)$	0
W36	0	$2*(AB-BA)$	AO	BAB	A+ABA	OB	$2*(-AB+BA+BO-OB)$	0
W37	0	$2*(AB-BA)$	AO	BAB	A+ABA	OB	$2*(-AB-AO+BA+OA)$	0
W38	0	$2*(AB-BA)$	AO	BAB	A+ABA	OB	$2*(-AB-AO+BA+OA)$	0
W39	0	$2*(AB-BA)$	AO	BAB	A+ABA	OB	$2*(-AB-AO+BA+OA)$	0
W40	0	$2*(AB-BA)$	AO	BAB	A+ABA	OB	$2*(-AB-AO+BA+OA)$	0

Serial	v_4	c_3	$2*g_5$	w_5	Result
W25	AB+ABB+B−BA−BAB−BO+OB	0	2*(−AB−ABB−AO−B+BA+BAB+OA)	−A+AAB+2*AB−ABA+ABB+AO+B−2*BA−BAB−BO−OA+OAB+OB	N1
W26	AB+ABB+B−BA−BAB−BO+OB	0	2*(−A+AAB−ABA−ABB−B+BAB)	A−AAB+ABA+ABB+AO+B−BAB+O	N11
W27	AB+ABB+B−BA−BAB−BO+OB	0	2*(−A+AAB−ABA−ABB−B+BAB)	A−AAB+ABA+ABB−AO+B−BAB−BO+OA+OAB+OB	N1
W28	−A+AAB+AB−ABA−BA−BO+OB	0	0	ABO+O	N11
W29	−A+AAB+AB−ABA−BA−BO+OB	0	0	−AO−BO+OA+OAB+OB	N1
W30	OB	0	2*(ABO+O)	0	N8
W31	OB	0	2*(−AO−BO+OA)	ABO+AO+BO+O−OA	N6
W32	OB	0	2*(−AO−BO+OA)	−A+AAB+AB−ABA+AO−BA−OA+OAB+OB	N1
W33	OB	0	2*(−A+AAB+AB−ABA−BA−BO)	A−AAB−AB+ABA+ABO+BA+BO+O	N11
W34	OB	0	2*(−A+AAB+AB−ABA−BA−BO)	A−AAB−ABA−ABB−AO+BA+OA+OAB+OB	N1
W35	−AO−BO+OA+OB	0		ABO+O	N6
W36	−AO−BO+OA+OB	0		−A+AAB+ABA−BA−BO+O−OA−OB	N1
W37	0	AO+BO−OA−OB	0	ABO+AO+BO+O−OA−OB	N6
W38	0	AO+BO−OA−OB	0	−A+AAB+AB−ABA+AO−BA−OA−OB	N1
W39	0	AB+ABB+AO+B−BA−BAB−BO−OA	0	AB+ABB+ABO+AO+B−BA−BAB+O−OA	N2
W40	0	AB+ABB+AO+B−BA−BAB−BO−OA	0	−A+AAB+AB−ABA+AO−BA−OA−OB	N1

附表 C7 The maximum number of paired patients in situation（7）under four-way exchanges

Serial	$2*g_1$	$2*g_2$	w_1	w_2	w_3	w_4	v_3	$2*g_5$	w_5	Result
AA1	$2*(A-AAB+ABA)$	$2*(-A+AAB+AB-ABA-BA)$	AO	ABB+B	AAB	OB	0	0	ABO+O	N4
AA2	$2*(A-AAB+ABA)$	$2*(-A+AAB+AB-ABA-BA)$	AO	ABB+B	AAB	OB	0	0	$-AB-ABB-AO-B+BA+BAB+OA+OAB$	N1
AA3	0	$2*(AB-BA)$	AO	ABB+B	A+ABA	OB	ABB+B	$2*(ABO+O)$	0	N3
AA4	0	$2*(AB-BA)$	AO	ABB+B	A+ABA	OB	ABB+B	$2*(-AB-ABB-AO-B+BA+OA)$	AB+ABB+ABO+AO+B-BA+O-OA	N2
AA5	0	$2*(AB-BA)$	AO	ABB+B	A+ABA	OB	ABB+B	$2*(-AB-ABB-AO-B+BA+OA)$	$-A+AAB+AB-ABA+AO-BA-BAB-OA+OAB$	N1
AA6	0	$2*(AB-BA)$	AO	ABB+B	A+ABA	OB	ABB+B	$2*(-A+AAB-ABA-ABB-B)$	$-A+AAB+ABB+ABO+B+O$	N4
AA7	0	$2*(AB-BA)$	AO	ABB+B	A+ABA	OB	ABB+B	$2*(-A+AAB-ABA-ABB-B)$	A-AAB-AB-ABA-AO+BA+BAB+OA+OAB	N1
AA8	0	$2*(AB-BA)$	AO	ABB+B	A+ABA	OB	$-A+AAB-ABA$	0	ABO+O	N4
AA9	0	$2*(AB-BA)$	AO	ABB+B	A+ABA	OB	$-A+AAB-ABA$	0	$-AB-ABB-AO-B+BA+BAB+OA+OAB$	N1
AA10	0	$2*(AB-BA)$	AO	ABB+B	A+ABA	OB	$-AB+BA+BO-OB$	$2*(ABO+O)$	0	N10
AA11	0	$2*(AB-BA)$	AO	ABB+B	A+ABA	OB	$-AB+BA+BO-OB$	$2*(-AO-BO+OA+OB)$	ABO+AO+BO+O-OA-OB	N2
AA12	0	$2*(AB-BA)$	AO	ABB+B	A+ABA	OB	$-AB+BA+BO-OB$	$2*(-AO-BO+OA+OB)$	$-A+AAB-ABA-ABB-AO+B+BAB+BO-OA+OAB+OB$	N1
AA13	0	$2*(AB-BA)$	AO	ABB+B	A+ABA	OB	$-AB+BA+BO-OB$	$2*(-A+AAB+AB-ABA-BA-BO+OB)$	$-A-AAB-ABA-ABB-AO+BA+ABO+BO+O-OB$	N4
AA14	0	$2*(AB-BA)$	AO	ABB+B	A+ABA	OB	$-AB+BA+BO-OB$	$2*(-A+AAB+AB-ABA-BA-BO+OB)$	$A-AAB-2*AB-ABA-ABB-AO-B+2*BA+BAB+BO+OA+OAB-OB$	N1
AA15	0	$2*(AB-BA)$	AO	ABB+B	A+ABA	OB	$-AB-AO+BA+OA$	0	ABO+O	N2
AA16	0	$2*(AB-BA)$	AO	ABB+B	A+ABA	OB	$-AB-AO+BA+OA$	0	$-A+AAB-ABA-ABB-B-BAB+OAB$	N1

Serial	$2*g_1$	$2*g_2$	$2*g_3$	w_1	w_2	w_3	w_4	y_4
AB1	2*(A−AAB+ABA)	2*BO	2*AAB	AO	−A−ABA+BAB	0	0	0
AB2	2*(A−AAB+ABA)	2*BO	2*AAB	AO	−A−ABA+BAB	0	0	0
AB3	2*(A−AAB+ABA)	2*BO	2*AAB	AO	−A−ABA+BAB	0	0	0
AB4	2*(A−AAB+ABA)	2*BO	2*AAB	AO	−A−ABA+BAB	0	0	0
AB5	2*(A−AAB+ABA)	2*BO	2*AAB	AO	−A−ABA+BAB		0	0
AB6	2*(A−AAB+ABA)	2*BO	2*AAB	AO	−A−ABA+BAB	0	0	0
AB7	2*(A−AAB+ABA)	2*BO	2*AAB	AO	−A−ABA+BAB	0	0	0
AB8	2*(A−AAB+ABA)	2*BO	2*AAB	AO	−A−ABA+BAB	0	0	0
AB9	2*(A−AAB+ABA)	2*BO	2*(−A+AAB+AB−ABA+BA−BO)	AO	−AB+BA+BAB+BO	A−AB+ABA+BA+BO	0	0
AB10	2*(A−AAB+ABA)	2*BO	2*(−A+AAB+AB−ABA+BA−BO)	AO	−AB+BA+BAB+BO	A−AB+ABA+BA+BO	0	0
AB11	2*(A−AAB+ABA)	2*BO	2*(−A+AAB+AB−ABA+BA−BO)	AO	−AB+BA+BAB+BO	A−AB+ABA+BA+BO	0	0
AB12	2*(A−AAB+ABA)	2*BO	2*(−A+AAB+AB−ABA+BA−BO)	AO	−AB+BA+BAB+BO	A−AB+ABA+BA+BO	0	0
AB13	2*(A−AAB+ABA)	2*BO	2*(−A+AAB+AB−ABA+BA−BO)	AO	−AB+BA+BAB+BO	A−AB+ABA+BA+BO	0	0
AB14	2*(A−AAB+ABA)	2*BO	2*(−(A+AAB−ABA+BAB))	AO	0	A+ABA−BAB	0	0
AB15	2*(A−AAB+ABA)	2*BO	2*(−(A+AAB−ABA+BAB))	AO	0	A+ABA−BAB	0	0
AB16	2*(A−AAB+ABA)	2*BO	2*(−(A+AAB−ABA+BAB))	AO	0	A+ABA−BAB	0	0
AB17	2*(A−AAB+ABA)	2*BO	2*(−(A+AAB−ABA+BAB))	AO	0	A+ABA−BAB	0	0
AB18	2*(A−AAB+ABA)	2*BO	2*(−(A+AAB−ABA+BAB))	AO	0	A+ABA−BAB	0	0
AB19	2*(A−AAB+ABA)	2*BO	2*(−(A+AAB−ABA+BAB))	AO	0	A+ABA−BAB	0	0
AB20	2*(A−AAB+ABA)	2*BO	2*(−(A+AAB−ABA+BAB))	AO	0	A+ABA−BAB	0	0
AB21	2*(A−AAB+ABA)	2*BO	2*(−(A+AAB−ABA+BAB))	AO	0	A+ABA−BAB	0	0
AB22	2*(A−AAB+ABA)	2*(−A+AAB+AB−ABA−BA)	0	AO	−A+AAB−ABA+BAB	AAB	A−AAB−AB+ABA+BA+BO	0
AB23	2*(A−AAB+ABA)	2*(−A+AAB+AB−ABA−BA)	0	AO	−A+AAB−ABA+BAB	AAB	A−AAB−AB+ABA+BA+BO	0
AB24	0	2*BO	2*(A+ABA)	AO	−A−ABA+BAB	0	0	0

Serial	2*g5	2*g7	w5	Result
AB1	2*(AB0+O)	0	0	N8
AB2	2*(−AO−BO+OA)	0	AB0+AO+BO+O−OA	N6
AB3	2*(−AO−BO+OA)	0	−A+AAB+AB−ABA+AO−BA−OA+OAB+OB	N1
AB4	2*AAB	2*(−AAB+AB0+O)	0	N8
AB5	2*AAB	2*(−AAB−AO−BO+OA)	AB0+AO+BO+O−OA	N6
AB6	2*AAB	2*(−A+AAB−AO−BO+OA)	−A+AAB+AB−ABA+AO−BA−OA+OAB+OB	N1
AB7	2*AAB	2*(−A+AB−ABA−BA−BO)	−A−AAB−AB+ABA+AB0+BA−BO+O	N11
AB8	2*AAB	2*(−A+AB−ABA−BA−BO)	A−AAB−AB+ABA−AO+BA+OA+OAB+OB	N1
AB9	2*(AB0+O)	0	0	N8
AB10	2*(−AO−BO+OA)	0	AB0+AO+BO+O−OA	N6
AB11	2*(−AO−BO+OA)	0	−A+AAB+AB−ABA+AO−BA−OA+OAB+OB	N1
AB12	2*(−A+AAB+AB−ABA−BA−BO)	0	−A+AAB+AB+ABA+AB0+BA−BO+O	N11
AB13	2*(−A+AAB+AB−ABA−BA−BO)	0	A−AAB−AB+ABA−AO+BA+OA+OAB+OB	N1
AB14	2*(AB0+O)	0	0	N8
AB15	2*(−AO−BO+OA)	0	AB0+AO+BO+O−OA	N6
AB16	2*(−AO−BO+OA)	0	−A+AAB+AB−ABA+AO−BA−OA+OAB+OB	N1
AB17	2*(−A+AAB−ABA+BAB)	2*(−A−AAB+ABA+AB0−BAB+O)	−A+AAB+AB−ABA−BA−OA+OAB+OB	N8
AB18	2*(−A+AAB−ABA+BAB)	2*(A−AAB+ABA−AO−BA−BO+OA)	AB0+AO+BO+O−OA	N6
AB19	2*(−A+AAB−ABA+BAB)	2*(−A+AAB+ABA−AO−BA−BO+OA)	−A+AAB+AB−ABA+AO−BA−OA+OAB+OB	N1
AB20	2*(−A+AAB−ABA+BAB)	2*(AB−BA−BAB−BO)	−A−AAB−AB+ABA+AB0+BA−BO+O	N11
AB21	2*(−A+AAB−ABA+BAB)	2*(AB−BA−BAB−BO)	A−AAB−AB+ABA−AO+BA+OA+OAB+OB	N1
AB22	0	0	AB0+O	N11
AB23	0	0	−AO−BO+OA+OAB+OB	N1
AB24	2*(AB0+O)	0	0	N8

Serial	2 * g₁	2 * g₂	2 * g₃	w₁	w₂	w₃	w₄	v₄
AB25	0	2 * BO	2 * (A+ABA)	AO	−A−ABA+BAB	0	0	0
AB26	0	2 * BO	2 * (A+ABA)	AO	−A−ABA+BAB	0	0	0
AB27	0	2 * BO	2 * (A+ABA)	AO	−A−ABA+BAB	0	0	0
AB28	0	2 * BO	2 * (A+ABA)	AO	−A−ABA+BAB	0	0	0
AB29	0	2 * BO	2 * (A+ABA)	AO	−A−ABA+BAB	0	0	0
AB30	0	2 * BO	2 * (A+ABA)	AO	−A−ABA+BAB	0	0	0
AB31	0	2 * BO	2 * (A+ABA)	AO	−A−ABA+BAB	0	0	0
AB32	0	2 * BO	2 * (AB−BA−BO)	AO	−AB+BA+BAB+BO	A−AB+ABA+BA+BO	0	0
AB33	0	2 * BO	2 * (AB−BA−BO)	AO	−AB+BA+BAB+BO	A−AB+ABA+BA+BO	0	0
AB34	0	2 * BO	2 * (AB−BA−BO)	AO	−AB+BA+BAB+BO	A−AB+ABA+BA+BO	0	0
AB35	0	2 * BO	2 * (AB−BA−BO)	AO	−AB+BA+BAB+BO	A−AB+ABA+BA+BO	0	0
AB36	0	2 * BO	2 * (AB−BA−BO)	AO	−AB+BA+BAB+BO	A−AB+ABA+BA+BO	0	0
AB37	0	2 * BO	2 * BAB	AO	0	A+ABA−BAB	0	0
AB38	0	2 * BO	2 * BAB	AO	0	A+ABA−BAB	0	0
AB39	0	2 * BO	2 * BAB	AO	0	A+ABA−BAB	0	0
AB40	0	2 * BO	2 * BAB	AO	0	A+ABA−BAB	0	0
AB41	0	2 * BO	2 * BAB	AO	0	A+ABA−BAB	0	0
AB42	0	2 * BO	2 * BAB	AO	0	A+ABA−BAB	0	0
AB43	0	2 * BO	2 * BAB	AO	0	A+ABA−BAB	0	0
AB44	0	2 * BO	2 * BAB	AO	0	A+ABA−BAB	0	0
AB45	0	2 * (AB−BA)	0	AO	BAB	A+ABA	−AB+BA+BO	ABB+B−BAB
AB46	0	2 * (AB−BA)	0	AO	BAB	A+ABA	−AB+BA+BO	ABB+B−BAB
AB47	0	2 * (AB−BA)	0	AO	BAB	A+ABA	−AB+BA+BO	ABB+B−BAB
AB48	0	2 * (AB−BA)	0	AO	BAB	A+ABA	−AB+BA+BO	ABB+B−BAB

Serial	2 * g5	2 * g7	w5	Result
AB25	2 * (−AO−BO+OA)	0	ABO+AO+BO+O−OA	N6
AB26	2 * (−AO−BO+OA)	0	−A+AAB+AB−ABA+AO−BA−OA+OAB+OB	N1
AB27	2 * AAB	2 * (−AAB+ABO+O)	0	N8
AB28	2 * AAB	2 * (−AAB−AO−BO+OA)	ABO+AO+BO+O−OA	N6
AB29	2 * AAB	2 * (−AAB−AO−BO+OA)	−A+AAB+AB−ABA+AO−BA−OA+OAB+OB	N1
AB30	2 * AAB	2 * (−A+AB−ABA−BA−BO)	A−AAB−AB+ABA+ABO+BA+BO+O	N11
AB31	2 * AAB	2 * (−A+AB−ABA−BA−BO)	A−AAB−AB+ABA−AO+BA+OA+OAB+OB	N1
AB32	2 * (ABO+O)	0	0	N8
AB33	2 * (−AO−BO+OA)	0	ABO+AO+BO+O−OA	N6
AB34	2 * (−AO−BO+OA)	0	−A+AAB+AB−ABA+AO−BA−OA+OAB+OB	N1
AB35	2 * (−A+AAB+AB−ABA−BA−BO)	0	A−AAB−AB+ABA−AO+BA+BO+O	N11
AB36	2 * (−A+AAB+AB−ABA−BA−BO)	0	A−AAB−AB+ABA−AO+BA+OA+OAB+OB	N1
AB37	2 * (ABO+O)	0	0	N8
AB38	2 * (−AO−BO+OA)	0	ABO+AO+BO+O−OA	N6
AB39	2 * (−AO−BO+OA)	0	−A+AAB+AB−ABA+AO−BA−OA+OAB+OB	N1
AB40	2 * (−A+AAB−ABA+BAB)	2 * (A−AAB+ABA+ABO−BAB+O)	0	N8
AB41	2 * (−A+AAB−ABA+BAB)	2 * (A−AAB+ABA−AO−BAB−BO+OA)	ABO+AO+BO+O−OA	N6
AB42	2 * (−A+AAB−ABA+BAB)	2 * (A−AAB+ABA−AO−BAB−BO+OA)	−A+AAB+AB−ABA+AO−BA−OA+OAB+OB	N1
AB43	2 * (−A+AAB−ABA+BAB)	2 * (AB−BA−BAB−BO)	A−AAB−AB+ABA+ABO+BA+BO+O	N11
AB44	2 * (−A+AAB−ABA+BAB)	2 * (AB−BA−BAB−BO)	A−AAB−AB+ABA−AO+BA+OA+OAB+OB	N1
AB45	2 * (ABO+O)	0	0	N10
AB46	2 * (−AB−ABB−AO−B+BA+BAB+OA)	0	AB+ABB+ABO+AO+B−BA−BAB+O−OA	N6
AB47	2 * (−AB−ABB−AO−B+BA+BAB+OA)	0	−A+AAB+2 * AB−ABA+ABB+AO+B−2 * BA−BAB−BO−OA+OAB+OB	N1
AB48	2 * (−A+AAB−ABA−ABB−B+BAB)	0	A−AAB−ABA+ABB+ABO+B−BAB+O	N11

附表C8（续）

Serial	2*g1	2*g2	2*g3	w1	w2	w3	w4	v4	Result
AB49	0	2*(AB-BA)	0	AO	BAB	A+ABA	-AB+BA+BO	ABB+B-BAB	N1
AB50	0	2*(AB-BA)	0	AO	BAB	A+ABA	-AB+BA+BO	-A+AAB-ABA	N11
AB51	0	2*(AB-BA)	0	AO	BAB	A+ABA	-AB+BA+BO	-A+AAB-ABA	N1
AB52	0	2*(AB-BA)	0	AO	BAB	A+ABA	-AB+BA+BO	-AB+BA+BO	N8
AB53	0	2*(AB-BA)	0	AO	BAB	A+ABA	-AB+BA+BO	-AB+BA+BO	N6
AB54	0	2*(AB-BA)	0	AO	BAB	A+ABA	-AB+BA+BO	-AB+BA+BO	N1
AB55	0	2*(AB-BA)	0	AO	BAB	A+ABA	-AB+BA+BO	-AB+BA+BO	N11
AB56	0	2*(AB-BA)	0	AO	BAB	A+ABA	-AB+BA+BO	-AB+BA+BO	N1
AB57	0	2*(AB-BA)	0	AO	BAB	A+ABA	-AB+BA+BO	-AB-AO+BA+OA	N6
AB58	0	2*(AB-BA)	0	AO	BAB	A+ABA	-AB+BA+BO	-AB-AO+BA+OA	N1

Serial	2*g5	2*g7	w5
AB49	2*(-A+AAB-ABA-ABB-B+BAB)	0	A-AAB+ABA+ABB-AO+B-BAB-BO+OA+OAB+OB
AB50	0	0	ABO+O
AB51	0	0	-AO-BO+OA+OAB+OB
AB52	2*(ABO+O)	0	0
AB53	2*(-AO-BO+OA)	0	ABO+AO+BO+O-OA
AB54	2*(-AO-BO+OA)	0	-A+AAB-AB-ABA+AO-BA-OA+OAB+OB
AB55	2*(-A+AAB+AB-ABA-BA-BO)	0	A-AAB-AB+ABA+ABO+BA+BO+O
AB56	2*(-A+AAB+AB-ABA-BA-BO)	0	A-AAB-AB+ABA-AO+BA+OA+OAB+OB
AB57	0	0	ABO+O
AB58	0	0	-A+AAB+AB-ABA-BA-BO+OAB+OB

附表 C9　The maximum number of feasible transplants from pairs of types (O–A), (O–B), (O–AB), (A–AB), (B–AB), (A–B) in four-way mechanism

Serial	b_0	$2*b_1$	$2*b_2$	$2*b_3$	$2*b_{21}$	$2*e_1$	$2*e_2$	$2*f_1$	$2*f_2$	$2*f_3$	$2*f_4$	$2*f_5$	p_1	p_2	p_3	p_4	a_8	c_4	$3*d_1$
X1	BA	0	2*BO	2*(A+ABA)	0	0	0	0	0	0	0	0	AO	ABB+B	0	0	0	0	3*(ABO+O)
X2	BA	0	2*BO	2*(A+ABA)	0	0	0	0	0	0	0	0	AO	ABB+B	0	0	0	0	3*(−AO−BO+OA)
X3	BA	0	2*BO	2*(A+ABA)	0	0	0	0	0	0	0	0	AO	ABB+B	0	0	0	0	3*(−AO−BO+OA)
X4	BA	0	2*BO	2*(A+ABA)	0	0	0	0	0	0	0	0	AO	ABB+B	0	0	0	0	3*(−AO−BO+OA)
X5	BA	0	2*BO	2*(A+ABA)	0	0	0	0	0	0	0	0	AO	ABB+B	0	0	0	0	3*(−AO−BO+OA)
X6	BA	0	2*BO	2*(A+ABA)	0	0	0	0	0	0	0	0	AO	ABB+B	0	0	0	0	3*(−AO−BO+OA)
X7	BA	0	2*BO	2*(A+ABA)	0	0	0	0	0	0	0	0	AO	ABB+B	0	0	0	0	3*(−AO−BO+OA)
X8	BA	0	2*BO	2*(A+ABA)	0	0	0	0	0	0	0	0	AO	ABB+B	0	0	0	0	3*(−AO−BO+OA)
X9	BA	0	2*BO	2*(A+ABA)	0	0	0	0	0	0	0	0	AO	ABB+B	0	0	0	0	3*(−AO−BO+OA)
X10	BA	0	2*BO	2*(A+ABA)	0	0	0	0	0	0	0	0	AO	ABB+B	0	0	0	0	3*(−A+AB−ABA−BA−BO)
X11	BA	0	2*BO	2*(A+ABA)	0	0	0	0	0	0	0	0	AO	ABB+B	0	0	0	0	3*(−A+AB−ABA−BA−BO)
X12	BA	0	2*BO	2*(A+ABA)	0	0	0	0	0	0	0	0	AO	ABB+B	0	0	0	0	3*(−A+AB−ABA−BA−BO)
X13	BA	0	2*BO	2*(A+ABA)	0	0	0	0	0	0	0	0	AO	ABB+B	0	0	0	0	3*(−A+AB−ABA−BA−BO)
X14	BA	0	2*BO	2*(A+ABA)	0	0	0	0	0	0	0	0	AO	ABB+B	0	0	0	0	3*(−A+AB−ABA−BA−BO)
X15	BA	0	2*BO	2*(A+ABA)	0	0	0	0	0	0	0	0	AO	ABB+B	0	0	0	0	3*(−A+AB−ABA−BA−BO)
X16	BA	0	2*BO	2*(A+ABA)	0	0	0	0	0	0	0	0	AO	ABB+B	0	0	0	0	3*(−A+AB−ABA−BA−BO)
X17	BA	0	2*BO	2*(A+ABA)	0	0	0	0	0	0	0	0	AO	ABB+B	0	0	0	0	3*(−A+AB−ABA−BA−BO)
X18	BA	0	2*BO	2*(A+ABA)	0	0	0	0	0	0	0	0	AO	ABB+B	0	0	0	0	3*(−A+AB−ABA−BA−BO)
X19	BA	0	2*BO	2*(A+ABA)	0	0	0	0	0	0	0	0	AO	ABB+B	0	0	0	0	3*(−A+AB−ABA−BA−BO)
X20	BA	0	2*BO	2*(A+ABA)	0	0	0	0	0	0	0	0	AO	ABB+B	0	0	0	0	3*(−A+AB−ABA−BA−BO)
X21	BA	0	2*BO	2*(A+ABA)	0	0	0	0	0	0	0	0	AO	ABB+B	0	0	0	0	3*(−A−ABA−ABB−B+BAB)
X22	BA	0	2*BO	2*(A+ABA)	0	0	0	0	0	0	0	0	AO	ABB+B	0	0	0	0	3*(−A−ABA−ABB−B+BAB)
X23	BA	0	2*BO	2*(A+ABA)	0	0	0	0	0	0	0	0	AO	ABB+B	0	0	0	0	3*(−A−ABA−ABB−B+BAB)
X24	BA	0	2*BO	2*(A+ABA)	0	0	0	0	0	0	0	0	AO	ABB+B	0	0	0	0	3*(−A−ABA−ABB−B+BAB)

Serial	$2*b_4$	$2*b_5$	$2*b_6$	$2*b_7$	a_9	Result
X1	0	0	0	0	0	N7
X2	0	$2*(ABO+AO+BO+O-OA)$	0	0	0	N5
X3	0	$2*OB$	0	$2*(ABO+AO+BO+O-OA-OB)$	0	N5
X4	0	$2*OB$	0	$2*(-A+AB-ABA+AO+BA-OA)$	$A-AB-ABA+ABO+BA+BO+O-OB$	N2
X5	0	$2*OB$	0	$2*(-A+AB-ABA+AO+BA-OA)$	$AAB+AB+BA+BAB+BO+OAB-OB$	N1
X6	0	$2*OB$	0	$2*(-A-ABA-ABB+AO-B+BAB+BO+OA-OB)$	$A+ABA+ABB+BO+B-BAB+O$	N6
X7	0	$2*OB$	0	$2*(-A-ABA-ABB+AO-B+BAB+BO+OA-OB)$	$AAB+ABA+ABB+B-BA-BAB+BO+OAB+OB$	N1
X8	0	$2*(-A-ABA-ABB+AO-B+BAB+BO+OA)$	0	0	$A+ABA+ABB+ABO+B-BAB+O$	N6
X9	0	$2*(-A-ABA-ABB+AO-B+BAB+BO-OA)$	0	0	$AAB+ABA+ABB+B-BA-BAB+BO+OAB+OB$	N1
X10	$2*(A-AB+ABA+ABO+BA+BO+O)$	0	0	0	0	N10
X11	$2*(A-AB+ABA-AO+BA+OA)$	$2*(ABO+AO+BO+O-OA)$	0	0	0	N10
X12	$2*(A-AB+ABA-AO+BA+OA)$	$2*OB$	0	0	$ABO+AO+BO+O-OA-OB$	N2
X13	$2*(A-AB+ABA-AO+BA+OA)$	$2*(-AB-ABB-B+BA+BAB+BO)$	0	0	$-A+AAB-ABA-ABB+AO-B+BAB+BO+OA+OAB-OB$	N1
X14	$2*(A-AB+ABA-AO+BA+OA)$	$2*(-AB-ABB-B+BA+BAB+BO)$	0	0	$AB+ABB+ABO+AO+B-BA-BAB+O-OA$	N6
X15	$2*(A-AB+ABA-AO+BA+OA)$	$2*(A-AAB-ABA-ABB+ABO+BA+BO+O)$	0	0	$-A+AAB+2*AB-ABA-ABB+AO+B-2*BA-BAB-BO+OA+OAB+OB$	N1
X16	$2*AAB$	$2*(A-AAB-ABA-ABB+ABO+BA+BO+O)$	0	0	0	N10
X17	$2*AAB$	$2*OB$	0	0	$A-AAB-ABA+ABO+BA+BO+O-OB$	N4
X18	$2*AAB$	$2*OB$	0	0	$A-AAB-2*AB+ABA-ABB-AO-B+2*BA+BAB+BO+OA+OAB-OB$	N1
X19	$2*AAB$	$2*(-AB-B+BA+BAB+BO)$	0	0	$A-AAB+ABA+ABB+ABO+B-BAB+O$	N11
X20	$2*AAB$	$2*(-AB-B+BA+BAB+BO)$	0	0	$A-AAB+ABA+ABB-AO+B-BAB-BO+OA+OAB+OB$	N1
X21	$2*(A+ABA+ABB+ABO+B-BAB+O)$	0	0	0	0	N8
X22	$2*(A+ABA+ABB+AO+B-BAB-BO+OA)$	0	0	0	$ABO+AO+BO+O-OA$	N6
X23	$2*(A+ABA+ABB+AO-B-BAB-BO+OA)$	0	0	0	$-A+AAB-ABA-ABB-AO-BA-OA+OAB+OB$	N1
X24	$2*AAB$	0	$2*(A-AAB+ABA+ABB+ABO+B-BAB+O)$	0	0	N8

附表C9（续）

Serial	b_0	$2*b_1$	$2*b_2$	$2*b_3$	$2*b_{21}$	$2*e_1$	$2*e_2$	$2*f_2$	$2*f_3$	$2*f_4$	$2*f_5$	p_1	p_2	p_3	p_4	a_8	c_4	$3*d_1$
X25	BA	0	$2*BO$	$2*(A+ABA)$	0	0	0	0	0	0	0	AO	ABB+B	0	0	0	0	$3*(-A-ABA-ABB-B+BAB)$
X26	BA	0	$2*BO$	$2*(A+ABA)$	0	0	0	0	0	0	0	AO	ABB+B	0	0	0	0	$3*(-A-ABA-ABB-B+BAB)$
X27	BA	0	$2*BO$	$2*(A+ABA)$	0	0	0	0	0	0	0	AO	ABB+B	0	0	0	0	$3*(-A-ABA-ABB-B+BAB)$
X28	BA	0	$2*BO$	$2*(A+ABA)$	0	0	0	0	0	0	0	AO	ABB+B	0	0	0	0	$3*(-A-ABA-ABB-B+BAB)$
X29	BA	0	$2*BO$	$2*(A+ABA)$	0	0	0	0	0	0	0	AO	$-A-ABA+BAB$	0	0	0	0	0
X30	BA	0	$2*BO$	$2*(A+ABA)$	0	0	0	0	0	0	0	AO	$-A-ABA+BAB$	0	0	0	0	0
X31	BA	0	$2*BO$	$2*(A+ABA)$	0	0	0	0	0	0	0	AO	$-A-ABA+BAB$	0	0	0	0	0
X32	BA	0	$2*BO$	$2*(A+ABA)$	0	0	0	0	0	0	0	AO	$-A-ABA+BAB$	0	0	0	0	0
X33	BA	0	$2*BO$	$2*(A+ABA)$	0	0	0	0	0	0	0	AO	$-A-ABA+BAB$	0	0	0	0	0
X34	BA	0	$2*BO$	$2*(A+ABA)$	0	0	0	0	0	0	0	AO	$-A-ABA+BAB$	0	0	0	0	0
X35	BA	0	$2*BO$	$2*(A+ABA)$	0	0	0	0	0	0	0	AO	$-A-ABA+BAB$	0	0	0	0	0
X36	BA	0	$2*BO$	$2*(A+ABA)$	0	0	0	0	0	0	0	AO	$-A-ABA+BAB$	0	0	0	0	0
X37	BA	0	$2*BO$	$2*(AB-BA-BO)$	0	0	0	0	0	0	0	AO	ABB+B	$A-AB+ABA+BA+BO$	0	0	0	0
X38	BA	0	$2*BO$	$2*(AB-BA-BO)$	0	0	0	0	0	0	0	AO	ABB+B	$A-AB+ABA+BA+BO$	0	0	0	0
X39	BA	0	$2*BO$	$2*(AB-BA-BO)$	0	0	0	0	0	0	0	AO	ABB+B	$A-AB+ABA+BA+BO$	0	0	0	0
X40	BA	0	$2*BO$	$2*(AB-BA-BO)$	0	0	0	0	0	0	0	AO	ABB+B	$A-AB+ABA+BA+BO$	0	0	0	0
X41	BA	0	$2*BO$	$2*(AB-BA-BO)$	0	0	0	0	0	0	0	AO	ABB+B	$A-AB+ABA+BA+BO$	0	0	0	0
X42	BA	0	$2*BO$	$2*(AB-BA-BO)$	0	0	0	0	0	0	0	AO	ABB+B	$A-AB+ABA+BA+BO$	0	0	0	0
X43	BA	0	$2*BO$	$2*(AB-BA-BO)$	0	0	0	0	0	0	0	AO	ABB+B	$A-AB+ABA+BA+BO$	0	0	0	0
X44	BA	0	$2*BO$	$2*(AB-BA-BO)$	0	0	0	0	0	0	0	AO	ABB+B	$A-AB+ABA+BA+BO$	0	0	0	0
X45	BA	0	$2*BO$	$2*(AB-BA-BO)$	0	0	0	0	0	0	0	AO	ABB+B	$A-AB+ABA+BA+BO$	0	0	0	0
X46	BA	0	$2*BO$	$2*(AB-BA-BO)$	0	0	0	0	0	0	0	AO	ABB+B	$A-AB+ABA+BA+BO$	0	0	0	0
X47	BA	0	$2*BO$	$2*(AB-BA-BO)$	0	0	0	0	0	0	0	AO	ABB+B	$A-AB+ABA+BA+BO$	0	0	0	0
X48	BA	0	$2*BO$	$2*(AB-BA-BO)$	0	0	0	0	0	0	0	AO	$-AB+BA+BAB+BO$	$A-AB+ABA+BA+BO$	0	0	0	0

Serial	$2*b_4$	$2*b_5$	$2*b_6$	$2*b_7$	a_9	Result
X25	$2*AAB$	0	$2*(A-AAB+ABA-AO+B-BAB-BO+OA)$	0	$ABO+AO+BO+O-OA$	N6
X26	$2*AAB$	0	$2*(A-AAB+ABA+ABB-AO+B-BAB-BO+OA)$	0	$-A+AAB+AB-ABA+AO-BA-OA-OAB+OB$	N1
X27	$2*AAB$	0	$2*(AB+ABB+B-BA-BAB-BO)$	0	$A-AAB-AB-ABA+AO-BA+BO+O$	N11
X28	$2*AAB$	0	$2*(AB+ABB+B-BA-BAB-BO)$	0	$A-AAB-AB-ABA-AO+BA+OA+OAB+OB$	N1
X29	$2*(ABO+O)$	0	0	0	0	N8
X30	$2*(-AO-BO+OA)$	0	0	0	$ABO+AO+BO+O-OA$	N6
X31	$2*(-AO-BO+OA)$	0	0	0	$-A+AAB+AB-ABA+AO-BA-OA-OAB+OB$	N1
X32	$2*AAB$	*	$2*(-AAB+ABO+O)$	0	0	N8
X33	$2*AAB$	0	$2*(-AAB-AO-BO+OA)$	0	$ABO+AO+BO+O-OA$	N6
X34	$2*AAB$	0	$2*(-AAB-AO-BO+OA)$	0	$-A+AAB+AB-ABA+AO-BA-OA+OAB+OB$	N11
X35	$2*AAB$	0	$2*(-A+AB-ABA-BA-BO)$	0	$A-AAB-AB+ABA+ABO+BA+BO+O$	N1
X36	$2*AAB$	0	$2*(-A+AB-ABA-BA-BO)$	0	$A-AAB-AB+ABA-BA+OA+OAB+OB$	N1
X37	$2*(ABO+O)$	0	0	0	0	N10
X38	$2*(-AO-BO+OA)$	$2*(ABO+AO+BO+O-OA)$	0	0	0	N10
X39	$2*(-AO-BO+OA)$	$2*OB$	0	0	$ABO+AO+BO+O-OA-OB$	N2
X40	$2*(-AO-BO+OA)$	$2*OB$	0	0	$-A+AAB-ABB-AO-B+BAB+BO-OA+OAB-OB$	N1
X41	$2*(-AO-BO+OA)$	$2*(-AB-ABB-B+BA+BAB+BO)$	0	0	$AB+ABB+ABO+AO+B-BA-BAB+O-OA$	N6
X42	$2*(-AO-BO+OA)$	$2*(-AB-ABB-B+BA+BAB+BO)$	0	0	$-A+AAB+2*AB-ABA+AO+B-2*BA-BAB-BO-OA+OAB+OB$	N1
X43	$2*(-A+AAB+AB-ABA+ABA-BA-BO)$	$2*(A-AAB-AB-ABA-AB+ABO+BA+BO+O)$	0	0	0	N10
X44	$2*(-A+AAB+AB-ABA-BA-BO)$	$2*OB$	0	0	$A-AAB-AB+ABA+ABO+BA+BO+O-OB$	N4
X45	$2*(-A+AAB+AB-ABA-BA-BO)$	$2*OB$	0	0	$A-AAB-2*AB+ABA-ABB-AO-B+2*BA+BAB+BO+OA+OAB-OB$	N1
X46	$2*(-A+AAB+AB-ABA-BA-BO)$	$2*(-AB-ABB-B+BA+BAB+BO)$	0	0	$A-AAB+ABA+ABB+ABO+B-BAB+O$	N11
X47	$2*(-A+AAB+AB-ABA-BA-BO)$	$2*(-AB-ABB-B+BA+BAB+BO)$	0	0	$A-AAB+ABA+ABB-AO-B-BAB-BO+OA+OAB+OB$	N1
X48	$2*(ABO+O)$	0	0	0	0	N8

Serial	b_0	$2*b_1$	$2*b_2$	$2*b_3$	$2*b_{21}$	$2*e_1$	$2*e_2$	$2*f_2$	$2*f_3$	$2*f_4$	$2*f_5$	p_1	p_2	p_3	p_4	a_8	c_4	$3*d_1$
X49	BA	0	$2*(-AO+OA)$	$2*(AB-BA-BO)$	0	0	0	0	0	0	0	AO	$-AB+BA+BAB+BO$	$A-AB+ABA+BA+BO$	0	0	0	0
X50	BA	0	$2*(-AO+OA)$	$2*(AB-BA-BO)$	0	0	0	0	0	0	0	AO	$-AB+BA+BAB+BO$	$A-AB+ABA+BA+BO$	0	0	0	0
X51	BA	0	$2*(-AO+OA)$	$2*(AB-BA-BO)$	0	0	0	0	0	0	0	AO	$-AB+BA+BAB+BO$	$A-AB+ABA+BA+BO$	0	0	0	0
X52	BA	0	$2*(-AO+OA)$	$2*(AB-BA-BO)$	0	0	0	0	0	0	0	AO	$-AB+BA+BAB+BO$	$A-AB+ABA+BA+BO$	0	0	0	0
X53	BA	0	$2*(-AO+OA)$	$2*BAB$	0	0	0	0	0	0	0	AO	0	$A+ABA-BAB$	0	0	0	0
X54	BA	0	$2*(-AO+OA)$	$2*BAB$	0	0	0	0	0	0	0	AO	0	$A+ABA-BAB$	0	0	0	0
X55	BA	0	$2*(-AO+OA)$	$2*BAB$	0	0	0	0	0	0	0	AO	0	$A+ABA-BAB$	0	0	0	0
X56	BA	0	$2*(-AO+OA)$	$2*BAB$	0	0	0	0	0	0	0	AO	0	$A+ABA-BAB$	0	0	0	0
X57	BA	0	$2*(-AO+OA)$	$2*BAB$	0	0	0	0	0	0	0	AO	0	$A+ABA-BAB$	0	0	0	0
X58	BA	0	$2*(-AO+OA)$	$2*BAB$	0	0	0	0	0	0	0	AO	0	$A+ABA-BAB$	0	0	0	0
X59	BA	0	$2*(-AO+OA)$	$2*BAB$	0	0	0	0	0	0	0	AO	0	$A+ABA-BAB$	0	0	0	0
X60	BA	0	$2*(-AO+OA)$	$2*BAB$	0	0	0	0	0	0	0	AO	0	$A+ABA-BAB$	0	0	0	0
X61	BA	0	$2*(-AO+OA)$	$2*(A+ABA)$	$2*(AO+BO-OA)$	0	0	0	0	0	0	$-BO+OA$	$ABB+B$	0	0	0	0	0
X62	BA	0	$2*(-AO+OA)$	$2*(A+ABA)$	$2*(AO+BO-OA)$	0	0	0	0	0	0	$-BO+OA$	$ABB+B$	0	0	0	0	0
X63	BA	0	$2*(-AO+OA)$	$2*(A+ABA)$	$2*(AO+BO-OA)$	0	0	0	0	0	0	$-BO+OA$	$ABB+B$	0	0	0	0	0
X64	BA	0	$2*(-AO+OA)$	$2*(A+ABA)$	$2*(AO+BO-OA)$	0	0	0	0	0	0	$-BO+OA$	$ABB+B$	0	0	0	0	0
X65	BA	0	$2*(-AO+OA)$	$2*(A+ABA)$	$2*(AO+BO-OA)$	0	0	0	0	0	0	$-BO+OA$	$ABB+B$	0	0	0	0	0
X66	BA	0	$2*(-AO+OA)$	$2*(A+ABA)$	$2*(AO+BO-OA)$	0	0	0	0	0	0	$-BO+OA$	$ABB+B$	0	0	0	0	0
X67	BA	0	$2*(-AO+OA)$	$2*(A+ABA)$	$2*(AO+BO-OA)$	0	0	0	0	0	0	$-BO+OA$	$ABB+B$	0	0	0	0	0
X68	BA	0	$2*(-AO+OA)$	$2*(A+ABA)$	$2*(AO+BO-OA)$	0	0	0	0	0	0	$-BO+OA$	$ABB+B$	0	0	0	0	0
X69	BA	0	$2*(-AO+OA)$	$2*(A+ABA)$	$2*(AO+BO-OA)$	0	0	0	0	0	0	$-BO+OA$	$-A-ABA+BAB$	0	0	0	0	0
X70	BA	0	$2*(-AO+OA)$	$2*(A+ABA)$	$2*(AO+BO-OA)$	0	0	0	0	0	0	$-BO+OA$	$-A-ABA+BAB$	0	0	0	0	0
X71	BA	0	$2*(-AO+OA)$	$2*(A+ABA)$	$2*AO$	0	0	0	0	0	0	0	$ABB+B$	0	$BO-OA$	0	0	0
X72	BA	0	$2*(-AO+OA)$	$2*(A+ABA)$	$2*AO$	0	0	0	0	0	0	0	$ABB+B$	0	$BO-OA$	0	0	0

Serial	$2*b_4$	$2*b_5$	$2*b_6$	$2*b_7$	a_9	Result
X49	$2*(-AO-BO+OA)$	0	0	0	ABO+AO+BO+O-OA	N6
X50	$2*(-AO-BO+OA)$	0	0	0	-A+AAB+AB-ABA+ABO+AO-BA-OA+OAB+OB	N1
X51	$2*(-A+AAB+AB-ABA-BA-BO)$	0	0	0	A-AAB-AB+ABA+ABO+BA+BO+O	N11
X52	$2*(-A+AAB+AB-ABA-BA-BO)$	0	0	0	A-AAB-AB+ABA-AO+BA+OA+OAB+OB	N1
X53	$2*(ABO+O)$	0	0	0	0	N8
X54	$2*(-AO-BO+OA)$	0	0	0	ABO+AO+BO+O-OA	N6
X55	$2*(-AO-BO+OA)$	0	0	0	-A+AAB+AB-ABA+AO-BA-OA+OAB+OB	N1
X56	$2*(-A+AAB-ABA+BAB)$	0	$2*(-A+AAB+ABA+ABO-BAB+O)$	0	0	N8
X57	$2*(-A+AAB-ABA+BAB)$	0	$2*(-A-AAB+ABA-AO-BAB-BO+OA)$	0	ABO+AO+BO+O-OA	N6
X58	$2*(-A+AAB-ABA+BAB)$	0	$2*(-A-AAB+ABA-AO-BAB-BO+OA)$	0	-A+AAB+AB-ABA+AO-BA-OA+OAB+OB	N1
X59	$2*(-A+AAB-ABA+BAB)$	0	$2*(AB-BA-BAB-BO)$	0	A-AAB-AB+ABA+ABO+BA+BO+O	N11
X60	$2*(-A+AAB-ABA+BAB)$	0	$2*(AB-BA-BAB-BO)$	0	A-AAB-AB+ABA-AO+BA+OA+OAB+OB	N1
X61	0	$2*(ABO+O)$	0	0	0	N5
X62	0	$2*OB$	0	$2*(ABO+O-OB)$	0	N5
X63	0	$2*OB$	0	$2*(-A+AB+ABA-BA-BO)$	A-AB+ABA+ABB-B+BA+BO+O-OB	N2
X64	0	$2*OB$	0	$2*(-A+AB-ABA-BA-BO)$	AAB-AB-ABB-B+BA+BAB+BO+OAB-OB	N1
X65	0	$2*OB$	0	$2*(-A-ABA-ABB-B+BAB-OB)$	A+AAB+ABB+ABO+B-BAB-BO+OAB+O	N6
X66	0	$2*OB$	0	$2*(-A-ABA-ABB-B+BAB-OB)$	AAB+AB+ABB+B-BA-BAB-BO+OAB+OB	N1
X67	0	$2*(-A-ABA-ABB-B+BAB)$	0	0	A+ABA+ABB+ABO-B-BAB+O	N6
X68	0	$2*(-A-ABA-ABB-B+BAB)$	0	0	AAB+AB+ABB-B-BA-BAB-BO+OAB+OB	N1
X69	0	0	0	0	ABO+O	N6
X70	0	0	0	0	-A+AAB+AB-ABA-BA-BO+OAB+OB	N1
X71	0	$2*(ABO+O)$	0	0	0	N5
X72	0	$2*(-BO+OA+OB)$	0	$2*(ABO+BO+O-OA-OB)$	0	N5

Serial	b_0	$2*b_1$	$2*b_2$	$2*b_3$	$2*b_{21}$	$2*e_1$	$2*e_2$	$2*f_2$	$2*f_3$	$2*f_4$	$2*f_5$	p_1	p_2	p_3	p_4	a_8	c_4	$3*d_1$
X73	BA	0	2*(-AO+OA)	2*(A+ABA)	2*AO	0	0	0	0	0	0	0	ABB+B	0	BO-OA	0	0	0
X74	BA	0	2*(-AO+OA)	2*(A+ABA)	2*AO	0	0	0	0	0	0	0	ABB+B	0	BO-OA	0	0	0
X75	BA	0	2*(-AO+OA)	2*(A+ABA)	2*AO	0	0	0	0	0	0	0	ABB+B	0	BO-OA	0	0	0
X76	BA	0	2*(-AO+OA)	2*(A+ABA)	2*AO	0	0	0	0	0	0	0	ABB+B	0	BO-OA	0	0	0
X77	BA	0	2*(-AO+OA)	2*(A+ABA)	2*AO	0	0	0	0	0	0	0	ABB+B	0	BO-OA	0	0	0
X78	BA	0	2*(-AO+OA)	2*(A+ABA)	2*AO	0	0	0	0	0	0	0	ABB+B	0	BO-OA	0	0	0
X79	BA	0	2*(-AO+OA)	2*(A+ABA)	2*AO	0	0	0	0	0	0	0	ABB+B	0	OB	BO-OA-OB	0	0
X80	BA	0	2*(-AO+OA)	2*(A+ABA)	2*AO	0	0	0	0	0	0	0	ABB+B	0	OB	BO-OA-OB	0	0

Serial	$2*b_4$	$2*b_5$	$2*b_6$	$2*b_7$	a_9	Result
X73	0	2*(-BO+OA+OB)	0	2*(-A+AB-ABA-BA-OA)	A-AB+ABA+ABO+BA+BO+O-OB	N2
X74	0	2*(-BO+OA+OB)	0	2*(-A+AB-ABA-BA-OA)	AAB-AB-ABB-B+BA+BAB+BO+OAB-OB	N1
X75	0	2*(-BO+OA+OB)	0	2*(-A-ABA-ABB-B+BAB+BO-OA-OB)	A+ABA+ABB+ABO+B-BAB+O	N6
X76	0	2*(-BO+OA+OB)	0	2*(-A-ABA-ABB-B+BAB+BO-OA-OB)	AAB+AB+ABA+ABO+B-BA-BAB-BO+OAB+OB	N1
X77	0	2*(-A-ABA-ABB-B+BAB)	0	0	A+ABA+ABB+ABO+B-BAB+O	N6
X78	0	2*(-A-ABA-ABB-B+BAB)	0	0	AAB+AB+ABA+ABO+B-BA-BAB-BO+OAB+OB	N1
X79	0	0	0	2*(ABO+O)	0	N5
X80	0	0	0	2*(-A+AB-ABA-BA-BO+OB)	A-AB+ABO+BA+BO+O-OB	N2

Serial	b_0	$2*b_1$	$2*b_2$	$2*b_3$	$2*b_{21}$	$2*e_1$	$2*e_2$	$2*f_2$	$2*f_3$	$2*f_4$	$2*f_5$	P_1	P_2	P_3	P_4
X81	BA	0	$2*(-AO+OA)$	$2*(A+ABA)$	$2*AO$	0	0	0	0	0	0	0	$ABB+B$	0	OB
X82	BA	0	$2*(-AO+OA)$	$2*(A+ABA)$	$2*AO$	0	0	0	0	0	0	0	$ABB+B$	0	OB
X83	BA	0	$2*(-AO+OA)$	$2*(A+ABA)$	$2*AO$	0	0	0	0	0	0	0	$ABB+B$	0	OB
X84	BA	0	$2*(-AO+OA)$	$2*(A+ABA)$	$2*AO$	0	0	0	0	0	0	0	$ABB+B$	0	OB
X85	BA	0	$2*(-AO+OA)$	$2*(A+ABA)$	$2*AO$	0	0	0	0	0	0	0	$ABB+B$	0	$BO-OA$
X86	BA	0	$2*(-AO+OA)$	$2*(A+ABA)$	$2*AO$	0	0	0	0	0	0	0	$-A-ABA+BAB$	0	$BO-OA$
X87	BA	0	$2*(-AO+OA)$	$2*(A+ABA)$	$2*AO$	0	0	0	0	0	0	0	$-A-ABA+BAB$	0	OB
X88	BA	0	$2*(-AO+OA)$	$2*(A+ABA)$	$2*AO$	0	0	0	0	0	0	0	$-A-ABA+BAB$	0	OB
X89	BA	0	$2*(-AO+OA)$	$2*(A+ABA)$	$2*AO$	0	0	0	0	0	0	0	$-A-ABA+BAB$	0	OB
X90	BA	0	$2*(-AO+OA)$	$2*(A+ABA)$	$2*AO$	0	0	0	0	0	0	0	$-A-ABA+BAB$	0	OB
X91	BA	0	$2*(-AO+OA)$	$2*(A+ABA)$	$2*AO$	0	0	0	0	0	0	0	$-A-ABA+BAB$	0	OB
X92	BA	0	$2*(-AO+OA)$	$2*(A+ABA)$	$2*AO$	0	0	0	0	0	0	0	$-A-ABA+BAB$	0	OB
X93	BA	0	$2*(-AO+OA)$	$2*(A+ABA)$	$2*AO$	0	0	0	0	0	0	0	$-A-ABA+BAB$	0	OB
X94	BA	0	$2*(-AO+OA)$	$2*(A+ABA)$	$2*(-A+AB-ABA+AO-BA-OA)$	0	0	0	0	0	0	$A-AB+ABA+BA+OA$	$ABB+B$	0	$A-AB+ABA+BA+BO$
X95	BA	0	$2*(-AO+OA)$	$2*(A+ABA)$	$2*(-A+AB-ABA+AO-BA-OA)$	0	0	0	0	0	0	$A-AB+ABA+BA+OA$	$ABB+B$	0	$A-AB+ABA+BA+BO$
X96	BA	0	$2*(-AO+OA)$	$2*(A+ABA)$	$2*(-A+AB-ABA+AO-BA-OA)$	0	0	0	0	0	0	$A-AB+ABA+BA+OA$	$ABB+B$	0	$A-AB+ABA+BA+BO$
X97	BA	0	$2*(-AO+OA)$	$2*(A+ABA)$	$2*(-A+AB-ABA+AO-BA-OA)$	0	0	0	0	0	0	$A-AB+ABA+BA+OA$	$ABB+B$	0	$A-AB+ABA+BA+BO$
X98	BA	0	$2*(-AO+OA)$	$2*(A+ABA)$	$2*(-A+AB-ABA+AO-BA-OA)$	0	0	0	0	0	0	$A-AB+ABA+BA+OA$	$ABB+B$	0	$A-AB+ABA+BA+BO$
X99	BA	0	$2*(-AO+OA)$	$2*(A+ABA)$	$2*(-A+AB-ABA+AO-BA-OA)$	0	0	0	0	0	0	$A-AB+ABA+BA+OA$	$ABB+B$	0	OB
X100	BA	0	$2*(-AO+OA)$	$2*(A+ABA)$	$2*(-A+AB-ABA+AO-BA-OA)$	0	0	0	0	0	0	$A-AB+ABA+BA+OA$	$ABB+B$	0	OB
X101	BA	0	$2*(-AO+OA)$	$2*(A+ABA)$	$2*(-A+AB-ABA+AO-BA-OA)$	0	0	0	0	0	0	$A-AB+ABA+BA+OA$	$-A-ABA+BAB$	0	$A-AB+ABA+BA+BO$
X102	BA	0	$2*(-AO+OA)$	$2*(A+ABA)$	$2*(-A+AB-ABA+AO-BA-OA)$	0	0	0	0	0	0	$A-AB+ABA+BA+OA$	$-A-ABA+BAB$	0	$A-AB+ABA+BA+BO$
X103	BA	0	$2*(-AO+OA)$	$2*(A+ABA)$	$2*(-A+AB-ABA+AO-BA-OA)$	0	0	0	0	0	0	$A-AB+ABA+BA+OA$	$-A-ABA+BAB$	0	OB
X104	BA	0	$2*(-AO+OA)$	$2*(A+ABA)$	$2*(-A+AB-ABA+AO-BA-OA)$	0	0	0	0	0	0	$A-AB+ABA+BA+OA$	$-A-ABA+BAB$	0	OB

Serial	a_8	c_4	$3*d_1$	$2*b_4$	$2*b_5$	$2*b_6$	$2*b_7$	a_9	Result
X81	BO−0A−OB	0	0	0	0	0	$2*(-A+AB-ABA-BA-BO+OB)$	AAB−AB−ABB−B+BA+BAB+BO+OAB−OB	N1
X82	BO−0A−OB	0	0	0	0	0	$2*(-A-ABA-ABB-B-BAB)$	A+ABA+ABB+ABO+B−BAB+O	N6
X83	BO−0A−OB	0	0	0	0	0	$2*(-A-ABA-ABB-B-BAB)$	AAB+AB+ABB+B−BA−BAB−BO+OAB+OB	N1
X84	−A+AB−ABA−BA−0A	0	0	0	0	0	0	ABO+O	N2
X85	−A+AB−ABA−BA−0A	0	0	0	0	0	0	−A+AAB−ABA−ABB−B+BAB+OAB	N1
X86	0	0	0	0	0	0	0	ABO+O	N6
X87	0	0	0	0	0	0	0	−A+AAB+AB−ABA−BA−BO+OAB+OB	N1
X88	0	0	0	0	0	0	0	ABO+BO+O−OA−OB	N6
X89	0	0	0	0	0	0	0	−A+AAB−AB−ABA−BA−OA+OAB	N1
X90	−A−ABA−ABB−B+BAB+BO−0A−OB	0	0	0	0	0	0	A+ABA+ABB+ABO+B−BAB	N6
X91	−A−ABA−ABB−B+BAB+BO−0A−OB	0	0	0	0	0	0	AAB+AB+ABB+B−BA−BAB−BO+OAB+OB	N1
X92	−A+AB−ABA−BA−0A	0	0	0	0	0	0	A+ABA+ABB+ABO+B−BAB+O	N2
X93	−A+AB−ABA−BA−0A	0	0	0	0	0	0	AAB+OAB	N1
X94	0	0	0	0	$2*(AB0+O)$	0	0	0	N5
X95	0	0	0	$2*(-A+AB-ABA-BA-BO+OB)$	0	0	0	−A−AB+ABA+ABO+BA+BO+O−OB	N2
X96	0	0	0	$2*(-A+AB-ABA-BA-BO+OB)$	0	0	0	AAB−AB−ABB−B+BA+BAB+BO+OAB−OB	N1
X97	0	0	0	$2*(-A-ABA-ABB-B+BAB)$	0	0	0	A+ABA+ABB+ABO+B−BAB+O	N6
X98	0	0	0	$2*(-A-ABA-ABB-B+BAB)$	0	0	0	AAB+AB+ABB+B−BA−BAB−BO+OAB+OB	N1
X99	0	0	0	0	0	0	0	ABO+O	N2
X100	0	0	0	0	0	0	0	−A+AAB−ABA−ABB−B+BAB+OAB	N1
X101	0	0	0	0	0	0	0	ABO+O	N6
X102	0	0	0	0	0	0	0	−A+AAB+AB−ABA−BA−BO+OAB+OB	N1
X103	0	0	0	0	0	0	0	A−A+AAB+ABA−BA−BO+O−OB	N6
X104	0	0	0	0	0	0	0	AAB+OAB	N1

Serial	b_0	$2*b_1$	$2*b_2$	$2*b_3$	$2*b_{21}$	$2*e_1$	$2*e_2$	$2*f_2$	$2*f_3$	$2*f_4$	$2*f_5$	P1	P2	P3	P4
X105	BA	0	$2*(-AO+OA)$	$2*(A+ABA)$	$2*(-A+AB-ABA+AO-BA-OA)$	0	0	0	0	0	0	A-AB+ABA+BA+OA	-A-ABA+BAB	0	OB
X106	BA	0	$2*(-AO+OA)$	$2*(A+ABA)$	$2*(-A+AB-ABA+AO-BA-OA)$	0	0	0	0	0	0	A-AB+ABA+BA+OA	-A-ABA+BAB	0	OB
X107	BA	0	$2*(-AO+OA)$	$2*(AB+AO-BA-OA)$	0	0	0	0	0	0	0	AO	ABB+B	A-AB+ABA-AO+BA-OA	AO+BO-OA
X108	BA	0	$2*(-AO+OA)$	$2*(AB+AO-BA-OA)$	0	0	0	0	0	0	0	AO	ABB+B	A-AB+ABA-AO+BA-OA	AO+BO-OA
X109	BA	0	$2*(-AO+OA)$	$2*(AB+AO-BA-OA)$	0	0	0	0	0	0	0	AO	ABB+B	A-AB+ABA-AO+BA-OA	AO+BO-OA
X110	BA	0	$2*(-AO+OA)$	$2*(AB+AO-BA-OA)$	0	0	0	0	0	0	0	AO	ABB+B	A-AB+ABA-AO+BA-OA	AO+BO-OA
X111	BA	0	$2*(-AO+OA)$	$2*(AB+AO-BA-OA)$	0	0	0	0	0	0	0	AO	ABB+B	A-AB+ABA-AO+BA-OA	AO+BO-OA
X112	BA	0	$2*(-AO+OA)$	$2*(AB+AO-BA-OA)$	0	0	0	0	0	0	0	AO	ABB+B	A-AB+ABA-AO+BA-OA	OB
X113	BA	0	$2*(-AO+OA)$	$2*(AB+AO-BA-OA)$	0	0	0	0	0	0	0	AO	ABB+B	A-AB+ABA-AO+BA-OA	OB
X114	BA	0	$2*(-AO+OA)$	$2*(AB+AO-BA-OA)$	0	0	0	0	0	0	0	AO	-A-AO+BA+BAB+OA	A-AB+ABA-AO+BA-OA	AO+BO-OA
X115	BA	0	$2*(-AO+OA)$	$2*(AB+AO-BA-OA)$	0	0	0	0	0	0	0	AO	-A-AO+BA+BAB+OA	A-AB+ABA-AO+BA-OA	AO+BO-OA
X116	BA	0	$2*(-AO+OA)$	$2*(AB+AO-BA-OA)$	0	0	0	0	0	0	0	AO	-A-AO+BA+BAB+OA	A-AB+ABA-AO+BA-OA	OB
X117	BA	0	$2*(-AO+OA)$	$2*(AB+AO-BA-OA)$	0	0	0	0	0	0	0	AO	-A-AO+BA+BAB+OA	A-AB+ABA-AO+BA-OA	OB
X118	BA	0	$2*(-AO+OA)$	$2*(AB+AO-BA-OA)$	0	0	0	0	0	0	0	AO	-A-AO+BA+BAB+OA	A-AB+ABA-AO+BA-OA	OB
X119	BA	0	$2*(-AO+OA)$	$2*(AB+AO-BA-OA)$	0	0	0	0	0	0	0	AO	-A-AO+BA+BAB+OA	A-AB+ABA-AO+BA-OA	OB
X120	BA	0	$2*(-AO+OA)$	$2*BAB$	$2*(AO+BO-OA)$	0	0	0	0	0	0	-BO-OA	0	A+ABA-BAB	0
X121	BA	0	$2*(-AO+OA)$	$2*BAB$	$2*(AO+BO-OA)$	0	0	0	0	0	0	-BO-OA	0	A+ABA-BAB	0
X122	BA	0	$2*(-AO+OA)$	$2*BAB$	$2*AO$	0	0	0	0	0	0	0	0	A+ABA-BAB	BO-OA
X123	BA	0	$2*(-AO+OA)$	$2*BAB$	$2*AO$	0	0	0	0	0	0	0	0	A+ABA-BAB	BO-OA
X124	BA	0	$2*(-AO+OA)$	$2*BAB$	$2*AO$	0	0	0	0	0	0	0	0	A+ABA-BAB	OB
X125	BA	0	$2*(-AO+OA)$	$2*BAB$	$2*AO$	0	0	0	0	0	0	0	0	A+ABA-BAB	OB
X126	BA	0	$2*(-AO+OA)$	$2*BAB$	$2*AO$	0	0	0	0	0	0	0	0	A+ABA-BAB	OB
X127	BA	0	$2*(-AO+OA)$	$2*BAB$	$2*AO$	0	0	0	0	0	0	0	0	A+ABA-BAB	OB
X128	BA	0	$2*(-AO+OA)$	$2*BAB$	$2*AO$	0	0	0	0	0	0	0	0	A+ABA-BAB	OB

Serial	a_8	c_4	$3*d_1$	$2*b_4$	$2*b_5$	$2*b_6$	$2*b_7$	a_9	Result
X105	0	0	0	0	0	0	0	A+ABA+ABB+ABO+B−BAB+O	N2
X106	0	0	0	0	0	0	0	AAB+OAB	N1
X107	0	0	0	0	2*(ABO+O)	0	0	0	N10
X108	0	0	0	0	2*(−AO−BO+OA+OB)	0	0	ABO+AO+BO+O−OA−OB	N2
X109	0	0	0	0	2*(−AO−BO+OA+OB)	0	0	−A+AAB−ABA−ABB+AO−B+BAB+BO−OA+OAB−OB	N1
X110	0	0	0	0	2*(−AB−ABB−AO−B+BA+BAB+OA)	0	0	AB+ABB+ABO+AO−B−BA−BAB+O−OA	N6
X111	0	0	0	0	2*(−AB−ABB−AO−B+BA+BAB+OA)	0	0	−A+AAB+2*AB−ABA+ABB+AO+B−2*BA−BAB−BO−OA+OAB+OB	N1
X112	0	0	0	0	0	0	0	ABO+O	N2
X113	0	0	0	0	0	0	0	−A+AAB−ABA−ABB−B+BAB+OAB	N1
X114	0	0	0	0	0	0	0	ABO+O	N6
X115	0	0	0	0	0	0	0	−A+AAB+AB−ABA−BA−BO+OAB+OB	N1
X116	0	0	0	0	0	0	0	ABO+AO+BO+O−OA−OB	N6
X117	0	0	0	0	0	0	0	−A+AAB+AB−ABA+AO−BA−OA+OAB	N1
X118	0	0	0	0	0	0	0	AB+ABB+ABO+AO+B−BA−BAB−BO−OA	N2
X119	0	0	0	0	0	0	0	−A+AAB+AB−ABA+AO−BA−OA+OAB	N1
X120	0	0	0	0	0	0	0	ABO+O	N6
X121	0	0	0	0	0	0	0	−A+AAB+AB−ABA−BA−BO+OAB+OB	N1
X122	0	0	0	0	0	0	0	ABO+O	N6
X123	0	0	0	0	0	0	0	−A+AAB+AB−ABA−BA−BO+OAB+OB	N1
X124	0	0	0	0	0	0	0	ABO+BO+O−OA−OB	N6
X125	0	0	0	0	0	0	0	−A+AAB+AB−ABA−BA−OA+OAB	N1
X126	−ABB−B+BO−OA−OB	0	0	0	0	0	0	ABB+ABO+B+O	N6
X127	−ABB−B+BO−OA−OB	0	0	0	0	0	0	−A+AAB+AB−ABB+B−BA−BO+OAB+OB	N1
X128	AB−BA−BAB−OA	0	0	0	0	0	0	ABB+ABO+B+O	N2

Serial	b_0	$2*b_1$	$2*b_2$	$2*b_3$	$2*b_{21}$	$2*e_1$	$2*e_2$	$2*f_2$	$2*f_3$	$2*f_4$	$2*f_5$	P1	P2	P3	P4
X129	BA	0	$2*(-AO+OA)$	$2*BAB$	$2*AO$	0	0	0	0	0	0	0	0	A+ABA−BAB	OB
X130	BA	0	$2*(-AO+OA)$	$2*BAB$	$2*(AB+AO-BA-BAB-OA)$	0	0	0	0	0	0	−AB+BA+BAB+OA	0	A+ABA−BAB	−AB+BA+BAB+BO
X131	BA	0	$2*(-AO+OA)$	$2*BAB$	$2*(AB+AO-BA-BAB-OA)$	0	0	0	0	0	0	−AB+BA+BAB+OA	0	A+ABA−BAB	−AB+BA+BAB+BO
X132	BA	0	$2*(-AO+OA)$	$2*BAB$	$2*(AB+AO-BA-BAB-OA)$	0	0	0	0	0	0	−AB+BA+BAB+OA	0	A+ABA−BAB	OB
X133	BA	0	$2*(-AO+OA)$	$2*BAB$	$2*(AB+AO-BA-BAB-OA)$	0	0	0	0	0	0	−AB+BA+BAB+OA	0	A+ABA−BAB	OB
X134	BA	0	$2*(-AO+OA)$	$2*BAB$	$2*(AB+AO-BA-BAB-OA)$	0	0	0	0	0	0	−AB+BA+BAB+OA	0	A+ABA−BAB	OB
X135	BA	0	$2*(-AO+OA)$	$2*BAB$	$2*(AB+AO-BA-BAB-OA)$	0	0	0	0	0	0	−AB+BA+BAB+OA	0	A+ABA−BAB	OB
X136	BA	0	$2*(AB-BA)$	0	0	0	0	0	0	0	0	AO	ABB+B	A+ABA	−AB+BA+BO
X137	BA	0	$2*(AB-BA)$	0	0	0	0	0	0	0	0	AO	ABB+B	A+ABA	−AB+BA+BO
X138	BA	0	$2*(AB-BA)$	0	0	0	0	0	0	0	0	AO	ABB+B	A+ABA	−AB+BA+BO
X139	BA	0	$2*(AB-BA)$	0	0	0	0	0	0	0	0	AO	ABB+B	A+ABA	−AB+BA+BO
X140	BA	0	$2*(AB-BA)$	0	0	0	0	0	0	0	0	AO	ABB+B	A+ABA	−AB+BA+BO
X141	BA	0	$2*(AB-BA)$	0	0	0	0	0	0	0	0	AO	ABB+B	A+ABA	−AB+BA+BO
X142	BA	0	$2*(AB-BA)$	0	0	0	0	0	0	0	0	AO	ABB+B	A+ABA	−AB+BA+BO
X143	BA	0	$2*(AB-BA)$	0	0	0	0	0	0	0	0	AO	ABB+B	A+ABA	−AB+BA+BO
X144	BA	0	$2*(AB-BA)$	0	0	0	0	0	0	0	0	AO	ABB+B	A+ABA	−AB+BA+BO
X145	BA	0	$2*(AB-BA)$	0	0	0	0	0	0	0	0	AO	ABB+B	A+ABA	−AB+BA+BO
X146	BA	0	$2*(AB-BA)$	0	0	0	0	0	0	0	0	AO	ABB+B	A+ABA	−AB+BA+BO
X147	BA	0	$2*(AB-BA)$	0	0	0	0	0	0	0	ABB+B	AO	0	A+ABA	OB
X148	BA	0	$2*(AB-BA)$	0	0	0	0	0	0	0	ABB+B	AO	0	A+ABA	(OB)
X149	BA	0	$2*(AB-BA)$	0	0	0	0	0	0	0	ABB+B	AO	0	A+ABA	OB
X150	BA	0	$2*(AB-BA)$	0	0	0	0	0	0	0	ABB+B	AO	0	A+ABA	OB
X151	BA	0	$2*(AB-BA)$	0	0	0	0	0	0	0	ABB+B	AO	0	A+ABA	OB
X152	BA	0	$2*(AB-BA)$	0	0	0	0	0	0	0	−A+AAB−ABA	AO	A−AAB+ABA+ABB+B	A+ABA	OB

附表C9（续）

Serial	a_8	c_4	$3*d_1$	$2*b_4$	$2*b_5$	$2*b_6$	$2*b_7$	a_9	Result
X129	AB−BA−BAB−OA	0	0	0	0	0	0	−A+AAB−ABA+BAB+OAB	N1
X130	0	0	0	0	0	0	0	ABO+O	N6
X131	0	0	0	0	0	0	0	−A+AAB−ABA−BA−BO+OAB+OB	N1
X132	0	0	0	0	0	0	0	−AB+ABO+BA+BAB+BO+O−OB	N6
X133	0	0	0	0	0	0	0	−A+AAB−ABA+BAB+OAB	N1
X134	0	0	0	0	0	0	0	ABB+ABO+B+O	N2
X135	0	0	0	0	0	0	0	−A+AAB−ABA+BAB+OAB	N1
X136	0	0	0	2*(ABO+O)	0	0	0	0	N10
X137	0	0	0	2*(−AB−AO+BA+OA)	2*(AB+ABO+AO−BA+O−OA)	0	0	0	N10
X138	0	0	0	2*(−AB−AO+BA+OA)	2*(AB−BA−BO+OB)	0	0	ABO+AO+BO+O−OA−OB	N2
X139	0	0	0	2*(−AB−AO+BA+OA)	2*(AB−BA−BO+OB)	0	0	−A+AAB−ABA−ABB+AO−B+BAB+BO−OA+OAB−OB	N1
X140	0	0	0	2*(−AB−AO+BA+OA)	2*(−ABB−B+BAB)	0	0	AB+ABB+ABO+AO+BA−BAB+O−OA	N6
X141	0	0	0	2*(−AB−AO+BA+OA)	2*(−ABB−B+BAB)	0	0	−A+AAB+2*AB−ABA+ABB+AO+B−2*BA−BAB−BO−OA+OAB+OB	N1
X142	0	0	0	2*(−A+AAB−ABA)	2*(−A−AAB+ABA+ABO+O)	0	0	0	N10
X143	0	0	0	2*(−A+AAB−ABA)	2*(AB−BA−BO+OB)	0	0	A−AAB−AB+ABA+ABO+BA+BO+O−OB	N4
X144	0	0	0	2*(−A+AAB−ABA)	2*(AB−BA−BO+OB)	0	0	A−AAB−2*AB+ABA−ABB−AO−B+2*BA+BAB+BO+OA+OAB−OB	N1
X145	0	0	0	2*(−A+AAB−ABA)	2*(−ABB−B+BAB)	0	0	A−AAB+ABA+ABB−AO−B+BAB+O	N11
X146	0	0	0	2*(−A+AAB−ABA)	2*(−ABB−B+BAB)	0	0	A−AAB+ABA+ABB−AO−B−BAB−BO−OA+OAB+OB	N1
X147	0	0	0	2*(ABO+O)	0	0	0	0	N3
X148	0	0	0	2*(−AB−ABB−AO−B+BA+OA)	0	0	0	AB+ABB+ABO+AO+B−BA+O−OA	N2
X149	0	0	0	2*(−AB−ABB−AO−B+BA+OA)	0	0	0	−A+AAB+AB−ABA+AO−BA−BAB−OA+OAB	N1
X150	0	0	0	2*(−A+AAB−ABA−ABB−B)	0	0	0	A−AAB+AB−ABA+ABB+ABO+B+O	N4
X151	0	0	0	2*(−A+AAB−ABA−ABB−B)	0	0	0	A−AAB−AB+ABA−AO+BA+BAB+OA+OAB	N1
X152	0	0	0	0	0	0	0	ABO+O	N4

附表C9（续）

Serial	b_0	$2*b_1$	$2*b_2$	$2*b_3$	$2*e_1$	$2*e_2$	$2*f_2$	$2*f_3$	$2*f_4$	$2*f_5$	P_1	P_2	P_3	P_4
X153	BA	0	$2*(AB-BA)$	0	0	0	0	0	0	$-A+AAB-ABA$	AO	A-AAB+ABA+ABB+B	A+ABA	OB
X154	BA	0	$2*(AB-BA)$	0	0	0	0	0	0	$-AB+BA+BO-OB$	AO	AB+ABB+B-BA-BO+OB	A+ABA	OB
X155	BA	0	$2*(AB-BA)$	0	0	0	0	0	0	$-AB+BA+BO-OB$	AO	AB+ABB+B-BA-BO+OB	A+ABA	OB
X156	BA	0	$2*(AB-BA)$	0	0	0	0	0	0	$-AB+BA+BO-OB$	AO	AB+ABB+B-BA-BO+OB	A+ABA	OB
X157	BA	0	$2*(AB-BA)$	0	0	0	0	0	0	$-AB+BA+BO-OB$	AO	AB+ABB+B-BA-BO+OB	A+ABA	OB
X158	BA	0	$2*(AB-BA)$	0	0	0	0	0	0	$-AB+BA+BO-OB$	AO	AB+ABB+B-BA-BO+OB	A+ABA	OB
X159	BA	0	$2*(AB-BA)$	0	0	0	0	0	0	$-AB-AO+BA+OA$	AO	AB+ABB+AO+B-BA-OA	A+ABA	OB
X160	BA	0	$2*(AB-BA)$	0	0	0	0	0	0	$-AB-AO+BA+OA$	AO	AB+ABB+AO+B-BA-OA	A+ABA	OB

Serial	a_8	c_4	$3*d_1$	$2*b_3$	$2*b_4$	$2*b_5$	$2*b_6$	$2*b_7$	a_9	Result
X153	0	0	0			0	0	0	$-AB-ABB-AO-B+BA+BAB+OA+OAB$	N1
X154	0	0	0		$2*(ABO+O)$	0	0	0	0	N10
X155	0	0	0		$2*(-AO-BO+OA+OB)$	0	0	0	$ABO+AO+BO-O-OA-OB$	N2
X156	0	0	0		$2*(-AO-BO+OA+OB)$	0	0	0	$-A+AAB-ABA-ABB+AO-B+BAB+BO-OA+OAB-OB$	N1
X157	0	0	0	$2*(-A+AAB+AB-ABA-BA-BO+OB)$		0	0	0	$A-AAB-ABA-ABB+AO+BA+BO+O-OB$	N4
X158	0	0	0	$2*(-A+AAB+AB-ABA-BA-BO+OB)$		0	0	0	$A-AAB-2*AB+ABA-ABB-AO-B+2*BA+BAB+BO+OA+OAB-OB$	N1
X159	0	0	0		0	0	0	0	$ABO+O$	N2
X160	0	0	0		0	0	0	0	$-A+AAB-ABA-ABB-B+BAB+OAB$	N1

Serial	b_0	$2*b_1$	$2*b_2$	$2*b_3$	$2*b_{21}$	$2*e_1$	$2*e_2$	$2*f_2$	$2*f_3$	$2*f_4$	$2*f_5$	P1	P2	P3
X161	BA	0	2*(AB−BA)	0	0	0	0	0	ABB+B−BAB	0	0	AO	BAB	A+ABA
X162	BA	0	2*(AB−BA)	0	0	0	0	0	ABB+B−BAB	0	0	AO	BAB	A+ABA
X163	BA	0	2*(AB−BA)	0	0	0	0	0	ABB+B−BAB	0	0	AO	BAB	A+ABA
X164	BA	0	2*(AB−BA)	0	0	0	0	0	ABB+B−BAB	0	0	AO	BAB	A+ABA
X165	BA	0	2*(AB−BA)	0	0	0	0	0	ABB+B−BAB	0	0	AO	BAB	A+ABA
X166	BA	0	2*(AB−BA)	0	0	0	0	0	−A+AAB−ABA	0	0	AO	BAB	A+ABA
X167	BA	0	2*(AB−BA)	0	0	0	0	0	−A+AAB−ABA	0	0	AO	BAB	A+ABA
X168	BA	0	2*(AB−BA)	0	0	0	0	0	−AB+BA+BO	0	0	AO	BAB	A+ABA
X169	BA	0	2*(AB−BA)	0	0	0	0	0	−AB+BA+BO	0	0	AO	BAB	A+ABA
X170	BA	0	2*(AB−BA)	0	0	0	0	0	−AB+BA+BO	0	0	AO	BAB	A+ABA
X171	BA	0	2*(AB−BA)	0	0	0	0	0	−AB+BA+BO	0	0	AO	BAB	A+ABA
X172	BA	0	2*(AB−BA)	0	0	0	0	0	−AB+BA+BO	0	0	AO	BAB	A+ABA
X173	BA	0	2*(AB−BA)	0	0	0	0	0	−AB−AO+BA+OA	0	0	AO	BAB	A+ABA
X174	BA	0	2*(AB−BA)	0	0	0	0	0	−AB−AO+BA+OA	0	0	AO	BAB	A+ABA
X175	BA	0	2*(AB−BA)	0	0	0	2*(ABB+B−BAB)	0	0	0	BAB	AO	0	A+ABA
X176	BA	0	2*(AB−BA)	0	0	0	2*(ABB+B−BAB)	0	0	0	BAB	AO	0	A+ABA
X177	BA	0	2*(AB−BA)	0	0	0	2*(ABB+B−BAB)	0	0	0	BAB	AO	0	A+ABA
X178	BA	0	2*(AB−BA)	0	0	0	2*(ABB+B−BAB)	0	0	0	BAB	AO	0	A+ABA
X179	BA	0	2*(AB−BA)	0	0	0	2*(ABB+B−BAB)	0	0	0	BAB	AO	0	A+ABA
X180	BA	0	2*(AB−BA)	0	0	0	2*(ABB+B−BAB)	0	0	0	−A+AAB−ABA−ABB−B+BAB	AO	A−AAB+ABA+ABB+B	A+ABA
X181	BA	0	2*(AB−BA)	0	0	0	2*(ABB+B−BAB)	0	0	0	−A+AAB−ABA−ABB−B+BAB	AO	A−AAB+ABA+ABB+B	A+ABA
X182	BA	0	2*(AB−BA)	0	0	0	2*(ABB+B−BAB)	0	0	0	−AB−ABB−B+BA+BAB+BO−OB	AO	AB+ABB+B+BA+BAB+B	A+ABA
X183	BA	0	2*(AB−BA)	0	0	0	2*(ABB+B−BAB)	0	0	0	−AB−ABB−B+BA+BO−OB	AO	AB+ABB+B+BA+BO−OB	A+ABA
X184	BA	0	2*(AB−BA)	0	0	0	2*(ABB+B−BAB)	0	0	0	−AB−ABB−B+BA+BO−OB	AO	AB+ABB+B+BA+BO−OB	A+ABA

Serial	p4	a8	3*d1	2*b4	2*b5	2*b6	2*b7	a9	Result
X161	-AB-ABB-B+BA+BAB+BO	0	0	2*(ABO+O)	0	0	0	0	N10
X162	-AB-ABB-B+BA+BAB+BO	0	0	2*(-AB-ABB-AO-B+BA+BAB+OA)	0	0	0	AB+ABB+ABO+AO+B-BA-BAB+O-OA	N6
X163	-AB-ABB-B+BA+BAB+BO	0	0	2*(-AB-ABB-AO-B+BA+BAB+OA)	0	0	0	-A+AAB+2*AB-ABA+ABB+AO+B-2*BA-BAB-BO-OA+OAB+OB	N1
X164	-AB-ABB-B+BA+BAB+BO	0	0	2*(-A+AAB-ABA-ABB-B+BAB)	0	0	0	A-AAB+ABA+ABB-AO+B-BAB+O	N11
X165	-AB-ABB-B+BA+BAB+BO	0	0	2*(-A+AAB-ABA-ABB-B+BAB)	0	0	0	A-AAB+ABA+ABB-AO+B-BAB-BO+OA+OAB+OB	N1
X166	A-AAB-AB+ABA+BA+BO	0	0	0	0	0	0	ABO+O	N11
X167	A-AAB-AB+ABA+BA+BO	0	0	0	0	0	0	-AO-BO+OA+OAB+OB	N1
X168	0	0	0	2*(ABO+O)	0	0	0	0	N8
X169	0	0	0	2*(-AO-BO+OA)	0	0	0	ABO+AO+BO+O-OA	N6
X170	0	0	0	2*(-AO-BO+OA)	0	0	0	-A+AAB+AB-ABA+ABB+AO-BA-OA+OAB+OB	N1
X171	0	0	0	2*(-A+AAB+AB-ABA-BA-BO)	0	0	0	-A-AAB-AB+ABA+ABB+AO+BA+BO+O	N11
X172	0	0	0	2*(-A+AAB+AB-ABA-BA-BO)	0	0	0	-A-AAB-AB+ABA+ABB-AO+BA+OA+OAB+OB	N1
X173	AO+BO-OA	0	0	0	0	0	0	ABO+O	N6
X174	AO+BO-OA	0	0	0	0	0	0	-A+AAB-AB-ABA-BA-BO+OAB+OB	N1
X175	OB	0	0	2*(ABO+O)	0	0	0	0	N3
X176	OB	0	0	2*(-AB-ABB-AO-B+BA+OA)	0	0	0	AB+ABB+ABO+AO+B-BA+O-OA	N2
X177	OB	0	0	2*(-AB-ABB-AO-B+BA+OA)	0	0	0	-A+AAB+AB-ABA-ABB-AO-BA-OA+OAB+OAB	N1
X178	OB	0	0	2*(-A+AAB+AB-ABA-ABB-B)	0	0	0	-A-AAB+ABA+ABB+ABO+B+O	N4
X179	OB	0	0	2*(-A+AAB-ABA-ABA-ABB-B)	0	0	0	A-AAB-ABA-ABA-AO+BA+BAB+BAB+OA+OAB	N1
X180	OB	0	0	0	0	0	0	ABO+O	N4
X181	OB	0	0	0	0	0	0	-AB-ABB-AO-B+BA+BAB+OA+OAB	N1
X182	OB	0	0	2*(ABO+O)	0	0	0	0	N10
X183	OB	0	0	2*(-AO-BO+OA+OB)	0	0	0	ABO+AO+BO+O-OA-OB	N2
X184	OB	0	0	2*(-AO-BO+OA+OB)	0	0	0	-A+AAB-ABA-ABB-AB-ABO+AO-BA+BO-OA+OAB-OB	N1

Serial	b_0	$2*b_1$	$2*b_2$	$2*b_3$	$2*b_{21}$	$2*e_1$	$2*e_2$	$2*f_2$	$2*f_3$	$2*f_4$	$2*f_5$	P_1	P_2	P_3
X185	BA	0	$2*(AB-BA)$	0	0	0	$2*(ABB+B-BAB)$	0	0	0	$-AB-ABB-B+BA+BAB+BO-OB$	AO	$AB+ABB+B-BA-BO+OB$	A+ABA
X186	BA	0	$2*(AB-BA)$	0	0	0	$2*(ABB+B-BAB)$	0	0	0	$-AB-ABB-B+BA+BAB+BO-OB$	AO	$AB+ABB+B-BA-BO+OB$	A+ABA
X187	BA	0	$2*(AB-BA)$	0	0	0	$2*(ABB+B-BAB)$	0	0	0	$-AB-ABB-AO-B+BA+BAB+OA$	AO	$AB+ABB+AO+B-BA-OA$	A+ABA
X188	BA	0	$2*(AB-BA)$	0	0	0	$2*(ABB+B-BAB)$	0	0	0	$-AB-ABB-AO-B+BA+BAB+OA$	AO	$AB+ABB+AO+B-BA-OA$	A+ABA
X189	BA	0	$2*(AB-BA)$	0	0	0	$2*(-A+AAB-ABA)$	0	0	0	0	AO	BAB	A+ABA
X190	BA	0	$2*(AB-BA)$	0	0	0	$2*(-A+AAB-ABA)$	0	0	0	0	AO	BAB	A+ABA
X191	BA	0	$2*(AB-BA)$	0	0	0	$2*(-A+AAB-ABA)$	0	0	0	0	AO	BAB	A+ABA
X192	BA	0	$2*(AB-BA)$	0	0	0	$2*(-A+AAB-ABA)$	0	0	0	0	AO	BAB	A+ABA
X193	BA	0	$2*(AB-BA)$	0	0	0	$2*(-AB+BA+BO-OB)$	0	$AB+ABB+B-BA-BAB-BO+OB$	0	0	AO	BAB	A+ABA
X194	BA	0	$2*(AB-BA)$	0	0	0	$2*(-AB+BA+BO-OB)$	0	$AB+ABB+B-BA-BAB-BO+OB$	0	0	AO	BAB	A+ABA
X195	BA	0	$2*(AB-BA)$	0	0	0	$2*(-AB+BA+BO-OB)$	0	$AB+ABB+B-BA-BAB-BO+OB$	0	0	AO	BAB	A+ABA
X196	BA	0	$2*(AB-BA)$	0	0	0	$2*(-AB+BA+BO-OB)$	0	$AB+ABB+B-BA-BAB-BO+OB$	0	0	AO	BAB	A+ABA
X197	BA	0	$2*(AB-BA)$	0	0	0	$2*(-AB+BA+BO-OB)$	0	$-A+AAB+AB-ABA-BA-BO+OB$	0	0	AO	BAB	A+ABA
X198	BA	0	$2*(AB-BA)$	0	0	0	$2*(-AB+BA+BO-OB)$	0	$-A+AAB+AB-ABA-BA-BO+OB$	0	0	AO	BAB	A+ABA
X199	BA	0	$2*(AB-BA)$	0	0	0	$2*(-AB+BA+BO-OB)$	0	0	0	0	AO	BAB	A+ABA
X200	BA	0	$2*(AB-BA)$	0	0	0	$2*(-AB+BA+BO-OB)$	0	OB	0	0	AO	BAB	A+ABA

Serial	P4	a8	c4	3*d1	2*b4	2*b5	2*b6	2*b7	a9	Result
X185	OB	0	0	0	2*(-A+AAB+AB-ABA-BA-BO+OB)	0	0	0	A-AAB-AB+ABA+ABO+BA+BO+O-OB	N4
X186	OB	0	0	0	2*(-A+AAB+AB-ABA-ABA-BA-BO+OB)	0	0	0	A-AAB-2*AB-ABA-ABO-B+2*BA+BAB+BO+OA+OAB-OB	N1
X187	OB	0	0	0	0	0	0	0	ABO+O	N2
X188	OB	0	0	0	0	0	0	0	-A+AAB-ABA-ABB-B+BAB+OAB	N1
X189	OB	0	0	0	0	0	0	0	A-AAB-AB+ABA+ABO+BA+BO+O-OB	N11
X190	OB	0	0	0	0	0	0	0	A-AAB-AB+ABA-AO+BA+OA+OAB	N1
X191	OB	0	0	0	0	0	0	0	A-AAB+AB+ABB+ABO+B-BAB+O	N4
X192	OB	0	0	0	0	0	0	0	A-AAB-AB+ABA-AO+BA+OA+OAB	N1
X193	-AB-ABB-B+BA+BAB+BO	0	0	0	2*(ABO+O)	0	0	0	0	N10
X194	-AB-ABB-B+BA+BAB+BO	0	0	0	2*(-AB-ABB-AO-B+BA+BAB+OA)	0	0	0	AB+ABB+ABO+AO+B-BA-BAB+O-OA	N6
X195	-AB-ABB-B+BA+BAB+BO	0	0	0	2*(-AB-ABB-AO-B+BA+BAB+OA)	0	0	0	-A+AAB+2*AB-ABA+ABB+ABO+B-2*BA-BAB-BO-OA+OAB+OB	N1
X196	-AB-ABB-B+BA+BAB+BO	0	0	0	2*(-A+AAB-ABA-ABB-B+BAB)	0	0	0	-A+AAB+ABA+ABB+B-BAB+O	N11
X197	-AB-ABB-B+BA+BAB+BO	0	0	0	2*(-A+AAB-ABA-ABB-B+BAB)	0	0	0	A-AAB+ABA+ABB-AO+B-BAB-BO+OA+OAB+OB	N1
X198	A-AAB-AB+ABA+BA+BO	0	0	0	0	0	0	0	ABO+O	N11
X199	A-AAB-AB+ABA+BA+BO	0	0	0	0	0	0	0	-AO-BO+OA+OAB+OB	N1
X200	0	0	0	0	2*(ABO+O)	0	0	0	0	N8

Serial	b_0	$2*b_1$	$2*b_2$	$2*b_3$	$2*b_{21}$	$2*e_1$	$2*e_2$	$2*f_2$	$2*f_3$	$2*f_4$	$2*f_5$	P_1
X201	BA	0	$2*(AB-BA)$	0	0	0	$2*(-AB+BA+BO-OB)$	0	OB	0	0	AO
X202	BA	0	$2*(AB-BA)$	0	0	0	$2*(-AB+BA+BO-OB)$	0	OB	0	0	AO
X203	BA	0	$2*(AB-BA)$	0	0	0	$2*(-AB+BA+BO-OB)$	0	OB	0	0	AO
X204	BA	0	$2*(AB-BA)$	0	0	0	$2*(-AB+BA+BO-OB)$	0	OB	0	0	AO
X205	BA	0	$2*(AB-BA)$	0	0	0	$2*(-AB+BA+BO-OB)$	0	$-AO-BO+OA+OB$	0	0	AO
X206	BA	0	$2*(AB-BA)$	0	0	0	$2*(-AB+BA+BO-OB)$	0	$-AO-BO+OA+OB$	0	0	AO
X207	BA	0	$2*(AB-BA)$	0	0	0	$2*(-AB-AO+BA+OA)$	0	0	0	0	AO
X208	BA	0	$2*(AB-BA)$	0	0	0	$2*(-AB-AO+BA+OA)$	0	0	0	0	AO
X209	BA	0	$2*(AB-BA)$	0	0	0	$2*(-AB-AO+BA+OA)$	0	0	0	0	AO
X210	BA	0	$2*(AB-BA)$	0	0	0	$2*(-AB-AO+BA+OA)$	0	0	0	0	AO
X211	BA	$2*(A-AAB+ABA)$	$2*BO$	$2*AAB$	0	0	0	0	0	0	0	AO
X212	BA	$2*(A-AAB+ABA)$	$2*BO$	$2*AAB$	0	0	0	0	0	0	0	AO
X213	BA	$2*(A-AAB+ABA)$	$2*BO$	$2*AAB$	0	0	0	0	0	0	0	AO
X214	BA	$2*(A-AAB+ABA)$	$2*BO$	$2*AAB$	0	0	0	0	0	0	0	AO
X215	BA	$2*(A-AAB+ABA)$	$2*BO$	$2*AAB$	0	0	0	0	0	0	0	AO
X216	BA	$2*(A-AAB+ABA)$	$2*BO$	$2*AAB$	0	0	0	0	0	0	0	AO
X217	BA	$2*(A-AAB+ABA)$	$2*BO$	$2*AAB$	0	0	0	0	0	0	0	AO
X218	BA	$2*(A-AAB+ABA)$	$2*BO$	$2*AAB$	0	0	0	0	0	0	0	AO
X219	BA	$2*(A-AAB+ABA)$	$2*BO$	$2*AAB$	0	0	0	0	0	0	0	AO
X220	BA	$2*(A-AAB+ABA)$	$2*BO$	$2*AAB$	0	0	0	0	0	0	0	AO
X221	BA	$2*(A-AAB+ABA)$	$2*BO$	$2*AAB$	0	0	0	0	0	0	0	AO
X222	BA	$2*(A-AAB+ABA)$	$2*BO$	$2*AAB$	0	0	0	0	0	0	0	AO
X223	BA	$2*(A-AAB+ABA)$	$2*BO$	$2*AAB$	0	0	0	0	0	0	0	AO
X224	BA	$2*(A-AAB+ABA)$	$2*BO$	$2*AAB$	0	0	0	0	0	0	0	AO

Serial	P_2	P_3	P_4	a_8	c_4	$3*d_1$
X201	BAB	A+ABA	0	0	0	0
X202	BAB	A+ABA	0	0	0	0
X203	BAB	A+ABA	0	0	0	0
X204	BAB	A+ABA	0	0	0	0
X205	BAB	A+ABA	AO+BO−OA	0	0	0
X206	BAB	A+ABA	AO+BO−OA	0	0	0
X207	BAB	A+ABA	OB	0	0	0
X208	BAB	A+ABA	OB	0	0	0
X209	BAB	A+ABA	OB	0	0	0
X210	BAB	A+ABA	OB	0	0	0
X211	ABB+B	0	0	0	0	$3*$ (ABO+O)
X212	ABB+B	0	0	0	0	$3*$ (−AO−BO+OA)
X213	ABB+B	0	0	0	0	$3*$ (−AO−BO+OA)
X214	ABB+B	0	0	0	0	$3*$ (−AO−BO+OA)
X215	ABB+B	0	0	0	0	$3*$ (−AO−BO+OA)
X216	ABB+B	0	0	0	0	$3*$ (−AO−BO+OA)
X217	ABB+B	0	0	0	0	$3*$ (−AO−BO+OA)
X218	ABB+B	0	0	0	0	$3*$ (−AO−BO+OA)
X219	ABB+B	0	0	0	0	$3*$ (−AO−BO+OA)
X220	ABB+B	0	0	0	0	$3*$ (−A+AB−ABA−BA−BO)
X221	ABB+B	0	0	0	0	$3*$ (−A+AB−ABA−BA−BO)
X222	ABB+B	0	0	0	0	$3*$ (−A+AB−ABA−BA−BO)
X223	ABB+B	0	0	0	0	$3*$ (−A+AB−ABA−BA−BO)
X224	ABB+B	0	0	0	0	$3*$ (−A+AB−ABA−BA−BO)

Serial	$2 * b_4$	$2 * b_5$	$2 * b_6$	$2 * b_7$	a_9	Result
X201	$2*(-AO-BO+OA)$	0	0	0	ABO+AO+BO+O-OA	N6
X202	$2*(-AO-BO+OA)$	0	0	0	-A+AAB+AB-ABA+AO-BA-OA+OAB+OB	N1
X203	$2*(-A+AAB+AB-ABA-BA-BO)$	0	0	0	A-AAB-AB+ABA+ABO+BA+BO+O	N11
X204	$2*(-A+AAB+AB-ABA-BA-BO)$	0	0	0	A-AAB-AB+ABA-AO+BA+OA+OAB+OB	N1
X205	0	0	0	0	ABO+O	N6
X206	0	0	0	0	-A+AAB+AB-ABA-BA-BO+OAB+OB	N1
X207	0	0	0	0	ABO+AO+BO+O-OA-OB	N6
X208	0	0	0	0	-A+AAB+AB-ABA+AO-BA-OA+OAB	N1
X209	0	0	0	0	AB+ABB+ABO+AO+B-BAB+O-OA	N2
X210	0	0	0	0	-A+AAB+AB-ABA-AO-BA-OA+OAB	N1
X211	0	0	0	0	0	N7
X212	0	$2*(ABO+AO+BO+O-OA)$	0	0	0	N5
X213	0	$2*OB$	0	$2*(ABO+AO+BO+O-OA-OB)$	0	N5
X214	0	$2*OB$	0	$2*(-A+AAB-ABA+AO-BA-OA)$	A-AB+ABA+ABO+BA+BO+O-OB	N2
X215	0	$2*OB$	0	$2*(-A+AAB-ABA+AO-BA-OA)$	AAB-AB-ABB-B-BA+BAB+BO+OAB-OB	N1
X216	0	$2*OB$	0	$2*(-A-ABA-ABB+AO-B+BAB+BO-OA-OB)$	A+ABA+ABB+ABO+B-BAB+O	N6
X217	0	$2*OB$	0	$2*(-A-ABA-ABB+AO-B+BAB+BO-OA-OB)$	AAB+ABB+ABO+B-BA-BAB-BO+OAB+OB	N1
X218	0	$2*(-A-ABA-ABB+AO-B+BAB+BO-OA)$	0	0	A+ABA+ABB+ABO+B-BA+BAB+O	N6
X219	0	$2*(-A-ABA-ABB+AO-B+BAB+BO-OA)$	0	0	AAB+ABB+ABO+B-BA-BAB-BO+OAB+OB	N1
X220	$2*(A-AB+ABA+ABO+BA+BO+O)$	0	0	0	0	N10
X221	$2*(A-AB+ABA-AO+BA+OA)$	$2*(ABO+AO+BO+O-OA)$	0	0	0	N10
X222	$2*(A-AB+ABA-AO+BA+OA)$	$2*OB$	0	0	ABO+AO+BO+O-O-OB	N2
X223	$2*(A-AB+ABA-AO+BA+OA)$	0	0	0	-A+AAB-ABA-ABB+AO-B+BAB+BO-OA+OAB+O-OAB-OB	N1
X224	$2*(A-AB+ABA-AO+BA+OA)$	$2*(-AB-ABB-B+BA+BAB+BO)$	0	0	AB+ABB+ABO+AO+B-BA-BAB+O-OA	N6

Serial	b_0	$2*b_1$	$2*b_2$	$2*b_3$	$2*b_{21}$	$2*e_1$	$2*e_2$	$2*f_2$	$2*f_3$	$2*f_4$	$2*f_5$	p_1
X225	BA	$2*(A-AAB+ABA)$	$2*BO$	$2*AAB$	0	0	0	0	0	0	0	AO
X226	BA	$2*(A-AAB+ABA)$	$2*BO$	$2*AAB$	0	0	0	0	0	0	0	AO
X227	BA	$2*(A-AAB+ABA)$	$2*BO$	$2*AAB$	0	0	0	0	0	0	0	AO
X228	BA	$2*(A-AAB+ABA)$	$2*BO$	$2*AAB$	0	0	0	0	0	0	0	AO
X229	BA	$2*(A-AAB+ABA)$	$2*BO$	$2*AAB$	0	0	0	0	0	0	0	AO
X230	BA	$2*(A-AAB+ABA)$	$2*BO$	$2*AAB$	0	0	0	0	0	0	0	AO
X231	BA	$2*(A-AAB+ABA)$	$2*BO$	$2*AAB$	0	0	0	0	0	0	0	AO
X232	BA	$2*(A-AAB+ABA)$	$2*BO$	$2*AAB$	0	0	0	0	0	0	0	AO
X233	BA	$2*(A-AAB+ABA)$	$2*BO$	$2*AAB$	0	0	0	0	0	0	0	AO
X234	BA	$2*(A-AAB+ABA)$	$2*BO$	$2*AAB$	0	0	0	0	0	0	0	AO
X235	BA	$2*(A-AAB+ABA)$	$2*BO$	$2*AAB$	0	0	0	0	0	0	0	AO
X236	BA	$2*(A-AAB+ABA)$	$2*BO$	$2*AAB$	0	0	0	0	0	0	0	AO
X237	BA	$2*(A-AAB+ABA)$	$2*BO$	$2*AAB$	0	0	0	0	0	0	0	AO
X238	BA	$2*(A-AAB+ABA)$	$2*BO$	$2*AAB$	0	0	0	0	0	0	0	AO
X239	BA	$2*(A-AAB+ABA)$	$2*BO$	$2*AAB$	0	0	0	0	0	0	0	AO
X240	BA	$2*(A-AAB+ABA)$	$2*BO$	$2*AAB$	0	0	0	0	0	0	0	AO
X241	BA	$2*(A-AAB+ABA)$	$2*BO$	$2*AAB$	0	0	0	0	0	0	0	AO
X242	BA	$2*(A-AAB+ABA)$	$2*BO$	$2*AAB$	0	0	0	0	0	0	0	AO
X243	BA	$2*(A-AAB+ABA)$	$2*BO$	$2*AAB$	0	0	0	0	0	0	0	AO
X244	BA	$2*(A-AAB+ABA)$	$2*BO$	$2*AAB$	0	0	0	0	0	0	0	AO
X245	BA	$2*(A-AAB+ABA)$	$2*BO$	$2*AAB$	0	0	0	0	0	0	0	AO
X246	BA	$2*(A-AAB+ABA)$	$2*BO$	$2*AAB$	0	0	0	0	0	0	0	AO
X247	BA	$2*(A-AAB+ABA)$	$2*BO$	$2*(-A+AAB+AB-ABA-BA-BO)$	0	0	0	0	0	0	0	AO
X248	BA	$2*(A-AAB+ABA)$	$2*BO$	$2*(-A+AAB+AB-ABA-BA-BO)$	0	0	0	0	0	0	0	AO

附表C9（续）

Serial	P2	P3	P4	a_8	c_4	$3*d_1$
X225	ABB+B	0	0	0	0	$3*(-A+AB-ABA-BA-BO)$
X226	ABB+B	0	0	0	0	$3*(-A+AB-ABA-BA-BO)$
X227	ABB+B	0	0	0	0	$3*(-A+AB-ABA-BA-BO)$
X228	ABB+B	0	0	0	0	$3*(-A+AB-ABA-BA-BO)$
X229	ABB+B	0	0	0	0	$3*(-A+AB-ABA-BA-BO)$
X230	ABB+B	0	0	0	0	$3*(-A+AB-ABA-BA-BO)$
X231	ABB+B	0	0	0	0	$3*(-A-ABA-ABB-B+BAB)$
X232	ABB+B	0	0	0	0	$3*(-A-ABA-ABB-B+BAB)$
X233	ABB+B	0	0	0	0	$3*(-A-ABA-ABB-B+BAB)$
X234	ABB+B	0	0	0	0	$3*(-A-ABA-ABB-B+BAB)$
X235	ABB+B	0	0	0	0	$3*(-A-ABA-ABB-B+BAB)$
X236	ABB+B	0	0	0	0	$3*(-A-ABA-ABB-B+BAB)$
X237	ABB+B	0	0	0	0	$3*(-A-ABA-ABB-B+BAB)$
X238	ABB+B	0	0	0	0	$3*(-A-ABA-ABB-B+BAB)$
X239	$-A-ABA+BAB$	0	0	0	0	0
X240	$-A-ABA+BAB$	0	0	0	0	0
X241	$-A-ABA+BAB$	0	0	0	0	0
X242	$-A-ABA+BAB$	0	0	0	0	0
X243	$-A-ABA+BAB$	0	0	0	0	0
X244	$-A-ABA+BAB$	0	0	0	0	0
X245	$-A-ABA+BAB$	0	0	0	0	0
X246	$-A-ABA+BAB$	0	0	0	0	0
X247	ABB+B	$A-AB+ABA+BA+BO$	0	0	0	0
X248	ABB+B	$A-AB+ABA+BA+BO$	0	0	0	0

Serial	$2*b_4$	$2*b_5$	$2*b_6$	$2*b_7$	a_9	Result
X225	2 * (A−AB+ABA−AO+BA+OA)	2 * (−AB−ABB−B+BA+BAB+BO)	0	0	−A+AAB+2 * AB−ABA+ABB+AO+B−2 * BA−BAB−BO−OA+OAB+OB	N1
X226	2 * AAB	2 * (A−AAB−AB+ABA+ABO+BA+BO+O)	0	0	0	N10
X227	2 * AAB	2 * OB	0	0	A−AAB−AB+ABA+ABO+BA+BO+O−OB	N4
X228	2 * AAB	2 * OB	0	0	A−AAB−2 * AB+ABA−AO−B+2 * BA+BAB+BO+O−OB	N1
X229	2 * AAB	2 * (−AB−ABB−B+BA+BAB+BO)	0	0	A−AAB+ABA+ABB−AO+B−BAB+BO+OA+OAB−OB	N11
X230	2 * AAB	2 * (−AB−ABB−B+BA+BAB+BO)	0	0	A−AAB+ABA+ABB−AO+B−BAB−BO+OA+OAB+OB	N1
X231	2 * (A+ABA+ABB+ABO+B−BAB+O)	0	0	0	0	N8
X232	2 * (A+ABA+ABB−AO+B−BAB−BO+OA)	0	0	0	ABO+AO+BO+O−OA	N6
X233	2 * (A+ABA+ABB−AO+B−BAB−BO+OA)	0	0	0	−A+AAB−ABA−AO−BA−OA+OAB+OB	N1
X234	2 * AAB	0	2 * (A−AAB+ABA+ABB+ABO+B−BAB+O)	0	0	N8
X235	2 * AAB	0	2 * (A−AAB+ABA+ABB−AO+B−BAB−BO+OA)	0	ABO+AO+BO+O−OA	N6
X236	2 * AAB	0	2 * (A−AAB+ABA+ABB−AO+B−BAB−BO+OA)	0	−A+AAB−ABA−AO−BA−OA+OAB+OB	N1
X237	2 * AAB	0	2 * (AB+ABB+B−BA−BAB−BO)	0	−A−AAB−ABA+ABB+AO−BA+BO+O	N11
X238	2 * AAB	0	2 * (AB+ABB+B−BA−BAB−BO)	0	−A−AAB−AB−ABA−AO+BA−OA+OAB+OB	N1
X239	2 * (ABO+O)	0	0	0	ABO+AO+BO+O−OA	N8
X240	2 * (−AO−BO+OA)	0	0	0	ABO+AO+BO+O−OA	N6
X241	2 * (−AO−BO+OA)	0	0	0	−A+AAB−ABA−AO−BA−OA+OAB+OB	N1
X242	2 * AAB	0	2 * (−AAB+ABO+O)	0	0	N8
X243	2 * AAB	0	2 * (−AAB−AO−BO+OA)	0	ABO+AO+BO+O−OA	N6
X244	2 * AAB	0	2 * (−AAB−AO−BO+OA)	0	−A+AAB−ABA−AO−BA−OA+OAB+OB	N1
X245	2 * AAB	0	2 * (−A+AB+ABA−ABA−BA−BA−BO)	0	−A−AAB−AB+ABA−AO−BA+ABO+BO+O	N11
X246	2 * AAB	0	2 * (−A+AB+ABA−ABA−BA−BA−BO)	0	A−AAB−AB+ABA−ABA−AO+BA+OA+OAB+OB	N1
X247	2 * (ABO+O)	0	0	0	0	N10
X248	2 * (−AO−BO+OA)	2 * (ABO+AO+BO+O−OA)	0	0	0	N10

Serial	b_0	$2*b_1$	$2*b_2$	$2*b_3$	$2*b_{21}$	$2*e_1$	$2*e_2$	$2*f_2$	$2*f_3$	$2*f_4$	$2*f_5$	P_1
X249	BA	$2*(A-AAB+ABA)$	$2*BO$	$2*(-A+AAB+AB-ABA-BA-BO)$	0	0	0	0	0	0	0	AO
X250	BA	$2*(A-AAB+ABA)$	$2*BO$	$2*(-A+AAB+AB-ABA-BA-BO)$	0	0	0	0	0	0	0	AO
X251	BA	$2*(A-AAB+ABA)$	$2*BO$	$2*(-A+AAB+AB-ABA-BA-BO)$	0	0	0	0	0	0	0	AO
X252	BA	$2*(A-AAB+ABA)$	$2*BO$	$2*(-A+AAB+AB-ABA-BA-BO)$	0	0	0	0	0	0	0	AO
X253	BA	$2*(A-AAB+ABA)$	$2*BO$	$2*(-A+AAB+AB-ABA-BA-BO)$	0	0	0	0	0	0	0	AO
X254	BA	$2*(A-AAB+ABA)$	$2*BO$	$2*(-A+AAB+AB-ABA-BA-BO)$	0	0	0	0	0	0	0	AO
X255	BA	$2*(A-AAB+ABA)$	$2*BO$	$2*(-A+AAB+AB-ABA-BA-BO)$	0	0	0	0	0	0	0	AO
X256	BA	$2*(A-AAB+ABA)$	$2*BO$	$2*(-A+AAB+AB-ABA-BA-BO)$	0	0	0	0	0	0	0	AO
X257	BA	$2*(A-AAB+ABA)$	$2*BO$	$2*(-A+AAB+AB-ABA-BA-BO)$	0	0	0	0	0	0	0	AO
X258	BA	$2*(A-AAB+ABA)$	$2*BO$	$2*(-A+AAB+AB-ABA-BA-BO)$	0	0	0	0	0	0	0	AO
X259	BA	$2*(A-AAB+ABA)$	$2*BO$	$2*(-A+AAB+AB-ABA-BA-BO)$	0	0	0	0	0	0	0	AO
X260	BA	$2*(A-AAB+ABA)$	$2*BO$	$2*(-A+AAB+AB-ABA-BA-BO)$	0	0	0	0	0	0	0	AO
X261	BA	$2*(A-AAB+ABA)$	$2*BO$	$2*(-A+AAB+AB-ABA-BA-BO)$	0	0	0	0	0	0	0	AO
X262	BA	$2*(A-AAB+ABA)$	$2*BO$	$2*(-A+AAB+AB-ABA-BA-BO)$	0	0	0	0	0	0	0	AO
X263	BA	$2*(A-AAB+ABA)$	$2*BO$	$2*(-A+AAB-ABA-ABA+BAB)$	0	0	0	0	0	0	0	AO
X264	BA	$2*(A-AAB+ABA)$	$2*BO$	$2*(-A+AAB-ABA-ABA+BAB)$	0	0	0	0	0	0	0	AO
X265	BA	$2*(A-AAB+ABA)$	$2*BO$	$2*(-A+AAB-ABA-ABA+BAB)$	0	0	0	0	0	0	0	AO
X266	BA	$2*(A-AAB+ABA)$	$2*BO$	$2*(-A+AAB-ABA-ABA+BAB)$	0	0	0	0	0	0	0	AO
X267	BA	$2*(A-AAB+ABA)$	$2*BO$	$2*(-A+AAB-ABA-ABA+BAB)$	0	0	0	0	0	0	0	AO
X268	BA	$2*(A-AAB+ABA)$	$2*BO$	$2*(-A+AAB-ABA-ABA+BAB)$	0	0	0	0	0	0	0	AO
X269	BA	$2*(A-AAB+ABA)$	$2*BO$	$2*(-A+AAB-ABA-ABA+BAB)$	0	0	0	0	0	0	0	AO
X270	BA	$2*(A-AAB+ABA)$	$2*BO$	$2*(-A+AAB-ABA-ABA+BAB)$	0	0	0	0	0	0	0	AO
X271	BA	$2*(A-AAB+ABA)$	$2*(-AO+OA)$	$2*AAB$	$2*(AO+BO-OA)$	0	0	0	0	0	0	$-BO+OA$
X272	BA	$2*(A-AAB+ABA)$	$2*(-AO+OA)$	$2*AAB$	$2*(AO+BO-OA)$	0	0	0	0	0	0	$-BO+OA$

附表C9（续）

Serial	P_2	P_3	P_4	a_8	c_4	$3*d_1$
X249	ABB+B	A−AB+ABA+BA+BO	0	0	0	0
X250	ABB+B	A−AB+ABA+BA+BO	0	0	0	0
X251	ABB+B	A−AB+ABA+BA+BO	0	0	0	0
X252	ABB+B	A−AB+ABA+BA+BO	0	0	0	0
X253	ABB+B	A−AB+ABA+BA+BO	0	0	0	0
X254	ABB+B	A−AB+ABA+BA+BO	0	0	0	0
X255	ABB+B	A−AB+ABA+BA+BO	0	0	0	0
X256	ABB+B	A−AB+ABA+BA+BO	0	0	0	0
X257	ABB+B	A−AB+ABA+BA+BO	0	0	0	0
X258	−AB+BA+BAB+BO	A−AB+ABA+BA+BO	0	0	0	0
X259	−AB+BA+BAB+BO	A−AB+ABA+BA+BO	0	0	0	0
X260	−AB+BA+BAB+BO	A−AB+ABA+BA+BO	0	0	0	0
X261	−AB+BA+BAB+BO	A−AB+ABA+BA+BO	0	0	0	0
X262	−AB+BA+BAB+BO	A−AB+ABA+BA+BO	0	0	0	0
X263	0	A+ABA−BAB	0	0	0	0
X264	0	A+ABA−BAB	0	0	0	0
X265	0	A+ABA−BAB	0	0	0	0
X266	0	A+ABA−BAB	0	0	0	0
X267	0	A+ABA−BAB	0	0	0	0
X268	0	A+ABA−BAB	0	0	0	0
X269	0	A+ABA−BAB	0	0	0	0
X270	0	A+ABA−BAB	0	0	0	0
X271	ABB+B	0	0	0	0	0
X272	ABB+B	0	0	0	0	0

Serial	$2*b_4$	$2*b_5$	$2*b_6$	$2*b_7$	a_9	Result
X249	$2*(-AO-BO+OA)$	$2*OB$	0	0	$ABO+AO+BO+O-OA-OB$	N2
X250	$2*(-AO-BO+OA)$	$2*OB$	0	0	$-A+AAB-ABA-AO-B-BAB+BO-OA+OAB-OB$	N1
X251	$2*(-AO-BO+OA)$	$2*(-AB-ABB-B+BA+BAB+BO)$	0	0	$AB+ABB+ABO+AO-B-BA-BAB-BO-OA$	N6
X252	$2*(-AO-BO+OA)$	$2*(-AB-ABB-B+BA+BAB+BO)$	0	0	$-A+AAB+2*AB-ABA+AO+B-2*BA-BAB-BO-OA+OAB+OB$	N1
X253	$2*(-A+AAB-AB-ABA-BA-BO)$	$2*(A-AAB-AB+ABA+ABO+BA+BO+O)$	0	0	0	N10
X254	$2*(-A+AAB-AB-ABA-BA-BO)$		0	0	$A-AAB-AB+ABA+ABO+BA+BO+O-OB$	N4
X255	$2*(-A+AAB-AB-ABA-BA-BO)$	$2*OB$	0	0	$A-AAB-2*AB-ABA-ABB-AO-B+2*BA+BAB+BO+OA+OAB-OB$	N1
X256	$2*(-A+AAB-AB-ABA-BA-BO)$	$2*(-AB-ABB-B+BA+BAB+BO)$	0	0	$-A-AAB+ABA+ABB+ABO+B-BAB+O$	N11
X257	$2*(-A+AAB-AB-ABA-BA-BO)$	$2*(-AB-ABB-B+BA+BAB+BO)$	0	0	$-A-AAB+ABA+ABB-AO+B-BAB-BO+OA+OAB-OB$	N1
X258	$2*(ABO+O)$	0	0	0	0	N8
X259	$2*(-AO-BO+OA)$	0	0	0	$ABO+AO+BO+O-OA$	N6
X260	$2*(-AO-BO+OA)$	0	0	0	$-A+AAB-AB-ABA+AO-BA-OA+OAB-OB$	N1
X261	$2*(-A+AAB-AB-ABA-BA-BO)$	0	$2*(A-AAB+ABA+ABO-BAB-BO+O)$	0	$-A-AAB-ABA-ABB+ABO+B-BAB+O$	N11
X262	$2*(-A+AAB-AB-ABA-BA-BO)$	0	0	0	$-A-AAB+ABA+ABB-AO+B-BAB-BO+OA+OAB+OB$	N1
X263	$2*(ABO+O)$	0	0	0	0	N8
X264	$2*(-AO-BO+OA)$	0	0	0	$ABO+AO+BO+O-OA$	N6
X265	$2*(-AO-BO+OA)$	0	0	0	$-A+AAB-AB-ABA+AO-BA-OA+OAB-OB$	N1
X266	$2*(-A+AAB-ABA+BAB)$	0	$2*(A-AAB+ABA+ABO-BAB-BO+O)$	0	0	N8
X267	$2*(-A+AAB-ABA+BAB)$	0	$2*(A-AAB+ABA-AO-BAB-BO+OA)$	0	$ABO+AO+BO+O-OA$	N6
X268	$2*(-A+AAB-ABA+BAB)$	0	$2*(A-AAB+ABA-AO-BAB-BO+OA)$	0	$-A+AAB-AB-ABA+AO-BA-OA+OAB+OB$	N1
X269	$2*(-A+AAB-ABA+BAB)$	0	$2*(AB-BA-BAB-BO)$	0	$-A-AAB+AB-ABA+ABO+BA+BO+O$	N11
X270	$2*(-A+AAB-ABA+BAB)$	0	$2*(AB-BA-BAB-BO)$	0	$A-AAB-AB+ABA-AO-BA+OA+OAB-OB$	N1
X271	0	$2*(ABO+O)$	0	0	0	N5
X272	0	$2*OB$	0	$2*(ABO+O-OB)$	0	N5

Serial	b_0	$2*b_1$	$2*b_2$	$2*b_3$	$2*b_{21}$	$2*e_1$	$2*e_2$	$2*f_2$	$2*f_3$	$2*f_4$	$2*f_5$	p_1
X273	BA	$2*(A-AAB+ABA)$	$2*(-AO+OA)$	$2*AAB$	$2*(AO+BO-OA)$	0	0	0	0	0	0	$-BO+OA$
X274	BA	$2*(A-AAB+ABA)$	$2*(-AO+OA)$	$2*AAB$	$2*(AO+BO-OA)$	0	0	0	0	0	0	$-BO+OA$
X275	BA	$2*(A-AAB+ABA)$	$2*(-AO+OA)$	$2*AAB$	$2*(AO+BO-OA)$	0	0	0	0	0	0	$-BO+OA$
X276	BA	$2*(A-AAB+ABA)$	$2*(-AO+OA)$	$2*AAB$	$2*(AO+BO-OA)$	0	0	0	0	0	0	$-BO+OA$
X277	BA	$2*(A-AAB+ABA)$	$2*(-AO+OA)$	$2*AAB$	$2*(AO+BO-OA)$	0	0	0	0	0	0	$-BO+OA$
X278	BA	$2*(A-AAB+ABA)$	$2*(-AO+OA)$	$2*AAB$	$2*(AO+BO-OA)$	0	0	0	0	0	0	$-BO+OA$
X279	BA	$2*(A-AAB+ABA)$	$2*(-AO+OA)$	$2*AAB$	$2*(AO+BO-OA)$	0	0	0	0	0	0	$-BO+OA$
X280	BA	$2*(A-AAB+ABA)$	$2*(-AO+OA)$	$2*AAB$	$2*(AO+BO-OA)$	0	0	0	0	0	0	$-BO+OA$

Serial	p_2	p_3	p_4	a_8	c_4	a_9	$3*d_1$
X273	$ABB+B$	0	0	0	0		0
X274	$ABB+B$	0	0	0	0		0
X275	$ABB+B$	0	0	0	0		0
X276	$ABB+B$	0	0	0	0		0
X277	$ABB+B$	0	0	0	0		0
X278	$ABB+B$	0	0	0	0		0
X279	$-A-ABA+BAB$	0	0	0	0		0
X280	$-A-ABA+BAB$	0	0	0	0		0

Serial	$2*b_4$	$2*b_5$	$2*b_6$	$2*b_7$	a_9	Result
X273	0	$2*OB$	0	$2*(-A+AB-ABA-BA-BO)$	$A-AB+ABA+ABO+BA+BO+O-OB$	N2
X274	0	$2*OB$	0	$2*(-A+AB-ABA-BA-BO)$	$AAB-AB-ABB-B+BA+BAB+BO+OAB-OB$	N1
X275	0	$2*OB$	0	$2*(-A-ABA-ABB-B+BAB-OB)$	$A+ABA+ABB+ABO+B-BAB+O$	N6
X276	0	$2*OB$	0	$2*(-A-ABA-ABB-B+BAB-OB)$	$AAB+ABA+ABB-B-BAB-BO+OAB+OB$	N1
X277	0	$2*(-A-ABA-ABB-B+BAB)$	0	0	$A+ABA+ABB+B-BAB-BO+OAB+OB$	N6
X278	0	$2*(-A-ABA-ABB-B+BAB)$	0	0	$AAB+ABA+ABB+B-BA-BAB-BO+OAB+OB$	N1
X279	0	0	0	0	$ABO+O$	N6
X280	0	0	0	0	$-A+AAB-AB-ABA-BA-BO+O+OAB-OB$	N1

Serial	b_0	$2*b_1$	$2*b_2$	$2*b_3$	$2*b_{21}$	$2*e_1$	$2*e_2$	$2*f_2$	$2*f_3$	$2*f_4$	$2*f_5$	p_1	p_2	p_3
X281	BA	$2*(A-AAB+ABA)$	$2*(-AO+OA)$	$2*AAB$	$2*AO$	0	0	0	0	0	0	0	ABB+B	0
X282	BA	$2*(A-AAB+ABA)$	$2*(-AO+OA)$	$2*AAB$	$2*AO$	0	0	0	0	0	0	0	ABB+B	0
X283	BA	$2*(A-AAB+ABA)$	$2*(-AO+OA)$	$2*AAB$	$2*AO$	0	0	0	0	0	0	0	ABB+B	0
X284	BA	$2*(A-AAB+ABA)$	$2*(-AO+OA)$	$2*AAB$	$2*AO$	0	0	0	0	0	0	0	ABB+B	0
X285	BA	$2*(A-AAB+ABA)$	$2*(-AO+OA)$	$2*AAB$	$2*AO$	0	0	0	0	0	0	0	ABB+B	0
X286	BA	$2*(A-AAB+ABA)$	$2*(-AO+OA)$	$2*AAB$	$2*AO$	0	0	0	0	0	0	0	ABB+B	0
X287	BA	$2*(A-AAB+ABA)$	$2*(-AO+OA)$	$2*AAB$	$2*AO$	0	0	0	0	0	0	0	ABB+B	0
X288	BA	$2*(A-AAB+ABA)$	$2*(-AO+OA)$	$2*AAB$	$2*AO$	0	0	0	0	0	0	0	ABB+B	0
X289	BA	$2*(A-AAB+ABA)$	$2*(-AO+OA)$	$2*AAB$	$2*AO$	0	0	0	0	0	0	0	ABB+B	0
X290	BA	$2*(A-AAB+ABA)$	$2*(-AO+OA)$	$2*AAB$	$2*AO$	0	0	0	0	0	0	0	ABB+B	0
X291	BA	$2*(A-AAB+ABA)$	$2*(-AO+OA)$	$2*AAB$	$2*AO$	0	0	0	0	0	0	0	ABB+B	0
X292	BA	$2*(A-AAB+ABA)$	$2*(-AO+OA)$	$2*AAB$	$2*AO$	0	0	0	0	0	0	0	ABB+B	0
X293	BA	$2*(A-AAB+ABA)$	$2*(-AO+OA)$	$2*AAB$	$2*AO$	0	0	0	0	0	0	0	ABB+B	0
X294	BA	$2*(A-AAB+ABA)$	$2*(-AO+OA)$	$2*AAB$	$2*AO$	0	0	0	0	0	0	0	ABB+B	0
X295	BA	$2*(A-AAB+ABA)$	$2*(-AO+OA)$	$2*AAB$	$2*AO$	0	0	0	0	0	0	0	ABB+B	0
X296	BA	$2*(A-AAB+ABA)$	$2*(-AO+OA)$	$2*AAB$	$2*AO$	0	0	0	0	0	0	0	$-A-ABA+BAB$	0
X297	BA	$2*(A-AAB+ABA)$	$2*(-AO+OA)$	$2*AAB$	$2*AO$	0	0	0	0	0	0	0	$-A-ABA+BAB$	0
X298	BA	$2*(A-AAB+ABA)$	$2*(-AO+OA)$	$2*AAB$	$2*AO$	0	0	0	0	0	0	0	$-A-ABA+BAB$	0
X299	BA	$2*(A-AAB+ABA)$	$2*(-AO+OA)$	$2*AAB$	$2*AO$	0	0	0	0	0	0	0	$-A-ABA+BAB$	0
X300	BA	$2*(A-AAB+ABA)$	$2*(-AO+OA)$	$2*AAB$	$2*AO$	0	0	0	0	0	0	0	$-A-ABA+BAB$	0
X301	BA	$2*(A-AAB+ABA)$	$2*(-AO+OA)$	$2*AAB$	$2*AO$	0	0	0	0	0	0	0	$-A-ABA+BAB$	0
X302	BA	$2*(A-AAB+ABA)$	$2*(-AO+OA)$	$2*AAB$	$2*AO$	0	0	0	0	0	0	0	$-A-ABA+BAB$	0
X303	BA	$2*(A-AAB+ABA)$	$2*(-AO+OA)$	$2*AAB$	$2*AO$	0	0	0	0	0	0	0	$-A-ABA+BAB$	0
X304	BA	$2*(A-AAB+ABA)$	$2*(-AO+OA)$	$2*AAB$	$2*(-A+AB-ABA+AO-BA-OA)$	0	0	0	0	0	0	$A-AB+ABA+BA+OA$	ABB+B	0

Serial	P4	a8	c4	3*d1	2*b4	2*b5	2*b6	2*b7	a9	Result
X281	BO−OA	0	0	0	0	2*(ABO+O)	0		0	N5
X282	BO−OA	0	0	0	0	2*(−BO+OA+OB)	0	2*(ABO+BO+O−OA−OB)	0	N5
X283	BO−OA	0	0	0	0	2*(−BO+OA+OB)	0	2*(−A+AB−ABA−BA−OA)	A−AB+ABA+ABO+BA+BO+O−OB	N2
X284	BO−OA	0	0	0	0	2*(−BO+OA+OB)	0	2*(−A+ABA−BA−OA)	AAB−AB−ABB−B+BA+BAB+BO+OAB−OB	N1
X285	BO−OA	0	0	0	0	2*(−BO+OA+OB)	0	2*(−A−ABA−ABB−B+BAB+BO+OA−OB)	A+AB+ABB+ABO+B−BAB+O	N6
X286	BO−OA	0	0	0	0	2*(−BO+OA+OB)	0	2*(−A−ABA−ABB−B+BAB+BO+OA−OB)	A+AB+ABB−B−BAB−BO+OAB+OB	N1
X287	BO−OA	0	0	0	0	2*(−A−ABA−ABB−B+BAB)	0	0	A+ABA+ABB+ABO+B−BAB+O	N6
X288	BO−OA	0	0	0	0	2*(−A−ABA−ABB−B+BAB)	0	0	AAB+AB+ABB−B−BA−BAB−BO+OAB+OB	N1
X289	OB	BO−OA−OB	0	0	0	0	0	2*(ABO+O)	0	N5
X290	OB	BO−OA−OB	0	0	0	0	0	2*(−A+AB−ABA−BA−BO+OB)	A−AB+ABA+ABO+BA+BO+O−OB	N2
X291	OB	BO−OA−OB	0	0	0	0	0	2*(−A+AB−ABA−BA−BO+OB)	AAB−AB−ABB−B+BA+BAB+BO+OAB−OB	N1
X292	OB	BO−OA−OB	0	0	0	0	0	2*(−A−ABA−ABB−B+BAB)	A+AB+ABB+ABO+B−BAB+O	N6
X293	OB	BO−OA−OB	0	0	0	0	0	2*(−A−ABA−ABB−B+BAB)	AAB+AB+ABB−B−BA−BAB−BO+OAB+OB	N1
X294	OB	−A+AB−ABA−BA−OA	0	0	0	0	0	0	ABO+O	N2
X295	OB	−A−ABA−ABB−B+BAB−BO−OA−OB	0	0	0	0	0	0	−A+AAB−ABB−B+BAB−OAB	N1
X296	BO−OA	0	0	0	0	0	0	0	ABO+O	N6
X297	BO−OA	0	0	0	0	0	0	0	−A+AB+AB−ABA−BA−BO+OAB+OB	N1
X298	OB	0	0	0	0	0	0	0	ABO+BO+O−OA−OB	N6
X299	OB	0	0	0	0	0	0	0	−A+AAB−ABA−BA−OA+OAB	N1
X300	OB	−A−ABA−ABB−B+BAB+BO−OA−OB	0	0	0	0	0	0	A+ABA+ABB+ABO+B−BAB+O	N6
X301	OB	−A−ABA−ABB−B+BAB+BO−OA−OB	0	0	0	0	0	0	A+ABA+ABB+B−BA−BAB−BO+OAB+OB	N1
X302	OB	−A+AB−ABA−BA−OA	0	0	0	0	0	0	A+AB+ABA+ABO+B−BAB+O	N2
X303	OB	−A+AB−ABA−BA−OA	0	0	0	0	0	0	AAB−OAB	N1
X304	A−AB+ABA+BA+BO	0	0	0	0	2*(ABO+O)	0	0	0	N5

Serial	b_0	$2*b_1$	$2*b_2$	$2*b_3$	$2*b_{21}$	$2*e_1$	$2*e_2$	$2*f_2$	$2*f_3$	$2*f_4$	$2*f_5$	p_1	p_2	p_3
X305	BA	$2*(A-AAB+ABA)$	$2*(-AO+OA)$	$2*AAB$	$2*(-A+AB-ABA+AO-BA+OA)$	0	0	0	0	0	0	$A-AB+ABA+BA+OA$	$ABB+B$	0
X306	BA	$2*(A-AAB+ABA)$	$2*(-AO+OA)$	$2*AAB$	$2*(-A+AB-ABA+AO-BA+OA)$	0	0	0	0	0	0	$A-AB+ABA+BA+OA$	$ABB+B$	0
X307	BA	$2*(A-AAB+ABA)$	$2*(-AO+OA)$	$2*AAB$	$2*(-A+AB-ABA+AO-BA+OA)$	0	0	0	0	0	0	$A-AB+ABA+BA+OA$	$ABB+B$	0
X308	BA	$2*(A-AAB+ABA)$	$2*(-AO+OA)$	$2*AAB$	$2*(-A+AB-ABA+AO-BA+OA)$	0	0	0	0	0	0	$A-AB+ABA+BA+OA$	$ABB+B$	0
X309	BA	$2*(A-AAB+ABA)$	$2*(-AO+OA)$	$2*AAB$	$2*(-A+AB-ABA+AO-BA+OA)$	0	0	0	0	0	0	$A-AB+ABA+BA+OA$	$ABB+B$	0
X310	BA	$2*(A-AAB+ABA)$	$2*(-AO+OA)$	$2*AAB$	$2*(-A+AB-ABA+AO-BA+OA)$	0	0	0	0	0	0	$A-AB+ABA+BA+OA$	$ABB+B$	0
X311	BA	$2*(A-AAB+ABA)$	$2*(-AO+OA)$	$2*AAB$	$2*(-A+AB-ABA+AO-BA+OA)$	0	0	0	0	0	0	$A-AB+ABA+BA+OA$	$-A-ABA+BAB$	0
X312	BA	$2*(A-AAB+ABA)$	$2*(-AO+OA)$	$2*AAB$	$2*(-A+AB-ABA+AO-BA+OA)$	0	0	0	0	0	0	$A-AB+ABA+BA+OA$	$-A-ABA+BAB$	0
X313	BA	$2*(A-AAB+ABA)$	$2*(-AO+OA)$	$2*AAB$	$2*(-A+AB-ABA+AO-BA+OA)$	0	0	0	0	0	0	$A-AB+ABA+BA+OA$	$-A-ABA+BAB$	0
X314	BA	$2*(A-AAB+ABA)$	$2*(-AO+OA)$	$2*AAB$	$2*(-A+AB-ABA+AO-BA+OA)$	0	0	0	0	0	0	$A-AB+ABA+BA+OA$	$-A-ABA+BAB$	0
X315	BA	$2*(A-AAB+ABA)$	$2*(-AO+OA)$	$2*AAB$	$2*(-A+AB-ABA+AO-BA+OA)$	0	0	0	0	0	0	$A-AB+ABA+BA+OA$	$-A-ABA+BAB$	0
X316	BA	$2*(A-AAB+ABA)$	$2*(-AO+OA)$	$2*AAB$	$2*(-A+AB-ABA+AO-BA+OA)$	0	0	0	0	0	0	$A-AB+ABA+BA+OA$	$-A-ABA+BAB$	0
X317	BA	$2*(A-AAB+ABA)$	$2*(-AO+OA)$	$2*(-A+AAB+AB-ABA+AO-BA+OA)$	0	0	0	0	0	0	0	AO	$ABB+B$	$A-AB+ABA-AO+BA+OA$
X318	BA	$2*(A-AAB+ABA)$	$2*(-AO+OA)$	$2*(-A+AAB+AB-ABA+AO-BA+OA)$	0	0	0	0	0	0	0	AO	$ABB+B$	$A-AB+ABA-AO+BA+OA$
X319	BA	$2*(A-AAB+ABA)$	$2*(-AO+OA)$	$2*(-A+AAB+AB-ABA+AO-BA+OA)$	0	0	0	0	0	0	0	AO	$ABB+B$	$A-AB+ABA-AO+BA+OA$
X320	BA	$2*(A-AAB+ABA)$	$2*(-AO+OA)$	$2*(-A+AAB+AB-ABA+AO-BA+OA)$	0	0	0	0	0	0	0	AO	$ABB+B$	$A-AB+ABA-AO+BA+OA$

Serial	P4	a8	c4	3*d1	2*b4	2*b5	2*b6	2*b7	a9	Result
X305	A−AB+ABA+BA+BO	0	0	0	0	2*（−A+AB−ABA−BA−BO+OB）	0	0	A−AB+ABA+ABO+BA+BO+O−OB	N2
X306	A−AB+ABA+BA+BO	0	0	0	0	2*（−A+AB−ABA−BA−BO+OB）	0	0	AAB−AB−ABB−B+BA+BAB+BO+OAB−OB	N1
X307	A−AB+ABA+BA+BO	0	0	0	0	2*（−A−ABA−ABB−B+BAB）	0	0	A+ABA+ABB+ABO−B−BAB+O	N6
X308	A−AB+ABA+BA+BO	0	0	0	0	2*（−A−ABA−ABB−B+BAB）	0	0	AAB+AB+ABB+B−BA−BAB−BO+OAB+OB	N1
X309	OB	0	0	0	0	0	0	0	ABO+O	N2
X310	OB	0	0	0	0	0	0	0	−A+AAB−ABA−ABB−B+BAB+OAB	N1
X311	A−AB+ABA+BA+BO	0	0	0	0	0	0	0	ABO+O	N6
X312	A−AB+ABA+BA+BO	0	0	0	0	0	0	0	−A+AAB+AB−ABA−BA−BO+OAB+OB	N1
X313	OB	0	0	0	0	0	0	0	−A+ABA+ABO+BA+BO+O−OB	N6
X314	OB	0	0	0	0	0	0	0	AAB+OAB	N1
X315	OB	0	0	0	0	0	0	0	A+ABA+ABO+B−BAB+O	N2
X316	OB	0	0	0	0	0	0	0	AAB+OAB	N1
X317	AO+BO−OA	0	0	0	0	2*（ABO+O）	0	0	O	N10
X318	AO+BO−OA	0	0	0	0	2*（−AO−BO+OA+OB）	0	0	ABO+AO+BO+O−OA−OB	N2
X319	AO+BO−OA	0	0	0	0	2*（−AO−BO+OA+OB）	0	0	−A+AAB−ABA−ABB+AO−B+BAB+BO−OA+OAB−OB	N1
X320	AO+BO−OA	0	0	0	0	2*（−AB−ABB−AO−B+BA+BAB+OA）	0	0	AB+ABB+ABO+AO+O−BA−BAB−BA+O−OA	N6

Serial	b_0	$2*b_1$	$2*b_2$	$2*b_3$	$2*b_{21}$	$2*e_1$	$2*e_2$	$2*f_2$	$2*f_3$	$2*f_4$
X321	BA	2*(A−AAB+ABA)	2*(−AO+OA)	2*(−A+AAB+AB−ABA+AO−BA−OA)	0	0	0	0	0	0
X322	BA	2*(A−AAB+ABA)	2*(−AO+OA)	2*(−A+AAB+AB−ABA+AO−BA−OA)	0	0	0	0	0	0
X323	BA	2*(A−AAB+ABA)	2*(−AO+OA)	2*(−A+AAB+AB−ABA+AO−BA−OA)	0	0	0	0	0	0
X324	BA	2*(A−AAB+ABA)	2*(−AO+OA)	2*(−A+AAB+AB−ABA+AO−BA−OA)	0	0	0	0	0	0
X325	BA	2*(A−AAB+ABA)	2*(−AO+OA)	2*(−A+AAB+AB−ABA+AO−BA−OA)	0	0	0	0	0	0
X326	BA	2*(A−AAB+ABA)	2*(−AO+OA)	2*(−A+AAB+AB−ABA+AO−BA−OA)	0	0	0	0	0	0
X327	BA	2*(A−AAB+ABA)	2*(−AO+OA)	2*(−A+AAB+AB−ABA+AO−BA−OA)	0	0	0	0	0	0
X328	BA	2*(A−AAB+ABA)	2*(−AO+OA)	2*(−A+AAB+AB−ABA+AO−BA−OA)	0	0	0	0	0	0
X329	BA	2*(A−AAB+ABA)	2*(−AO+OA)	2*(−A+AAB+AB−ABA+AO−BA−OA)	0	0	0	0	0	0
X330	BA	2*(A−AAB+ABA)	2*(−AO+OA)	2*(−A+AAB−ABA+BAB)	2*(AO+BO−OA)	0	0	0	0	0
X331	BA	2*(A−AAB+ABA)	2*(−AO+OA)	2*(−A+AAB−ABA+BAB)	2*(AO+BO−OA)	0	0	0	0	0
X332	BA	2*(A−AAB+ABA)	2*(−AO+OA)	2*(−A+AAB−ABA+BAB)	2*AO	0	0	0	0	0
X333	BA	2*(A−AAB+ABA)	2*(−AO+OA)	2*(−A+AAB−ABA+BAB)	2*AO	0	0	0	0	0
X334	BA	2*(A−AAB+ABA)	2*(−AO+OA)	2*(−A+AAB−ABA+BAB)	2*AO	0	0	0	0	0
X335	BA	2*(A−AAB+ABA)	2*(−AO+OA)	2*(−A+AAB−ABA+BAB)	2*AO	0	0	0	0	0
X336	BA	2*(A−AAB+ABA)	2*(−AO+OA)	2*(−A+AAB−ABA+BAB)	2*AO	0	0	0	0	0
X337	BA	2*(A−AAB+ABA)	2*(−AO+OA)	2*(−A+AAB−ABA+BAB)	2*AO	0	0	0	0	0
X338	BA	2*(A−AAB+ABA)	2*(−AO+OA)	2*(−A+AAB−ABA+BAB)	2*AO	0	0	0	0	0
X339	BA	2*(A−AAB+ABA)	2*(−AO+OA)	2*(−A+AAB−ABA+BAB)	2*AO	0	0	0	0	0
X340	BA	2*(A−AAB+ABA)	2*(−AO+OA)	2*(−A+AAB−ABA+BAB)	2*(AB+AO−BA−BAB−OA)	0	0	0	0	0
X341	BA	2*(A−AAB+ABA)	2*(−AO+OA)	2*(−A+AAB−ABA+BAB)	2*(AB+AO−BA−BAB−OA)	0	0	0	0	0
X342	BA	2*(A−AAB+ABA)	2*(−AO+OA)	2*(−A+AAB−ABA+BAB)	2*(AB+AO−BA−BAB−OA)	0	0	0	0	0
X343	BA	2*(A−AAB+ABA)	2*(−AO+OA)	2*(−A+AAB−ABA+BAB)	2*(AB+AO−BA−BAB−OA)	0	0	0	0	0
X344	BA	2*(A−AAB+ABA)	2*(−AO+OA)	2*(−A+AAB−ABA+BAB)	2*(AB+AO−BA−BAB−OA)	0	0	0	0	0

附表C9（续）

Serial	$2*f_5$	P_1	P_2	P_3	P_4	a_8	c_4
X321	0	AO	ABB+B	A−AB+ABA−AO+BA+OA	AO+BO−OA	0	0
X322	0	AO	ABB+B	A−AB+ABA−AO+BA+OA	OB	0	0
X323	0	AO	ABB+B	A−AB+ABA−AO+BA+OA	OB	0	0
X324	0	AO	−AB−AO+BA+BAB+OA	A−AB+ABA−AO+BA+OA	AO+BO−OA	0	0
X325	0	AO	−AB−AO+BA+BAB+OA	A−AB+ABA−AO+BA+OA	AO+BO−OA	0	0
X326	0	AO	−AB−AO+BA+BAB+OA	A−AB+ABA−AO+BA+OA	OB	0	0
X327	0	AO	−AB−AO+BA+BAB+OA	A−AB+ABA−AO+BA+OA	OB	0	0
X328	0	AO	−AB−AO+BA+BAB+OA	A−AB+ABA−AO+BA+OA	OB	0	0
X329	0	AO	−AB−AO+BA+BAB+OA	A−AB+ABA−AO+BA+OA	OB	0	0
X330	0	−BO+OA	0	A+ABA−BAB	0	0	0
X331	0	−BO+OA	0	A+ABA−BAB	0	0	0
X332	0	0	0	A+ABA−BAB	BO−OA	0	0
X333	0	0	0	A+ABA−BAB	BO−OA	0	0
X334	0	0	0	A+ABA−BAB	OB	0	0
X335	0	0	0	A+ABA−BAB	OB	0	0
X336	0	0	0	A+ABA−BAB	OB	−ABB−B+BO−OA−OB	0
X337	0	0	0	A+ABA−BAB	OB	−ABB−B+BO−OA−OB	0
X338	0	0	0	A+ABA−BAB	OB	AB−BA−BAB−OA	0
X339	0	0	0	A+ABA−BAB	OB	AB−BA−BAB−OA	0
X340	0	−AB+BA+BAB+OA	0	A+ABA−BAB	−AB+BA+BAB+BO	0	0
X341	0	−AB+BA+BAB+OA	0	A+ABA−BAB	−AB+BA+BAB+BO	0	0
X342	0	−AB+BA+BAB+OA	0	A+ABA−BAB	OB	0	0
X343	0	−AB+BA+BAB+OA	0	A+ABA−BAB	OB	0	0
X344	0	−AB+BA+BAB+OA	0	A+ABA−BAB	OB	0	0

附录 | 275

Serial	$3*d_1$	$2*b_4$	$2*b_5$	$2*b_6$	$2*b_7$	a_9	Result
			$2*(-AB-ABB-AO-B+BA+BAB+OA)$				
X321	0	0	$2*(-AB-ABB-AO-B+BA+BAB+OA)$	0	0	$-A+AAB+2*AB-ABA+ABB+AO+B-2*BA-BAB-BO-OA+OAB+OB$	N1
X322	0	0	0	0	0	$ABO+O$	N2
X323	0	0	0	0	0	$-A+AAB-ABA-ABB-B+BAB+OAB$	N1
X324	0	0	0	0	0	$ABO+O$	N6
X325	0	0	0	0	0	$-A+AAB+AB-ABA-BA-BO+OAB+OB$	N1
X326	0	0	0	0	0	$ABO+AO+BO+O-OA-OB$	N6
X327	0	0	0	0	0	$-A+AAB+AB-ABA+AO-BA-OA+OAB$	N1
X328	0	0	0	0	0	$AB+ABB+ABO+AO+B-BAB+O-OA$	N2
X329	0	0	0	0	0	$-A+AAB+AB+AO-BA-OA+OAB$	N1
X330	0	0	0	0	0	$ABO+O$	N6
X331	0	0	0	0	0	$-A+AAB+AB-ABA-BA-BO+OAB+OB$	N1
X332	0	0	0	0	0	$ABO+O$	N6
X333	0	0	0	0	0	$-A+AAB+AB-ABA-BA-BO+OAB+OB$	N1
X334	0	0	0	0	0	$ABO+BO+O-OA-OB$	N6
X335	0	0	0	0	0	$-A+AAB+AB-ABA-BA-OA+OAB$	N1
X336	0	0	0	0	0	$ABB+ABO+B+O$	N6
X337	0	0	0	0	0	$-A+AAB+AB-ABA+ABB+B-BA-BO+OAB+OB$	N1
X338	0	0	0	0	0	$ABB+ABO+B+O$	N2
X339	0	0	0	0	0	$ABB-ABA+BAB+OAB$	N1
X340	0	0	0	0	0	$ABO+O$	N6
X341	0	0	0	0	0	$-A+AAB+AB-ABA-BA-BO+OAB+OB$	N1
X342	0	0	0	0	0	$-AB+ABO+BA+BAB+BO+O-OB$	N6
X343	0	0	0	0	0	$-A+AAB+AB+BAB+OAB$	N1
X344	0	0	0	0	0	$ABB+ABO+B+O$	N2

Serial	b_0	$2*b_1$	$2*b_2$	$2*b_3$	$2*b_{21}$	$2*e_1$	$2*e_2$	$2*f_2$	$2*f_3$	$2*f_4$
		$2*(A-AAB+ABA)$	$2*(-AO+OA)$	$2*(-A+AAB-ABA+BAB)$	$2*(AB+AO-BA-BAB-OA)$					
X345	BA	$2*(A-AAB+ABA)$	$2*(-A+AAB+AB-ABA-BA)$	0	0	0	0	0	0	0
X346	BA	$2*(A-AAB+ABA)$	$2*(-A+AAB+AB-ABA-BA)$	0	0	0	0	0	0	0
X347	BA	$2*(A-AAB+ABA)$	$2*(-A+AAB+AB-ABA-BA)$	0	0	0	0	0	0	0
X348	BA	$2*(A-AAB+ABA)$	$2*(-A+AAB+AB-ABA-BA)$	0	0	0	0	0	0	0
X349	BA	$2*(A-AAB+ABA)$	$2*(-A+AAB+AB-ABA-BA)$	0	0	0	0	0	0	0
X350	BA	$2*(A-AAB+ABA)$	$2*(-A+AAB+AB-ABA-BA)$	0	0	0	0	0	0	0
X351	BA	$2*(A-AAB+ABA)$	$2*(-A+AAB+AB-ABA-BA)$	0	0	0	0	0	0	0
X352	BA	$2*(A-AAB+ABA)$	$2*(-A+AAB+AB-ABA-BA)$	0	0	0	0	0	0	0
X353	BA	$2*(A-AAB+ABA)$	$2*(-A+AAB+AB-ABA-BA)$	0	0	0	0	0	0	0
X354	BA	$2*(A-AAB+ABA)$	$2*(-A+AAB+AB-ABA-BA)$	0	0	0	0	0	0	0
X355	BA	$2*(A-AAB+ABA)$	$2*(-A+AAB+AB-ABA-BA)$	0	0	0	0	0	0	0
X356	BA	$2*(A-AAB+ABA)$	$2*(-A+AAB+AB-ABA-BA)$	0	0	0	0	0	0	0
X357	BA	$2*(A-AAB+ABA)$	$2*(-A+AAB+AB-ABA-BA)$	0	0	0	0	0	0	0
X358	BA	$2*(A-AAB+ABA)$	$2*(-A+AAB+AB-ABA-BA)$	0	0	0	0	0	0	0
X359	BA	$2*(AB-BA)$	0	0	0	0	0	0	0	AO
X360	BA	$2*(AB-BA)$	0	0	0	0	0	0	0	AO
X361	BA	$2*(AB-BA)$	0	0	0	0	0	0	0	AO
X362	BA	$2*(AB-BA)$	0	0	0	0	0	0	0	AO
X363	BA	$2*(AB-BA)$	0	0	0	0	0	0	0	AO
X364	BA	$2*(AB-BA)$	0	0	0	0	0	0	0	$-BO+OB$
X365	BA	$2*(AB-BA)$	0	0	0	0	0	0	0	$-BO+OB$
X366	BA	$2*(AB-BA)$	0	0	0	0	0	0	0	$A-AAB-AB+ABA+BA$
X367	BA	$2*(AB-BA)$	0	0	0	0	0	0	0	$A-AAB-AB+ABA+BA$
X368	BA	$2*(AB-BA)$	0	0	0	0	0	0	0	$A-AAB-AB+ABA+BA$

Serial	$2*f_5$	P1	P2	P3	P4	a_8	c_4
X345	0	−AB+BA+BAB+OA	0	A+ABA−BAB	OB	0	0
X346	0	AO	ABB+B	AAB	A−AAB−AB+ABA+BA+BO	0	0
X347	0	AO	ABB+B	AAB	A−AAB−AB+ABA+BA+BO	0	0
X348	0	AO	ABB+B	AAB	A−AAB−AB+ABA+BA+BO	0	0
X349	0	AO	ABB+B	AAB	A−AAB−AB+ABA+BA+BO	0	0
X350	0	AO	ABB+B	AAB	A−AAB−AB+ABA+BA+BO	0	0
X351	0	AO	ABB+B	AAB	OB	0	0
X352	0	AO	ABB+B	AAB	OB	0	0
X353	0	AO	−A+AAB−ABA+BAB	AAB	A−AAB−AB+ABA+BA+BO	0	0
X354	0	AO	−A+AAB−ABA+BAB	AAB	A−AAB−AB+ABA+BA+BO	0	0
X355	0	AO	−A+AAB−ABA+BAB	AAB	OB	0	0
X356	0	AO	−A+AAB−ABA+BAB	AAB	OB	0	0
X357	0	AO	−A+AAB−ABA+BAB	AAB	OB	0	0
X358	0	AO	−A+AAB−ABA+BAB	AAB	OB	0	0
X359	0	0	ABB+B	AAB	BO	0	0
X360	0	0	ABB+B	AAB	BO	0	0
X361	0	0	ABB+B	AAB	BO	0	0
X362	0	0	ABB+B	AAB	BO	0	0
X363	0	0	ABB+B	AAB	BO	0	0
X364	0	AO+BO−OB	ABB+B	AAB	BO	0	0
X365	0	AO+BO−OB	ABB+B	AAB	BO	0	0
X366	0	−A+AAB+AB−ABA+AO−BA	ABB+B	AAB	BO	0	0
X367	0	−A+AAB+AB−ABA+AO−BA	ABB+B	AAB	BO	0	0
X368	0	−A+AAB+AB−ABA+AO−BA	ABB+B	AAB	BO	0	0

附表C9（续）

Serial	$3*d_1$	$2*b_4$	$2*b_5$	$2*b_6$	$2*b_7$	a_9	Result
X345	0	0	0	0	0	$-A+AAB-ABA+BAB+OAB$	N1
X346	0	0	$2*(AB0+O)$	0	0	0	N10
X347	0	0	$2*(-A+AAB+AB-ABA-BA-BO+OB)$	0	0	$A-AAB-AB+ABA+ABO+BA+BO+O-OB$	N4
X348	0	0	$2*(-A+AAB+AB-ABA-BA-BO+OB)$	0	0	$A-AAB-2*AB+ABA-ABB-AO-B+2*BA+BAB+BO+OA+OAB-OB$	N1
X349	0	0	$2*(-A+AAB-ABA-ABB-B+BAB)$	0	0	$-A+AAB+ABA+ABB+ABO+B-BAB+O$	N11
X350	0	0	$2*(-A+AAB-ABA-ABB-B+BAB)$	0	0	$A-AAB+ABA+ABB-AO-B-BAB-BO+OA+OAB+OB$	N1
X351	0	0	0	0	0	$ABO+O$	N4
X352	0	0	0	0	0	$-AB-ABB-AO-B+BA+BAB+OA+OAB$	N1
X353	0	0	0	0	0	$ABO+O$	N11
X354	0	0	0	0	0	$-AO-BO+OA+OAB+OB$	N1
X355	0	0	0	0	0	$A-AAB-AB+ABA+ABO+BA+BO+O-OB$	N11
X356	0	0	0	0	0	$A-AAB-AB+ABA+AO+BA+OA+OAB$	N1
X357	0	0	0	0	0	$A-AAB+ABA+ABB+ABO+B-BAB+O$	N4
X358	0	0	0	0	0	$A-AAB-AB+ABA-AO+BA+OA+OAB$	N1
X359	0	0	$2*(AB0+O)$	0	0	0	N9
X360	0	0	$2*(-AO-BO+OB)$	0	0	$ABO+AO+BO+O-OB$	N4
X361	0	0	$2*(-AO-BO+OB)$	0	0	$-AB-ABB-B+BA+BAB-BO+OA+OAB-OB$	N1
X362	0	0	$2*(-AB-ABB-AO-B+BA+BAB)$	0	0	$AB+ABB+AO+B-BA-BAB+O$	N11
X363	0	0	$2*(-AB-ABB-AO-B+BA+BAB)$	0	0	$AB+ABB+B-BA-BAB-BO+OA+OAB+OB$	N1
X364	0	0	0	0	0	$ABO+O$	N4
X365	0	0	0	0	0	$-AB-ABB-AO-B+BA+BAB+OA+OAB$	N1
X366	0	0	$2*(AB0+O)$	0	0	0	N10
X367	0	0	$2*(-A+AAB+AB-ABA-BA-BO+OB)$	0	0	$A-AAB-AB+ABA+ABO+BA+BO+O-OB$	N4
X368	0	0	$2*(-A+AAB+AB-ABA-BA-BO+OB)$	0	0	$A-AAB-2*AB+ABA-ABB-AO-B+2*BA+BAB-BO+OA+OAB-OB$	N1

附表C9（续）

Serial	b_0	$2*b_1$	$2*b_2$	$2*b_3$	$2*b_{21}$	$2*e_1$	$2*e_2$	$2*f_2$	$2*f_3$	$2*f_4$
X369	BA	$2*(AB-BA)$	0	0	0	0	0	0	0	$A-AAB-AB+ABA+BA$
X370	BA	$2*(AB-BA)$	0	0	0	0	0	0	0	$A-AAB-AB+ABA+BA$
X371	BA	$2*(AB-BA)$	0	0	0	0	0	0	0	$-AB-ABB-B+BA+BAB$
X372	BA	$2*(AB-BA)$	0	0	0	0	0	0	0	$-AB-ABB-B+BA+BAB$
X373	BA	$2*(AB-BA)$	0	0	0	0	0	0	0	0
X374	BA	$2*(AB-BA)$	0	0	0	0	0	0	0	0
X375	BA	$2*(AB-BA)$	0	0	0	0	0	0	0	0
X376	BA	$2*(AB-BA)$	0	0	0	0	0	0	0	0
X377	BA	$2*(AB-BA)$	0	0	0	0	0	0	0	0
X378	BA	$2*(AB-BA)$	0	0	0	0	0	0	0	0
X379	BA	$2*(AB-BA)$	0	0	0	0	0	0	0	0
X380	BA	$2*(AB-BA)$	0	0	0	0	0	0	0	0
X381	BA	$2*BAB$	$2*BO$	0	0	0	0	0	0	0
X382	BA	$2*BAB$	$2*BO$	0	0	0	0	0	0	0
X383	BA	$2*BAB$	$2*BO$	0	0	0	0	0	0	0
X384	BA	$2*BAB$	$2*BO$	0	0	0	0	0	0	0
X385	BA	$2*BAB$	$2*BO$	0	0	0	0	0	0	0
X386	BA	$2*BAB$	$2*BO$	0	0	0	0	0	0	0
X387	BA	$2*BAB$	$2*BO$	0	0	0	0	0	0	0
X388	BA	$2*BAB$	$2*(-AO+OA)$	0	$2*(AO+BO-OA)$	0	0	0	0	0
X389	BA	$2*BAB$	$2*(-AO+OA)$	0	$2*(AO+BO-OA)$	0	0	0	0	0
X390	BA	$2*BAB$	$2*(-AO+OA)$	0	$2*(AO+BO-OA)$	0	0	0	0	0
X391	BA	$2*BAB$	$2*(-AO+OA)$	0	$2*(AO+BO-OA)$	0	0	0	0	0
X392	BA	$2*BAB$	$2*(-AO+OA)$	0	$2*(AO+BO-OA)$	0	0	0	0	0

Serial	2*f5	P1	P2	P3	P4	a8	c4
X369	0	-A+AAB+AB-ABA+AO-BA	ABB+B	AAB	BO	0	0
X370	0	-A+AAB+AB-ABA+AO-BA	ABB+B	AAB	BO	0	0
X371	0	AB+ABB+AO+B-BA-BAB	ABB+B	AAB	BO	0	0
X372	0	AB+ABB+AO+B-BA-BAB	ABB+B	AAB	BO	0	0
X373	0	AO	ABB+B	AAB	OB	0	0
X374	0	AO	ABB+B	AAB	OB	0	0
X375	0	AO	-AB+BA+BAB	AAB	BO	0	0
X376	0	AO	-AB+BA+BAB	AAB	BO	0	0
X377	0	AO	-AB+BA+BAB	AAB	OB	0	0
X378	0	AO	-AB+BA+BAB	AAB	OB	0	0
X379	0	AO	-AB+BA+BAB	AAB	OB	0	0
X380	0	AO	-AB+BA+BAB	AAB	OB	0	0
X381	0	AO	0	AAB	0	A-AAB+ABA-BAB	0
X382	0	AO	0	AAB	0	A-AAB+ABA-BAB	0
X383	0	AO	0	AAB	0	A-AAB+ABA-BAB	0
X384	0	AO	0	AAB	0	A-AAB+ABA-BAB	0
X385	0	AO	0	AAB	0	A-AAB+ABA-BAB	0
X386	0	AO	0	AAB	0	AB-BA-BAB-BO	0
X387	0	AO	0	AAB	0	AB-BA-BAB-BO	0
X388	0	-BO+OA	0	AAB	0	0	0
X389	0	-BO+OA	0	AAB	0	0	0
X390	0	-BO+OA	0	AAB	0	A-AAB+ABA-AO-BAB-BO+OA	0
X391	0	-BO+OA	0	AAB	0	A-AAB+ABA-AO-BAB-BO+OA	0
X392	0	-BO+OA	0	AAB	0	AB-BA-BAB-BO	0

附表C9（续）

Serial	$3*d_1$	$2*b_4$	$2*b_5$	$2*b_6$	$2*b_7$	a_9	Result
X369	0	0	$2*(-A+AAB-ABA-ABB-B+BAB)$	0	0	A-AAB+ABA+ABB+AB0+B-BAB+O	N11
X370	0	0	$2*(-A+AAB-ABA-ABB-B+BAB)$	0	0	A-AAB+ABA+ABB-AO+B-BAB-BO+OA+OAB+OB	N1
X371	0	0	0	0	0	ABO+O	N11
X372	0	0	0	0	0	−AO−BO+OA+OAB+OB	N1
X373	0	0	0	0	0	ABO+O	N4
X374	0	0	0	0	0	−AB−ABB−AO−B+BA+BAB+OA+OAB	N1
X375	0	0	0	0	0	ABO+O	N11
X376	0	0	0	0	0	−AO−BO+OA+OAB+OB	N1
X377	0	0	0	0	0	ABO+BO+O−OB	N11
X378	0	0	0	0	0	−AO−OA+OAB	N1
X379	0	0	0	+	0	AB+ABB+ABO+B−BA−BAB+O	N4
X380	0	0	0	0	0	−AO+OA+OAB	N1
X381	0	0	0	$2*(ABO+O)$	0	0	N8
X382	0	0	0	$2*(-AO-BO+OA)$	0	ABO+AO+BO+O−OA	N6
X383	0	0	0	$2*(-AO-BO+OA)$	0	−A+AAB+AB−ABA+AO−BA−OA+OAB+OB	N1
X384	0	0	0	$2*(-A+AAB+AB-ABA-BA-BO)$	0	A−AAB−AB−ABA+ABO+BA+BO+O	N11
X385	0	0	0	$2*(-A+AAB+AB-ABA-BA-BO)$	0	A−AAB−AB−ABA−AO+BA+OA+OAB+OB	N1
X386	0	0	0	0	0	ABO+O	N11
X387	0	0	0	0	0	−AO−BO+OA+OAB+OB	N1
X388	0	0	0	0	0	A−AAB+ABA+ABO−BAB+O	N6
X389	0	0	0	0	0	AB−BA−BAB−BO+OAB+OB	N1
X390	0	0	0	0	0	ABO+AO+BO+O−OA	N6
X391	0	0	0	0	0	−A+AAB+AB−ABA+AO−BA−OA+OAB+OB	N1
X392	0	0	0	0	0	ABO+AO+BO+O−OA	N11

Serial	b_0	$2*b_1$	$2*b_2$	$2*b_3$	$2*b_{21}$	$2*e_1$	$2*e_2$	$2*f_2$	$2*f_3$	$2*f_4$
X393	BA	$2*BAB$	$2*(-AO+OA)$	0	$2*(AO+BO-OA)$	0	0	0	0	0
X394	BA	$2*BAB$	$2*(-AO+OA)$	0	$2*AO$	0	0	0	0	0
X395	BA	$2*BAB$	$2*(-AO+OA)$	0	$2*AO$	0	0	0	0	0
X396	BA	$2*BAB$	$2*(-AO+OA)$	0	$2*AO$	0	0	0	0	0
X397	BA	$2*BAB$	$2*(-AO+OA)$	0	$2*AO$	0	0	0	0	0
X398	BA	$2*BAB$	$2*(-AO+OA)$	0	$2*AO$	0	0	0	0	0
X399	BA	$2*BAB$	$2*(-AO+OA)$	0	$2*AO$	0	0	0	0	0
X400	BA	$2*BAB$	$2*(-AO+OA)$	0	$2*AO$	0	0	0	0	0
X401	BA	$2*BAB$	$2*(-AO+OA)$	0	$2*AO$	0	0	0	0	0
X402	BA	$2*BAB$	$2*(-AO+OA)$	0	$2*AO$	0	0	0	0	0
X403	BA	$2*BAB$	$2*(-AO+OA)$	0	$2*AO$	0	0	0	0	0
X404	BA	$2*BAB$	$2*(-AO+OA)$	0	$2*AO$	0	0	0	0	0
X405	BA	$2*BAB$	$2*(-AO+OA)$	0	$2*AO$	0	0	0	0	0
X406	BA	$2*BAB$	$2*(-AO+OA)$	0	$2*AO$	0	0	0	0	0
X407	BA	$2*BAB$	$2*(-AO+OA)$	0	$2*AO$	0	0	0	0	0
X408	BA	$2*BAB$	$2*(-AO+OA)$	0	$2*AO$	0	0	0	0	0
X409	BA	$2*BAB$	$2*(-AO+OA)$	0	$2*AO$	0	0	0	0	0
X410	BA	$2*BAB$	$2*(-AO+OA)$	0	$2*AO$	0	0	0	0	0
X411	BA	$2*BAB$	$2*(-AO+OA)$	0	$2*AO$	0	0	0	0	0
X412	BA	$2*BAB$	$2*(-AO+OA)$	0	$2*AO$	0	0	0	0	0
X413	BA	$2*BAB$	$2*(-AO+OA)$	0	$2*AO$	0	0	0	0	0
X414	BA	$2*BAB$	$2*(-AO+OA)$	0	$2*AO$	0	0	0	0	0
X415	BA	$2*BAB$	$2*(-AO+OA)$	0	$2*AO$	0	0	0	0	0
X416	BA	$2*BAB$	$2*(-AO+OA)$	0	$2*AO$	0	0	0	0	0

Serial	$2*f_5$	p_1	p_2	p_3	p_4	a_8	c_4
X393	0	$-BO+OA$	0	AAB	0	$AB-BA-BAB-BO$	0
X394	0	0	0	AAB	$BO-OA$	0	0
X395	0	0	0	AAB	$BO-OA$	0	0
X396	0	0	0	AAB	$BO-OA$	$A-AAB+ABA-AO-BAB$	0
X397	0	0	0	AAB	$BO-OA$	$A-AAB+ABA-AO-BAB$	0
X398	0	0	0	AAB	$BO-OA$	$AB-BA-BAB-OA$	0
X399	0	0	0	AAB	$BO-OA$	$AB-BA-BAB-OA$	0
X400	0	0	0	AAB	OB	0	0
X401	0	0	0	AAB	OB	0	0
X402	0	0	0	AAB	OB	$-ABB-B+BO-OA-OB$	0
X403	0	0	0	AAB	OB	$-ABB-B+BO-OA-OB$	0
X404	0	0	0	AAB	OB	$AB-BA-BAB-OA$	0
X405	0	0	0	AAB	OB	$AB-BA-BAB-OA$	0
X406	0	0	0	AAB	OB	$A-AAB+ABA-AO-BAB$	0
X407	0	0	0	AAB	OB	$A-AAB+ABA-AO-BAB$	0
X408	0	0	0	AAB	OB	$AB-BA-BAB-OA$	0
X409	0	0	0	AAB	OB	$AB-BA-BAB-OA$	0
X410	0	0	0	AAB	OB	$-A+AAB-ABA-ABB+AO-B+BAB+BO-OA-OB$	$A-AAB+ABA-AO-BAB$
X411	0	0	0	AAB	OB	$-A+AAB-ABA-ABB+AO-B+BAB+BO-OA-OB$	$A-AAB+ABA-AO-BAB$
X412	0	0	0	AAB	OB	$-A+AAB+AB-ABA+AO-BA-OA$	$A-AAB+ABA-AO-BAB$
X413	0	0	0	AAB	OB	$-A+AAB+AB-ABA+AO-BA-OA$	$A-AAB+ABA-AO-BAB$
X414	0	0	0	AAB	OB	$A-AAB+ABA+ABB-AO+B-BAB-BO+OA+OB$	$-ABB-B+BO-OA-OB$
X415	0	0	0	AAB	OB	$A-AAB+ABA+ABB-AO+B-BAB-BO+OA+OB$	$-ABB-B+BO-OA-OB$
X416	0	0	0	AAB	OB	$AB+ABB+B-BA-BAB-BO+OB$	$-ABB-B+BO-OA-OB$

Serial	$3*d_1$	$2*b_4$	$2*b_5$	$2*b_6$	$2*b_7$	a_9	Result
X393	0	0	0	0	0	OAB+OB	N1
X394	0	0	0	0	0	A−AAB+ABA+ABO−BAB+O	N6
X395	0	0	0	0	0	AB−BA−BAB−BO+OAB+OB	N1
X396	0	0	0	0	0	ABO+AO+O	N6
X397	0	0	0	0	0	−A+AAB+AB−ABA+AO−BA−BO+OAB+OB	N1
X398	0	0	0	0	0	ABO+AO+O	N11
X399	0	0	0	0	0	−BO+OA+OAB+OB	N1
X400	0	0	0	0	0	A−AAB+ABA+ABO−BAB−BO+O−OA−OB	N6
X401	0	0	0	0	0	AB−BA−BAB−OA+OB	N1
X402	0	0	0	0	0	A−AAB+ABA+ABB+ABO+B−BAB+O	N6
X403	0	0	0	0	0	AB+ABB+B−BA−BAB−BO+OAB+OB	N1
X404	0	0	0	0	0	A−AAB+ABA+ABB+ABO+B−BAB+O	N2
X405	0	0	0	0	0	OAB	N1
X406	0	0	0	0	0	ABO+AO+BO+O−OA−OB	N6
X407	0	0	0	0	0	−A+AAB+AB−ABA+AO−BA−OA+OAB	N1
X408	0	0	0	0	0	ABO+AO+BO+O−OA−OB	N11
X409	0	0	0	0	0	OAB	N1
X410	0	0	0	0	0	A−AAB+ABA+ABB+ABO+B−BAB+O	N6
X411	0	0	0	0	0	AB+ABB+B−BA−BAB−BO+OAB+OB	N1
X412	0	0	0	0	0	A−AAB+ABA+ABB+ABO+B−BAB+O	N2
X413	0	0	0	0	0	OAB	N1
X414	0	0	0	0	0	ABO+AO+BO+O−OA−OB	N6
X415	0	0	0	0	0	−A+AAB+AB−ABA+AO−BA−OA+OAB	N1
X416	0	0	0	0	0	ABO+AO+BO+O−OA−OB	N11

Serial	b_0	$2*b_1$	$2*b_2$	$2*b_3$	$2*b_{2l}$	$2*e_1$	$2*e_2$	$2*f_2$	$2*f_3$	$2*f_4$
X417	BA	2*BAB	2*(-AO+OA)	0	2*AO	0	0	0	0	0
X418	BA	2*BAB	2*(-AO+OA)	0	2*AO	0	0	0	0	0
X419	BA	2*BAB	2*(-AO+OA)	0	2*AO	0	0	0	0	0
X420	BA	2*BAB	2*(-AO+OA)	0	2*(AB+AO-BA-BAB-OA)	0	0	0	0	0
X421	BA	2*BAB	2*(-AO+OA)	0	2*(AB+AO-BA-BAB-OA)	0	0	0	0	0
X422	BA	2*BAB	2*(-AO+OA)	0	2*(AB+AO-BA-BAB-OA)	0	0	0	0	0
X423	BA	2*BAB	2*(-AO+OA)	0	2*(AB+AO-BA-BAB-OA)	0	0	0	0	0
X424	BA	2*BAB	2*(-AO+OA)	0	2*(AB+AO-BA-BAB-OA)	0	0	0	0	0
X425	BA	2*BAB	2*(-AO+OA)	0	2*(AB+AO-BA-BAB-OA)	0	0	0	0	0
X426	BA	2*BAB	2*(-AO+OA)	0	2*(AB+AO-BA-BAB-OA)	0	0	0	0	0
X427	BA	2*BAB	2*(-AO+OA)	0	2*(AB+AO-BA-BAB-OA)	0	0	0	0	0
X428	BA	2*BAB	2*(-AO+OA)	0	2*(AB+AO-BA-BAB-OA)	0	0	0	0	0
X429	BA	2*BAB	2*(-AO+OA)	0	2*(AB+AO-BA-BAB-OA)	0	0	0	0	0
X430	BA	2*BAB	2*(-AO+OA)	0	2*(AB+AO-BA-BAB-OA)	0	0	0	0	0
X431	BA	2*BAB	2*(-AO+OA)	0	2*(AB+AO-BA-BAB-OA)	0	0	0	0	0
X432	BA	2*BAB	2*(AB-BA-BAB)	0	0	0	0	0	0	0
X433	BA	2*BAB	2*(AB-BA-BAB)	0	0	0	0	0	0	0
X434	BA	2*BAB	2*(AB-BA-BAB)	0	0	0	0	0	0	0
X435	BA	2*BAB	2*(AB-BA-BAB)	0	0	0	0	0	0	0
X436	BA	2*BAB	2*(AB-BA-BAB)	0	0	0	0	0	0	0
X437	BA	2*BAB	2*(AB-BA-BAB)	0	0	0	0	0	0	0
X438	BA	0	0	2*(A+ABA)	2*BO	0	0	0	0	0
X439	BA	0	0	2*(A+ABA)	2*BO	0	0	0	0	0
X440	BA	0	0	2*(A+ABA)	2*BO	0	0	0	0	0

Serial	2 * f5	P1	P2	P3	P4	a8	c4
X417	0	0	0	AAB	OB	AB+ABB+B−BA−BAB−BO+OB	−ABB−B+BO−OA−OB
X418	0	0	0	AAB	OB	0	AB−BA−BAB−OA
X419	0	0	0	AAB	OB	0	AB−BA−BAB−OA
X420	0	−AB+BA+BAB+OA	0	AAB	−AB+BA+BAB+BO	0	0
X421	0	−AB+BA+BAB+OA	0	AAB	−AB+BA+BAB+BO	0	0
X422	0	−AB+BA+BAB+OA	0	AAB	−AB+BA+BAB+BO	0	0
X423	0	−AB+BA+BAB+OA	0	AAB	−AB+BA+BAB+BO	0	0
X424	0	−AB+BA+BAB+OA	0	AAB	OB	0	0
X425	0	−AB+BA+BAB+OA	0	AAB	OB	0	0
X426	0	−AB+BA+BAB+OA	0	AAB	OB	0	0
X427	0	−AB+BA+BAB+OA	0	AAB	OB	0	0
X428	0	−AB+BA+BAB+OA	0	AAB	OB	0	0
X429	0	−AB+BA+BAB+OA	0	AAB	OB	0	0
X430	0	−AB+BA+BAB+OA	0	AAB	OB	0	0
X431	0	−AB+BA+BAB+OA	0	AAB	OB	0	0
X432	0	AO	0	AAB	−AB+BA+BAB+BO	0	0
X433	0	AO	0	AAB	−AB+BA+BAB+BO	0	0
X434	0	AO	0	AAB	OB	0	0
X435	0	AO	0	AAB	OB	0	0
X436	0	AO	0	AAB	OB	0	0
X437	0	AO	0	AAB	OB	0	0
X438	0	−BO+OA	ABB+B	0	0	0	0
X439	0	−BO+OA	ABB+B	0	0	0	0
X440	0	−BO+OA	ABB+B	0	0	0	0

附表C9（续）

Serial	$3*d_1$	$2*b_4$	$2*b_5$	$2*b_6$	$2*b_7$	ag	Result
X417	0	0	0	0	0	OAB	N1
X418	0	0	0	0	0	AB+ABB+ABO+AO+B−BA−BAB+O−OA	N4
X419	0	0	0	0	0	OAB	N1
X420	0	0	0	0	0	A−AAB+ABA+ABO−BAB+O	N6
X421	0	0	0	0	0	AB−BA−BAB−BO+OAB+OB	N1
X422	0	0	0	0	0	ABO+AO−BA−BAB+O−OA	N11
X423	0	0	0	0	0	AB−BA−BAB−BO+OAB+OB	N1
X424	0	0	0	0	0	A−AAB−AB+ABA+ABO+BA+BO+O−OB	N6
X425	0	0	0	0	0	OAB	N1
X426	0	0	0	0	0	A−AAB+ABA+ABB+ABO+B−BAB+O	N2
X427	0	0	0	0	0	OAB	N1
X428	0	0	0	0	0	ABO+AO+BO+O−OA−OB	N11
X429	0	0	0	0	0	OAB	N1
X430	0	0	0	0	0	AB+ABB+ABO+AO+B−BA−BAB+O−OA	N4
X431	0	0	0	0	0	OAB	N1
X432	0	0	0	0	0	ABO+O	N11
X433	0	0	0	0	0	−AO−BO+OA+OAB+OB	N1
X434	0	0	0	0	0	−AB+ABO+BA+BAB+BO+O−OB	N11
X435	0	0	0	0	0	−AB−AO+BA+BAB+OA+OAB	N1
X436	0	0	0	0	0	ABB+ABO+B+O	N4
X437	0	0	0	0	0	−AB−AO+BA+BAB+OA+OAB	N1
X438	0	0	2*(ABO+O)	0	0	0	N5
X439	0	0	2*OB	0	2*(ABO−O−OB)	0	N5
X440	0	0	2*OB	0	2*(−A+AB−ABA−BA−BO)	A−AB+ABA+ABO+BA+BO+O−OB	N2

Serial	b_0	$2*b_1$	$2*b_2$	$2*b_3$	$2*b_{21}$	$2*e_1$	$2*e_2$	$2*f_2$	$2*f_3$	$2*f_4$
X441	BA	0	0	2*(A+ABA)	2*BO	0	0	0	0	0
X442	BA	0	0	2*(A+ABA)	2*BO	0	0	0	0	0
X443	BA	0	0	2*(A+ABA)	2*BO	0	0	0	0	0
X444	BA	0	0	2*(A+ABA)	2*BO	0	0	0	0	0
X445	BA	0	0	2*(A+ABA)	2*BO	0	0	0	0	0
X446	BA	0	0	2*(A+ABA)	2*BO	0	0	0	0	0
X447	BA	0	0	2*(A+ABA)	2*BO	0	0	0	0	0
X448	BA	0	0	2*(A+ABA)	2*OA	0	0	0	0	0
X449	BA	0	0	2*(A+ABA)	2*OA	0	0	0	0	0
X450	BA	0	0	2*(A+ABA)	2*OA	0	0	0	0	0
X451	BA	0	0	2*(A+ABA)	2*OA	0	0	0	0	0
X452	BA	0	0	2*(A+ABA)	2*OA	0	0	0	0	0
X453	BA	0	0	2*(A+ABA)	2*OA	0	0	0	0	0
X454	BA	0	0	2*(A+ABA)	2*OA	0	0	0	0	0
X455	BA	0	0	2*(A+ABA)	2*OA	0	0	0	0	0
X456	BA	0	0	2*(A+ABA)	2*OA	0	0	0	0	0
X457	BA	0	0	2*(A+ABA)	2*OA	0	0	0	0	0
X458	BA	0	0	2*(A+ABA)	2*OA	0	0	0	0	0
X459	BA	0	0	2*(A+ABA)	2*OA	0	0	0	0	0
X460	BA	0	0	2*(A+ABA)	2*OA	0	0	0	0	0
X461	BA	0	0	2*(A+ABA)	2*OA	0	0	0	0	0
X462	BA	0	0	2*(A+ABA)	2*OA	0	0	0	0	0
X463	BA	0	0	2*(A+ABA)	2*OA	0	0	0	0	0
X464	BA	0	0	2*(A+ABA)	2*OA	0	0	0	0	0

Serial	2 * f5	p1	p2	p3	p4	a8	c4
X441	0	-B0+OA	ABB+B	0	0	0	0
X442	0	-B0+OA	ABB+B	0	0	0	0
X443	0	-B0+OA	ABB+B	0	0	0	0
X444	0	-B0+OA	ABB+B	0	0	0	0
X445	0	-B0+OA	ABB+B	0	0	0	0
X446	0	-B0+OA	-A-ABA+BAB	0	0	0	0
X447	0	-B0+OA	-A-ABA+BAB	0	0	0	0
X448	0	0	ABB+B	0	B0-OA	0	0
X449	0	0	ABB+B	0	B0-OA	0	0
X450	0	0	ABB+B	0	B0-OA	0	0
X451	0	0	ABB+B	0	B0-OA	0	0
X452	0	0	ABB+B	0	B0-OA	0	0
X453	0	0	ABB+B	0	B0-OA	0	0
X454	0	0	ABB+B	0	B0-OA	0	0
X455	0	0	ABB+B	0	B0-OA	0	0
X456	0	0	ABB+B	0	OB	B0-OA-OB	0
X457	0	0	ABB+B	0	OB	B0-OA-OB	0
X458	0	0	ABB+B	0	OB	B0-OA-OB	0
X459	0	0	ABB+B	0	OB	B0-OA-OB	0
X460	0	0	ABB+B	0	OB	B0-OA-OB	0
X461	0	0	ABB+B	0	OB	-A+AB-ABA-BA-OA	0
X462	0	0	ABB+B	0	OB	-A+AB-ABA-BA-OA	0
X463	0	0	-A-ABA+BAB	0	B0-OA	0	0
X464	0	0	-A-ABA+BAB	0	B0-OA	0	0

Serial	3*d₁	2*b₄	2*b₅	2*b₆	2*b₇	a₉	Result
X441	0	0	2*OB	0	2*(−A+AB−ABA−BA−BO)	AAB−AB−ABB−B+BA+BAB+BO+OAB−OB	N1
X442	0	0	2*OB	0	2*(−A−ABA−ABB−B+BAB−OB)	A+ABA+ABB+ABO+B−BAB+O	N6
X443	0	0	2*OB	0	2*(−A−ABA−ABB−B+BAB−OB)	AAB+AB+ABB+B−BA−BAB−BO+OAB+OB	N1
X444	0	0	2*(−A−ABA−ABB−B+BAB)	0	0	A+ABA+ABB+ABO+B−BAB+O	N6
X445	0	0	2*(−A−ABA−ABB−B+BAB)	0	0	AAB+AB+ABB+B−BA−BAB−BO+OAB+OB	N1
X446	0	0	0	0	0	ABO+O	N6
X447	0	0	0	0	0	−A+AAB+AB−ABA−BA−BO+OAB+OB	N1
X448	0	0	2*(ABO+O)	0	0	0	N5
X449	0	0	2*(−BO+OA+OB)	0	2*(ABO+BO+O−OA−OB)	0	N5
X450	0	0	2*(−BO+OA+OB)	0	2*(−A+AB−ABA−BA−OA)	A−AB+ABA+ABO+BA−BO+O−OB	N2
X451	0	0	2*(−BO+OA+OB)	0	2*(−A−ABA−ABA−BA−OA)	AAB−AB−ABB−B+BA+BAB−BO+O	N1
X452	0	0	2*(−BO+OA+OB)	0	2*(−A−ABA−ABB−B+BAB+BO+OA−OB)	A+ABA+ABB+ABO+B−BAB+O	N6
X453	0	0	2*(−BO+OA+OB)	0	2*(−A−ABA−ABB−B+BAB+BO+OA−OB)	AAB+AB+ABB+B−BA−BAB−BO+OAB+OB	N1
X454	0	0	2*(−A−ABA−ABB−B+BAB)	0	0	A+ABA+ABB+ABO+B−BAB+O	N6
X455	0	0	2*(−A−ABA−ABB−B+BAB)	0	0	AAB+AB+ABB+B−BA−BAB−BO+OAB+OB	N1
X456	0	0	0	0	2*(ABO+O)	0	N5
X457	0	0	0	0	2*(−A+AB−ABA−BA−BO+OB)	A−AB+ABA+ABO+BA+BO+O−OB	N2
X458	0	0	0	0	2*(−A+AB−ABA−BA−BO+OB)	AAB−AB−ABB−B+BA−BAB−BO+OAB−OB	N1
X459	0	0	0	0	2*(−A−ABA−ABB−B+BAB)	A+ABA+ABO+B−BAB+O	N6
X460	0	0	0	0	2*(−A−ABA−ABB−B+BAB)	AAB+AB+ABB+B−BA−BAB−BO+OAB+OB	N1
X461	0	0	0	0	0	ABO+O	N2
X462	0	0	0	0	0	−A+AAB−ABA−ABB−B+BAB+OAB	N1
X463	0	0	0	0	0	ABO+O	N6
X464	0	0	0	0	0	−A+AAB+AB−ABA−BA−BO+OAB+OB	N1

Serial	b_0	$2*b_1$	$2*b_2$	$2*b_3$	$2*b_{21}$	$2*e_1$	$2*e_2$	$2*f_2$	$2*f_3$	$2*f_4$
X465	BA	0	0	$2*(A+ABA)$	$2*OA$	0	0	0	0	0
X466	BA	0	0	$2*(A+ABA)$	$2*OA$	0	0	0	0	0
X467	BA	0	0	$2*(A+ABA)$	$2*OA$	0	0	0	0	0
X468	BA	0	0	$2*(A+ABA)$	$2*OA$	0	0	0	0	0
X469	BA	0	0	$2*(A+ABA)$	$2*OA$	0	0	0	0	0
X470	BA	0	0	$2*(A+ABA)$	$2*OA$	0	0	0	0	0
X471	BA	0	0	$2*(A+ABA)$	$2*(-A+AB-ABA-BA)$	0	0	0	0	0
X472	BA	0	0	$2*(A+ABA)$	$2*(-A+AB-ABA-BA)$	0	0	0	0	0
X473	BA	0	0	$2*(A+ABA)$	$2*(-A+AB-ABA-BA)$	0	0	0	0	0
X474	BA	0	0	$2*(A+ABA)$	$2*(-A+AB-ABA-BA)$	0	0	0	0	0
X475	BA	0	0	$2*(A+ABA)$	$2*(-A+AB-ABA-BA)$	0	0	0	0	0
X476	BA	0	0	$2*(A+ABA)$	$2*(-A+AB-ABA-BA)$	0	0	0	0	0
X477	BA	0	0	$2*(A+ABA)$	$2*(-A+AB-ABA-BA)$	0	0	0	0	0
X478	BA	0	0	$2*(A+ABA)$	$2*(-A+AB-ABA-BA)$	0	0	0	0	0
X479	BA	0	0	$2*(A+ABA)$	$2*(-A+AB-ABA-BA)$	0	0	0	0	0
X480	BA	0	0	$2*(A+ABA)$	$2*(-A+AB-ABA-BA)$	0	0	0	0	0
X481	BA	0	0	$2*(A+ABA)$	$2*(-A+AB-ABA-BA)$	0	0	0	0	0
X482	BA	0	0	$2*(A+ABA)$	$2*(-A+AB-ABA-BA)$	0	0	0	0	0
X483	BA	0	0	$2*(A+ABA)$	$2*(-A+AB-ABA-BA)$	0	0	0	0	0
X484	BA	0	0	$2*(AB-BA)$	0	0	0	AO-OA	0	0
X485	BA	0	0	$2*(AB-BA)$	0	0	0	AO-OA	0	0
X486	BA	0	0	$2*(AB-BA)$	0	0	0	AO-OA	0	0
X487	BA	0	0	$2*(AB-BA)$	0	0	0	AO-OA	0	0
X488	BA	0	0	$2*(AB-BA)$	0	0	0	AO-OA	0	0

Serial	$2*f_5$	P_1	P_2	P_3	P_4	a_8	c_4
X465	0	0	−A−ABA+BAB	0	OB	0	0
X466	0	0	−A−ABA+BAB	0	OB	0	0
X467	0	0	−A−ABA+BAB	0	OB	−A−ABA−ABB−B+BAB+BO−OA−OB	0
X468	0	0	−A−ABA+BAB	0	OB	−A−ABA−ABB−B+BAB+BO−OA−OB	0
X469	0	0	−A−ABA+BAB	0	OB	−A+AB−ABA−BA−OA	0
X470	0	0	−A−ABA+BAB	0	OB	−A+AB−ABA−BA−OA	0
X471	0	A−AB+ABA+BA+OA	ABB+B	0	A−AB+ABA+BA+BO	0	0
X472	0	A−AB+ABA+BA+OA	ABB+B	0	A−AB+ABA+BA+BO	0	0
X473	0	A−AB+ABA+BA+OA	ABB+B	0	A−AB+ABA+BA+BO	0	0
X474	0	A−AB+ABA+BA+OA	ABB+B	0	A−AB+ABA+BA+BO	0	0
X475	0	A−AB+ABA+BA+OA	ABB+B	0	A−AB+ABA+BA+BO	0	0
X476	0	A−AB+ABA+BA+OA	ABB+B	0	OB	0	0
X477	0	A−AB+ABA+BA+OA	ABB+B	0	OB	0	0
X478	0	A−AB+ABA+BA+OA	−A−ABA+BAB	0	A−AB+ABA+BA+BO	0	0
X479	0	A−AB+ABA+BA+OA	−A−ABA+BAB	0	A−AB+ABA+BA+BO	0	0
X480	0	A−AB+ABA+BA+OA	−A−ABA+BAB	0	OB	0	0
X481	0	A−AB+ABA+BA+OA	−A−ABA+BAB	0	OB	0	0
X482	0	A−AB+ABA+BA+OA	−A−ABA+BAB	0	OB	0	0
X483	0	A−AB+ABA+BA+OA	−A−ABA+BAB	0	OB	0	0
X484	0	OA	ABB+B	A−AB+ABA−AO+BA+OA	BO	0	0
X485	0	OA	ABB+B	A−AB+ABA−AO+BA+OA	BO	0	0
X486	0	OA	ABB+B	A−AB+ABA−AO+BA+OA	BO	0	0
X487	0	OA	ABB+B	A−AB+ABA−AO+BA+OA	BO	0	0
X488	0	OA	ABB+B	A−AB+ABA−AO+BA+OA	BO	0	0

附表C9（续）

Serial	$3*d_1$	$2*b_4$	$2*b_5$	$2*b_6$	$2*b_7$	a_9	Result
X465	0	0	0	0	0	AB0+B0+O−OA−OB	N6
X466	0	0	0	0	0	−A+AAB+AB−ABA−BA−OA+OAB	N1
X467	0	0	0	0	0	A+ABA+ABB+AB0+B−BAB+O	N6
X468	0	0	0	0	0	AAB+AB+ABB+B−BA−BAB−BO+OAB+OB	N1
X469	0	0	0	0	0	A+ABA+ABB+AB0+B−BAB+O	N2
X470	0	0	0	0	0	AAB+OAB	N1
X471	0	0	$2*(AB0+O)$	0	0	0	N5
X472	0	0	$2*(-A+AB-ABA-BA-BO+OB)$	0	0	A−AB+ABA+AB0+BA+BO+O−OB	N2
X473	0	0	$2*(-A+AB-ABA-BA-BO+OB)$	0	0	AAB−AB−ABB−B+BA+BAB+BO+OAB−OB	N1
X474	0	0	$2*(-A-ABA-ABB-B+BAB)$	0	0	A+ABA+ABB+AB0+B−BAB+O	N6
X475	0	0	$2*(-A-ABA-ABB-B+BAB)$	0	0	AAB+AB+ABB+BA−BAB−BO+OAB+OB	N1
X476	0	0	0	0	0	AB0+O	N2
X477	0	0	0	0	0	−A+AAB−ABA−ABB−B+BAB+OAB	N1
X478	0	0	0	0	0	AB0+O	N6
X479	0	0	0	0	0	−A+AAB−AB−ABA−BA−BO+OAB+OB	N1
X480	0	0	0	0	0	A−AB+ABA+AB0+BA+BO+O−OB	N6
X481	0	0	0	0	0	AAB+OAB	N1
X482	0	0	0	0	0	A+ABA+ABB+AB0+B−BAB+O	N2
X483	0	0	0	0	0	AAB+OAB	N1
X484	0	0	$2*(AB0+O)$	0	0	0	N10
X485	0	0	$2*(-AO-BO+OA+OB)$	0	0	AB0+AO+B0+O−OA−OB	N2
X486	0	0	$2*(-AO-BO+OA+OB)$	0	0	−A+AAB−ABA−ABB+AO−B+BAB+BO−OA+OAB−OB	N1
X487	0	0	$2*(-AB-ABB-AO-B+BA+BAB+OA)$	0	0	AB+ABB+AB0+AO+B−BA−BAB−BO−OA+O−OA	N6
X488	0	0	$2*(-AB-ABB-AO-B+BA+BAB+OA)$	0	0	−A+AAB+2*AB−ABA+AB0+B−2*BA−BAB−BO−OA+OAB+OB	N1

Serial	b_0	$2*b_1$	$2*b_2$	$2*b_3$	$2*b_{21}$	$2*e_1$	$2*e_2$	$2*f_2$	$2*f_3$	$2*f_4$
X489	BA	0	0	$2*(AB-BA)$	0	0	0	$-BO+OB$	0	0
X490	BA	0	0	$2*(AB-BA)$	0	0	0	$-BO+OB$	0	0
X491	BA	0	0	$2*(AB-BA)$		0	0	$A-AB+ABA+BA$	0	0
X492	BA	0	0	$2*(AB-BA)$	0	0	0	$A-AB+ABA+BA$	0	0
X493	BA	0	0	$2*(AB-BA)$	0	0	0	$A-AB+ABA+BA$	0	0
X494	BA	0	0	$2*(AB-BA)$		0	0	$A-AB+ABA+BA$	0	0
X495	BA	0	0	$2*(AB-BA)$	0	0	0	$A-AB+ABA+BA$	0	0
X496	BA	0	0	$2*(AB-BA)$	0	0	0	$-AB-ABB-B+BA+BAB$	0	0
X497	BA	0	0	$2*(AB-BA)$	0	0	0	$-AB-ABB-B+BA+BAB$	0	0
X498	BA	0	0	$2*(AB-BA)$	0	0	0	0	0	0
X499	BA	0	0	$2*(AB-BA)$	0	0	0	0	0	0
X500	BA	0	0	$2*(AB-BA)$	0	0	0	0	0	0
X501	BA	0	0	$2*(AB-BA)$	0	0	0	0	0	0
X502	BA	0	0	$2*(AB-BA)$	0	0	0	0	0	0
X503	BA	0	0	$2*(AB-BA)$	0	0	0	0	0	0
X504	BA	0	0	$2*(AB-BA)$	0	0	0	0	0	0
X505	BA	0	0	$2*(AB-BA)$	0	0	0	0	0	0
X506	BA	0	0	$2*BAB$	$2*BO$	0	0	0	0	0
X507	BA	0	0	$2*BAB$	$2*BO$	0	0	0	0	0
X508	BA	0	0	$2*BAB$	$2*OA$	0	0	0	0	0
X509	BA	0	0	$2*BAB$	$2*OA$	0	0	0	0	0
X510	BA	0	0	$2*BAB$	$2*OA$	0	0	0	0	0
X511	BA	0	0	$2*BAB$	$2*OA$	0	0	0	0	0
X512	BA	0	0	$2*BAB$	$2*OA$	0	0	0	0	0

Serial	2 * f$_5$	P$_1$	P$_2$	P$_3$	P$_4$	a$_8$	c$_4$
X489	0	OA	ABB+B	A−AB+ABA+BA+BO−OB	BO	0	0
X490	0	OA	ABB+B	A−AB+ABA+BA+BO−OB	BO	0	0
X491	0	OA	ABB+B	0	BO	0	0
X492	0	OA	ABB+B	0	BO	0	0
X493	0	OA	ABB+B	0	BO	0	0
X494	0	OA	ABB+B	0	BO	0	0
X495	0	OA	ABB+B	0	BO	0	0
X496	0	OA	ABB+B	A+ABA+ABB+B−BAB	BO	0	0
X497	0	OA	ABB+B	A+ABA+ABB+B−BAB	BO	0	0
X498	0	OA	ABB+B	A−AB+ABA+BA	OB	0	0
X499	0	OA	ABB+B	A−AB+ABA+BA	OB	0	0
X500	0	OA	−AB+BA+BAB	A−AB+ABA+BA	BO	0	0
X501	0	OA	−AB+BA+BAB	A−AB+ABA+BA	BO	0	0
X502	0	OA	−AB+BA+BAB	A−AB+ABA+BA	OB	0	0
X503	0	OA	−AB+BA+BAB	A−AB+ABA+BA	OB	0	0
X504	0	OA	−AB+BA+BAB	A−AB+ABA+BA	OB	0	0
X505	0	OA	−AB+BA+BAB	A+ABA+ABA+BA	OB	0	0
X506	0	−BO+OA	0	A+ABA−BAB	0	0	0
X507	0	−BO+OA	0	A+ABA−BAB	0	0	0
X508	0	0	0	A+ABA−BAB	BO−OA	0	0
X509	0	0	0	A+ABA−BAB	BO−OA	0	0
X510	0	0	0	−ABA−BAB	OB	0	0
X511	0	0	0	A+ABA−BAB	OB	0	0
X512	0	0	0	A+ABA−BAB	OB	−ABB−B+BO−OA−OB	0

Serial	$3*d_1$	$2*b_4$	$2*b_5$	$2*b_6$	$2*b_7$	a_9	Result
X489	0	0	0	0	0	ABO+O	N2
X490	0	0	0	0	0	−A+AAB−ABA−ABB−B+BAB+OAB	N1
X491	0	0	2*(ABO+O)	0	0	0	N5
X492	0	0	2*(−A+AB−ABA−BA−BO+OB)	0	0	A−AB+ABA+ABO+BA+BO+O−OB	N2
X493	0	0	2*(−A+AB−ABA−BA−BO+OB)	0	0	AAB−AB−ABB−B+BA+BAB+BO+OAB+OB	N1
X494	0	0	2*(−A−ABA−ABB−B+BAB)	0	0	A+ABA+ABB+ABO+B−BAB+O	N6
X495	0	0	2*(−A−ABA−ABB−B+BAB)	0	0	AAB+ABB+ABB−B−BA−BAB−BO+OAB+OB	N1
X496	0	0	0	0	0	ABO+O	N6
X497	0	0	0	0	0	−A+AAB+AB−ABA−BO+OAB+OB	N1
X498	0	0	0	0	0	ABO+O	N2
X499	0	0	0	0	0	−A+AAB−ABB−B+BAB+OAB	N1
X500	0	0	0	0	0	ABO+O	N6
X501	0	0	0	0	0	−A+AAB+AB−ABA−BA−BO+OAB+OB	N1
X502	0	0	0	0	0	ABO+BO+O−OB	N6
X503	0	0	0	0	0	−A+AAB+AB−ABA−BA+OAB	N1
X504	0	0	0	0	0	AB+ABB+ABO+B−BA−BAB+O	N2
X505	0	0	0	0	0	−A+AAB−ABA−ABA−BA+OAB	N1
X506	0	0	0	0	0	ABO+O	N6
X507	0	0	0	0	0	−A+AAB+AB−ABA−BA−BO+OAB+OB	N1
X508	0	0	0	0	0	ABO+O	N6
X509	0	0	0	0	0	−A+AAB+AB−ABA−BA−BO+OAB+OB	N1
X510	0	0	0	0	0	ABO+BO+O−OA−OB	N6
X511	0	0	0	0	0	−A+AAB+AB−ABA−BA−OA+OAB	N1
X512	0	0	0	0	0	ABB+ABO+B+O	N6

Serial	b_0	$2*b_1$	$2*b_2$	$2*b_3$	$2*b_{21}$	$2*e_1$	$2*e_2$	$2*f_2$	$2*f_3$	$2*f_4$
X513	BA	0	0	$2*BAB$	$2*BAB$	0	0	0	0	0
X514	BA	0	0	$2*BAB$	$2*OA$	0	0	0	0	0
X515	BA	0	0	$2*BAB$	$2*OA$	0	0	0	0	0
X516	BA	0	0	$2*BAB$	$2*(AB-BA-BAB)$	0	0	0	0	0
X517	BA	0	0	$2*BAB$	$2*(AB-BA-BAB)$	0	0	0	0	0
X518	BA	0	0	$2*BAB$	$2*(AB-BA-BAB)$	0	0	0	0	0
X519	BA	0	0	$2*BAB$	$2*(AB-BA-BAB)$	0	0	0	0	0
X520	BA	0	0	$2*BAB$	$2*(AB-BA-BAB)$	0	0	0	0	0
X521	BA	0	0	$2*BAB$	$2*(AB-BA-BAB)$	0	0	0	0	0
X522	BA	$2*(A-AAB+ABA)$	0	$2*AAB$	$2*BO$	0	0	0	0	0
X523	BA	$2*(A-AAB+ABA)$	0	$2*AAB$	$2*BO$	0	0	0	0	0
X524	BA	$2*(A-AAB+ABA)$	0	$2*AAB$	$2*BO$	0	0	0	0	0
X525	BA	$2*(A-AAB+ABA)$	0	$2*AAB$	$2*BO$	0	0	0	0	0
X526	BA	$2*(A-AAB+ABA)$	0	$2*AAB$	$2*BO$	0	0	0	0	0
X527	BA	$2*(A-AAB+ABA)$	0	$2*AAB$	$2*BO$	0	0	0	0	0
X528	BA	$2*(A-AAB+ABA)$	0	$2*AAB$	$2*BO$	0	0	0	0	0
X529	BA	$2*(A-AAB+ABA)$	0	$2*AAB$	$2*BO$	0	0	0	0	0
X530	BA	$2*(A-AAB+ABA)$	0	$2*AAB$	$2*BO$	0	0	0	0	0
X531	BA	$2*(A-AAB+ABA)$	0	$2*AAB$	$2*BO$	0	0	0	0	0
X532	BA	$2*(A-AAB+ABA)$	0	$2*AAB$	$2*OA$	0	0	0	0	0
X533	BA	$2*(A-AAB+ABA)$	0	$2*AAB$	$2*OA$	0	0	0	0	0
X534	BA	$2*(A-AAB+ABA)$	0	$2*AAB$	$2*OA$	0	0	0	0	0
X535	BA	$2*(A-AAB+ABA)$	0	$2*AAB$	$2*OA$	0	0	0	0	0
X536	BA	$2*(A-AAB+ABA)$	0	$2*AAB$	$2*OA$	0	0	0	0	0

Serial	$2*f_5$	p_1	p_2	p_3	p_4	a_8	c_4
X513	0	0	0	A+ABA−BAB	OB	−ABB−B+BO−OA−OB	0
X514	0	0	0	A+ABA−BAB	OB	AB−BA−BAB−OA	0
X515	0	0	0	A+ABA−BAB	OB	AB−BA−BAB−OA	0
X516	0	−AB+BA+BAB+OA	0	A+ABA−BAB	−AB+BA+BAB+BO	0	0
X517	0	−AB+BA+BAB+OA	0	A+ABA−BAB	−AB+BA+BAB+BO	0	0
X518	0	−AB+BA+BAB+OA	0	A+ABA−BAB	OB	0	0
X519	0	−AB+BA+BAB+OA	0	A+ABA−BAB	OB	0	0
X520	0	−AB+BA+BAB+OA	0	A+ABA−BAB	OB	0	0
X521	0	−AB+BA+BAB+OA	0	A+ABA−BAB	OB	0	0
X522	0	−BO+OA	ABB+B	0	0	0	0
X523	0	−BO+OA	ABB+B	0	0	0	0
X524	0	−BO+OA	ABB+B	0	0	0	0
X525	0	−BO+OA	ABB+B	0	0	0	0
X526	0	−BO+OA	ABB+B	0	0	0	0
X527	0	−BO+OA	ABB+B	0	0	0	0
X528	0	−BO+OA	ABB+B	0	0	0	0
X529	0	−BO+OA	ABB+B	0	0	0	0
X530	0	−BO+OA	−A−ABA+BAB	0	0	0	0
X531	0	−BO+OA	−A−ABA+BAB	0	0	0	0
X532	0	0	ABB+B	0	BO−OA	0	0
X533	0	0	ABB+B	0	BO−OA	0	0
X534	0	0	ABB+B	0	BO−OA	0	0
X535	0	0	ABB+B	0	BO−OA	0	0
X536	0	0	ABB+B	0	BO−OA	0	0

附表C9（续）

Serial	$3*d_1$	$2*b_4$	$2*b_5$	$2*b_6$	$2*b_7$	a_9	Result
X513	0	0	0	0	0	$-A+AAB+AB-ABA+ABB+B-BA-BO+OAB+OB$	N1
X514	0	0	0	0	0	$ABB+ABO+B+O$	N2
X515	0	0	0	0	0	$-A+AAB-ABA+BAB+OAB$	N1
X516	0	0	0	0	0	$ABO+O$	N6
X517	0	0	0	0	0	$-A+AAB+AB-ABA-BA-BO+OAB+OB$	N1
X518	0	0	0	0	0	$-AB+ABO+BA+BAB+BO+O-OB$	N6
X519	0	0	0	0	0	$-A+AAB-ABA+BAB+OAB$	N1
X520	0	0	0	0	0	$ABB+ABO+B+O$	N2
X521	0	0	0	0	0	$-A+AAB-ABA+BAB+OAB$	N1
X522	0	0	$2*(ABO+O)$	0	$2*(ABO+O-OB)$	0	N5
X523	0	0	$2*OB$	0	0	0	N5
X524	0	0	$2*OB$	0	$2*(-A+AB-ABA-BA-BO)$	$A-AB+ABA+ABO+BA+BO+O-OB$	N2
X525	0	0	$2*OB$	0	$2*(-A+AB-ABA-BA-BO)$	$AAB-AB-ABB-B+BA+BAB+BO+OAB-OB$	N1
X526	0	0	$2*OB$	0	$2*(-A-ABA-ABB-B+BAB-BO)$	$A+ABA+ABB+AB+ABO+B-BAB$	N6
X527	0	0	$2*OB$	0	$2*(-A-ABA-ABB-B+BAB-OB)$	$AAB+AB+ABA+ABB+B-BA-BAB-BO+OAB+OB$	N1
X528	0	0	$2*(-A-ABA-ABB-B+BAB)$	0	0	$A+ABA+ABB+AB+ABO+B-BAB+O$	N6
X529	0	0	$2*(-A-ABA-ABB-B+BAB)$	0	0	$AAB+ABA+ABB+B-BA-BAB-BO+OAB+OB$	N1
X530	0	0	0	0	0	$ABO+O$	N6
X531	0	0	0	0	0	$-A+AAB-ABA-ABA-BA-BO+OAB+OB$	N1
X532	0	0	$2*(ABO+O)$	0	0	0	N5
X533	0	0	$2*(-BO+OA+OB)$	0	$2*(ABO+BO+O-OA-OB)$	0	N5
X534	0	0	$2*(-BO+OA+OB)$	0	$2*(-A+AB-ABA-BA-OA)$	$A-AB-ABA+ABO+BA+BO+O-OB$	N2
X535	0	0	$2*(-BO+OA+OB)$	0	$2*(-A+AB-ABA-BA-OA)$	$AAB-AB-ABB-B+BA+BAB+BO+OAB-OB$	N1
X536	0	0	$2*(-BO+OA+OB)$	0	$2*(-A-ABA-ABB-B+BAB+BO+OA-OB)$	$A+ABA+ABB+AB+ABO+B-BAB+O$	N6

Serial	b_0	$2*b_1$	$2*b_2$	$2*b_3$	$2*b_{21}$	$2*e_1$	$2*e_2$	$2*f_2$	$2*f_3$	$2*f_4$
X537	BA	$2*(A-AAB+ABA)$	0	$2*AAB$	$2*OA$	0	0	0	0	0
X538	BA	$2*(A-AAB+ABA)$	0	$2*AAB$	$2*OA$	0	0	0	0	0
X539	BA	$2*(A-AAB+ABA)$	0	$2*AAB$	$2*OA$	0	0	0	0	0
X540	BA	$2*(A-AAB+ABA)$	0	$2*AAB$	$2*OA$	0	0	0	0	0
X541	BA	$2*(A-AAB+ABA)$	0	$2*AAB$	$2*OA$	0	0	0	0	0
X542	BA	$2*(A-AAB+ABA)$	0	$2*AAB$	$2*OA$	0	0	0	0	0
X543	BA	$2*(A-AAB+ABA)$	0	$2*AAB$	$2*OA$	0	0	0	0	0
X544	BA	$2*(A-AAB+ABA)$	0	$2*AAB$	$2*OA$	0	0	0	0	0
X545	BA	$2*(A-AAB+ABA)$	0	$2*AAB$	$2*OA$	0	0	0	0	0
X546	BA	$2*(A-AAB+ABA)$	0	$2*AAB$	$2*OA$	0	0	0	0	0
X547	BA	$2*(A-AAB+ABA)$	0	$2*AAB$	$2*OA$	0	0	0	0	0
X548	BA	$2*(A-AAB+ABA)$	0	$2*AAB$	$2*OA$	0	0	0	0	0
X549	BA	$2*(A-AAB+ABA)$	0	$2*AAB$	$2*OA$	0	0	0	0	0
X550	BA	$2*(A-AAB+ABA)$	0	$2*AAB$	$2*OA$	0	0	0	0	0
X551	BA	$2*(A-AAB+ABA)$	0	$2*AAB$	$2*OA$	0	0	0	0	0
X552	BA	$2*(A-AAB+ABA)$	0	$2*AAB$	$2*OA$	0	0	0	0	0
X553	BA	$2*(A-AAB+ABA)$	0	$2*AAB$	$2*OA$	0	0	0	0	0
X554	BA	$2*(A-AAB+ABA)$	0	$2*AAB$	$2*OA$	0	0	0	0	0
X555	BA	$2*(A-AAB+ABA)$	0	$2*AAB$	$2*(-A+AB-ABA-BA)$	0	0	0	0	0
X556	BA	$2*(A-AAB+ABA)$	0	$2*AAB$	$2*(-A+AB-ABA-BA)$	0	0	0	0	0
X557	BA	$2*(A-AAB+ABA)$	0	$2*AAB$	$2*(-A+AB-ABA-BA)$	0	0	0	0	0
X558	BA	$2*(A-AAB+ABA)$	0	$2*AAB$	$2*(-A+AB-ABA-BA)$	0	0	0	0	0
X559	BA	$2*(A-AAB+ABA)$	0	$2*AAB$	$2*(-A+AB-ABA-BA)$	0	0	0	0	0
X560	BA	$2*(A-AAB+ABA)$	0	$2*AAB$	$2*(-A+AB-ABA-BA)$	0	0	0	0	0

Serial	$2*f_5$	p_1	p_2	p_3	p_4	a_8	c_4
X537	0	0	ABB+B	0	BO-OA	0	0
X538	0	0	ABB+B	0	BO-OA	0	0
X539	0	0	ABB+B	0	BO-OA	0	0
X540	0	0	ABB+B	0	OB	BO-OA-OB	0
X541	0	0	ABB+B	0	OB	BO-OA-OB	0
X542	0	0	ABB+B	0	OB	BO-OA-OB	0
X543	0	0	ABB+B	0	OB	BO-OA-OB	0
X544	0	0	ABB+B	0	OB	BO-OA-OB	0
X545	0	0	ABB+B	0	OB	-A+AB-ABA-BA-OA	0
X546	0	0	ABB+B	0	OB	-A+AB-ABA-BA-OA	0
X547	0	0	-A-ABA+BAB	0	BO-OA	0	0
X548	0	0	-A-ABA+BAB	0	BO-OA	0	0
X549	0	0	-A-ABA+BAB	0	OB	0	0
X550	0	0	-A-ABA+BAB	0	OB	0	0
X551	0	0	-A-ABA+BAB	0	OB	-A-ABA-ABB-B+BAB+BO-OA-OB	0
X552	0	0	-A-ABA+BAB	0	OB	-A-ABA-ABB-B+BAB+BO-OA-OB	0
X553	0	0	-A-ABA+BAB	0	OB	-A+AB-ABA-BA-OA	0
X554	0	0	-A-ABA+BAB	0	OB	-A+AB-ABA-BA-OA	0
X555	0	A-AB+ABA+BA+OA	ABB+B	0	A-AB+ABA+BA+BO	0	0
X556	0	A-AB+ABA+BA+OA	ABB+B	0	A-AB+ABA+BA+BO	0	0
X557	0	A-AB+ABA+BA+OA	ABB+B	0	A-AB+ABA+BA+BO	0	0
X558	0	A-AB+ABA+BA+OA	ABB+B	0	A-AB+ABA+BA+BO	0	0
X559	0	A-AB+ABA+BA+OA	ABB+B	0	A-AB+ABA+BA+BO	0	0
X560	0	A-AB+ABA+BA+OA	ABB+B	0	OB	0	0

附表C9（续）

Serial	3 * d₁	2 * b₄	2 * b₅	2 * b₆	2 * b₇	a₉	Result
X537	0	0	$2*(-B0+OA+OB)$	0	$2*(-A-ABA-ABB-B+BAB+BO-OA-OB)$	AAB+AB+ABB+B-BA-BAB-BO+OAB+OB	N1
X538	0	0	$2*(-A-ABA-ABB-B+BAB)$	0	0	A+ABA+ABB+ABO+B-BAB+O	N6
X539	0	0	$2*(-A-ABA-ABB-B+BAB)$	0	0	AAB+AB+ABB+B-BA-BAB-BO+OAB+OB	N1
X540	0	0		0	$2*(ABO+O)$	0	N5
X541	0	0		0	$2*(-A+AB-ABA-BA-BO+OB)$	A-AB+ABA+ABO+BA+BO+O-OB	N2
X542	0	0		0	$2*(-A+AB-ABA-BA-BO+OB)$	AAB-ABB-B+BA+BAB+ABO+B-BAB+OB	N1
X543	0	0		0	$2*(-A-ABA-ABB-B+BAB)$	A+ABA+ABB+ABO+B-BAB+O	N6
X544	0	0		0	$2*(-A-ABA-ABB-B+BAB)$	AAB+AB+ABB+B-BA-BAB-BO+OAB+OB	N1
X545	0	0	0	0	0	ABO+O	N2
X546	0	0	0	0	0	-A+AAB-ABA-ABB-B+BAB+OAB	N1
X547	0	0	0	0	0	ABO+O	N6
X548	0	0	0	0	0	-A+AAB+AB-ABA-BO+OAB+OB	N1
X549	0	0	0	0	0	ABO+BO+O-OA-OB	N6
X550	0	0	0	0	0	-A+AAB+AB-ABA-BA-OA+OAB	N1
X551	0	0	0	0	0	-A+AAB+ABB+ABO+B-BAB+O	N6
X552	0	0	0	0	0	AAB+AB+ABB+B-BA-BAB-BO+OAB+OB	N1
X553	0	0	0	0	0	A+ABA+ABB+ABO+B-BAB+O	N2
X554	0	0	0	0	0	AAB+OAB	N1
X555	0	0	$2*(ABO+O)$	0	0	ABO+OAB	N5
X556	0	0	$2*(-A+AB-ABA-BA-BO+OB)$	0	0	A-AB+ABA+ABO+BA+BO+O-OB	N2
X557	0	0	$2*(-A+AB-ABA-BA-BO+OB)$	0	0	AAB-ABB-B+BA+BAB+ABO+B-BAB+O	N1
X558	0	0	$2*(-A-ABA-ABB-B+BAB)$	0	0	A+ABA+ABB+ABO+B-BAB+O	N6
X559	0	0	$2*(-A-ABA-ABB-B+BAB)$	0	0	AAB+AB+ABB+B-BA-BAB-BO+OAB+OB	N1
X560	0	0	0	0	0	ABO+O	N2

Serial	b_0	$2*b_1$	$2*b_2$	$2*b_3$	$2*b_{21}$	$2*e_1$	$2*e_2$	$2*f_2$	$2*f_3$	$2*f_4$
X561	BA	$2*(A-AAB+ABA)$	0	$2*AAB$	$2*(-A+AB-ABA-BA)$	0	0	0	0	0
X562	BA	$2*(A-AAB+ABA)$	0	$2*AAB$	$2*(-A+AB-ABA-BA)$	0	0	0	0	0
X563	BA	$2*(A-AAB+ABA)$	0	$2*AAB$	$2*(-A+AB-ABA-BA)$	0	0	0	0	0
X564	BA	$2*(A-AAB+ABA)$	0	$2*AAB$	$2*(-A+AB-ABA-BA)$	0	0	0	0	0
X565	BA	$2*(A-AAB+ABA)$	0	$2*AAB$	$2*(-A+AB-ABA-BA)$	0	0	0	0	0
X566	BA	$2*(A-AAB+ABA)$	0	$2*AAB$	$2*(-A+AB-ABA-BA)$	0	0	0	0	0
X567	BA	$2*(A-AAB+ABA)$	0	$2*AAB$	$2*(-A+AB-ABA-BA)$	0	0	0	0	0
X568	BA	$2*(A-AAB+ABA)$	0	$2*(-A+AAB+AB-ABA-BA)$	0	0	0	$AO-OA$	0	0
X569	BA	$2*(A-AAB+ABA)$	0	$2*(-A+AAB+AB-ABA-BA)$	0	0	0	$AO-OA$	0	0
X570	BA	$2*(A-AAB+ABA)$	0	$2*(-A+AAB+AB-ABA-BA)$	0	0	0	$AO-OA$	0	0
X571	BA	$2*(A-AAB+ABA)$	0	$2*(-A+AAB+AB-ABA-BA)$	0	0	0	$AO-OA$	0	0
X572	BA	$2*(A-AAB+ABA)$	0	$2*(-A+AAB+AB-ABA-BA)$	0	0	0	$AO-OA$	0	0
X573	BA	$2*(A-AAB+ABA)$	0	$2*(-A+AAB+AB-ABA-BA)$	0	0	0	$-BO+OB$	0	0
X574	BA	$2*(A-AAB+ABA)$	0	$2*(-A+AAB+AB-ABA-BA)$	0	0	0	$-BO+OB$	0	0
X575	BA	$2*(A-AAB+ABA)$	0	$2*(-A+AAB+AB-ABA-BA)$	0	0	0	$A-AB+ABA+BA$	0	0
X576	BA	$2*(A-AAB+ABA)$	0	$2*(-A+AAB+AB-ABA-BA)$	0	0	0	$A-AB+ABA+BA$	0	0
X577	BA	$2*(A-AAB+ABA)$	0	$2*(-A+AAB+AB-ABA-BA)$	0	0	0	$A-AB+ABA+BA$	0	0
X578	BA	$2*(A-AAB+ABA)$	0	$2*(-A+AAB+AB-ABA-BA)$	0	0	0	$A-AB+ABA+BA$	0	0
X579	BA	$2*(A-AAB+ABA)$	0	$2*(-A+AAB+AB-ABA-BA)$	0	0	0	$A-AB+ABA+BA$	0	0
X580	BA	$2*(A-AAB+ABA)$	0	$2*(-A+AAB+AB-ABA-BA)$	0	0	0	$-AB-ABB-B+BA+BAB$	0	0
X581	BA	$2*(A-AAB+ABA)$	0	$2*(-A+AAB+AB-ABA-BA)$	0	0	0	$-AB-ABB-B+BA+BAB$	0	0
X582	BA	$2*(A-AAB+ABA)$	0	$2*(-A+AAB+AB-ABA-BA)$	0	0	0	0	0	0
X583	BA	$2*(A-AAB+ABA)$	0	$2*(-A+AAB+AB-ABA-BA)$	0	0	0	0	0	0
X584	BA	$2*(A-AAB+ABA)$	0	$2*(-A+AAB+AB-ABA-BA)$	0	0	0	0	0	0

Serial	2 * f5	P1	P2	P3	P4	a8	c4
X561	0	A−AB+ABA+BA+OA	ABB+B	0	OB	0	0
X562	0	A−AB+ABA+BA+OA	−A−ABA+BAB	0	A−AB+ABA+BA+BO	0	0
X563	0	A−AB+ABA+BA+OA	−A−ABA+BAB	0	A−AB+ABA+BA+BO	0	0
X564	0	A−AB+ABA+BA+OA	−A−ABA+BAB	0	OB	0	0
X565	0	A−AB+ABA+BA+OA	−A−ABA+BAB	0	OB	0	0
X566	0	A−AB+ABA+BA+OA	−A−ABA+BAB	0	OB	0	0
X567	0	A−AB+ABA+BA+OA	−A−ABA+BAB	0	OB	0	0
X568	0	OA	ABB+B	A−AB+ABA−AO+BA+OA	BO	0	0
X569	0	OA	ABB+B	A−AB+ABA−AO+BA+OA	BO	0	0
X570	0	OA	ABB+B	A−AB+ABA−AO+BA+OA	BO	0	0
X571	0	OA	ABB+B	A−AB+ABA−AO+BA+OA	BO	0	0
X572	0	OA	ABB+B	A−AB+ABA−AO+BA+OA	BO	0	0
X573	0	OA	ABB+B	A−AB+ABA+BA+BO−OB	BO	0	0
X574	0	OA	ABB+B	A−AB+ABA+BA+BO−OB	BO	0	0
X575	0	OA	ABB+B	0	BO	0	0
X576	0	OA	ABB+B	0	BO	0	0
X577	0	OA	ABB+B	0	BO	0	0
X578	0	OA	ABB+B	0	BO	0	0
X579	0	OA	ABB+B	0	BO	0	0
X580	0	OA	ABB+B	A+ABA+ABB+B−BAB	BO	0	0
X581	0	OA	ABB+B	A+ABA+ABB+B−BAB	BO	0	0
X582	0	OA	ABB+B	A−AB+ABA+BA	OB	0	0
X583	0	OA	ABB+B	A−AB+ABA+BA	OB	0	0
X584	0	OA	−AB+BA+BAB	A−AB+ABA+BA	BO	0	0

Serial	$3*d_1$	$2*b_4$	$2*b_5$	$2*b_6$	$2*b_7$	a_9	Result
X561	0	0	0	0	0	$-A+AAB-ABA-ABB-B+BAB+OAB$	N1
X562	0	0	0	0	0	$ABO+O$	N6
X563	0	0	0	0	0	$-A+AAB+AB-ABA-BA-BO+OAB+OB$	N1
X564	0	0	0	0	0	$A-AB+ABA+ABO+BA+BO+O-OB$	N6
X565	0	0	0	0	0	$AAB+OAB$	N1
X566	0	0	0	0	0	$A+ABA+ABB+ABO+B-BAB+O$	N2
X567	0	0	0	0	0	$AAB+OAB$	N1
X568	0	0	$2*(ABO+O)$	0	0	0	N10
X569	0	0	$2*(-AO-BO+OA+OB)$	0	0	$ABO+AO+BO+O-OA-OB$	N2
X570	0	0	$2*(-AO-BO+OA+OB)$	0	0	$-A+AAB-ABA-ABB+AO-B+BAB-BO-OA+OAB-OB$	N1
X571	0	0	$2*(-AB-ABB-AO-B+BA+BAB+OA)$	0	0	$AB+ABB+ABO+AO+B-BA-BAB+O-OA$	N6
X572	0	0	$2*(-AB-ABB-AO-B+BA+BAB+OA)$	0	0	$-A+AAB+2*AB-ABA-ABB+AO-B-2*BA-BAB-BO-OA+OAB+OB$	N1
X573	0	0	0	0	0	$ABO+O$	N2
X574	0	0	0	0	0	$-A+AAB-ABA-ABB-B+BAB+OAB$	N1
X575	0	0	$2*(ABO+O)$	0	0	0	N5
X576	0	0	$2*(-A+AB+ABA-BA-BO+OB)$	0	0	$A-AB+ABA-ABB+AO+BA+BO+O-OB$	N2
X577	0	0	$2*(-A+AB-ABA-BA-BO+OB)$	0	0	$AAB-ABA-ABB-B+BA+BAB+BO+OAB+OB$	N1
X578	0	0	$2*(-A-ABA-ABB-B+BAB)$	0	0	$A+ABA+ABB+ABO+B-BAB+O$	N6
X579	0	0	$2*(-A-ABA-ABB-B+BAB)$	0	0	$AAB+AB+ABB+B-BA-BAB-BO+OAB+OB$	N1
X580	0	0	0	0	0	$ABO+O$	N6
X581	0	0	0	0	0	$-A+AAB+AB-ABA-BA-BO+OAB+OB$	N1
X582	0	0	0	0	0	$ABO+O$	N2
X583	0	0	0	0	0	$-A+AAB-ABA-ABB-B+BAB+OAB$	N1
X584	0	0	0	0	0	$ABO+O$	N6

Serial	b_0	$2*b_1$	$2*b_2$	$2*b_3$	$2*b_{21}$	$2*e_1$	$2*e_2$	$2*f_2$	$2*f_3$	$2*f_4$
X585	BA	$2*(A-AAB+ABA)$	0	$2*(-A+AAB+AB-ABA-BA)$	0	0	0	0	0	0
X586	BA	$2*(A-AAB+ABA)$	0	$2*(-A+AAB+AB-ABA-BA)$		0	0	0	0	0
X587	BA	$2*(A-AAB+ABA)$	0	$2*(-A+AAB+AB-ABA-BA)$	0	0	0	0	0	0
X588	BA	$2*(A-AAB+ABA)$	0	$2*(-A+AAB+AB-ABA-BA)$		0	0	0	0	0
X589	BA	$2*(A-AAB+ABA)$	0	$2*(-A+AAB+AB-ABA-BA)$	0	0	0	0	0	0
X590	BA	$2*(A-AAB+ABA)$	0	$2*(-A+AAB-ABA+BAB)$	$2*BO$	0	0	0	0	0
X591	BA	$2*(A-AAB+ABA)$	0	$2*(-A+AAB-ABA+BAB)$	$2*BO$	0	0	0	0	0
X592	BA	$2*(A-AAB+ABA)$	0	$2*(-A+AAB-ABA+BAB)$	$2*OA$	0	0	0	0	0
X593	BA	$2*(A-AAB+ABA)$	0	$2*(-A+AAB-ABA+BAB)$	$2*OA$	0	0	0	0	0
X594	BA	$2*(A-AAB+ABA)$	0	$2*(-A+AAB-ABA+BAB)$	$2*OA$	0	0	0	0	0
X595	BA	$2*(A-AAB+ABA)$	0	$2*(-A+AAB-ABA+BAB)$	$2*OA$	0	0	0	0	0
X596	BA	$2*(A-AAB+ABA)$	0	$2*(-A+AAB-ABA+BAB)$	$2*OA$	0	0	0	0	0
X597	BA	$2*(A-AAB+ABA)$	0	$2*(-A+AAB-ABA+BAB)$	$2*OA$	0	0	0	0	0
X598	BA	$2*(A-AAB+ABA)$	0	$2*(-A+AAB-ABA+BAB)$	$2*OA$	0	0	0	0	0
X599	BA	$2*(A-AAB+ABA)$	0	$2*(-A+AAB-ABA+BAB)$	$2*OA$	0	0	0	0	0
X600	BA	$2*(A-AAB+ABA)$	0	$2*(-A+AAB-ABA+BAB)$	$2*(AB-BA-BAB)$	0	0	0	0	0

Serial	$2*f_5$	P_1	P_2	P_3	P_4	a_8	c_4
X585	0	OA	−AB+BA+BAB	A−AB+ABA+BA	BO	0	0
X586	0	OA	−AB+BA+BAB	A−AB+ABA+BA	OB	0	0
X587	0	OA	−AB+BA+BAB	A−AB+ABA+BA	OB	0	0
X588	0	OA	−AB+BA+BAB	A−AB+ABA+BA	OB	0	0
X589	0	OA	−AB+BA+BAB	A−AB+ABA+BA	OB	0	0
X590	0	−BO+OA	0	A+ABA−BAB	0	0	0
X591	0	−BO+OA	0	A+ABA−BAB	0	0	0
X592	0	0	0	A+ABA−BAB	BO−OA	0	0
X593	0	0	0	A+ABA−BAB	BO−OA	0	0
X594	0	0	0	A+ABA−BAB	OB	0	0
X595	0	0	0	A+ABA−BAB	OB	0	0
X596	0	0	0	A+ABA−BAB	OB	−ABB−B+BO−OA−OB	0
X597	0	0	0	A+ABA−BAB	OB	−ABB−B+BO−OA−OB	0
X598	0	0	0	A+ABA−BAB	OB	AB−BA−BAB−OA	0
X599	0	0	0	A+ABA−BAB	OB	AB−BA−BAB−OA	0
X600	0	−AB+BA+BAB+OA	0	A+ABA−BAB	−AB+BA+BAB+BO	0	0

附表C9（续）

Serial	3 * d_1	2 * b_4	2 * b_5	2 * b_6	2 * b_7	a_9	Result
X585	0	0	0	0	0	-A+AAB+AB-ABA-BA-B0+OAB+OB	N1
X586	0	0	0	0	0	AB0+B0+O-OB	N6
X587	0	0	0	0	0	-A+AAB+AB-ABA-BA+OAB	N1
X588	0	0	0	0	0	AB+ABB+AB0+B-BA-BAB+O	N2
X589	0	0	0	0	0	-A+AAB+AB-ABA-BA+OAB	N1
X590	0	0	0	0	0	AB0+O	N6
X591	0	0	0	0	0	-A+AAB+AB-ABA-BA-B0+OAB+OB	N1
X592	0	0	0	0	0	AB0+O	N6
X593	0	0	0	0	0	-A+AAB+AB-ABA-BA-B0+OAB+OB	N1
X594	0	0	0	0	0	AB0+B0+O-OA-OB	N6
X595	0	0	0	0	0	-A+AAB+AB-ABA-BA-OA+OAB	N1
X596	0	0	0	0	0	ABB+AB0+B+O	N6
X597	0	0	0	0	0	-A+AAB+AB-ABA+ABB+B-BA-B0+OAB+OB	N1
X598	0	0	0	0	0	ABB+AB0+B+O	N2
X599	0	0	0	0	0	-A+AAB-ABA+BAB+OAB	N1
X600	0	0	0	0	0	AB0+O	N6

附表C9（续）

Serial	b_0	$2*b_1$	$2*b_2$	$2*b_3$	$2*b_{21}$	$2*e_1$	$2*e_2$	$2*f_2$	$2*f_3$	$2*f_4$	$2*f_5$
X601	BA	$2*(A-AAB+ABA)$	0	$2*(-A+AAB-ABA+BAB)$	$2*(AB-BA-BAB)$	0	0	0	0	0	0
X602	BA	$2*(A-AAB+ABA)$	0	$2*(-A+AAB-ABA+BAB)$	$2*(AB-BA-BAB)$	0	0	0	0	0	0
X603	BA	$2*(A-AAB+ABA)$	0	$2*(-A+AAB-ABA+BAB)$	$2*(AB-BA-BAB)$	0	0	0	0	0	0
X604	BA	$2*(A-AAB+ABA)$	0	$2*(-A+AAB-ABA+BAB)$	$2*(AB-BA-BAB)$	0	0	0	0	0	0
X605	BA	$2*(A-AAB+ABA)$	0	$2*(-A+AAB-ABA+BAB)$	$2*(AB-BA-BAB)$	0	0	0	0	0	0
X606	BA	$2*(AB-BA)$	0	0	0	$2*(AO-OA)$	0	0	0	OA	0
X607	BA	$2*(AB-BA)$	0	0	0	$2*(AO-OA)$	0	0	0	OA	0
X608	BA	$2*(AB-BA)$	0	0	0	$2*(AO-OA)$	0	0	0	OA	0
X609	BA	$2*(AB-BA)$	0	0	0	$2*(AO-OA)$	0	0	0	OA	0
X610	BA	$2*(AB-BA)$	0	0	0	$2*(AO-OA)$	0	0	0	OA	0
X611	BA	$2*(AB-BA)$	0	0	0	$2*(AO-OA)$	0	0	0	$-AO-BO+OA+OB$	0
X612	BA	$2*(AB-BA)$	0	0	0	$2*(AO-OA)$	0	0	0	$-AO-BO+OA+OB$	0
X613	BA	$2*(AB-BA)$	0	0	0	$2*(AO-OA)$	0	0	0	$A-AAB-AB+ABA-AO+BA+OA$	0
X614	BA	$2*(AB-BA)$	0	0	0	$2*(AO-OA)$	0	0	0	$A-AAB-AB+ABA-AO+BA+OA$	0
X615	BA	$2*(AB-BA)$	0	0	0	$2*(AO-OA)$	0	0	0	$A-AAB-AB+ABA-AO+BA+OA$	0
X616	BA	$2*(AB-BA)$	0	0	0	$2*(AO-OA)$	0	0	0	$A-AAB-AB+ABA-AO+BA+OA$	0
X617	BA	$2*(AB-BA)$	0	0	0	$2*(AO-OA)$	0	0	0	$A-AAB-AB+ABA-AO+BA+OA$	0
X618	BA	$2*(AB-BA)$	0	0	0	$2*(AO-OA)$	0	0	0	$-AB-ABB-AO-B+BA+BAB+OA$	0
X619	BA	$2*(AB-BA)$	0	0	0	$2*(AO-OA)$	0	0	0	$-AB-ABB-AO-B+BA+BAB+OA$	0
X620	BA	$2*(AB-BA)$	0	0	0	$2*(A-AAB-AB+ABA+BA)$	0	$-A+AAB+AB-ABA+AO+BA-OA$	0	0	0
X621	BA	$2*(AB-BA)$	0	0	0	$2*(A-AAB-AB+ABA+BA)$	0	$-A+AAB+AB-ABA+AO+BA-OA$	0	0	0
X622	BA	$2*(AB-BA)$	0	0	0	$2*(A-AAB-AB+ABA+BA)$	0	$-A+AAB+AB-ABA+AO+BA-OA$	0	0	0
X623	BA	$2*(AB-BA)$	0	0	0	$2*(A-AAB-AB+ABA+BA)$	0	$-A+AAB+AB-ABA+AO+BA-OA$	0	0	0
X624	BA	$2*(AB-BA)$	0	0	0	$2*(A-AAB-AB+ABA+BA)$	0	$-A+AAB+AB-ABA+AO+BA-OA$	0	0	0

Serial	P1	P2	P3	P4	a8	c4	3*d1	2*b4	2*b5	2*b6	2*b7	a9	Result
X601	-AB+BA+BAB+OA	0	A+ABA-BAB	-AB+BA+BAB+BO	0	0	0	0	0	0	0	-A+AAB-AB-ABA-BA-BO+OAB+OB	N1
X602	-AB+BA+BAB+OA	0	A+ABA-BAB	OB	0	0	0	0	0	0	0	-AB+ABO+BA+BAB+BO+OB	N6
X603	-AB+BA+BAB+OA	0	A+ABA-BAB	OB	0	0	0	0	0	0	0	-A+AAB-ABA+BAB+OAB	N1
X604	-AB+BA+BAB+OA	0	A+ABA-BAB	BO	0	0	0	0	0	0	0	ABB+ABO+B+O	N2
X605	-A+AAB-AB-BAB+OA	0	A+ABA-BAB	OB	0	0	0	0	0	0	0	-A+AAB-ABA+BAB+OAB	N1
X606	0	ABB+B	AAB	BO	0	0	0	0	2*(ABO+O)	0	0	0	N9
X607	0	ABB+B	AAB	BO	0	0	0	0	2*(-AO+BO+OB)	0	0	ABO+AO+BO+O-OB	N4
X608	0	ABB+B	AAB	BO	0	0	0	0	2*(-AO+BO+OB)	0	0	-AB-ABB-B+BA+BAB+BO+OA-OAB-OB	N1
X609	0	ABB+B	AAB	BO	0	0	0	0	2*(-AB-ABB-AO+B+BA+BAB)	0	0	AB+ABB+ABO+AO+B-BA-BAB+O	N11
X610	0	ABB+B	AAB	BO	0	0	0	0	2*(-AB-ABB-AO+B+BA+BAB)	0	0	AB+ABB+B-BA-BAB-BO+OA+OAB+OB	N1
X611	AO+BO+OB	ABB+B	AAB	BO	0	0	0	0	0	0	0	ABO+O	N4
X612	AO+BO+OB	ABB+B	AAB	BO	0	0	0	0	0	0	0	-AB-ABB-AO-B+BA+BAB+OA+OAB	N1
X613	-A+AAB+AB-ABA+AO-BA	ABB+B	AAB	BO	0	0	0	0	2*(ABO+O)	0	0	0	N10
X614	-A+AAB-AB-ABA+AO-BA	ABB+B	AAB	BO	0	0	0	0	2*(-A+AAB+AB-ABA-BA-BO+OB)	0	0	A-AAB-AB-ABA+ABO+BA+BO-O+OB	N4
X615	-A+AAB-AB-ABA+AO-BA	ABB+B	AAB	BO	0	0	0	0	2*(-A+AAB+AB-ABA-ABB-BO+OB)	0	0	A-AAB-2*AB+ABA-BA+BAB+BO+OA+OAB-OB	N11
X616	-A+AAB-AB-ABA+AO-BA	ABB+B	AAB	BO	0	0	0	0	2*(-A+AAB-ABA-ABB-B+BA+BAB)	0	0	A-AAB+ABB-AO+B-BA-BAB+O	N1
X617	-A+AAB-AB-ABA+AO-BA	ABB+B	AAB	BO	0	0	0	0	2*(-A+AAB-ABA-ABB-B+BA+BAB)	0	0	A-AAB+ABA+ABB-AO+B-BAB-BO+OA+OAB+OB	N11
X618	AB+ABB+AO+B-BA-BAB	ABB+B	AAB	BO	0	0	0	0	0	0	0	ABO+O	N11
X619	AB+ABB+AO+B-BA-BAB	ABB+B	AAB	BO	0	0	0	0	0	0	0	-AO-BO+OA+OAB+OB	N1
X620	OA	ABB+B	A-AB+ABA-AO+BA+OA	BO	0	0	0	0	2*(ABO+O)	0	0	0	N10
X621	OA	ABB+B	A-AB+ABA-AO+BA+OA	BO	0	0	0	0	2*(-AO-BO+OA+OB)	0	0	ABO+AO+BO+O-OA-OB	N2
X622	OA	ABB+B	A-AB+ABA-AO+BA+OA	BO	0	0	0	0	2*(-AO-BO+OA+OB)	0	0	-A+AAB-ABA-ABB+AO+B+BAB+BO+OA+OAB-OB	N1
X623	OA	ABB+B	A-AB+ABA-AO+BA+OA	BO	0	0	0	0	0	0	0	ABB+ABO+B-BA-BAB+BO-OA+OA	N6
X624	OA	ABB+B	A-AB+ABA-AO+BA+OA	BO	0	0	0	0	2*(-AB-ABB-AO-B+BA+BAB+OA)	0	0	-A+AAB+2*AB-ABA-ABB+AO+2*BA-BAB-BO+OA+OAB-OB	N1

Serial	b_0	$2*b_1$	$2*b_2$	$2*b_3$	$2*b_{21}$	$2*e_1$	$2*e_2$	$2*f_2$	$2*f_3$	$2*f_4$	$2*f_5$
X625	BA	$2*(AB-BA)$	0	0	0	$2*(A-AAB-AB+ABA+BA)$	0	$-A+AAB+AB-ABA-BA-BO+OB$	0	0	0
X626	BA	$2*(AB-BA)$	0	0	0	$2*(A-AAB-AB+ABA+BA)$	0	$-A+AAB+AB-ABA-BA-BO+OB$	0	0	0
X627	BA	$2*(AB-BA)$	0	0	0	$2*(A-AAB-AB+ABA+BA)$	0	AAB	0	0	0
X628	BA	$2*(AB-BA)$	0	0	0	$2*(A-AAB-AB+ABA+BA)$	0	AAB	0	0	0
X629	BA	$2*(AB-BA)$	0	0	0	$2*(A-AAB-AB+ABA+BA)$	0	AAB	0	0	0
X630	BA	$2*(AB-BA)$	0	0	0	$2*(A-AAB-AB+ABA+BA)$	0	AAB	0	0	0
X631	BA	$2*(AB-BA)$	0	0	0	$2*(A-AAB-AB+ABA+BA)$	0	AAB	0	0	0
X632	BA	$2*(AB-BA)$	0	0	0	$2*(A-AAB-AB+ABA+BA)$	0	$-A+AAB-ABA-ABB-B+BAB$	0	0	0
X633	BA	$2*(AB-BA)$	0	0	0	$2*(A-AAB-AB+ABA+BA)$	0	$-A+AAB-ABA-ABB-B+BAB$	0	0	0
X634	BA	$2*(AB-BA)$	0	0	0	$2*(-BO+OB)$	0	0	0	0	0
X635	BA	$2*(AB-BA)$	0	0	0	$2*(-BO+OB)$	0	0	0	0	0
X636	BA	$2*(AB-BA)$	0	0	0	$2*(-BO+OB)$	0	0	0	0	0
X637	BA	$2*(AB-BA)$	0	0	0	$2*(-BO+OB)$	0	0	0	0	0
X638	BA	$2*(AB-BA)$	0	0	0	$2*(-AB-ABB-B+BA+BAB)$	0	0	0	0	0
X639	BA	$2*(AB-BA)$	0	0	0	$2*(-AB-ABB-B+BA+BAB)$	0	0	0	0	0
X640	BA	$2*(AB-BA)$	0	0	0	$2*(-AB-ABB-B+BA+BAB)$	0	0	0	0	0

Serial	P1	P2	P3	P4	a8	c4	3*d1	2*b4	2*b5	2*b6	2*b7	a9	Result
X625	OA	ABB+B	A−AB+ABA+BA+BO−OB	BO	0	0	0	0	0	0	0	ABO+O	N2
X626	OA	ABB+B	A−AB+ABA+BA+BO−OB	BO	0	0	0	0	0	0	0	−A+AAB−ABA−ABB−B+BAB+OAB	N1
X627	OA	ABB+B	0	BO	0	0	0	0	2*(ABO+O)	0	0	0	N5
X628	OA	ABB+B	0	BO	0	0	0	0	2*(−A+AB−ABA−BA−BO+OB)	0	0	A−AB+ABA+ABO+BA+BO+O−OB	N2
X629	OA	ABB+B	0	BO	0	0	0	0	2*(−A+AB−ABA−BA−BO+OB)	0	0	AAB−AB−ABB−B+BAB+BO+OAB−OB	N1
X630	OA	ABB+B	0	BO	0	0	0	0	2*(−A−ABA−ABB−B+BAB)	0	0	A+ABB+ABO+B−BAB+O	N6
X631	OA	ABB+B	0	BO	0	0	0	0	2*(−A−ABA−ABB−B+BAB)	0	0	AAB+ABB+B−BA−BAB−BO+OAB+OB	N1
X632	OA	ABB+B	A+ABA+ABB+B−BAB	BO	0	0	0	0	0	0	0	ABO+O	N6
X633	OA	ABB+B	A+ABA+ABB+B−BAB	BO	0	0	0	0	0	0	0	−A+AAB−ABA−BA−BO+OAB+O−OB	N1
X634	OA	ABB+B	AAB	BO	0	0	0	0	0	0	0	A−AB+ABA+ABO+BA+BO+O−OB	N2
X635	OA	ABB+B	AAB	BO	0	0	0	0	0	0	0	−AB−ABB−B+BAB+BO+OAB−OB	N1
X636	OA	ABB+B	AAB	BO	0	0	0	0	0	0	0	ABO+AO+BO+O−OA−OB	N4
X637	OA	ABB+B	AAB	BO	0	0	0	0	0	0	0	−AB−ABB−B+BA+BAB+BO+OAB−OB	N1
X638	OA	ABB+B	AAB	BO	0	0	0	0	0	0	0	A−AAB+ABA+ABB+ABO+B−BAB+O	N6
X639	OA	ABB+B	AAB	BO	0	0	0	0	0	0	0	AB+ABB+B−BA−BAB−BO+OAB+OB	N1
X640	OA	ABB+B	AAB	BO	0	0	0	0	0	0	0	AB+ABB+ABO+AO+BA−BAB−BO−OA	N11

附表C9（续）

Serial	b_0	$2*b_1$	$2*b_2$	$2*b_3$	$2*b_{21}$	$2*e_1$	$2*e_2$	$2*f_2$	$2*f_3$	$2*f_4$	$2*f_5$	P_1	P_2	P_3	P_4
X641	BA	$2*(AB-BA)$	0	0	0	$2*(-AB-ABB-B+BA+BAB)$	0	0	0	0	0	OA	ABB+B	AAB	BO
X642	BA	$2*(AB-BA)$	0	0	0	0	0	0	0	0	0	OA	ABB+B	AAB	OB
X643	BA	$2*(AB-BA)$	0	0	0	0	0	0	0	0	0	OA	ABB+B	AAB	OB
X644	BA	$2*(AB-BA)$	0	0	0	0	0	0	0	0	0	OA	ABB+B	AAB	OB
X645	BA	$2*(AB-BA)$	0	0	0	0	0	0	0	0	0	OA	ABB+B	AAB	OB
X646	BA	$2*(AB-BA)$	0	0	0	0	0	0	0	0	0	OA	−AB+BA+BAB	AAB	BO
X647	BA	$2*(AB-BA)$	0	0	0	0	0	0	0	0	0	OA	−AB+BA+BAB	AAB	BO
X648	BA	$2*(AB-BA)$	0	0	0	0	0	0	0	0	0	OA	−AB+BA+BAB	AAB	BO
X649	BA	$2*(AB-BA)$	0	0	0	0	0	0	0	0	0	OA	−AB+BA+BAB	AAB	BO
X650	BA	$2*(AB-BA)$	0	0	0	0	0	0	0	0	0	OA	−AB+BA+BAB	AAB	OB
X651	BA	$2*(AB-BA)$	0	0	0	0	0	0	0	0	0	OA	−AB+BA+BAB	AAB	OB
X652	BA	$2*(AB-BA)$	0	0	0	0	0	0	0	0	0	OA	−AB+BA+BAB	AAB	OB
X653	BA	$2*(AB-BA)$	0	0	0	0	0	0	0	0	0	OA	−AB+BA+BAB	AAB	OB
X654	BA	$2*(AB-BA)$	0	0	0	0	0	0	0	0	0	OA	−AB+BA+BAB	AAB	OB
X655	BA	$2*(AB-BA)$	0	0	0	0	0	0	0	0	0	OA	−AB+BA+BAB	AAB	OB
X656	BA	$2*(AB-BA)$	0	0	0	0	0	0	0	0	0	OA	−AB+BA+BAB	AAB	OB
X657	BA	$2*(AB-BA)$	0	0	0	0	0	0	0	0	0	OA	−AB+BA+BAB	AAB	OB
X658	BA	$2*BAB$	0	0	$2*BO$	0	0	0	0	0	0	−BO+OA	0	AAB	0
X659	BA	$2*BAB$	0	0	$2*BO$	0	0	0	0	0	0	−BO+OA	0	AAB	0
X660	BA	$2*BAB$	0	0	$2*BO$	0	0	0	0	0	0	−BO+OA	0	AAB	0
X661	BA	$2*BAB$	0	0	$2*BO$	0	0	0	0	0	0	−BO+OA	0	AAB	0
X662	BA	$2*BAB$	0	0	$2*BO$	0	0	0	0	0	0	−BO+OA	0	AAB	0
X663	BA	$2*BAB$	0	0	$2*BO$	0	0	0	0	0	0	−BO+OA	0	AAB	0
X664	BA	$2*BAB$	0	0	$2*OA$	0	0	0	0	0	0	0	0	AAB	BO−OA

Serial	a8	c4	3 * d1	2 * b4	2 * b5	2 * b6	2 * b7	a9	Result
X641	0	0	0	0	0	0	0	AB+ABB+B−BA−BAB−BO+OAB+OB	N1
X642	0	0	0	0	0	0	0	A−AAB−AB+ABA+ABO+BA+O	N2
X643	0	0	0	0	0	0	0	−AB−ABB−B+BA+BAB+OAB	N1
X644	0	0	0	0	0	0	0	ABO+AO+O−OA	N4
X645	0	0	0	0	0	0	0	−AB−ABB−B+BA+BAB+OAB	N1
X646	0	0	0	0	0	0	0	A−AAB−AB+ABA+ABO+BA+O	N6
X647	0	0	0	0	0	0	0	−BO+OAB+OB	N1
X648	0	0	0	0	0	0	0	ABO+AO+O−OA	N11
X649	0	0	0	0	0	0	0	−BO+OAB+OB	N1
X650	0	0	0	0	0	0	0	A−AAB−AB+ABA+ABO+BA+BO+O−OB	N6
X651	0	0	0	0	0	0	0	OAB	N1
X652	0	0	0	0	0	0	0	A−AAB+ABA+ABB+ABO+B−BAB+O	N2
X653	0	0	0	0	0	0	0	OAB	N1
X654	0	0	0	0	0	0	0	ABO+AO+BO+O−OA−OB	N11
X655	0	0	0	0	0	0	0	OAB	N1
X656	0	0	0	0	0	0	0	AB+ABB+ABO+AO+O+B−BA−BAB+O−OA	N4
X657	0	0	0	0	0	0	0	OAB	N1
X658	0	0	0	0	0	0	0	A−AAB+ABA+ABO−BAB+O	N6
X659	0	0	0	0	0	0	0	AB−BA−BAB−BO+OAB+OB	N1
X660	A−AAB+ABA−AO−BAB−BO+OA	0	0	0	0	0	0	ABO+AO+BO+O−OA	N6
X661	A−AAB+ABA−AO−BAB−BO+OA	0	0	0	0	0	0	−A+AAB+ABA−ABA+AO−BA−OA+OAB+OB	N1
X662	AB−BA−BAB−BO	0	0	0	0	0	0	ABO+AO+BO+O−OA	N11
X663	AB−BA−BAB−BO	0	0	0	0	0	0	OAB+OB	N1
X664	0	0	0	0	0	0	0	A−AAB+ABA+ABO−BAB+O	N6

Serial	b_0	$2*b_1$	$2*b_2$	$2*b_3$	$2*b_{21}$	$2*e_1$	$2*e_2$	$2*f_2$	$2*f_3$	$2*f_4$	$2*f_5$	P1	P2	P3	P4
X665	BA	2*BAB	0	0	2*OA	0	0	0	0	0	0	0	0	AAB	BO-OA
X666	BA	2*BAB	0	0	2*OA	0	0	0	0	0	0	0	0	AAB	BO-OA
X667	BA	2*BAB	0	0	2*OA	0	0	0	0	0	0	0	0	AAB	BO-OA
X668	BA	2*BAB	0	0	2*OA	0	0	0	0	0	0	0	0	AAB	BO-OA
X669	BA	2*BAB	0	0	2*OA	0	0	0	0	0	0	0	0	AAB	BO-OA
X670	BA	2*BAB	0	0	2*OA	0	0	0	0	0	0	0	0	AAB	OB
X671	BA	2*BAB	0	0	2*OA	0	0	0	0	0	0	0	0	AAB	OB
X672	BA	2*BAB	0	0	2*OA	0	0	0	0	0	0	0	0	AAB	OB
X673	BA	2*BAB	0	0	2*OA	0	0	0	0	0	0	0	0	AAB	OB
X674	BA	2*BAB	0	0	2*OA	0	0	0	0	0	0	0	0	AAB	OB
X675	BA	2*BAB	0	0	2*OA	0	0	0	0	0	0	0	0	AAB	OB
X676	BA	2*BAB	0	0	2*OA	0	0	0	0	0	0	0	0	AAB	OB
X677	BA	2*BAB	0	0	2*OA	0	0	0	0	0	0	0	0	AAB	OB
X678	BA	2*BAB	0	0	2*OA	0	0	0	0	0	0	0	0	AAB	OB
X679	BA	2*BAB	0	0	2*OA	0	0	0	0	0	0	0	0	AAB	OB
X680	BA	2*BAB	0	0	2*OA	0	0	0	0	0	0	0	0	AAB	OB
X681	BA	2*BAB	0	0	2*OA	0	0	0	0	0	0	0	0	AAB	OB
X682	BA	2*BAB	0	0	2*OA	0	0	0	0	0	0	0	0	AAB	OB
X683	BA	2*BAB	0	0	2*OA	0	0	0	0	0	0	0	0	AAB	OB
X684	BA	2*BAB	0	0	2*OA	0	0	0	0	0	0	0	0	AAB	OB
X685	BA	2*BAB	0	0	2*OA	0	0	0	0	0	0	0	0	AAB	OB
X686	BA	2*BAB	0	0	2*OA	0	0	0	0	0	0	0	0	AAB	OB
X687	BA	2*BAB	0	0	2*OA	0	0	0	0	0	0	0	0	AAB	OB
X688	BA	2*BAB	0	0	2*OA	0	0	0	0	0	0	0	0	AAB	OB

Serial	a_8	c_4	$3*d_1$	$2*b_4$	$2*b_5$	$2*b_6$	$2*b_7$	a_9	Result
X665	0	0	0	0	0	0	0	AB−BA−BAB−BO+OAB+OB	N1
X666	A−AAB+ABA−AO−BAB	0	0	0	0	0	0	ABO+AO+O	N6
X667	A−AAB+ABA−AO−BAB	0	0	0	0	0	0	−A+AAB+AB−ABA+AO−BA−BO+OAB+OB	N1
X668	AB−BA−BAB−OA	0	0	0	0	0	0	ABO+AO+O	N11
X669	AB−BA−BAB−OA	0	0	0	0	0	0	−BO+OA+OAB+OB	N1
X670	0	0	0	0	0	0	0	A−AAB+ABA+ABO−BAB+BO+O−OA−OB	N6
X671	0	0	0	0	0	0	0	AB−BA−BAB−OA+OAB	N1
X672	−ABB−B+BO−OA−OB	0	0	0	0	0	0	A−AAB+ABA+ABB+ABO+B−BAB+O	N6
X673	−ABB−B+BO−OA−OB	0	0	0	0	0	0	AB+ABB+B−BA−BAB−BO+OAB+OB	N1
X674	AB−BA−BAB−OA	0	0	0	0	0	0	A−AAB+ABA+ABB+ABO+B−BAB+O	N2
X675	AB−BA−BAB−OA	0	0	0	0	0	0	OAB	N1
X676	A−AAB+ABA−AO−BAB	0	0	0	0	0	0	ABO+AO+BO+O−OA−OB	N6
X677	A−AAB+ABA−AO−BAB	0	0	0	0	0	0	−A+AAB+AB−ABA+AO−BA−OA+OAB	N1
X678	AB−BA−BAB−OA	0	0	0	0	0	0	ABO+AO+BO+O−OA−OB	N11
X679	AB−BA−BAB−OA	0	0	0	0	0	0	OAB	N1
X680	−A+AAB−ABA−ABB−AO−B+BAB+BO−OA−OB	A−AAB+ABA−AO−BAB	0	0	0	0	0	A−AAB+ABA+ABB+ABO+B−BAB+O	N6
X681	−A+AAB−ABA−ABB−AO−B+BAB+BO−OA−OB	A−AAB+ABA−AO−BAB	0	0	0	0	0	AB+ABB+B−BA−BAB−BO+OAB+OB	N1
X682	−A+AAB+AB−ABA+AO−BA−OA	A−AAB+ABA−AO−BAB	0	0	0	0	0	A−AAB+ABA+ABB+ABO+B−BAB+O	N2
X683	−A+AAB+AB−ABA+AO−BA−OA	A−AAB+ABA−AO−BAB	0	0	0	0	0	OAB	N1
X684	A−AAB+ABA+ABB+AO+B−BAB−BO+OA+OB	−ABB−B+BO−OA−OB	0	0	0	0	0	ABO+AO+BO+O−OA−OB	N6
X685	A−AAB+ABA+ABB+AO+B−BAB−BO+OA+OB	−ABB−B+BO−OA−OB	0	0	0	0	0	−A+AAB+AB−ABA+AO−BA−OA+OAB	N1
X686	AB+ABB+B−BA−BAB−BO+OB	−ABB−B+BO−OA−OB	0	0	0	0	0	ABO+AO+BO+O−OA−OB	N11
X687	AB+ABB+B−BA−BAB−BO+OB	−ABB−B+BO−OA−OB	0	0	0	0	0	OAB	N1
X688	0	AB−BA−BAB−OA	0	0	0	0	0	AB+ABB+ABO+AO+B−BAB−BAB+O−OA	N4

Serial	b_0	$2*b_1$	$2*b_2$	$2*b_3$	$2*b_{21}$	$2*e_1$	$2*e_2$	$2*f_2$	$2*f_3$	$2*f_4$	$2*f_5$	P_1	P_2	P_3	P_4
X689	BA	$2*BAB$	0	0	$2*OA$	0	0	0	0	0	0	0	0	AAB	OB
X690	BA	$2*BAB$	0	0	$2*(AB-BA-BAB)$	0	0	0	0	0	0	$-AB+BA+BAB+OA$	0	AAB	$-AB+BA+BAB+BO$
X691	BA	$2*BAB$	0	0	$2*(AB-BA-BAB)$	0	0	0	0	0	0	$-AB+BA+BAB+OA$	0	AAB	$-AB+BA+BAB+BO$
X692	BA	$2*BAB$	0	0	$2*(AB-BA-BAB)$	0	0	0	0	0	0	$-AB+BA+BAB+OA$	0	AAB	$-AB+BA+BAB+BO$
X693	BA	$2*BAB$	0	0	$2*(AB-BA-BAB)$	0	0	0	0	0	0	$-AB+BA+BAB+OA$	0	AAB	$-AB+BA+BAB+BO$
X694	BA	$2*BAB$	0	0	$2*(AB-BA-BAB)$	0	0	0	0	0	0	$-AB+BA+BAB+OA$	0	AAB	OB
X695	BA	$2*BAB$	0	0	$2*(AB-BA-BAB)$	0	0	0	0	0	0	$-AB+BA+BAB+OA$	0	AAB	OB
X696	BA	$2*BAB$	0	0	$2*(AB-BA-BAB)$	0	0	0	0	0	0	$-AB+BA+BAB+OA$	0	AAB	OB
X697	BA	$2*BAB$	0	0	$2*(AB-BA-BAB)$	0	0	0	0	0	0	$-AB+BA+BAB+OA$	0	AAB	OB
X698	BA	$2*BAB$	0	0	$2*(AB-BA-BAB)$	0	0	0	0	0	0	$-AB+BA+BAB+OA$	0	AAB	OB
X699	BA	$2*BAB$	0	0	$2*(AB-BA-BAB)$	0	0	0	0	0	0	$-AB+BA+BAB+OA$	0	AAB	OB
X700	BA	$2*BAB$	0	0	$2*(AB-BA-BAB)$	0	0	0	0	0	0	$-AB+BA+BAB+OA$	0	AAB	OB
X701	BA	$2*BAB$	0	0	$2*(AB-BA-BAB)$	0	0	0	0	0	0	$-AB+BA+BAB+OA$	0	AAB	OB

Serial	a_8	c_4	$3*d_1$	$2*b_4$	$2*b_5$	$2*b_6$	$2*b_7$	a_9	Result
X689	0	AB−BA−BAB−OA	0	0	0	0	0	OAB	N1
X690	0	0	0	0	0	0	0	A−AAB+ABA+ABO−BAB+O	N6
X691	0	0	0	0	0	0	0	AB−BA−BAB−BO+OAB+OB	N1
X692	0	0	0	0	0	0	0	AB+ABO+AO−BA−BAB+O−OA	N11
X693	0	0	0	0	0	0	0	AB−BA−BAB−BO+OAB+OB	N1
X694	0	0	0	0	0	0	0	A−AAB−AB+ABA+ABO+BA+BO+O−OB	N6
X695	0	0	0	0	0	0	0	OAB	N1
X696	0	0	0	0	0	0	0	A−AAB+ABA+ABB+ABO+B−BAB+O	N2
X697	0	0	0	0	0	0	0	OAB	N1
X698	0	0	0	0	0	0	0	ABO+AO+BO+O−OA−OB	N11
X699	0	0	0	0	0	0	0	OAB	N1
X700	0	0	0	0	0	0	0	AB+ABB+ABO+AO+B−BA−BAB+O−OA	N4
X701	0	0	0	0	0	0	0	OAB	N1